U1076563

临床医学“5+3”及卓越医生教育培养计划
医学整合课程实验系列教材

医学整合课程基础实验
（人体概述分册）

主　编　王娅兰　余华荣
副主编　（按姓氏拼音排序）
陈　全　盛华均　杨　春　杨俊卿
编　委　（按姓氏拼音排序）
陈　全（重庆医科大学）
刘　斌（重庆医科大学）
彭　彦（重庆医科大学）
盛华均（重庆医科大学）
唐　俐（重庆医科大学）
陶　崑（重庆医科大学）
田一玲（重庆医科大学）
王娅兰（重庆医科大学）
杨　春（重庆医科大学）
杨俊卿（重庆医科大学）
杨晓燕（重庆医科大学）
杨雅莹（重庆医科大学）
余华荣（重庆医科大学）
张　静（重庆医科大学）
张　力（重庆医科大学）
邹晓毅（重庆医科大学）
秘　书　唐　怡　肖　明　黎　明

科学出版社

北　京

内容简介

本书为临床医学“5+3”及卓越医生教育培养计划和医学整合课程实验系列教材之一，全书共分三部分，第一部分为人体形态学实验，包含27个实验，主要涉及人体正常解剖结构和组织结构以及病理基本病变及基本病理过程；第二部分为人体机能学实验，包含19个实验，主要涉及人体生理、病理生理及人体疾病药物治疗基本知识；第三部分为机体免疫防御与病原实验，包含29个实验，主要涉及人体防御系统相关实验和引起人体疾病的病原生物共性相关的实验。

本书适用于“以器官-系统为主线”的“5+3”一体化培养临床医学专业学生基础学习阶段实验课程使用，也可作为执业医师规范化培训和专科培训参考教材。

图书在版编目(CIP)数据

医学整合课程基础实验．人体概述分册 / 王娅兰，余华荣主编．—北京：科学出版社，2016.8

临床医学“5+3”及卓越医生教育培养计划·医学整合课程实验系列教材

ISBN 978-7-03-049609-6

Ⅰ．①医… Ⅱ．①王… ②余… Ⅲ．①基础医学-医学院校-教材 ②人体生理学-医学院校-教材 Ⅳ．① R3

中国版本图书馆CIP数据核字（2016）第197894号

责任编辑：王 颖 / 责任校对：何艳萍
责任印制：赵 博 / 封面设计：陈 敬

科学出版社 出版
北京东黄城根北街16号
邮政编码：100717
http://www.sciencep.com
北京建宏印刷有限公司印刷
科学出版社发行 各地新华书店经销
*
2016年8月第 一 版 开本：787×1092 1/16
2025年1月第七次印刷 印张：17 1/2
字数：417 000

定价：118.00元

（如有印装质量问题，我社负责调换）

前　言

为适应高等医学院校“5+3”一体化临床医学专业人才培养模式及“以器官-系统为主线”的课程体系改革的实验教学，科学出版社组织了本套教材的编写。《医学整合课程基础实验（人体概述分册）》是该系列教材之一。本书尝试建立以能力培养为主线，分层次、多模块、相互衔接的科学实验教学体系，以培养学生自主学习能力。本书适用于“以器官-系统为主线”的“5+3”一体化培养临床医学专业学生基础学习阶段实验课程使用，也可作为执业医师规范化培训和专科培训参考教材。

本书特点是：①以基本理论、基本知识、基本技能以及思想性、科学性、启发性、先进性、实用性为原则，满足“以器官-系统为主线”的高等医学院校“5+3”一体化临床医学专业人才培养模式基础阶段实验教学要求；②遵循“从正常到异常、从宏观到微观”的原则，对传统教学体系中涉及人体解剖学、组织学与胚胎学、生理学、医学免疫学、病理学、病理生理学、病原生物学及药理学等八门学科中的基础性实验进行了整合；③全书语言简练，层次清楚，附有丰富的图片，有利于教学和学生自学。

本书共分三个部分，涉及人体形态学、人体机能学、机体免疫防御与病原生物相关实验。

本书的编写得到重庆医科大学各级领导的支持和帮助，本书编委来自我校各相关学科，均为长期工作在教学、科研第一线的专家教授或中青年骨干教师。在本书编写过程中，各位编者本着高度的责任感，积极探索，精诚合作，精益求精，但仍感水平有限，不足之处在所难免，恳切希望读者和同行们赐教指正，以期日后进一步改进完善。

王娅兰　余华荣

2016年5月

目　　录

第一部分　人体形态学实验

实验一　运动系统总论与躯干骨及其连结

【实验目的】

(1) 掌握人体的基本结构和系统构成；描述人体结构的基本方法；骨的形态构造和功能，关节的基本结构；运动系统的组成、结构特点；脊柱的组成分部和功能；骨性胸廓的组成，形态和功能。

(2) 熟悉骨的分类；椎骨的一般形态和各部椎骨的主要特征。

(3) 了解关节的运动形式。

【标本观察】

（一）解剖学姿势、方位术语及人体的轴与面

1. 解剖学姿势　在身体上体会。根据军姿“立正”姿势稍加调整，将足尖及掌心均朝向前，即为解剖学姿势 (anatomical position)。描述人体任何结构及局部时，均应依此姿势进行描述。

2. 方位术语　将身体保持为解剖学姿势，复习以下方位术语。上 (superior)、下 (inferior)、前 (anterior) 或腹侧 (ventral)、后 (posterior) 或背侧 (dorsal)、内侧 (medial)、外侧 (lateral)、内 (internal)、外 (external)、浅 (superficial)、深 (profundal)、近侧 (proximal) 和远侧 (distal)、桡侧 (radial)、尺侧 (ulnar)、胫侧 (tibial)、腓侧 (fibular)。

3. 人体的轴与面　在保持解剖学姿势的身体上，比划出垂直轴、冠状轴和矢状轴，并理解矢状面、冠状面及水平面。

（二）骨

1. 骨的形态　全身共有206块骨（图1-1-1），借骨连结相连形成骨骼，构成人体的支架。因部位及功能的不同，导致分离骨的形态各不相同。对照骨架，在骨箱各骨中区分长骨 (long bone)、短骨 (short bone)、扁骨 (flat bone)、不规则骨 (irregular bone)（图1-1-2）。

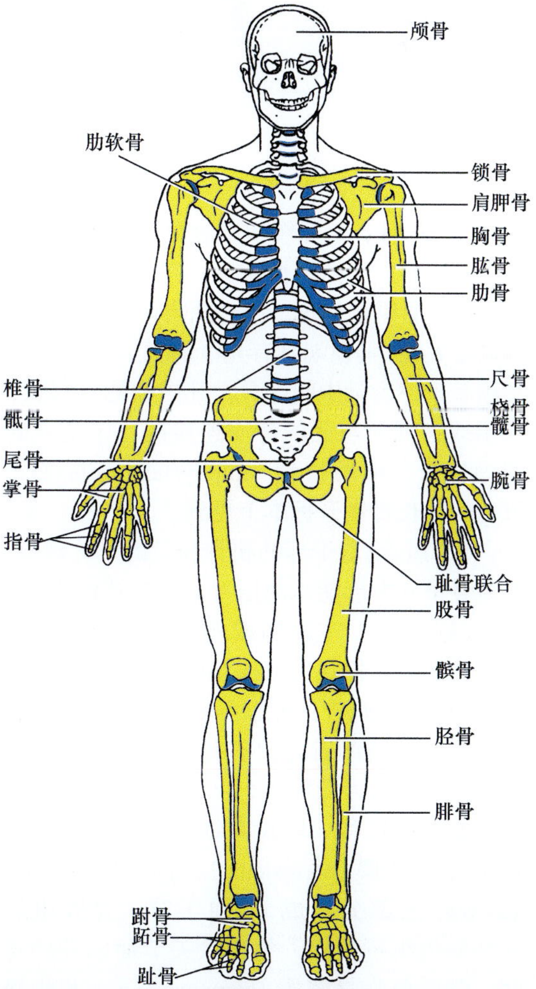

图 1-1-1　全身骨骼

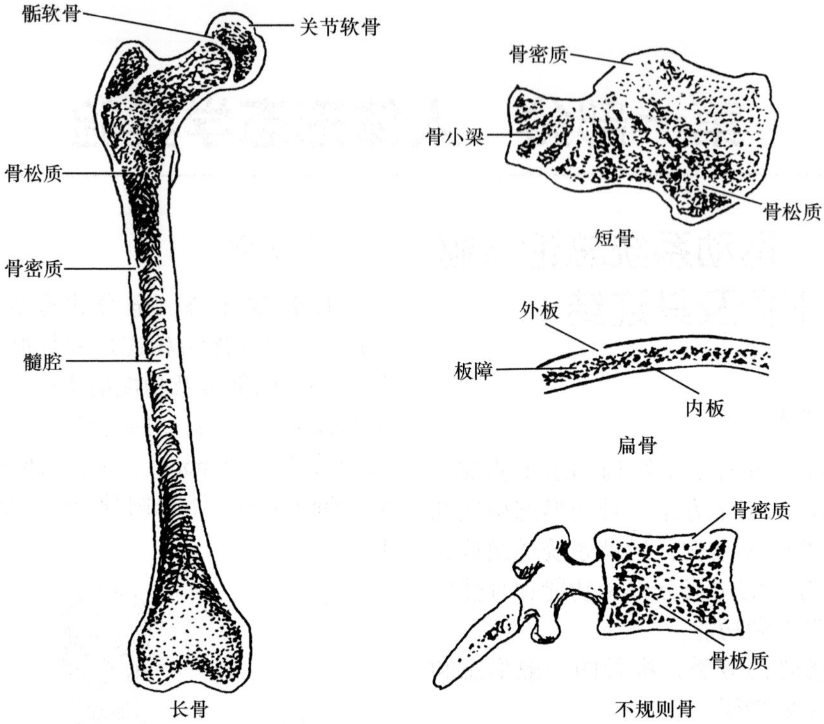

图 1-1-2　骨的形态

(1) 长骨：对照图找出股骨、肱骨和指骨等进行观察。它们呈长管状，且主要分布于四肢，取长骨纵切标本，结合图辨认：①骨骺：两端膨大处，其顶端具有光滑的关节面；②体：又称骨干，为骨中间部分，其内腔称骨髓腔；③骺线：骨干与骺的骨质连接线，于幼儿时期为软骨，称骺软骨 (epiphysial cartilage)，可在幼儿长骨锯开标本上见到。

(2) 短骨：取手部的腕骨和足的跗骨观察，见短骨呈立方形能承受压力，起支持作用。

(3) 扁骨：主要构成颅腔、胸腔与盆腔的壁，宽扁呈板状，发挥保护作用。

(4) 不规则骨：形态不规则，功能多样，如椎骨，分离颅骨等。有些不规则骨具有含气的空腔，称为骨窦。

2. 骨的结构　取长骨纵切标本，结合图观察。骨由骨膜 (periosteum)、骨质、骨髓 (bone marrow) 三部分构成（图 1-1-3）。骨膜由纤维结缔组织所构成，包裹除关节面以外的骨面；骨质分为骨密质 (compact bone) 和骨松质 (spongy bone)，扁骨的内、外表层均为骨密质称内板和外板，其内、外板间的骨松质称板障 (diploe)。骨髓填充于骨松质腔隙和骨髓腔内（图 1-1-3）。

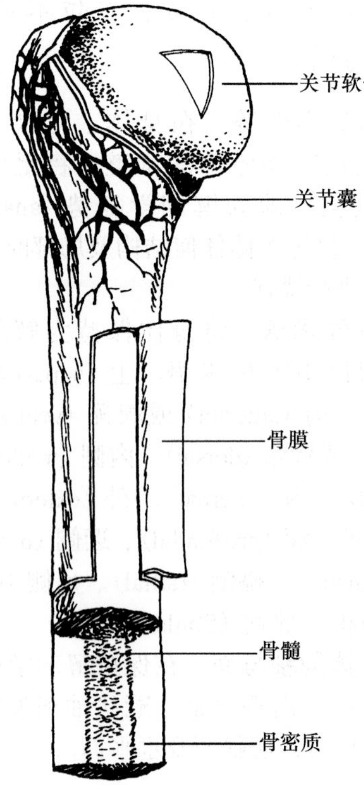

图 1-1-3　骨的结构

3. 骨的理化性质和化学成分　将去除有机物的煅烧骨和去除无机物的酸浸骨标本作比较，前者松脆易碎，后者柔软可打结，由此体会骨质中无机物和有机物的作用。

（三）骨连结

可分直接连结和间接连结（关节）两大类。

1. 直接连结

(1) 取幼儿整颅标本及前臂骨连结标本观察纤维性连结。

(2) 观察第一对肋与胸骨之间的软骨性连结。

(3) 观察骶骨，可见其由五个骶椎借骨性结合而构成。

2. 间接连结　取肩关节剖开标本，观察关节的基本结构，即关节腔、关节面和关节囊，并可观察到关节唇。在胸锁关节剖开标本和膝关节切开标本，观察关节的辅助结构关节盘（半月板），在膝关节切开标本，还可观察到关节的三种韧带，即囊外韧带，囊韧带和囊内韧带（图 1-1-4，1-1-5）。

（四）躯干骨及其连结

观察骨架标本，躯干骨包括脊柱和骨性胸廓，由椎骨、肋、胸骨及其连结所构成。

1. 脊柱　位于背部正中，由 24 块椎骨 (vertebrae)、1 块骶骨和 1 块尾骨借韧带、椎间盘和椎间关节连结而成。

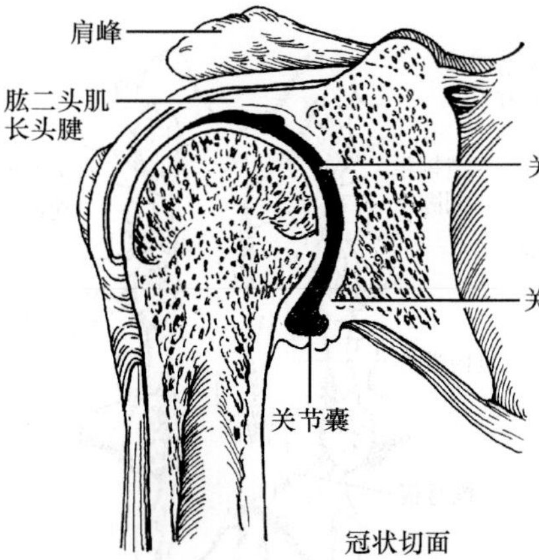

图 1-1-4　关节的构造

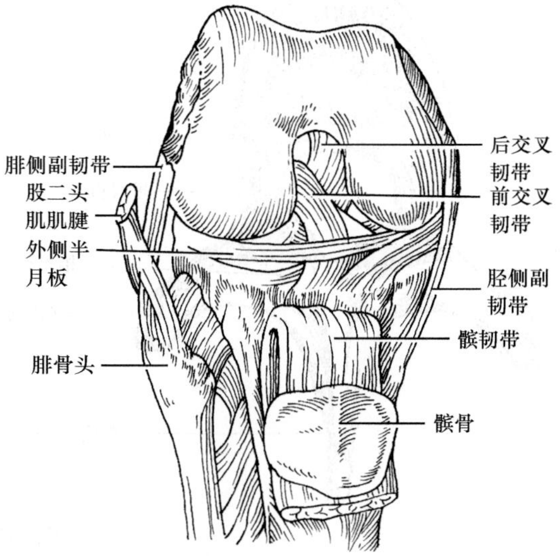

图 1-1-5　膝关节

(1) 椎骨

1) 椎骨的一般形态：按图（图 1-1-6）找出胸椎 (thoracic vertebrae)。以胸椎为例，可见椎骨可分为前方的椎体 (vertebral body)、后方的椎弓 (vertebral arch) 及由弓发出的突起。椎体的后面与椎弓合成椎孔 (vertebral foramen)，各椎骨的椎孔相连构成椎管 (vertebral canal)。从椎骨的两侧观察，椎弓由左、右椎弓根 (pedicle of vertebral arch) 和椎弓板 (lamina of vertebral arch) 围成，椎弓根的上、下方缘处有椎上切迹和椎下切迹，上一椎骨的椎下切迹与下方相邻椎骨的椎上切迹围成椎间孔 (intervertebral foramina)。从椎骨的后方观察，可见椎弓板上发出 7 个突起: 棘突 (spinous process) 为正中线向后（下）的突起，成对的横突 (transverse process) 由椎弓根与椎弓板连接处向两侧发出；成对的上、下关节突在椎弓根的后方由椎弓发出。

2) 各部椎骨的主要特征

胸椎：对照胸椎标本观察（图 1-1-6），可见其与肋骨相接的肋凹位于椎弓根前方、椎体的侧面。从侧面观察，胸椎棘突细长并向后下方倾斜，呈叠瓦状排列。上、下关节突关节面略呈额状位。

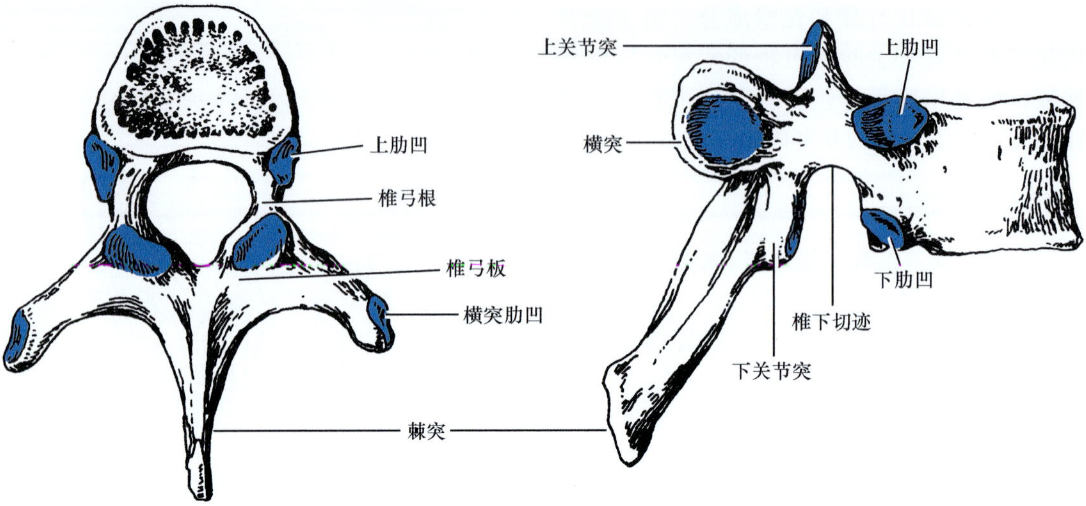

图 1-1-6　胸椎

颈椎：取颈椎（cervical vertebrae）标本观察，见典型颈椎的特点是横突根部有横突孔（transverse foramen），除第 1、7 颈椎外，其余颈椎棘突末端分叉。此外，颈椎上、下关节突关节面大致呈水平位。

取第 1 颈椎（寰椎）(atlas) 观察，见其呈环形，无椎体、棘突和关节突，由前弓、后弓和两个侧块构成。侧块上方有椭圆形的上关节凹，下方有圆形的下关节面，前弓的正中后部有齿突凹。

取第 2 颈椎（枢椎）(axis) 观察，可见其椎体上有齿突。

取第 7 颈椎（隆椎）(prominent vertebra) 观察，其棘突特别长，末端不分叉，低头时可在活体上摸到。

腰椎：取腰椎（lumbar vertebrae）观察，其特点为椎体及椎孔均较大，关节突发达，棘突指向后方，成板状，近水平位。

骶骨：取骶骨（sacrum/sacral bone）观察，可见其呈倒置的三角形，底前缘为岬（promontory），其盆面上有四对骶前孔。后面正中线上的隆起为骶正中嵴，两侧有四对骶后孔。骶前、后孔与骶管相通。骶管下口为骶管裂孔（sacral hiatus）。骶骨两侧面上方有耳状面。

(2) 椎骨间的连结：按图 1-1-7，对照椎骨连结标本，观察其结构。

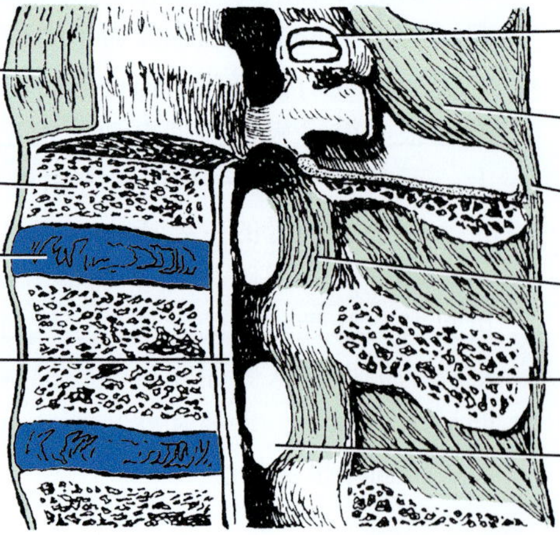

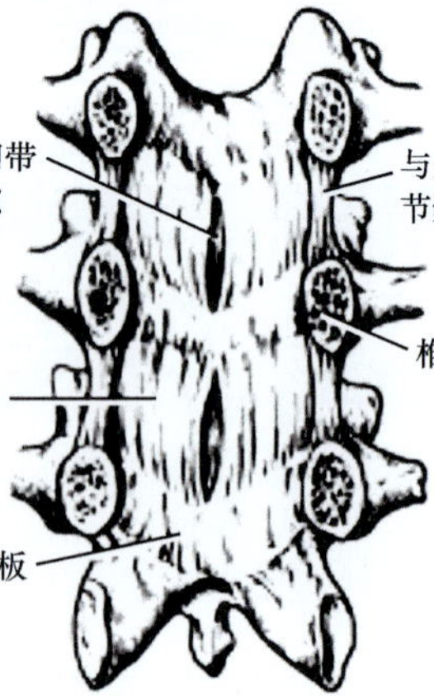

图 1-1-7　椎骨间的连结

1）椎间盘：取显露椎间盘（intervertebral disc）的标本观察，见其连于相邻两椎体间，由居中央的髓核（nucleus pulposus）和外围的纤维环（anulus fibrosus）所构成。

2）韧带：取脊柱腰段切除 1 ～ 2 个椎弓的标本观察以下韧带：①前纵韧带（anterior longitudinal ligament）位于椎体前面；②后纵韧带（posterior longitudinal ligament）位于椎体后面；③棘上韧带（supraspinal ligament）附着于棘突尖端；④棘间韧带（interspinal ligament）位于相邻棘突之间；⑤黄韧带（ligamenta flava）连于相邻椎弓板之间，呈黄色。

3）关节突关节：取脊柱腰段标本观察，可见关节突关节（zygapophyseal joint）为每一椎骨的下关节突与其下位椎骨的上关节突间的关节，属微动关节。

（3）脊柱的整体观：脊柱由椎骨及其连结组成，成人脊柱长约 70cm，上方通过第 1 颈椎与颅骨相接，下端为尾骨（图 1-1-8）。按以下方法观察其特点：①从脊柱后方观察并结合活体扪摸，见所有棘突均位于人体的后正中线上；②将头低下，在颈部扪摸，其中最突出的为第 7 颈椎棘突；以细绳紧张于骨架左右髂嵴最高点处，见细绳通过第 3、第 4 腰椎棘突之间或者第 4 腰椎棘突处；③活动自身脊柱的不同部分，可知脊柱的颈、腰段活动度大，而胸、骶尾段活动度较小，相对固定。当遭受外力冲击时，在脊柱的颈、胸、胸、腰及腰、骶段交界处容易受损，故此三个部位是脊柱的三个薄弱区；④由侧方观察整体脊柱标本，见其有四个生理性弯曲，颈曲、腰曲凸向前，胸曲、骶曲凸向后。

脊柱的整体观可归纳为"一线、两点、三弱区、四弯曲"。

2. 胸廓　由骨架和图（图 1-1-9）看到胸廓由 12 个胸椎、12 对肋和胸骨连结而成。

（1）胸骨：结合胸骨（sternum）标本观察，其可分为胸骨柄（manubrium sterni）、胸骨体（body of sternum）和剑突（xiphoid process）三部分（图 1-9）。柄上缘正中为颈静脉切迹（jugular notch），两侧为锁切迹，柄的两侧缘

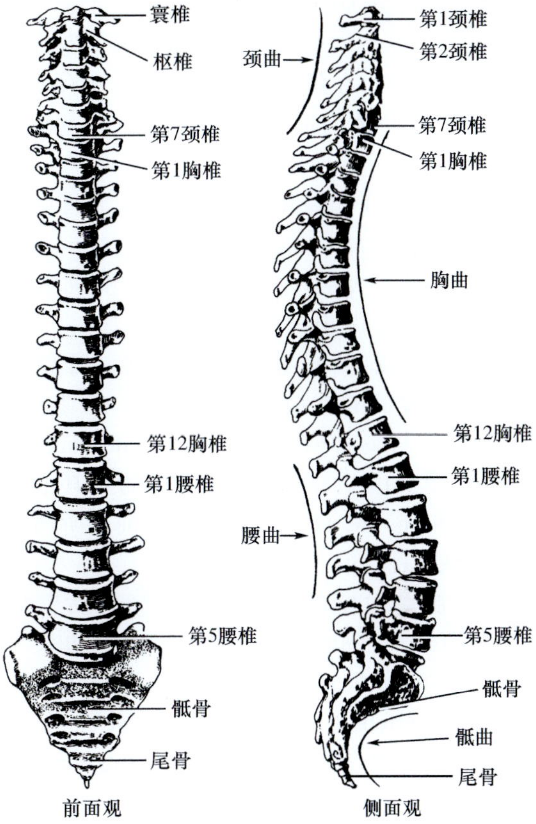

图 1-1-8　脊柱

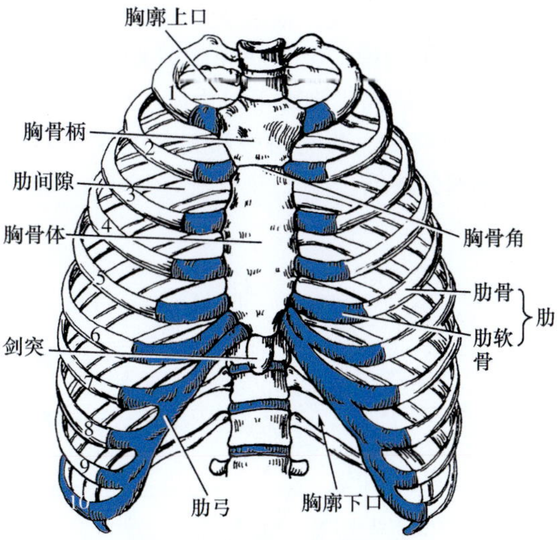

图 1-1-9　胸廓

有第一肋骨切迹，更下有第二肋的半个切迹。胸骨体的侧缘有 2 ～ 7 肋骨切迹。胸骨柄与体连接处为胸骨角（sternal angle）。

（2）肋骨：结合肋骨（costal bone）标本

观察，其可分为前、后端和一体。后端为肋头（costal head），肋头后外侧缩细部分为肋颈（costal neck），在颈、体之间有肋结节（costal tubercle）。肋体内面近下缘处有肋沟（costal groove）。肋骨后份曲度最大处为肋角（costal angle）。于第 1 肋骨肋体上面内缘前分可见前斜角肌结节。

(3) 胸廓：结合图及骨架观察，胸廓由 12 个胸椎、12 对肋与胸骨连结而成。

取胸廓前壁的解剖标本观察，可见第 1 肋与胸骨柄的连结为软骨结合，第 2 ～ 7 肋借软骨与胸骨构成胸肋关节（sternocostal joint）（图 1-1-9），第 8 ～ 10 肋软骨与其上一肋软骨相连，第 11、12 肋软骨的前端游离，又称浮肋。

取胸廓后壁的标本观察，胸廓后壁由 12 个胸椎及各肋骨的后部所组成。肋头与椎体的肋凹及肋结节与椎骨横突形成肋椎关节（costovertebral joint）（包括肋头关节（joint of costal head）及肋横突关节（costotransverse joint）。

胸廓侧壁由 12 对肋骨所构成；上部肋骨近水平、下部肋骨斜向前下。

胸廓上窄下宽，横径大于前后径。胸廓上口由第 1 胸椎、第 1 肋和胸骨柄上缘共同围成，前低后高；胸廓下口由第 12 胸椎、第 12、11 肋前端、两侧肋弓和剑突围成，下口的两侧部分最低。

实验二　上肢骨和下肢骨及其连结

【实验目的】

(1) 掌握上、下肢骨的组成、位置和形态；上、下肢关节的形态、结构及其运动。

(2) 了解上、下肢的分化和功能。

【标本观察】

（一）上肢骨

上肢骨分为上肢带骨和自由上肢骨两部分。

1. 上肢带骨

(1) 锁骨：找出游离锁骨（clavicle）并结合骨架观察。锁骨可分为胸骨端、肩峰端及锁骨体。锁骨上面光滑，下面粗糙，内侧 2/3 凸向前，外侧 1/3 凸向后。

(2) 肩胛骨：按图（图 1-2-1），对照游离肩胛骨（scapula）标本并结合骨架观察，可见其有三角、三缘和两面。三角即下角、上角和外侧角，外侧角增厚有朝向外的关节盂（glenoid cavity），与肱骨头相关节。三缘即上缘、内侧缘（脊柱缘）和外侧缘（腋缘），肩胛骨上缘外侧份有肩胛切迹，切迹外侧为喙突（coracoid process）；前面稍凹陷称肩胛下窝。后面被隆起的肩胛冈（spine of scapula）分为上部的冈上窝和下部的冈下窝。肩胛冈向外侧延伸至肩峰（acromion）。

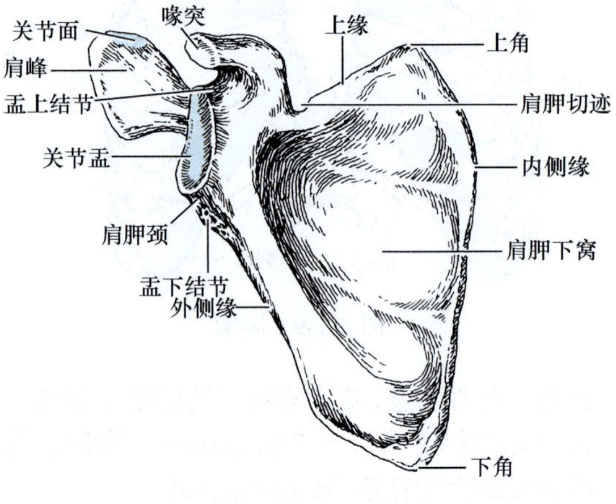

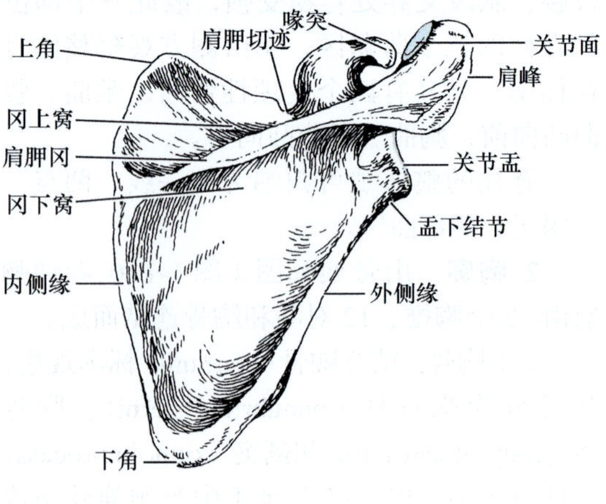

图 1-2-1　肩胛骨

2. 自由上肢骨

(1) 肱骨：取游离肱骨 (humerus) 标本观察，见其由一体和两端构成。上端肱骨头朝向内后，周缘为解剖颈。上端的外侧份有大结节 (greater tubercle)，前份有小结节 (lesser tubercle)，大、小结节间的沟为称结节间沟，由大、小结节向下延伸形成大结节嵴和小结节嵴。肱骨上端与肱骨体交界处较缩细称外科颈（图 1-2-2)。肱骨体中部外侧有三角肌粗隆 (deltoid tuberosity)。体后面中分有桡神经沟 (sulcus for radial nerve)。下端内侧为肱骨滑车，外侧为肱骨小头。在滑车上方，前面有冠突窝，后面有鹰嘴窝。下端向两侧膨出的突起为内上髁 (medial epicondyle) 和外上髁 (lateral epicondyle)，内上髁的后面有尺神经沟 (sulcus for ulnar nerve)。

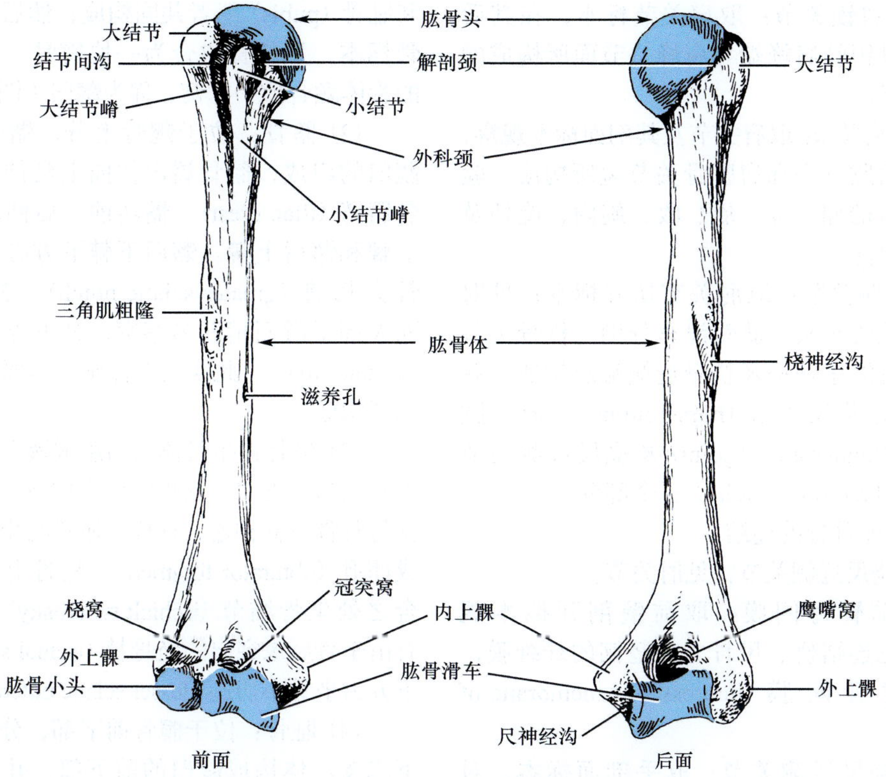

图 1-2-2　肱骨

(2) 桡骨：取游离桡骨 (radius) 标本，见其上端为桡骨小头，头下方为桡骨颈，颈内下方有桡骨粗隆 (radial tuberosity)。桡骨体下部前面微凹陷。桡骨下端外缘有向下突出的茎突 (styloid process)。

(3) 尺骨：取游离尺骨 (ulna) 标本，见其上端有滑车切迹与肱骨滑车相接，切迹前下方为冠突 (coronoid process)，冠突外侧面有桡切迹，后上方有鹰嘴 (olecranon)，冠突下方为尺骨粗隆 (ulna tuberosity)。尺骨下端为尺骨头，其外侧有与桡骨相接的环状关节面，后内侧有突出的尺骨茎突 (styfoid process)。

(4) 手骨：取手骨标本，可见其包括腕骨 (carpal bones)、掌骨 (metacarpal bones) 和指骨 (phalanges of fingers)。腕骨共 8 块，排成近、远二列。由桡侧向尺侧，近侧列为手舟骨、月骨、三角骨和豌豆骨，远侧列为：大多角骨、小多角骨、头状骨和钩骨。注意 8 块腕骨在掌面构成一凹陷的腕骨沟，以此区分手骨的前、后。掌骨共 5 块。指骨共 14 块。除拇指只有 2 节指骨外，其余 4 指均有 3 节，分为近节指骨、中节指骨和远节指骨。

3. 上肢骨的连结 包括胸锁关节（sterno-clavicular joint）、肩锁关节（acromioclavicular joint）、肩关节（shoulder joint）、肘关节（elbow joint）、前臂骨的连结以及手关节。

(1) 胸锁关节：观察胸廓前壁标本，可见胸锁关节由锁骨的胸骨端与胸骨的锁切迹及第1肋软骨的上面构成。关节囊内有关节盘。

(2) 肩锁关节：取肩关节标本，在其后上方可见锁骨肩峰端与肩峰关节面所构成的肩锁关节。

(3) 肩关节：取肩关节及其剖面标本观察，肩关节由肱骨头和肩胛骨关节盂所构成。验证肩关节的屈、伸、展、收、旋内、旋外及环转运动。

(4) 肘关节：取肘关节切开标本；见肘关节由肱骨小头，肱骨滑车分别与桡骨关节凹、尺骨滑车切迹及桡骨近侧端所构成，并可划分为肱尺关节（humeroulnar joint）、肱桡关节（humeroradial joint）及桡尺近侧关节（proximal radioulnar joint）三个部分。

(5) 前臂骨的连结

1) 桡尺近侧关节：见肘关节。

2) 前臂骨间膜：取前壁剖开标本观察，可见连结桡、尺骨之间坚韧的纤维膜，为前臂骨间膜（interosseous membrane of forearm）。

3) 桡尺远侧关节：取手剖面标本，对照图进行观察，可见桡尺远侧关节（distal radioulnar joint）由尺骨头环状关节面与桡骨的尺切迹构成，并与桡腕关节腔以关节盘分隔。

(6) 手关节：请在手关节（joints of hand）标本中找到以下结构：桡腕关节（radiocarpal joint）、腕骨间关节（intercarpal joint）、腕掌关节（carpometacarpal joints）、掌骨间关节（intermetacarpal joints）、掌指关节（metacarpophalanseal joints）和指骨间关节（interphalangeal joints）。其中，桡腕关节（radiocarpal joint），又名腕关节（wrist joint），由桡骨和尺骨头下方的关节盘下面作为关节窝，手舟骨、月骨和三角骨的近侧面作为关节头（注意尺骨并不参与）。验证桡腕关节的屈、伸、展、收及环转运动。

（二）下肢骨

1. 下肢带骨

(1) 髋骨：先看幼婴髋骨（hip bone）标本，见其由分离的髂骨（ilium）、坐骨（ischium）和耻骨（pubis）三者共同构成；然后看成人髋骨标本，见三骨愈合为一块髋骨，三骨肥厚的骨体融合成一深窝，称为髋臼（图 1-2-3）。

(2) 髂骨：位于髋骨上分，髂骨体参与髋臼的组成，髂骨翼由体向上延伸，其上缘名髂嵴（iliac crest）。髂嵴前、后两端为髂前上棘和髂后上棘。髂后下棘下方有深陷的坐骨大切迹（greater sciatic notch）。髂骨翼内面大部平滑而稍凹名髂窝，其下界为弓状线（arcuate line）。此线向上伸延到与骶骨相关节的耳状面。

(3) 坐骨：坐骨体参与组成髋臼，体向后下延续为上支，上支折向前而成下支，坐骨下支与耻骨下支相连。这样，耻骨与坐骨共同围成闭孔（obturator foramen）。坐骨上、下支会合之处坐骨结节（ischialt tuberosity），其上方有由坐骨后缘突出的坐骨棘（ischial spine），棘下方为坐骨小切迹（lesser sciatic notch）。

(4) 耻骨：位于髋骨前下部，分体和上、下二支。体构成髋臼的前下部，并向前内下方移行于耻骨上支，它的内侧端转折移行为耻骨下支，在上、下支移行处内侧为耻骨联合面（symphysial surface）。耻骨上支上缘突出为耻骨梳（pecten pubis），向前终于耻骨结节（pubic tubercle），再经内侧为耻骨嵴。

2. 自由下肢骨

(1) 股骨：观察游离股骨（femur）标本，见其上端有膨大的股骨头，股骨头外下方为较细的股骨颈，股骨颈与体交界处外上方为大转子（greater trochanter），内下方为小转子（lesser trochanter）。两转子之间前面有转子间线，后面有转子间嵴。

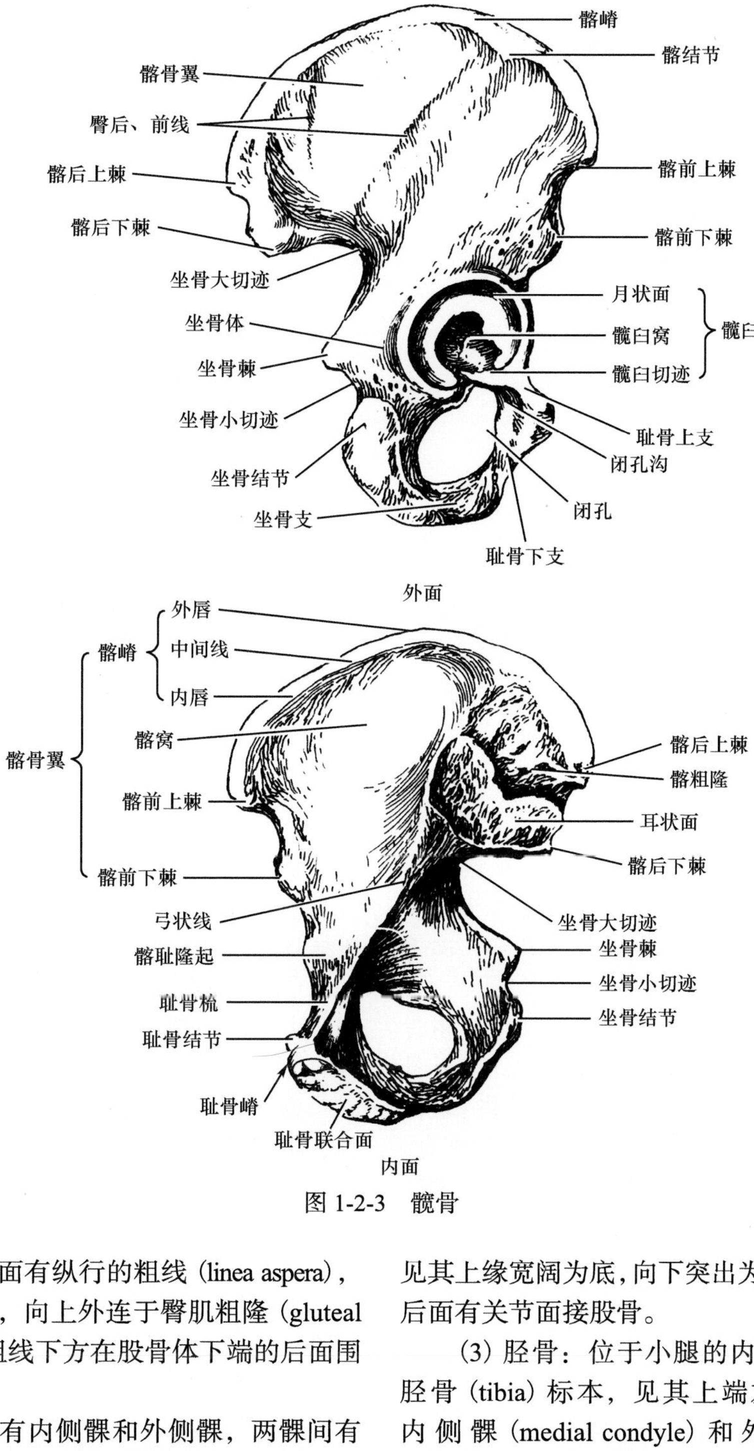

图 1-2-3　髋骨

股骨体后面有纵行的粗线 (linea aspera)，此线上端分叉，向上外连于臀肌粗隆 (gluteal tuberosity)，粗线下方在股骨体下端的后面围成腘平面。

股骨下端有内侧髁和外侧髁，两髁间有髁间窝，内、外侧髁侧面的粗糙隆起分别为内上髁和外上髁。内上髁的上方有收肌结节 (adducto tubercle)（图 1-2-4）。

(2) 髌骨：观察游离髌骨 (patella) 标本，见其上缘宽阔为底，向下突出为尖，前面粗糙，后面有关节面接股骨。

(3) 胫骨：位于小腿的内侧，观察游离胫骨 (tibia) 标本，见其上端左右膨大形成内侧髁 (medial condyle) 和外侧髁 (lateral condyle)。上端前面为胫骨粗隆 (tibial tuberosity)。外侧髁的后下面有腓关节面，胫骨下端内侧向下突起的是内踝 (medial malleolus)。

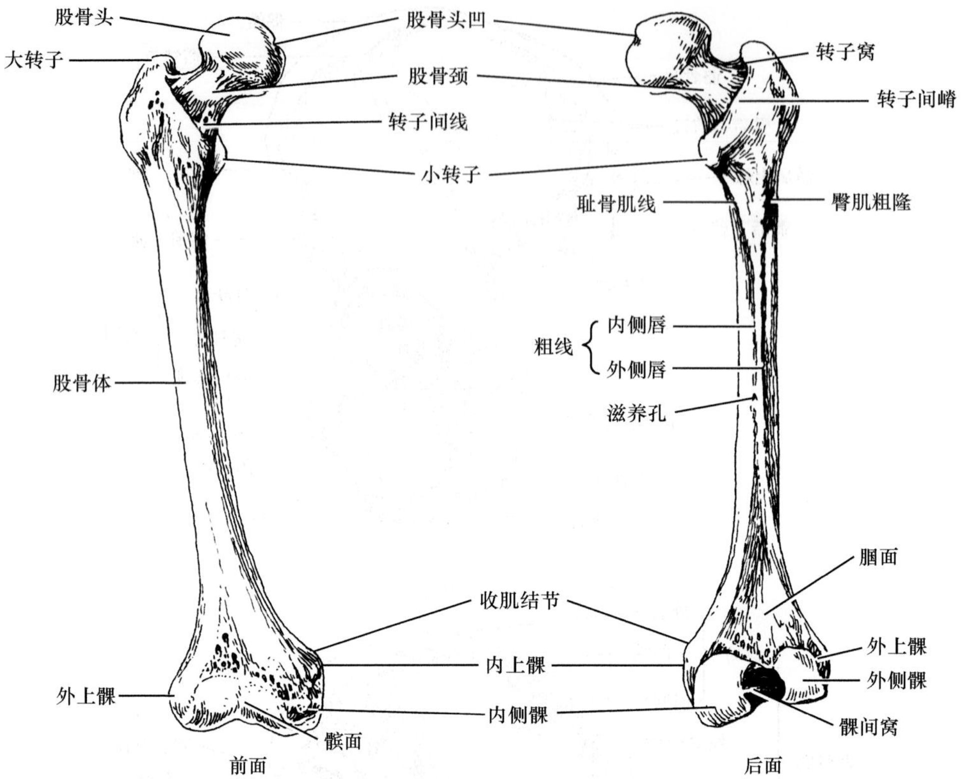

图 1-2-4　股骨

(4) 腓骨：位于小腿的外侧，观察游离腓骨 (fibula) 标本，见其上端为腓骨头，头下方缩窄为腓骨颈。下端略呈三角形，向下突出为外踝 (lateral malleolus)。

(5) 足骨：取足骨标本，见其包括跗骨 (tarsal bones)、跖骨 (metatarsalbones) 和趾骨 (phalanges of toes) 三个部分。①跗骨共 7 块，为距骨、跟骨、足舟骨、内侧楔骨、中间楔骨、外侧楔骨和骰骨；②跖骨有 5 块，从内侧向外侧数为第 Ⅰ ～ Ⅴ 跖骨；③趾骨共 14 块。踇趾为 2 节，其余各趾为 3 节。

3. 下肢骨的连结　包括骶髂关节 (sacro-iliac joint)、耻骨联合 (pubic symphysis)、骨盆 (pelvis)、髋关节 (hip joint)、膝关节 (knee joint) 以及足关节 (joints of foot)。

(1) 骶髂关节：由骶骨和髂骨的耳状面构成，取骶髂关节标本结合骨盆模型观察以下韧带：①骶结节韧带 (sacrotuberous ligament) 为连结于骶骨、尾骨外侧缘及坐骨结节间的纤维带；②骶棘韧带 (sacrospinous ligament) 为由坐骨棘尖到骶骨边缘的纤维束。骶棘韧带与坐骨大切迹围成坐骨大孔，骶棘韧带、骶结节韧带和坐骨小切迹围成坐骨小孔。

(2) 耻骨联合：借骨盆标本观察，耻骨联合由两侧耻骨联合面借纤维软骨构成的耻骨间盘连结构成。

(3) 骨盆：取骨盆标本观察，其是由骶骨、尾骨及左、右髋骨借骶髂关节、耻骨联合及骶结节韧带和骶棘韧带连结而成的完整骨环。骨盆上部是大骨盆；下半部是小骨盆．也就是通常所说的骨盆。骨盆的内腔叫骨盆腔，为一具有上、下口之骨腔。上口周界为界线（界线起自骶岬、两侧续于髂骨弓状线、耻骨梳和耻骨嵴以及耻骨联合上缘构成的环状线），下口由尾骨尖、骶结节韧带、坐骨结节，坐骨支，耻骨下支和耻骨联合下缘（附有耻骨弓状韧带）围成。左、右耻骨在耻骨联合下缘所形成的角，叫耻骨下角，女性为 90° ～ 100° 。

(4) 髋关节：在骨架上观察，见髋关节

由髋骨的髋臼与股骨头连结组成，取髋关节切开或剖面标本观察，见其特点为：①周围有纤维软骨构成的髋臼唇（acetabular labrum）加深了髋臼的深度；②髋臼和股骨头相对关节面的面积大小之差较上肢肩关节为小，说明髋关节的活动度较肩关节为小；③关节囊厚，纤维层加厚部分形成韧带；④关节腔较窄。验证髋关节的屈、伸、收、展、旋内、旋外以及环转运动。

(5) 膝关节：在骨架上观察，见膝关节由股骨内、外侧髁，胫骨内、外侧髁及髌骨连结构成。取膝关节切开标本观察，见其特点为：①股骨、胫骨参与关节部分面积特别大，以保持其稳固性；②关节内、外侧有胫、腓侧副韧带，其前方有髌韧带，后方则有腘斜韧带来维持其稳固性；③内、外侧半月板的出现使股骨与胫骨相对关节面彼此相互适应；④囊内还有前交叉韧带（anterior cruciate ligament）和后交叉韧带（posterior cruciate ligament）连结胫骨和股骨。验证膝关节的屈伸运动，同时在小腿半屈时，胫骨可作轻度旋转运动。

(6) 胫、腓骨连结：取小腿剖开的标本观察，见胫、腓骨间的连结方式有以下三种：①腓骨小头与胫骨相接形成胫腓关节；②小腿骨间膜连结胫、腓骨；③下端借胫腓前、后韧带构成坚强的韧带连结。

(7) 足关节：取足关节标本观察，见其包括距小腿关节（talocrural joint）、跗骨间关节（intertarsal joint）、跗跖关节（tarsometatarsal joints）、跖骨间关节（intermetatarsal joints）、跖趾关节（metatarsophalangeal joints）和趾骨间关节（interphalangeal joints）。距小腿关节又名踝关节（ankle joint），由胫骨下关节面、内踝关节面和腓骨外踝关节面组成关节窝，与距骨上、内、外三关节面相接的关节，关节囊内侧有三角韧带，外侧有距腓前韧带、跟腓韧带，距腓后韧带，较弱。踝关节的主要运动是使足背屈（伸）和跖屈（屈）。

(8) 足弓：在足关节标本观察，跗骨和跖骨借关节和韧带连结在一起，形成具有少许活动的凸向上方的弓形称足弓。

实验三　颅骨及其连结和全身骨骼肌

【实验目的】

(1) 掌握下颌关节的组成及其运动；眶、骨性鼻腔的位置和结构。

(2) 熟悉颅底内、外面的主要结构；全身骨骼肌的配布规律、一些重要肌肉的位置作用。

【标本观察】

（一）颅骨及其连结

取整颅观察，可见颅由23块分离颅骨组成（中耳3对听小骨未计入）。除舌骨独立于颈部，借韧带与颅底相连以外，其余颅骨多以缝或软骨相连结，彼此很少活动，唯有下颌骨通过颞下颌关节连于颅底，可进行复杂的咀嚼运动。

颅可分为居于后上方的脑颅以及位于前下方的面颅两部分。脑颅骨共8块，包括额骨、枕骨、顶骨、颞骨、蝶骨和筛骨，它们构成容纳脑的颅腔。面颅骨共15块，围成眶、鼻腔和口腔，它们是不成对的下颌骨、犁骨和舌骨以及成对的上颌骨、腭骨、鼻骨、颧骨、下鼻甲和泪骨。对照图从标本上辨认各个分离颅骨所在的位置、名称，重点掌握分离的下颌骨、舌骨及颅的整体观。

(1) 下颌骨：取游离下颌骨（mandible）观察，见其分为一体两支。下颌体呈弓形，体外面正中有颏隆凸；体前外侧面有颏孔（mental foramen），体后面近中线处有颏棘；下颌支末端前方为冠突，后方为髁突，两突之间为下颌切迹，髁突上端为下颌头（head of mandible）。头下方是下颌颈（neck of mandible），下颌支内面中央有下颌孔（mandibular foramen），下颌支后缘与下颌体相交处叫下颌角。

(2) 舌骨：取游离舌骨（hyoid bone）观察，见其中间为舌骨体，自体向后伸出大角，及小角。

1. 颅的整体观 整颅的形态特征在临床上有较大的应用价值，可分为顶面观，颅底内、外面观，侧面观及前面观。

(1) 颅顶面观：认清组成颅盖各骨后，观察颅盖外面重要骨缝：①冠状缝（coronal suture）为额骨与顶骨相接的缝；②矢状缝（sagittal suture）为左、右顶骨相接的锯齿状缝；③人字缝（lambdoid suture）为顶骨与枕鳞相接的缝。各缝在出生时仍为囟门，尚未融合，前囟为冠状缝、矢状缝会合处，后囟为矢状缝与人字缝会合处。

(2) 颅底：颅底分为颅底内面观和颅底外面观。

1) 颅底内面观（图 1-3-1）：取颅水平切标本观察其底部内面结构，由前向后，依次区分颅前、中、后窝。①颅前窝（anterior cranial fossa），中间为筛板，具有 20 余个筛孔，为嗅神经（Ⅰ）的根丝所通过；②颅中窝

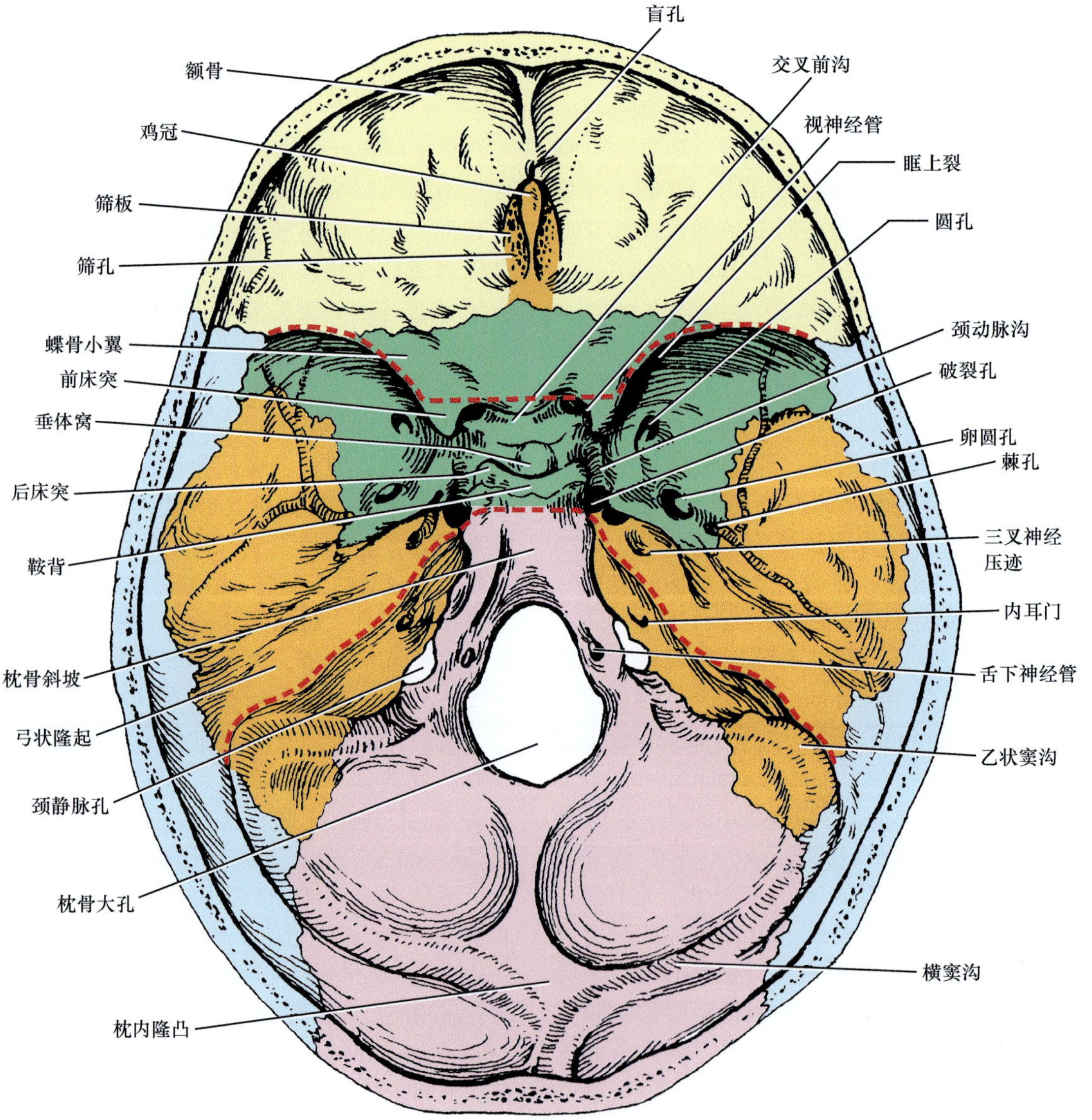

图 1-3-1　颅底内面观

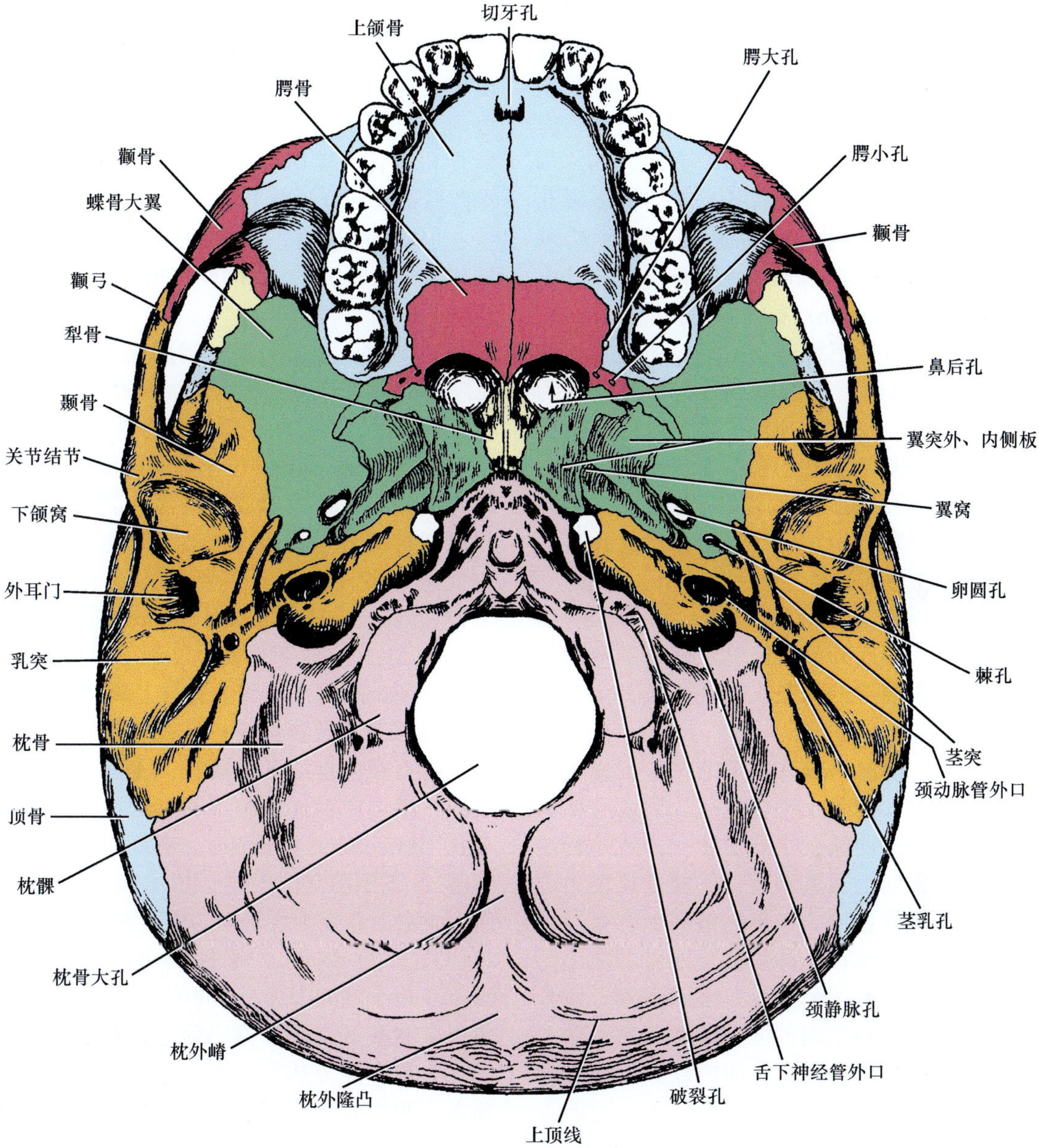

图 1-3-2　颅底外面观

(middle cranial fossa)，中央部为蝶鞍，其从前向后由交叉沟、鞍结节、垂体窝（hypophysial fossa)、鞍背所构成，交叉沟两侧方经视神经管内口通眶，有视神经（Ⅱ）及眼动脉通过。蝶鞍两侧有颈动脉沟。外侧部从前外向后外呈弧形排列的孔与裂，依次为眶上裂、圆孔（foramen rotundum)、卵圆孔（foramen ovale)、棘孔（foramen spinosum)。眶上裂为蝶骨大小翼之间的裂隙，向前通眶，有脑神经Ⅲ、Ⅳ、V_1、Ⅵ及眼静脉等神经血管通过；圆孔在眶上裂的后下方，水平向前通翼腭窝，有脑神经V_2通过；卵圆孔位于圆孔的后外侧，有脑神经V_2及导血管通过，垂直往下达颞下窝；棘孔在卵圆孔的后外侧，为脑膜中动脉通过，该孔也是垂直往下通颞下窝。弓状隆起位于颞骨岩部中央，隆起与颞骨鳞部之间的薄壁为鼓室盖，而在颞骨岩部前面近尖端处有光滑的三叉神经压迹，岩部尖端与蝶骨、枕骨间的间隙为破裂孔。颈动脉管内口即开口于破裂孔，在活体破裂孔的下分常为一薄软骨片所封闭；③颅后窝(posterior cranial fossa) 中央最低处为枕骨大孔 (foramen magnum)，孔前方为斜坡 (clivus)，孔前外上方有舌下神经管内口，通过舌下神经（Ⅻ），岩部后面近中点处为内耳门，为面神经（Ⅶ）及位听神经（Ⅷ）所通过。枕骨鳞部内面中央为枕内隆凸 (internal occipital protuberance)，由此向两侧终于横窦沟，再向下续由乙状窦沟，止于颈静脉孔，此孔有颈内静脉和三对脑神经（Ⅸ、Ⅹ、Ⅺ）通过。

2) 颅底外面观（图 1-3-2）：取颅水平切标本观察，颅底外面借经过双侧下颌窝前缘及双侧乳突前缘的两条水平线可被分为前、中、后三区。

前区：前区内辨认以下结构：①骨腭由上颌骨腭突和腭骨水平板构成。周缘有牙槽突及上列牙，前端正中有切牙孔，后外侧端有腭大孔，向上通翼腭窝；②蝶骨翼突由内侧板和外侧板组成，在翼突根部上方有翼管向前亦通翼腭窝；③鼻后孔位于骨腭之上，左右各一，以鼻中隔为界，向后通鼻咽；④介于颧弓与外侧板之间的区域即颞下窝，往上通颞窝，经眶下裂通眶；向内经翼上颌裂通翼腭窝。

中间区：介于前、后横线之间的范围，正中部分为枕骨基底部。中间区外侧部以蝶骨棘为中心结构，可见蝶骨棘之前为棘孔，为脑膜中动脉所通过；蝶骨棘之后有颈动脉管外口，向内延续为颈动脉管 (carotid canal)；蝶骨棘内侧有经水平位的肌咽管沟，向后可达鼓室；蝶骨棘外侧为下颌窝 (mandibular fossa)，与下颌头组成颞下颌关节。其前方的突起称关节结节 (articular tubercle)。

后区：有枕骨大孔、枕髁，外侧为明显的乳突，在后分正中为枕外隆凸 (external occipital protuberance) 及其两侧横向的上项线。

(3) 颅侧面观：从侧面观察整颅标本，由乳突向前，依次辨认外耳门及颧弓。在颧弓内上方的凹窝为颞窝，窝内额骨、顶骨、颞骨和蝶骨大翼四骨相交于翼点 (pterion)。在颧弓以下部分为颞下窝。

(4) 颅前面观：从前面观察整颅标本，见其可分为额、眶、骨性鼻腔和骨性口腔（图 1-3-3）。

1) 额部：主要由额骨鳞部构成，两侧可见隆起的额结节，在女性及幼年颅较为显著，其下有眉弓，两弓间较低部分为眉间。

2) 眶：眶 (orbit) 位于鼻的两侧，为四面锥体形的腔，眶缘形成的平面为底面，眶尖约对视神经管 (opticp canal)，眶有上、下、内侧、外侧 4 个壁。主要结构及通道有：①眶上裂 (superior orbital fissure) 介于蝶骨大、小翼之间，通颅中窝；②眶下裂 (inferior orbital fissure) 介于蝶骨大翼与上颌骨体之间，向下通颞下窝及翼腭窝；③视神经管通颅中窝，内有视神经（Ⅱ）通过；④眶下沟位于眶的下壁，向前连于眶下管，通向面部的眶下孔 (infraorbital foramen)，有眶下神经、血管通过；⑤泪腺窝位于外上方，泪腺位于窝内。而泪囊窝通鼻腔则位于眶的内下方。

3) 骨性鼻腔：骨性鼻腔 (bony nasal cavity) 位于颅的中央，上起颅底，下达骨腭，前由梨状孔开口于面部，后方借鼻后孔通咽部，为鼻中隔分成左、右两半。取颅水平切标本，观察骨性鼻腔各壁的构成：①上壁为筛骨筛板，上有筛孔通嗅神经（Ⅰ）根丝与颅腔相隔。②下壁为骨腭，前方有切牙孔。③内侧壁为骨性鼻中隔，由筛骨垂直板及犁骨构成。④取颅的正中矢状切标本，可见鼻外侧壁有 3 个鼻甲及鼻旁窦的开口，筛骨迷路的内侧面组成鼻腔外侧壁的上份，其鼻面形成上鼻甲和中鼻甲。下鼻甲为独立骨，位于中鼻甲之下；3 个鼻甲下外方的空间，分别称上鼻道 (superior nasal meatus)、中鼻道 (middle nasal meatus) 和下鼻道 (inferior nasal meatus)。在上鼻甲后上方有蝶筛隐窝。⑤取

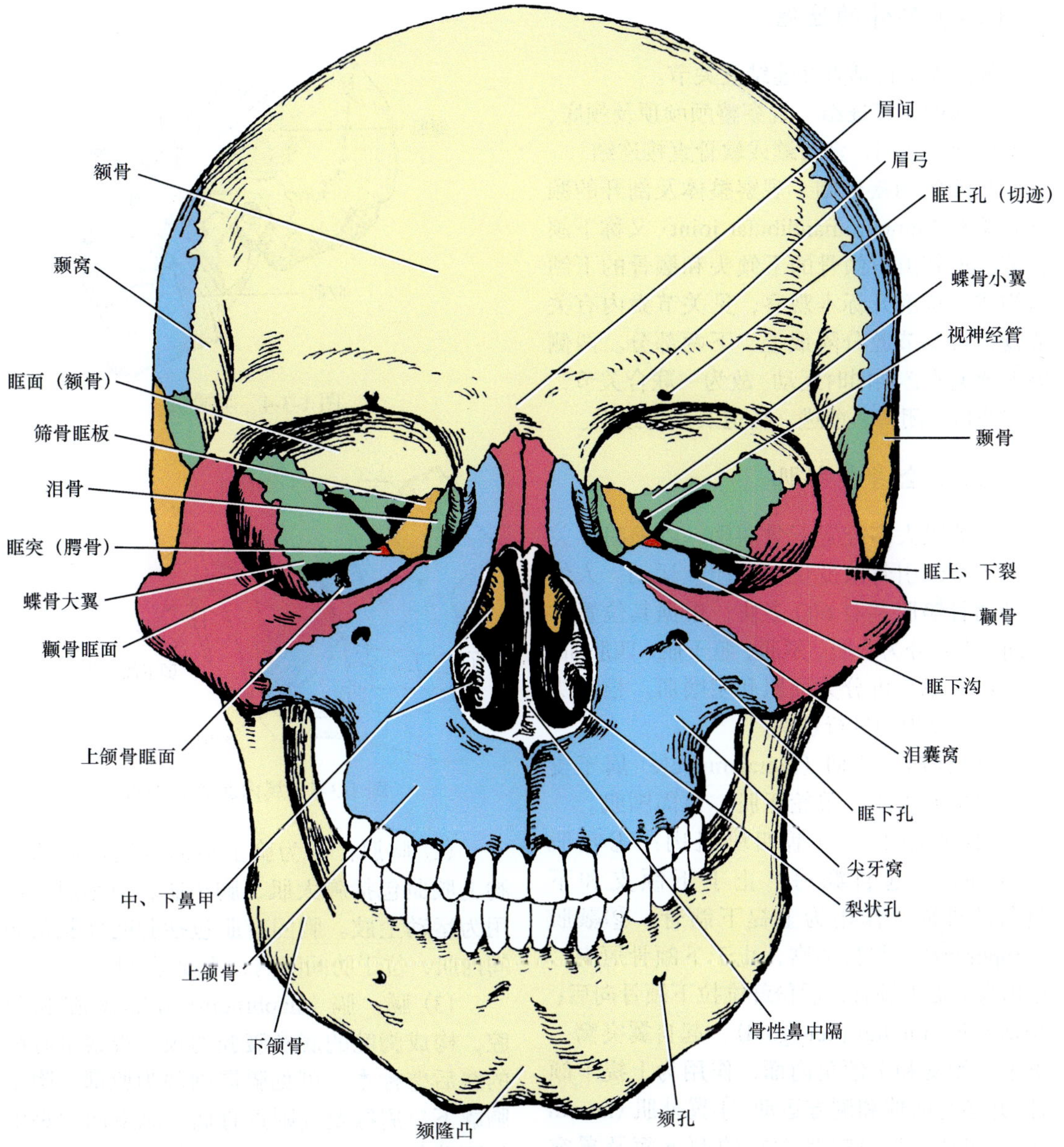

图 1-3-3　颅的前面观

显示各鼻旁窦的鼻侧壁标本，可见鼻旁窦（paranasal sinuses）包括额窦（frontal sinus）、蝶窦（sphenoidal sinus）、上颌窦（maxillary sinus）、筛窦（ethmoidal sinuses）。额窦位于眉弓深面，左右各一，开口于中鼻道；蝶窦位于蝶骨体内，不规则，两侧常不对称，开口于上鼻甲后上方的蝶筛隐窝；上颌窦最大，位于上颌骨体内，向内侧开口于中鼻道；筛窦为位于筛骨两侧部的骨性小腔，常被分成前、中、后三群，其中前筛窦和中筛窦均开口于中鼻道，后筛窦则单独开口于上鼻道。

4）骨性口腔：将下颌骨连于整颅，观察骨性口腔（oral cavity）的构成，见其由上颌骨、腭骨及下颌骨三者围成，只有顶及前外侧壁，而无底及后壁。口腔顶由骨腭构成，与鼻隔开，其前端有切牙孔，后外侧有腭大孔，前外侧壁由上颌骨和下颌骨的牙槽突及上下列牙围成。

（二）颅骨的连结

颅的连结包括直接连结及关节。

1. 颅的直接连结 观察整颅颅顶及颅底，可见各颅骨之间，多借缝或软骨直接连结。

2. 颅的间接连结 观察整体及剖开的颞下颌关节（temporomandibular joint）又称下颌关节，见其由下颌骨的下颌头和颞骨的下颌窝构成。从剖开标本观察，见关节囊内有关节盘，将关节腔分隔成上、下两部分。两侧颞下颌关节必须同时运动，故为一联合关节，可作开口、闭口、前进、后退及侧方运动。

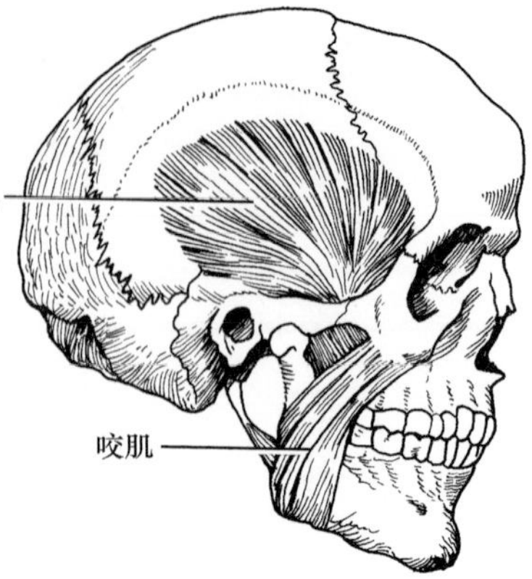

图 1-3-4 咀嚼肌

（三）全身骨骼肌

骨骼肌大多配置于骨周围，收缩时以关节为支点牵引骨改变位置而产生运动。人体全身的骨骼肌共有600多块，根据其位置的不同，将其分为头肌、颈肌、躯干肌、四肢肌。

1. 头肌 可分为面肌和咀嚼肌。根据头面部标本及模型进行观察。

(1) 面肌：面肌（facial muscle）属于皮肌，包括颅顶肌、眼轮匝肌、口周围肌。

(2) 咀嚼肌：包括四块肌肉：①咬肌（masseter），起自颧弓，止于下颌支和下颌角的外面，作用为上提下颌骨；②颞肌（temporalis），起自颞窝，止于下颌骨冠突，作用为上提下颌骨，后份纤维拉下颌骨向后；③翼内肌（medial pterygoid），起自翼突窝，止于下颌支和下颌角内面，作用为上提下颌骨，并参与前伸和侧方运动；④翼外肌（lateral pterygoid），起自蝶骨大翼的颞下面及翼突外侧板，止于下颌颈。作用为使下颌骨前伸并下降，也参与侧方运动。（图1-3-4，图1-3-5）。

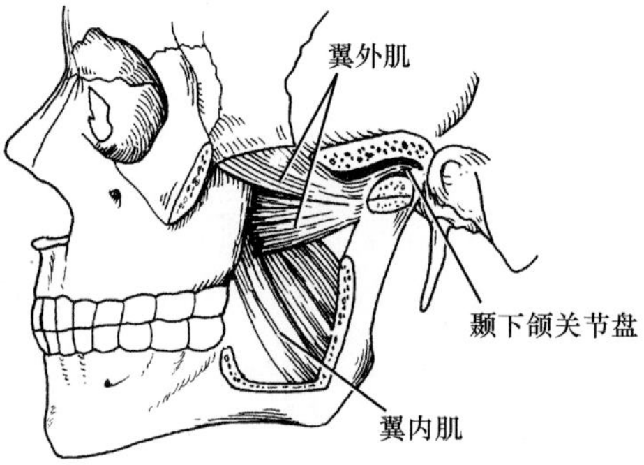

图 1-3-5 翼内肌和翼外肌

2. 颈肌 可分为颈浅肌群、舌骨上下肌群和颈深肌群三组。

3. 躯干肌 在全身肌标本上观察，躯干肌可分为背肌、胸肌、膈、腹肌和盆底肌。

(1) 背肌：分为背浅层肌和背深层肌。背浅层肌肉包括斜方肌、背阔肌等，与上肢的运动有关。背深层肌主要包括竖脊肌，与脊柱的运动有关。

(2) 胸肌：分为胸上肢肌及胸固有肌。胸上肢肌包括胸大肌、胸小肌、前锯肌，作用为运动上肢。胸固有肌包括肋间外肌及肋间内肌，位于肋间隙内，主要运动肋。

(3) 膈：膈（diaphragm）分隔胸腔和腹腔，构成胸腔的底及腹腔的顶。观察带有膈的腹后壁标本，可见膈周围部为肌部，附于胸廓下口周缘及其附近骨面，肌束向中央汇集而移行于中心腱。观察膈标本，见膈上有三个裂孔，从后向前依次为：脊柱前的主动脉裂孔（aoctic hiatus），左前方的食管裂孔（esophageal hiatus）和右前方的腔静脉孔（vena caval foramen）（图1-3-6）。

膈是主要的呼吸肌，收缩时膈顶部下降使胸腔容积扩大，助吸气；松弛时，膈的顶部上升，胸腔缩小，助呼气。膈与腹部诸肌同时收缩，有促进排便及分娩等作用。

(4) 腹肌：分为腹前外侧群和腹后群。在全身肌标本上观察腹肌，可见腹前外侧群肌包括腹外斜肌（obliquus externus abdominis）、

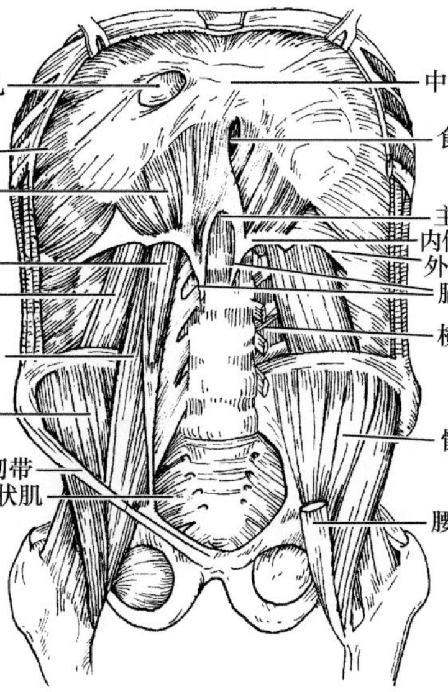

图 1-3-6　膈和腹后壁肌

腹内斜肌（obliquus internus abdominis）、腹横肌（transversus abdominis）、腹直肌（rectus abdominis），构成腹腔的前外侧壁，作用为保护腹腔内脏器，并可使脊柱曲屈及旋转。腹后群肌包括腰大肌和腰方肌，作用为降肋及侧屈脊柱。

4. 上肢肌　在全身肌标本上观察上肢肌，可具其所在部位分为上肢带肌、肩肌、臂肌、前臂肌和手肌。

（1）上肢带肌：主要有三角肌。作用为外展、内旋和外旋上臂。

（2）臂肌：分布于肱骨周围，分为前群及后群，前群包括肱二头肌、喙肱肌及肱肌，作用为屈肩及屈肘；后群为肱三头肌，作用主要为伸肘。

（3）前臂肌：分布于桡、尺骨周围，分为前、后两群。前群共包括 9 块肌肉，为屈肌及旋前肌。后群肌共包括 10 块肌肉，为伸肌及旋后肌。

（4）手肌：全部位于手的掌面，分为外侧群、内侧群和中间群。

5. 下肢肌　按其所在部位分为髋肌、大腿肌、小腿肌和足肌。

（1）髋肌：位于髋关节周围，可分为前、后两群。前群主要有髂腰肌，使髋关节前屈和旋外。后群主要有臀大肌及梨状肌，使髋关节旋外。

（2）大腿肌：分布在大腿周围，分为前群、内侧群和后群。前群包括缝匠肌和股四头肌。缝匠肌起自髂前上棘，止于胫骨上部内侧。作用为屈大腿及小腿，并使已屈的小腿内旋。股四头肌起自髂前下棘及股骨，肌腱包绕髌骨，通过髌韧带止于胫骨粗隆，作用为屈髋伸膝。内侧群位于大腿的内侧，属收肌群，有长收肌，短收肌及大收肌等，收缩时内收并外旋大腿。后群位于大腿后部，包括股二头肌、半腱肌、半膜肌，它们都起自坐骨结节，止于胫、腓骨的上端，作用为伸髋屈膝。

6. 小腿肌　分为前群、外侧群和后群，参与维持人体的直立姿势和行走。

7. 足肌　分足背肌和足底肌，足背肌的作用为伸趾，足底肌的作用为维持足弓。

实验四　内脏器官

【实验目的】

（1）掌握消化器、呼吸器、泌尿器、生殖器的组成和功能；肾的位置及剖面结构；男性尿道的特征；输精管的分部和行径。

（2）了解胆汁和胰液的产生部位及其排出途径。

【标本观察】

内脏器官包括消化系统、呼吸系统、泌尿系统和生殖系统。除少数器官外，大部分内脏器官均位于体腔（胸腔、腹腔和盆腔）之内，并通过一定的管道与外界相通，执行新陈代谢功能。在形态发生方面与诸多内脏器官密切相关的胸膜、腹膜结构及会阴等内容，也属于内脏学范畴。

（一）消化系统

消化系统由消化管及消化腺所构成（图 1-4-1），消化管是从口唇至肛门的一条管道，可分为口腔、咽、食管、胃、小肠（十二指肠、空肠、回肠）和大肠（盲肠、阑尾、结肠、直肠、肛管）等部。消化腺（alimentary gland）由消化管壁黏膜层中的上皮细胞形成，主要分泌消化液，包括大消化腺如唾液腺、肝脏、胰腺及散在于消化管壁内的小消化腺。

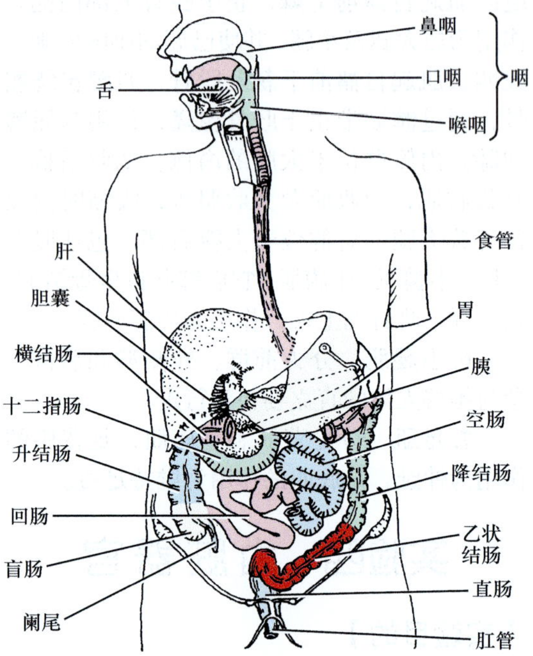

图 1-4-1　消化系统模式图

1. 口腔　以头颈矢状切标本，结合活体辨认口腔各壁：前壁和外侧壁为唇和颊；上壁为腭；下壁为封闭口腔底的软组织和舌：后方为咽峡。并在唾液腺标本中观察口腔周围的 3 对大唾液腺：腮腺、下颌下腺和舌下腺。

2. 咽　取咽标本，观察到咽（pharynx）为上宽下窄的肌性管道，上端附于颅底，下端于第 6 颈椎下缘水平连于食管。咽前壁不完整，向前经鼻后孔、咽峡和喉口分别通鼻腔、口腔、喉腔，故咽腔可以腭帆游离缘与会厌上缘为界分为鼻部、口部和喉部。

3. 食管　在胸、腹腔剖开标本上，见食管（esophagus）是前、后扁窄的长管状器官，上端接咽，在脊柱前面下行，经胸腔纵隔，再穿过膈的食管裂孔而进入腹腔，其末端与胃的贲门相连，依其行程可分为颈部、胸部和腹部三段，其全长存在着三处狭窄。

4. 胃　观察胸、腹腔剖开标本及胃（stomach）标本，可见胃是消化管膨大的部分，大部分位于左季肋区，小部分位于腹上区。胃上端以贲门（cardia）续于食管腹段，下端以幽门（pylorus）与十二指肠相接。它的位置、大小、形态可随其充盈、空虚和体位改变而发生变化。

5. 小肠　在胸、腹腔剖开标本上观察小肠。它盘曲于腹腔中，是消化管中最长的部分，起自幽门，止于盲肠，分为十二指肠、空肠、回肠三部。

6. 大肠　在胸腹腔剖开标本上，大肠（large intestine）分为盲肠、阑尾、结肠、直肠、肛管，在腹腔内围成“冂”。大肠（除直肠、肛管与阑尾外）的形态特点是具有结肠带（colic band）、结肠袋（haustra of colon）及肠脂垂（epiploicae appendices）。

7. 肝及肝外胆道

（1）肝：肝（liver）为人体内最大的腺体。在剖开腹腔的标本上，见肝大部分位于右季肋区和腹上区，小部分位于左季肋区。肝可分为上方的膈面（diaphragmatic surface）及下方的脏面（visceral surface），脏面有一呈“H”形的沟，包括左、右侧纵沟和一条横沟，横沟即肝门（porta hepatis），有肝管、肝固有动脉、肝门静脉、神经及淋巴管等由此出入。

（2）肝外胆道：包括胆囊和各级输胆管道。观察胆囊（gallbladder）标本，见其由胆囊底、胆囊体、胆囊颈、胆囊管四部分所构成。取肝、胰、十二指肠标本，观察输胆管道，它是将肝脏分泌的胆汁输送至十二指肠的管道。先在肝门处辨认肝左管和肝右管、两管汇合成肝总管，肝总管与胆囊管汇合成胆总管，它走在肝固有动脉右侧、肝门静脉前方，向下经十二指肠上部后方，至胰头与十二指肠降部间进入十二指肠降部的左后壁，在此与胰管汇合，汇合处往往膨大成为肝胰壶腹（hepatopancreatic ampulla）（或 vater 壶腹），开口于十二指肠大乳头。

8. 胰　胰（pancreas）呈三棱柱形，仍观察肝、胰、十二指肠标本，见胰可分为胰头、胰颈、胰体、胰尾四部。

（二）呼吸系统

呼吸系统（respiratory system）由呼吸道和肺构成（图 1-4-2）。呼吸道包括鼻、咽、喉、气管以及各级支气管；肺为气体交换的场所，其实质如海绵，是由多次分支的支气管树、肺泡和血管、神经、淋巴管及一些结缔组织构成。肺泡是构成肺的基本单位。

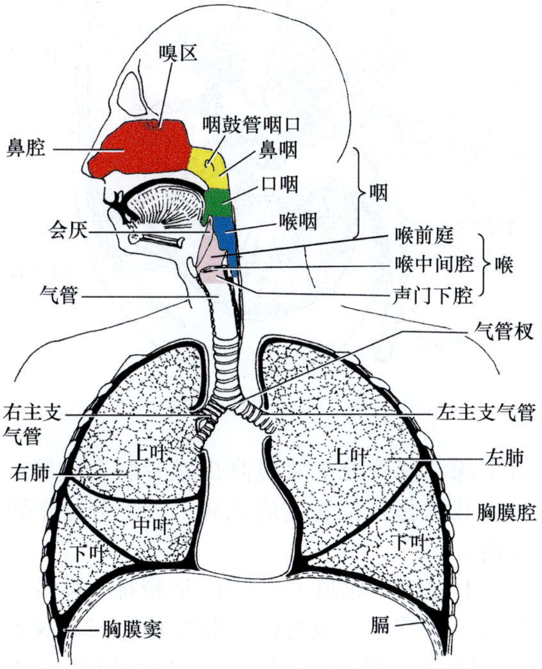

图 1-4-2　呼吸系统全貌

1. 鼻　是呼吸道的起始部，又是嗅觉器官，在活体上观察外鼻，取头颈矢状切标本并结合骨性鼻腔标本观察鼻腔和鼻旁窦。

2. 咽　为消化道和呼吸道的共同通道，见消化系统。

3. 喉　既是呼吸管道，也是发声器官，位于颈前正中。取喉（larynx）标本，可见喉以软骨（包括甲状软骨、环状软骨、杓状软骨和会厌软骨）构成支架，借韧带、关节连接而成，有喉肌附着，内衬黏膜。喉向上通咽，向下接气管。

4. 气管、主支气管　取气管、主支气管标本，见气管由 16 ～ 20 个“C”形软骨环及环间韧带连结而成。气管软骨后方的缺口为膜壁所封闭。气管在气管杈（bifurcation trachea）处分为两支。在气管切开标本中，可见气管杈内面的气管隆嵴（carina of trachea）略偏向左侧。

5. 肺　为气体交换的场所。从在体肺（lung）标本和气管、支气管标本上，观察到肺位于胸腔内、纵隔的两侧，左、右各一。右肺被斜裂及水平裂分为上、中、下三叶，左肺被斜裂分成上、下两叶，由于心尖偏左，故左肺前缘下部有一凹陷名心切迹。

6. 胸膜和胸膜腔　在胸膜腔示教标本上，观察到胸膜（pleura）为覆盖在胸壁内面、膈上面及肺表面的浆膜。其中覆盖在肺表面的胸膜称脏胸膜（visceral pleura），此浆膜与肺实质紧密结合，并伸入肺裂内；覆盖于胸壁内面、膈上面及纵隔的胸膜称壁胸膜（parietal pleura），胸膜的脏、壁两部在肺根处互相延续，形成胸膜腔（pleural cavity）。

（三）泌尿系统

泌尿系统（urinary system）由肾、输尿管、膀胱及尿道四部分组成（图 1-4-3）。

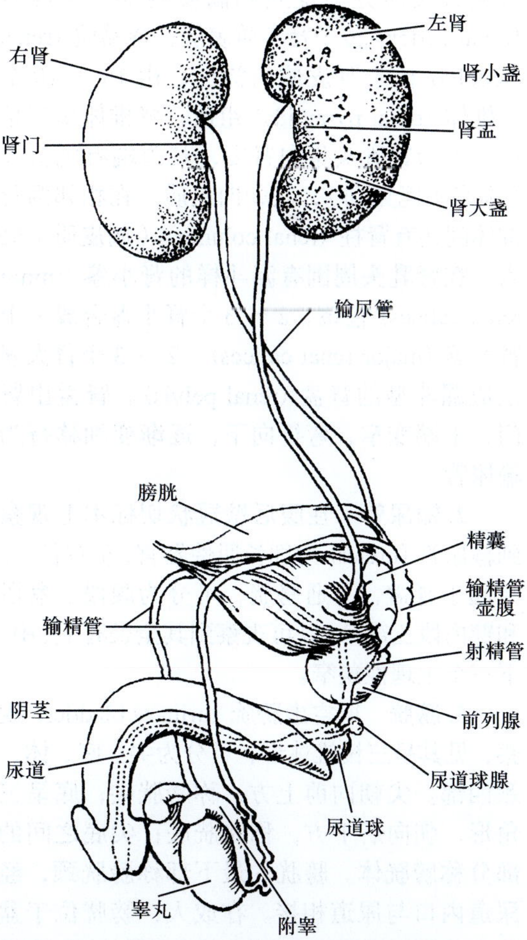

图 1-4-3　男性泌尿生殖系统的组成

1. 肾 在腹后壁的在体肾标本上，观察到成年人的肾位于腹腔的后上部，脊柱两旁，肾的长轴上端倾向脊柱，下端倾向下外方，呈“八”字型，右肾比左肾约低半个椎体。

对照肾脏标本及图谱观察其外形，可见肾脏分为上、下两端，内、外两缘，前、后两面（图 1-4-3）。肾脏的前面隆凸，后面平坦。外侧缘为凸面，内侧缘为凹面。肾脏的血管，肾盂，神经和淋巴管等从肾脏的内侧缘凹面出入肾脏的部位，称为肾门 (renal hilum)。左右肾门大致平第 2 腰椎，这些出入肾门的结构被结缔组织所包裹合称肾蒂 (renal pedicle)。

在肾的冠状切标本上（图 1-4-4），可见肾窦 (renal sinus) 为肾实质围成的与肾门相续的大腔，其内容纳有肾大、小盏，肾盂，肾血管和脂肪组织等。在同一标本上，观察可见肾实质分为皮质和髓质两部。肾皮质 (renal cortex) 位于肾实质表层；肾髓质 (renal medulla) 位于肾皮质的深面，由 15 ～ 20 个肾椎体 (renal pyramids) 组成，肾椎体呈三角形，尖为肾乳头指向肾窦，其顶端有乳头孔（肉眼不能见到），底朝向皮质。在相邻两肾椎体间还有肾柱 (renal columns)（属皮质）突入。在肾乳头周围有漏斗样的肾小盏 (minor renal calices) 包绕，2 ～ 3 个肾小盏合成一个肾大盏 (major renal calices)，2 ～ 3 个肾大盏汇成漏斗型的肾盂 (renal pelvis)。肾盂出肾门，末端变窄，弯行向下，逐渐变细移行为输尿管。

2. 输尿管 在腹后壁冠状切标本上观察到输尿管 (ureter) 为细长肌性器官，左右各一。上起于肾盂，下通膀胱，可分为腹段、盆段和壁内段三部分。并可观察到其全长有上、中、下三个生理性狭窄。

3. 膀胱 取空虚膀胱 (urinary bladder) 观察，见其呈三棱锥体形，可分为尖、底、体、颈四部。尖朝向前上方，称膀胱尖；底呈三角形，朝向后下方，称膀胱底；尖底之间的部分称膀胱体。膀胱的最下部称膀胱颈，经尿道内口与尿道相接。在成人，膀胱位于盆腔的前部，膀胱空虚时，其尖不超过耻骨联合上缘，膀胱充盈时可高出耻骨联合上缘。新生儿的膀胱位置比成人高，大部分位于腹腔内。

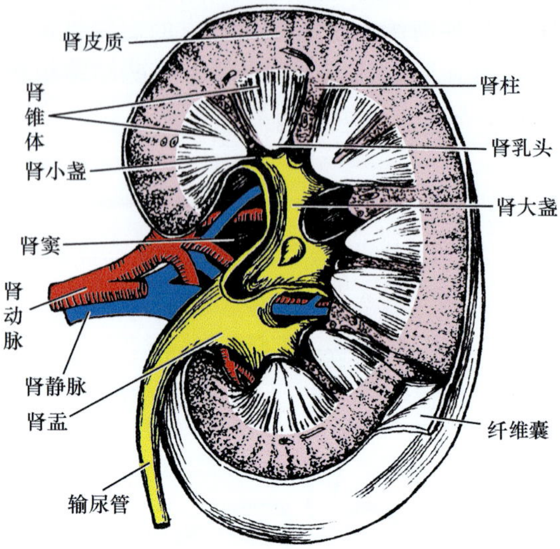

图 1-4-4 肾的结构

4. 尿道 尿道 (urethra) 是膀胱与体外相通的一段管道。取女性盆腔冠状切标本观察女性尿道，其特征与男性尿道相比是短，宽而直，以尿道外口开入阴道前庭，仅有排尿功能。而男性尿道，除有排尿功能外，还有排精功能，可与男性生殖系统的器官一起观察。

（四）男性生殖系统

男性内生殖器包括生殖腺（睾丸）、输精管道（附睾、输精管、射精管、男性尿道）和附属腺体（前列腺、精囊腺、尿道球腺）；外生殖器包括阴囊和阴茎（图 1-4-5）。

1. 内生殖器

(1) 睾丸：取男性生殖器标本，见睾丸 (testis) 左右各一，借精索悬吊于阴囊内。是微扁的椭圆体，表面光滑。可分为内、外两面，上、下两端，前、后两缘。前缘游离，后缘附有系膜，并与附睾和输精管下段相接。

(2) 附睾：在男性生殖器标本中可见，附睾 (epididymis) 位于睾丸的后上方，呈新月形，可分为附睾头、附睾体、附睾尾三部分。

(3) 输精管和射精管：在男性生殖器标本和前列腺切开显示射精管 (ductus deferens)

的标本上，见输精管为管壁较厚的肌性管道，长约 50cm，活体触摸时呈圆索状，有一定坚实度。在暴露输精管全程的盆腔矢状切面标本上观察，输精管的全长可分为睾丸部、精索部、腹股沟管部、盆部。输精管的末端变细与精囊腺的排泄管汇合成射精管（ejaculatory duct）。

（4）精囊腺和前列腺及尿道球腺：在男性生殖器标本上，观察到精囊腺（seminal vesicle）位于膀胱底的后方，输精管壶腹外侧，左右各一，其排泄管与输精管末端汇合成射精管，开口于尿道前列腺部。同时可见前列腺（prostate）为膀胱下方的实质性器官，呈板栗形，分为前列腺底、前列腺体、前列腺尖等三个部分。在男性盆矢状切模型上观察尿道球腺（bulbourethral gland），是一对豌豆大的球形腺体，位于尿生殖膈上、下筋膜之间的会阴深隙内，其腺管开口于尿道球部。

以上腺体都分泌略带碱性的乳白色液体，与精子混合成为精液。

2. 外生殖器

（1）阴囊：阴囊（scrotum）是由皮肤和肉膜所构成的有皱褶的皮肤囊袋。

（2）阴茎：在标本上观察，阴茎（penis）可分为头、体、根三个部分。头的尖端有呈矢状位的尿道外口，是尿液和精液的共同出口。取完整的阴茎标本，见阴茎由三条长柱状的海绵体组成。两条并列在背侧称阴茎海绵体，后端游离成阴茎脚分别固定于耻骨下支和坐骨支；另一条位于腹侧，因有尿道贯穿其全长，故称尿道海绵体，其前端膨大成阴茎头，后端膨大称尿道球。

（3）男性尿道：取男性盆腔矢状切标本观察，男性尿道（male urethra）起自膀胱的尿道内口，终于阴茎头的尿道外口，成年男性平均长 16 ～ 22 cm，在男性盆腔矢状切标本上观察男性尿道可分为前列腺部、膜部及海绵体部。男性尿道在行程中有三处狭窄、两个弯曲和三处膨大。三个狭窄分别位于尿道内口、膜部和尿道外口，一弯曲位于耻骨联合下方，在尿道前列腺部、膜部和海绵体部起始处，称耻骨下弯，凹向上。此弯曲固定、不能改变。另一弯曲在耻骨联合前下方，称耻骨前弯，凹向下。将阴茎上提时，此弯曲可以消失变直。三处膨大分别位于尿道前列腺部、尿道球部和尿道舟状窝。

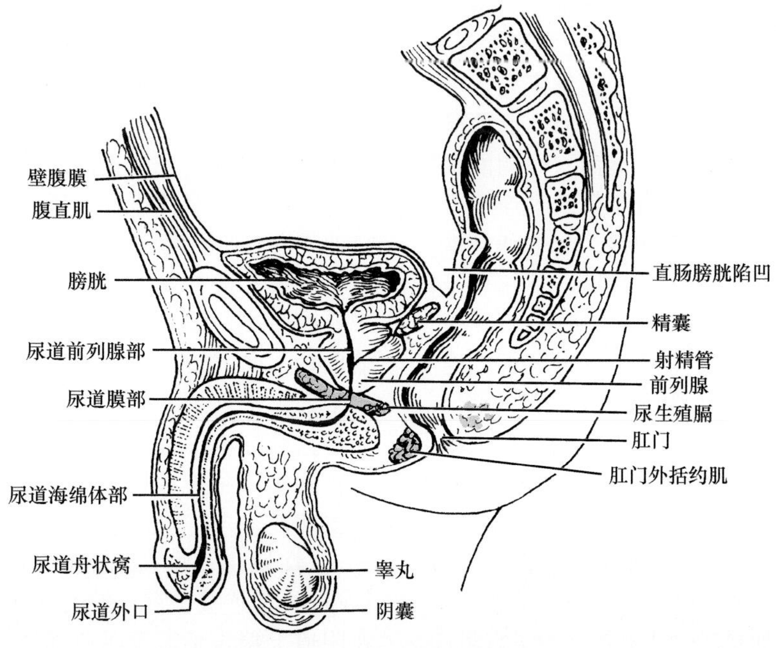

图 1-4-5　男性盆腔矢状切面

（五）女性生殖系统

女性生殖系统也分内、外生殖器两部分。内生殖器包括生殖腺（卵巢）、生殖管道（输卵管、子宫、阴道）和附属腺体（前庭大腺）；外生殖器即女阴（图 1-4-6）。

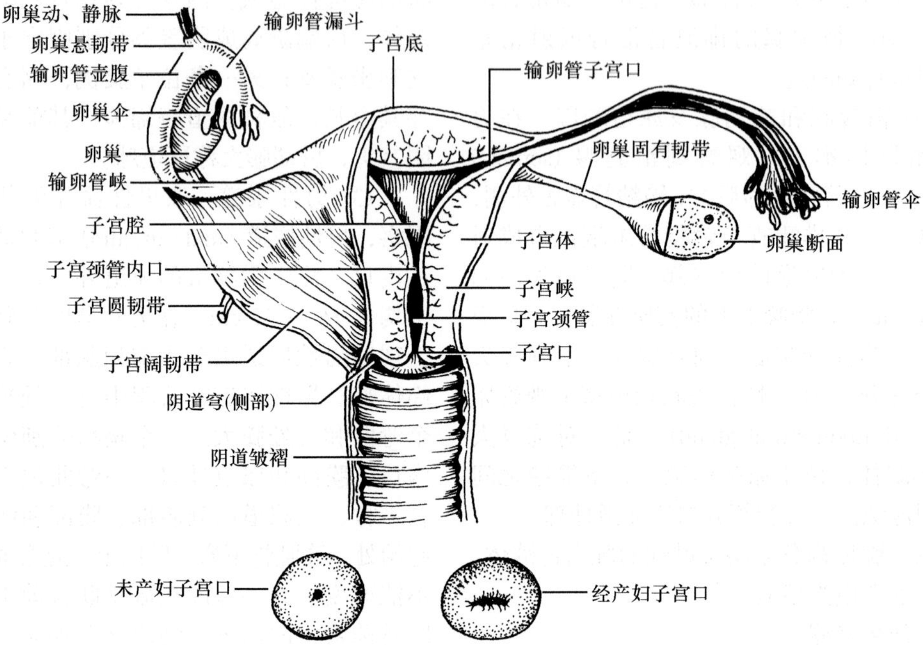

图 1-4-6　女性内生殖器

1. 内生殖器

(1) 卵巢：可产生卵子和分泌女性激素，在女性盆腔矢状切标本观察，见卵巢 (ovary) 为成对的实质性器官，位于卵巢窝内。可分为上、下两端，内、外两面，前、后两缘。外侧面贴着盆腔侧壁的卵巢窝，内侧面朝向盆腔；后缘游离，前缘借卵巢系膜连于子宫阔韧带；上端与输卵管相接，名输卵管端，以卵巢悬韧带连于小骨盆侧壁，下端名子宫端，借卵巢固有韧带连于子宫底两侧。

(2) 输卵管：输卵管 (uterine tube) 连于宫底两侧的肌性管道，也是卵子受精的部位。在标本上可见输卵管位于子宫阔韧带上缘，由卵巢上端连至子宫底两侧。输卵管自外向内分为输卵管漏斗、输卵管壶腹、输卵管峡及输卵管子宫部。输卵管子宫部为穿过子宫壁的一段，向内以输卵管子宫口开口于子宫腔。

临床上将卵巢和输卵管统称为子宫附件。

(3) 子宫：子宫 (uterus) 为孕育胎儿的肌性中空器官。观察游离子宫标本，见其可分为子宫底、子宫体及子宫颈，子宫颈下端伸入阴道内的部分称子宫颈阴道部，在阴道以上的部分称子宫颈阴道上部。子宫颈阴道上部的上端与子宫体相接部分为子宫峡。取切开子宫标本观察，见子宫的内腔可分为上部的子宫腔及下部的子宫颈管，子宫颈管的下口即子宫口通阴道。

观察女性骨盆矢状切标本，可见子宫位于盆腔中央，前邻膀胱，后邻直肠，两侧连输卵管，向下接阴道。子宫底约平小骨盆入口平面，子宫颈下端平坐骨棘连线平面。在女性盆腔标本中找到维持其前倾、前屈位的子宫阔韧带、子宫圆韧带、骶子宫韧带及子宫主韧带。

(4) 阴道：取女盆矢状切标本，见阴道 (vagina) 为连接子宫与外生殖器的肌性管道。在阴道上端与子宫颈阴道部之间可探查阴道穹，以后部为最深。

2. 外生殖器　在女外阴标本上观察女性外生殖器，如阴阜、大阴唇、小阴唇、阴蒂、阴道前庭等。

(六) 腹膜

在示教腹膜 (peritoneum) 的标本上，可见其由间皮及少量结缔组织所构成。衬贴在腹、盆壁内面和膈下面的腹膜叫壁腹膜；覆盖在脏器表面的腹膜叫脏腹膜（图 1-4-7）。两者间的潜在腔隙为腹膜腔 (peritoneal cavity)。根据脏器被腹膜覆盖范围的大小，在腹腔脏器中辨认腹膜内位器官、腹膜间位器官和腹膜外位器官。在男、女性腹、盆腔正中矢状切标本中辨认腹膜所形成的韧带、系膜及膀胱子宫陷凹 (vesicouterine pouch)、直肠子宫陷凹 (rectouterine pouch)、直肠膀胱陷凹 (rectovesical pouch)。

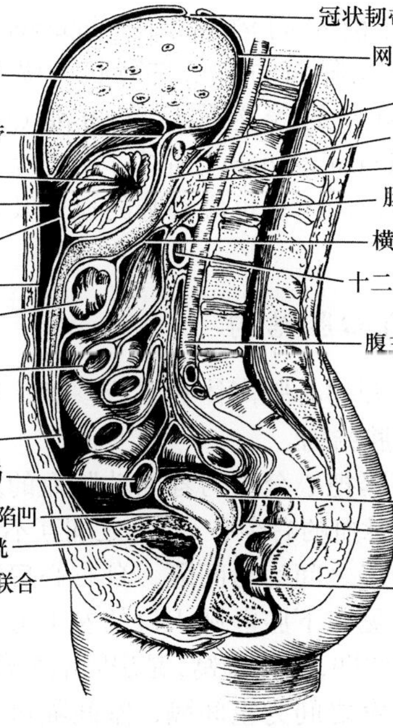

图 1-4-7　腹膜腔矢状切面模式图（女性）

实验五　脉管系统之心脏和动脉

【实验目的】

(1) 掌握心的位置、外形、各心腔的形态结构；肺动脉的行径，主动脉的分部、升主动脉及主动脉弓的分支名称。左、右颈总动脉的起始及位置；颈动脉窦和颈动脉小球的位置和功能。

(2) 熟悉颈外动脉主要分支的行程和分布；锁骨下动脉、腋动脉、桡动脉、尺动脉的起止、行程及主要分支；掌浅弓、掌深弓的组成；腹腔干、肠系膜上动脉及肠系膜下动脉的分支分布。

【标本观察】

脉管系统是一个封闭的连续管道系统，分布于全身，可分为心血管系统和淋巴系统。脉管系统的主要功能是将营养物质和氧运送到全身各组织细胞，并将组织细胞的代谢产物运送到肾、肺和皮肤，排出体外。此外，脉管系统还把内分泌腺和内分泌细胞分泌的激素运送到全身各器官，以实现机体的体液调节。

心血管系统由心脏、动脉、毛细血管和静脉组成，血液在其内循环流动。动脉是运送血液离心的管道，由心室发出，在行程中不断分支，越分越细，最终移行为毛细血管。静脉是导血回心的管道，在向心回流过程中不断接受属支，逐渐汇合，由细变粗，最后汇入心房。

淋巴系统包括淋巴管道、淋巴器官和淋巴组织。淋巴液沿淋巴管道向心流动，最后注入静脉。因此，淋巴管道常被看做是静脉的辅助管道。

(一) 心脏的位置与外形

心脏是心血管系统的“动力泵”，兼具内分泌功能。在打开胸前壁的完整尸体上观察，心脏 (heart) 外面被覆心包，位于膈肌之上、两肺之间、中纵隔内，约 2/3 在身体正中线的左侧，1/3 在正中线的右侧（图 1-5-1）。

取离体心脏标本或模型，可见心的外形似一圆锥体，心尖 (cardiac apex) 钝圆，朝向左前下方，心底 (cardiac base) 朝向右后上方，由出入心脏的大血管加以固定（图 1-5-2、图 1-5-3）。

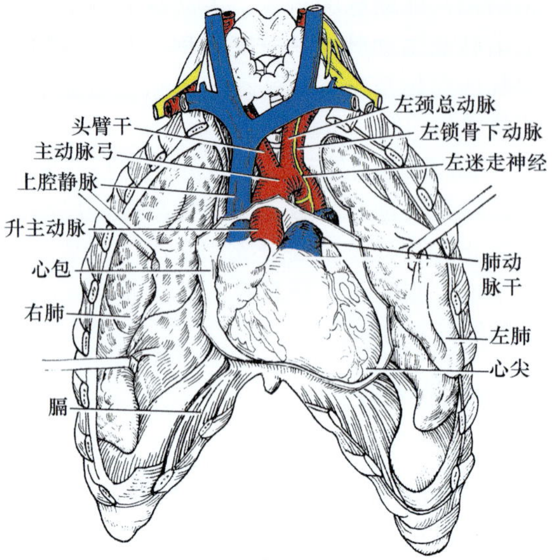

图 1-5-1　心的位置

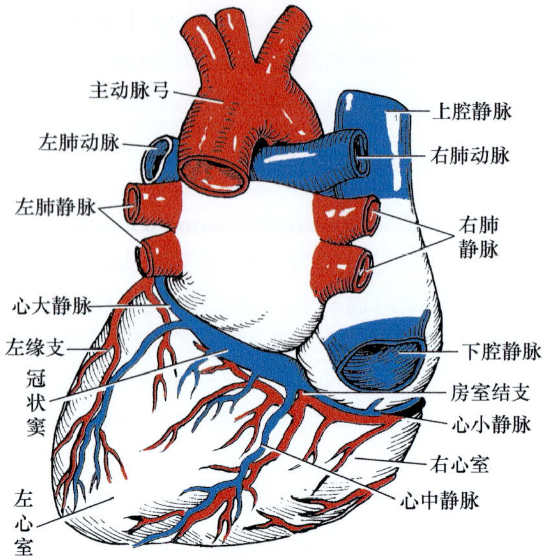

图 1-5-3　心的外形和血管（后下面）

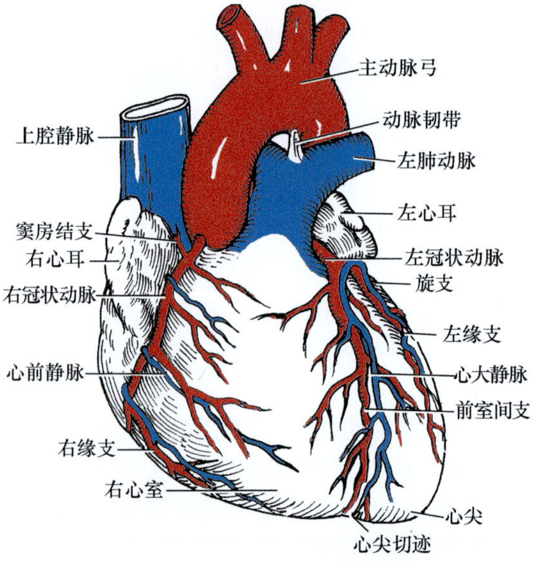

图 1-5-2　心的外形和血管（前面）

心一面隆凸朝向前上，在胸骨体和肋软骨的后方称胸肋面，另一面平坦，坐于膈上称膈面。从前方观察，心脏左缘圆钝而不明显，自左心房至心尖，主要由左心室及小部分左心耳构成。右缘圆钝几近垂直，由右心房构成。下缘是胸肋面与膈面的分界线，接近水平，由右心室和心尖构成。左缘和下缘在心尖处相接。

在靠近心底处有一环形沟称为冠状沟 (coronary sulcus)，是心房与心室的分界标志，此沟在前面被主动脉和肺动脉起始部中断。位于胸肋面的一条由冠状沟纵行下降至心尖的沟称前室间沟 (anterior interventricular groove)。在膈面的一条自冠状沟纵行下降至心尖切迹的浅沟称后室间沟 (posterior interventricular groove)。是左、右心室在心表面的分界，沟内有供应心脏的血管及脂肪组织填充。

（二）心腔结构

取切开的心脏离体标本或模型，观察心间隔和心腔结构。

心间隔把心分隔为容纳动脉血的左半心和容纳静脉血的右半心，它们之间互不相通。左、右心房之间为房间隔，自右心房观察房间隔，可见在下腔静脉入口的左上方，有一椭圆形的浅凹，名卵圆窝，是房间隔最薄弱处。左、右心室之间为室间隔，室间隔可分为肌部和膜部两部分。肌部占室间隔的大部分，由肌组织被覆心内膜而成。膜部较薄，缺乏心肌纤维，位于心房与心室交界部位。因此，心脏被心间隔分为右心房、右心室、左心房和左心室四个心腔，每一侧的心腔均通过该侧房室口直接相通。

1. 右心房　右心房 (right atrium)（图 1-5-4）壁薄，内有三个入口：上方为上腔静脉口，下为下腔静脉口，下腔静脉口的前缘有下腔静脉瓣。在右房室口与下腔静脉口之间有一小的开口为冠状窦口。左前下方有右房室口（right atrioventricular orifice），此口为右心房血液出口，与右心室相通。从右心房内观察，房间隔右侧面中下部有一卵圆形凹陷，称卵圆窝，为胚胎时期卵圆孔闭合后的遗迹。此处薄弱，是房间隔缺损的好发部位。

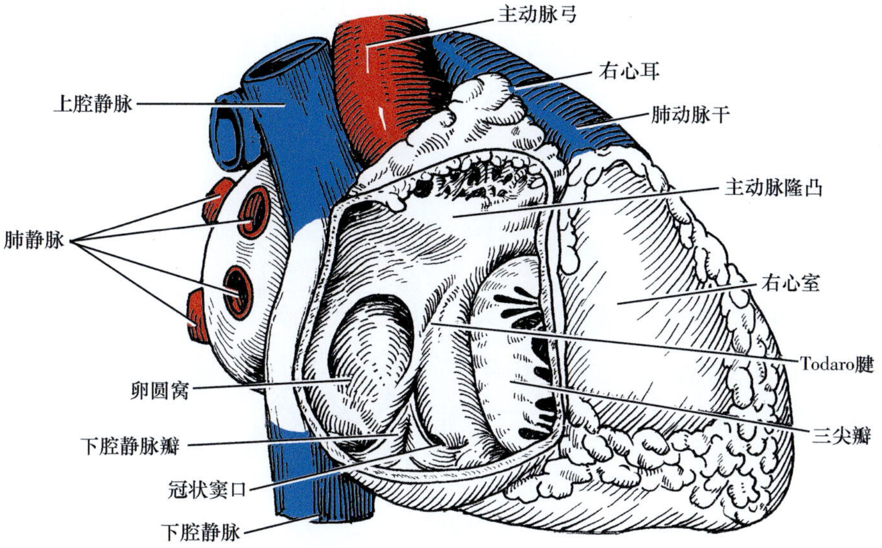

图 1-5-4 右心房内面结构

2. 右心室 将右心室（right ventricle）（图 1-5-5）前壁向下翻开，可见室腔呈锥形，底为右房室口和肺动脉口。

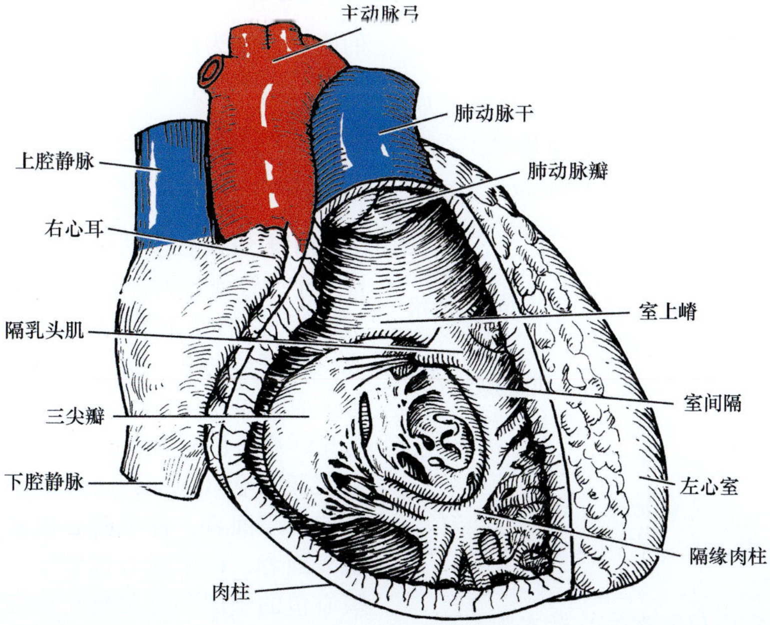

图 1-5-5 右心室内部结构

3. 左心房 在心底处找到左心房（left atrium），打开其后壁，其内表面大部分光滑，左心房有四个入口（两侧各有两个肺静脉口），诸口无瓣膜。左心房出口称左房室口（left atrioventricular orifice），与左心室相通。

4. 左心室 翻开左心室（left ventricle）（图 1-5-6）的壁，找到左房室口，可见其周缘附着有两个瓣膜，为二尖瓣（mitral valve），其中较大的一个在前，为前瓣；较小的一个在后，为后瓣。左心室的出口为主动脉口，其周缘附着有三个半月形的瓣膜，为主动脉瓣。从升主动脉腔内观察，可见每个半月瓣与其相对的动脉壁之间有一小间隙，为主动脉窦。

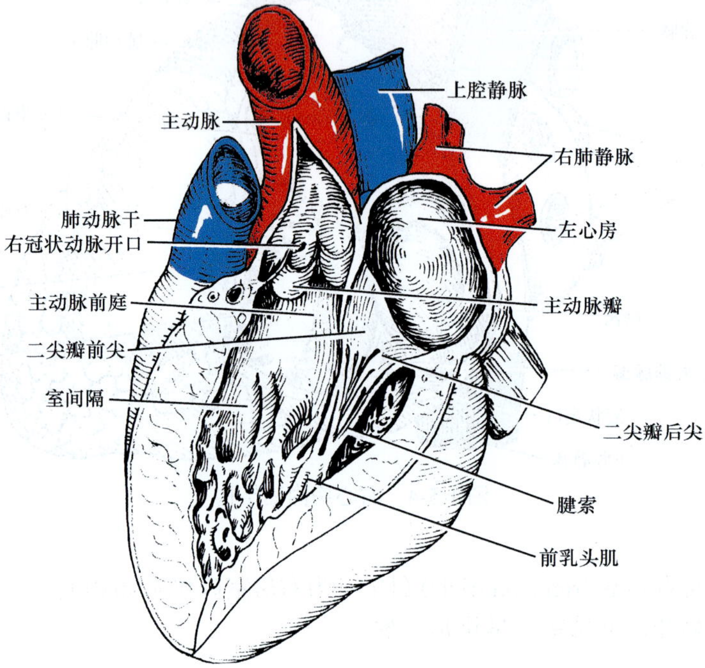

图 1-5-6 左心房和左心室

（三）心的血管及传导系统

营养心的动脉主要有左、右冠状动脉（coronary artery），分别发自主动脉窦，心壁的静脉血绝大部分经冠状窦（coronary sinus）回流入右心房（图 1-5-2、图 1-5-3）。在心脏标本和模型上，观察冠状动脉的起始、行程、分支和分布。观察心静脉的汇聚方向、冠状窦的位置、形态和注入部位。

心传导系统由特殊分化的心肌细胞组成，其主要功能是产生并维持心脏的节律性活动，保证心房与心室收缩、舒张的协调。传导系统位于心壁内，包括窦房结、结间束、房室交界区、房室束、左、右束支和 Purkinje 纤维网（图 1-5-7）。

目前实验室内仅能在牛心标本观察到：在室间隔右侧心内膜深面，可见一颜色较浅的圆索，此为房室束右支。左支为一扁带呈瀑布样分支，在室间隔左侧心内膜深面向心尖下行。

（四）心包

在未切开心包的标本上观察，可见心脏被一个膜性囊包裹，即心包（pericardium）（图 1-5-8）。它的最外层由致密的纤维结缔组织构成，为纤维心包（fibrous pericardium），向上与大血管的外膜相延续。翻开已切开的心包，可见纤维心包的内表面和心的外表面很光滑，即浆膜心包（serous pericardium）。衬在纤维心包内表面者，称浆膜心包壁层；覆盖于心肌表面者，称浆膜心包脏层，即心外膜。浆膜心包的壁层和脏层相互移行形成的潜在性腔隙为心包腔（pericardial cavity）。

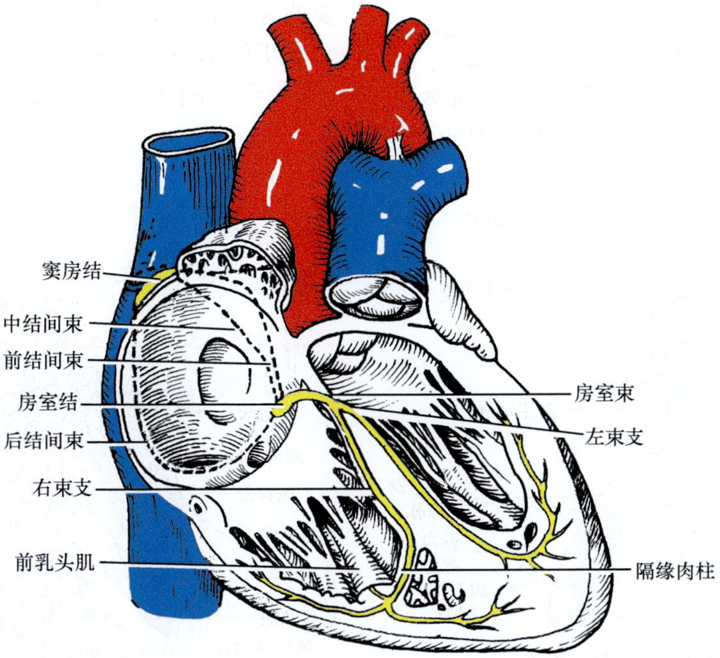

图 1-5-7　心的传导系统

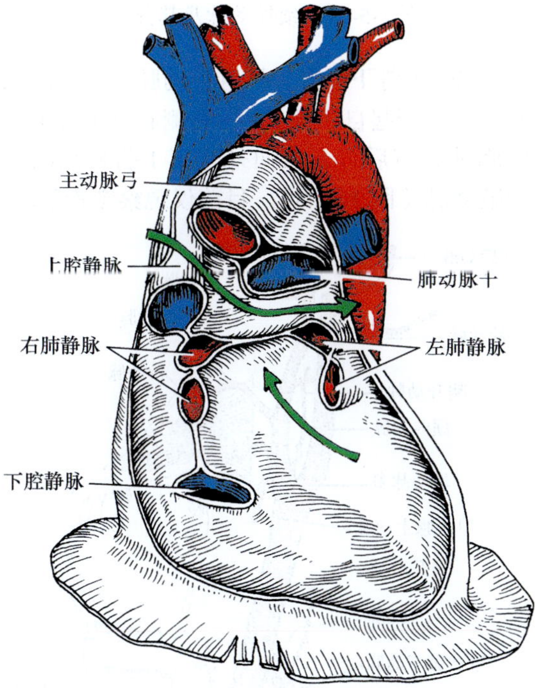

图 1-5-8　心包（心脏和心包前壁已除去）

（五）肺循环的动脉

取心肺的离体标本。

肺动脉干（pulmonary trunk）起自右心室，至主动脉弓下缘分为左、右肺动脉。左肺动脉（left pulmonary artery）较短，向左分两支进入左肺；右肺动脉（right pulmonary artery）较长，横行向右分三支进入右肺。在主动脉弓下缘与肺动脉干分叉处稍左侧，找到连于两者之间的纤维性结缔组织索，即动脉韧带（arterial ligament），它是胚胎时期动脉导管闭锁后的遗迹。

（六）体循环的动脉

在全身血管标本上观察。

主动脉（aorta）是体循环最粗大的动脉主干（图 1-5-9），分为三段：①升主动脉（ascending aorta），起自左心室，斜向右前上方，至右侧第 2 胸肋关节后方移行为主动脉弓。升主动脉在根部发出左、右冠状动脉至心。②主动脉弓（aorta arch），呈弓形弯向左后至第 4 胸椎下缘左侧移行为降主动脉。在主动脉弓的凸侧从右向左发出三大分支，即头臂干、左颈总动脉和左锁骨下动脉。③降主动脉（descending aorta），被膈的主动脉裂孔分为胸主动脉和腹主动脉。腹主动脉在腹腔内沿脊柱左前方下行至第 4 腰椎下缘分为左、右髂总动脉。

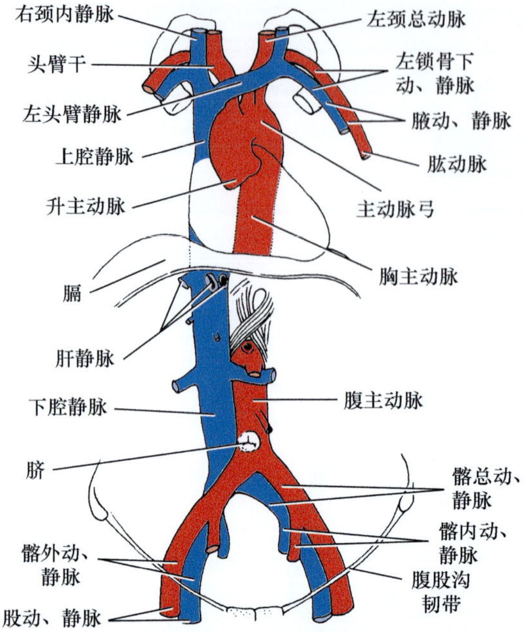

图 1-5-9　主动脉的分部

1. 头颈部的动脉　在头颈部血管标本上观察。

(1) 颈总动脉：是头颈部血供的主要血管，其中左颈总动脉起自主动脉弓，右颈总动脉起自头臂干，沿食管、气管和喉外侧上行，平甲状软骨上缘分为颈内动脉和颈外动脉。在颈总动脉分叉处有两个重要感受器：①颈动脉窦 (carotid sinus)，是颈总动脉末端与颈内动脉起始部的膨大部分，为压力感受器，与血压调节有关；②颈动脉小球 (carotid glomus)，为颈总动脉分叉处后方的扁圆形小体，为化学感受器，能感受血液中 CO_2 浓度的变化。

1) 颈内动脉：颈内动脉 (internal carotid artery) 自颈总动脉分出后，垂直上行至颅底，经过颈动脉管入颅，分支分布于脑及视器，其颅外段没有分支。

2) 颈外动脉：颈外动脉 (external carotid artery)（图 1-5-10）自颈总动脉分出，起始部位于颈内动脉前内侧，在胸锁乳突肌深面上行，穿腮腺分为颞浅动脉和上颌动脉，沿途还发出许多分支，如甲状腺上动脉、面动脉、舌动脉等。上颌动脉 (maxillary artery) 是颈外动脉最大的终支，沿途分支至外耳道、鼓室、牙及牙龈、鼻腔、咀嚼肌、硬脑膜等。较重要的分支有：①脑膜中动脉：穿棘孔入颅，分布于硬脑膜；②下牙槽动脉：发出后向前下行，经下颌孔入下颌管，分支营养下颌牙。

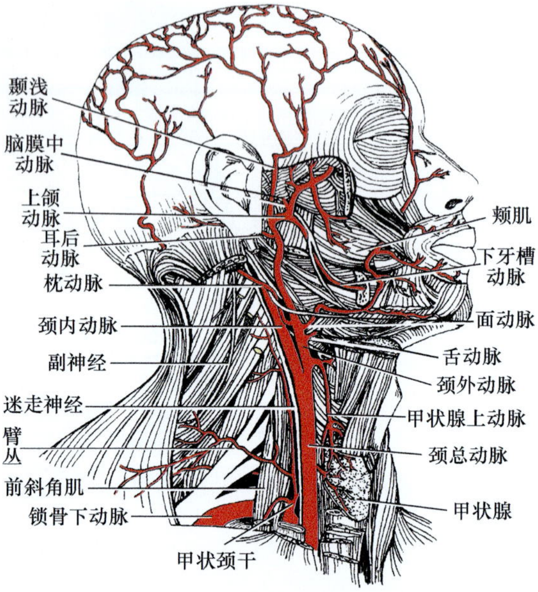

图 1-5-10　颈外动脉及其分支

(2) 锁骨下动脉：锁骨下动脉 (subclavian artery) 左侧起自主动脉弓，右侧起自头臂干，经胸锁关节后方，斜向外至第 1 肋外侧缘续于腋动脉（图 1-5-11）。目前仅观察锁骨下动

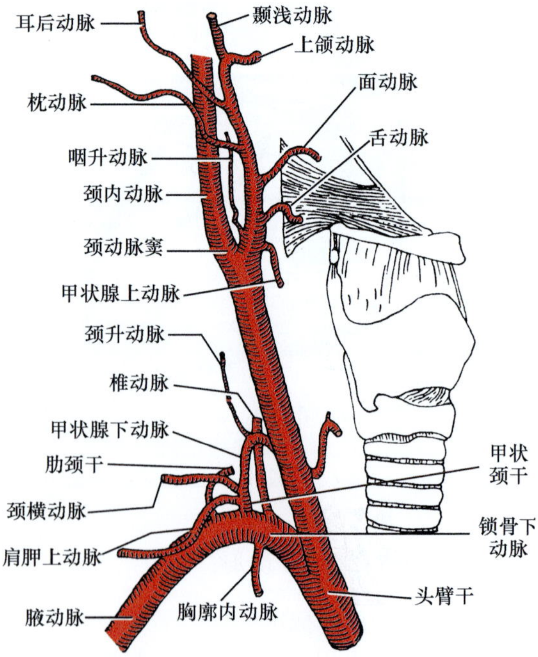

图 1-5-11　锁骨下动脉及其分支

脉在颈根部的一个主要分支即椎动脉（vertebral artery），该动脉上行穿第 6 ～ 1 颈椎横突孔，经枕骨大孔入颅，分支供应脑与脊髓。锁骨下动脉主要供应脊髓、脑、胸壁、心包、甲状腺、颈肩部等处。

2. 上肢的动脉

（1）腋动脉：腋动脉（axillary artery）（图 1-5-12）于第 1 肋外侧缘续锁骨下动脉，行于腋窝深部，至大圆肌下缘移行为肱动脉。

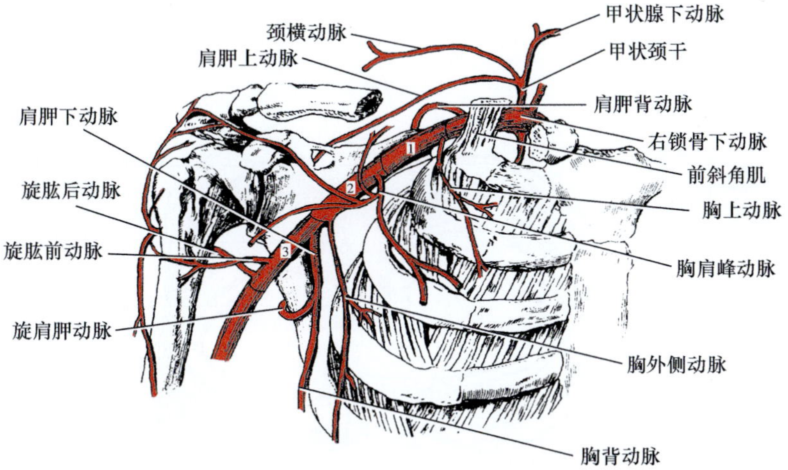

图 1-5-12　腋动脉及其分支

（2）肱动脉：肱动脉（brachial artery）（图 1-5-13）是腋动脉的延续，沿肱二头肌内侧下行至肘窝，平桡骨颈高度分为桡动脉和尺动脉。肱动脉在肘窝肱二头肌腱内侧位置表浅，为测量血压时的听诊部位。

（3）桡动脉：桡动脉（radial artery）（图 1-5-14）平桡骨颈处开始，沿肱桡肌内侧下行，其下段位置表浅，可触及桡动脉的搏动，是临床计数脉搏的常用部位。

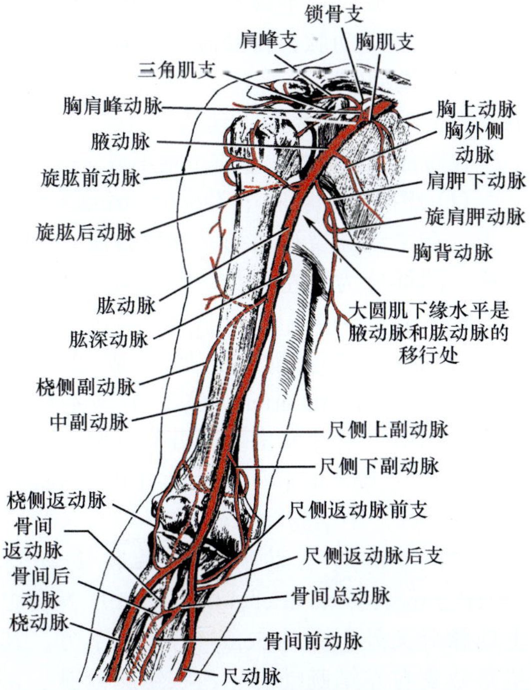

图 1-5-13　肱动脉及其分支

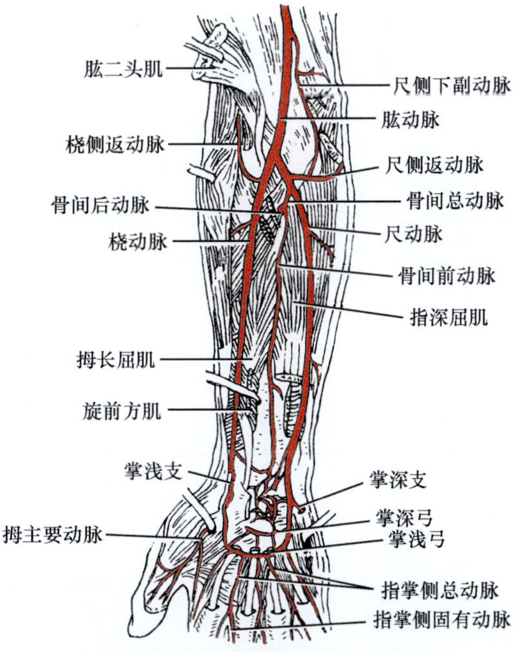

图 1-5-14　前臂的动脉（掌侧）

（4）尺动脉：尺动脉（ulnar artery）（图

1-5-14）在尺侧腕屈肌与指浅屈肌之间下行，经豌豆骨桡侧至手掌，终支与桡动脉分支吻合形成掌浅弓和掌深弓，由弓上分支供应手掌和手指。

3. 胸部的动脉 胸部的动脉主干为胸主动脉。胸主动脉下行到12胸椎高度穿膈的主动脉裂孔，移行为腹主动脉。分支有壁支和脏支两种。壁支主要有走行于第3～11肋间隙的肋间后动脉（posterior intercostal arteries）（图1-5-15）和位于第12肋下的肋下动脉（subcostal arteries），营养脊髓、背部、胸壁及上腹壁。脏支细小，不易观察，主要有支气管动脉、食管动脉。

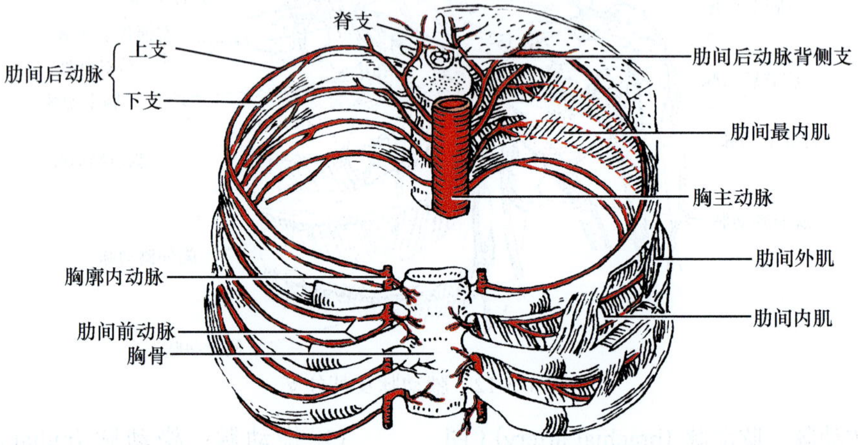

图1-5-15 胸壁的动脉

4. 腹部的动脉 腹部的动脉主干是腹主动脉，下降至第4腰椎体下缘分为左、右髂总动脉（图1-5-16）。其分支也可分为壁支和脏支。

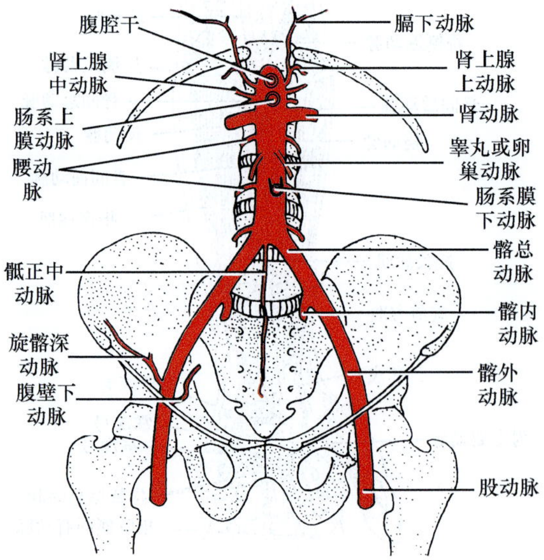

图1-5-16 腹主动脉及其分支

壁支主要为起于腹主动脉两侧壁的4对腰动脉、膈下动脉和骶正中动脉，后两支不易观察。

脏支有成对和不成对脏支两种。成对脏支有肾上腺中动脉、肾动脉、睾丸动脉（男性）或卵巢动脉（女性），不成对有腹腔干、肠系膜上动脉和肠系膜下动脉。

在腹部血管标本上重点观察不成对脏支。

（1）腹腔干：腹腔干（coeliac trunk）为一短干，在主动脉裂孔的稍下方发自腹主动脉前壁，随即分为胃左动脉、肝总动脉和脾动脉三支（图1-5-17）。

（2）肠系膜上动脉：肠系膜上动脉（superior mesenteric artery）位于小肠系膜内（图1-5-18），沿途发出主要分支有胰十二指肠下动脉、空肠动脉和回肠动脉、回结肠动脉、右结肠动脉、中结肠动脉。

（3）肠系膜下动脉：肠系膜下动脉（inferior mesenteric artery）（图1-5-19）发自腹主动脉分叉处上方约5cm，行向左下方，其主要分支有左结肠动脉、乙状结肠动脉、直肠上动脉。

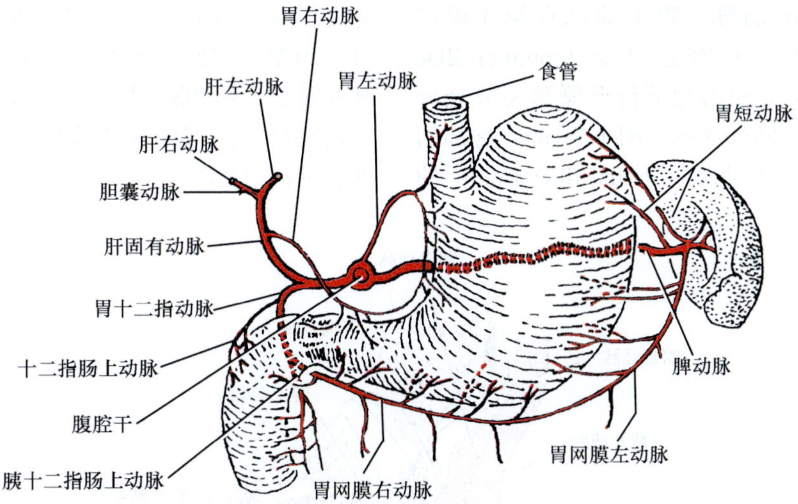

图 1-5-17　腹腔干及其分支

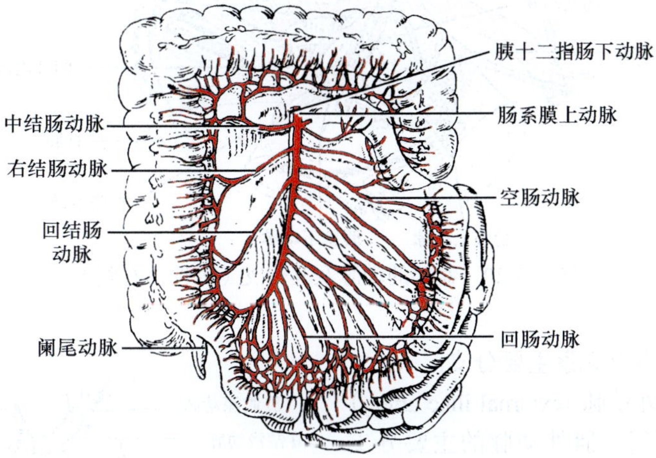

图 1-5-18　肠系膜上动脉及其分支

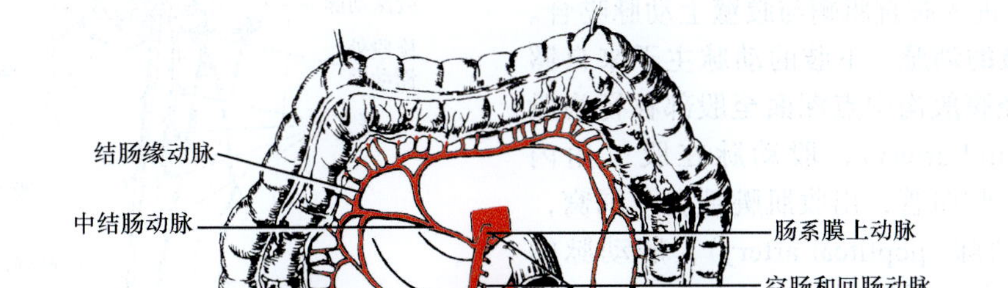

图 1-5-19　肠系膜下动脉及其分支

5. 盆部的动脉　腹主动脉在第4腰椎高度分出左、右髂总动脉（common iliac artery），沿腰大肌内侧下行至骶髂关节处分为髂内动脉和髂外动脉（图1-5-16）。盆部的血供主要由髂内动脉（internal iliac artery）的分支供应（图1-5-20）。髂内动脉的分支同样可分为壁支和脏支两类。壁支主要有闭孔动脉和臀上、下动脉。脏支主要有直肠下动脉、子宫动脉、阴部内动脉等分支，主要分布于盆腔脏器与会阴。

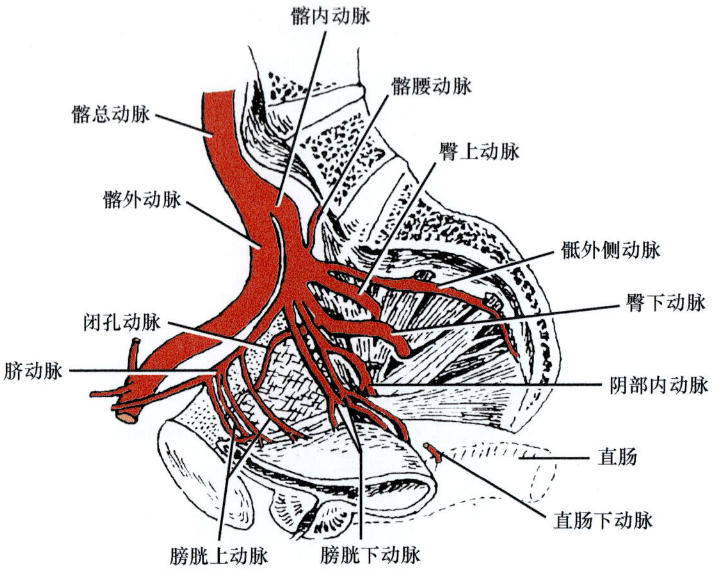

图1-5-20　盆部的动脉及其分支（男性，右侧）

在盆部动脉标本上观察主要分支。

髂外动脉：髂外动脉（external iliac artery）沿腰大肌内侧缘下行。髂外动脉的主要分支为腹壁下动脉，该动脉经腹股沟管腹环内侧行向内上，进入腹直肌鞘与腹壁上动脉吻合。

6. 下肢的动脉　下肢的动脉主干来自髂外动脉，经腹股沟中点深面至股部移行为股动脉（femoral artery），股动脉在股三角内下行，进入收肌管，出收肌腱裂孔至腘窝，移行为腘动脉（popliteal artery），股动脉的重要分支是股深动脉（deep femoral artery）（图1-5-21）。

腘动脉至腘肌下缘分为胫前动脉（anterior tibial artery）和胫后动脉（posterior tibial artery）（图1-5-22），胫后动脉沿小腿后群浅、深二层肌之间下行，经内踝后方至足底分为足底内侧动脉和足底外侧动脉，足底外侧动脉与足背动脉的分支吻合形成足底弓，

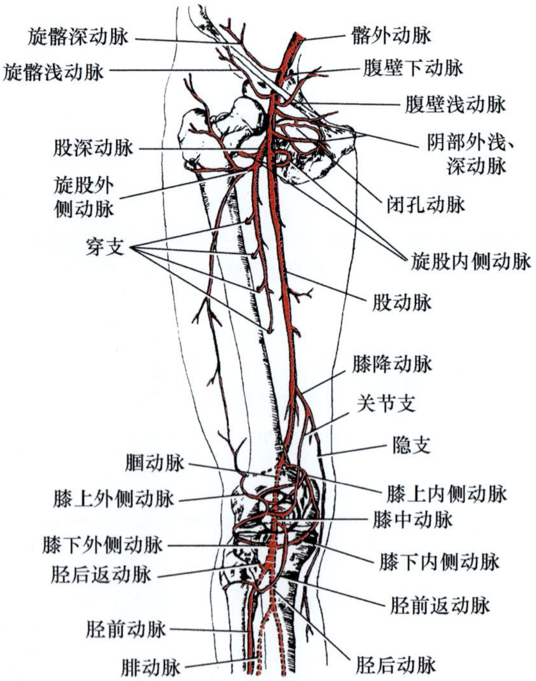

图1-5-21　股部、膝部的动脉及其分支

由弓发出分支至足底和趾底；胫前动脉从腘动脉分出后，向前穿过小腿骨间膜上部，至小腿前面，于小腿前群肌之间下降至足背，移行为足背动脉（图 1-5-22）。

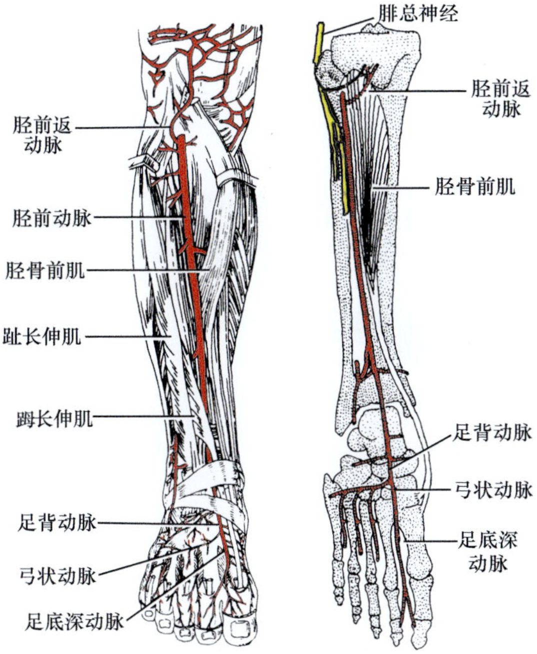

图 1-5-22　小腿前部和足背的动脉（右侧）

足背动脉（dorsal pedal artery）是胫前动脉的延续，经跛长伸肌腱和趾长伸肌腱之间前行，至第一跖骨间隙近端分为弓状动脉和足底深支。足背动脉在内、外踝之间的中点位置表浅，活体可触及其搏动。

实验六　脉管系统之全身静脉和淋巴系统

【实验目的】

（1）掌握上腔静脉、下腔静脉的组成和收纳范围；肝门静脉的组成、行程、收集范围及属支。肝门静脉与上腔静脉、下腔静脉的吻合及临床意义；奇静脉的起止、行程及收纳范围；胸导管，右淋巴管的起始、走行、注入部位和收集淋巴范围。

（2）熟悉上、下肢浅静脉的名称、行程及注入部位；

（3）了解淋巴系统的组成、各部的结构和配布特点；局部淋巴结的名称和收集范围。

【标本观察】

静脉是导血回心的血管，包括肺循环的静脉和体循环的静脉。

（一）肺循环的静脉

肺静脉（pulmonary veins）左、右各二条，分别称左、右上肺静脉和左、右下肺静脉。由肺叶静脉汇合而成，自肺门穿出后，横行向内，注入左心房。肺静脉内含有动脉血，有别于体循环的静脉。

（二）体循环的静脉

体循环的静脉包括心静脉系（见心的血管）、上腔静脉系和下腔静脉系（包括肝门静脉系）。

1. 上腔静脉系　头颈部静脉和胸部静脉在整体标本上观察，上肢静脉在整体标本或上肢游离标本上观察。

上腔静脉系由上腔静脉及其一系列属支组成，收集头颈部、上肢，胸部（心肺除外）等静脉血，最后注入右心房。

（1）上腔静脉：上腔静脉（superior vena cava）是一条粗而短的静脉干，由左、右头臂静脉在右侧第 1 胸肋结合处的后方汇合而成，垂直下降，在右第 3 胸肋关节的后方注入右心房，在注入右心房前还接纳奇静脉（图 1-6-1）。

（2）头臂静脉：头臂静脉（brachiocephalic veins）左、右各一，分别由同侧的颈内静脉和锁骨下静脉在胸锁关节后方汇合而成，所成的夹角称静脉角（venous angle），有淋巴导管注入。右头臂静脉几乎垂直下降，左头臂静脉起始后斜向右下，与右头臂静脉汇合。

（3）颈内静脉：颈内静脉（internal jugular vein）在颈静脉孔处续于乙状窦（为颅内的硬膜静脉窦），先沿颈内动脉、后沿颈总动脉外侧下行。颈内静脉的颅外属支主要有面静脉、下颌后静脉、舌静脉和甲状腺静脉等（图 1-6-2）。

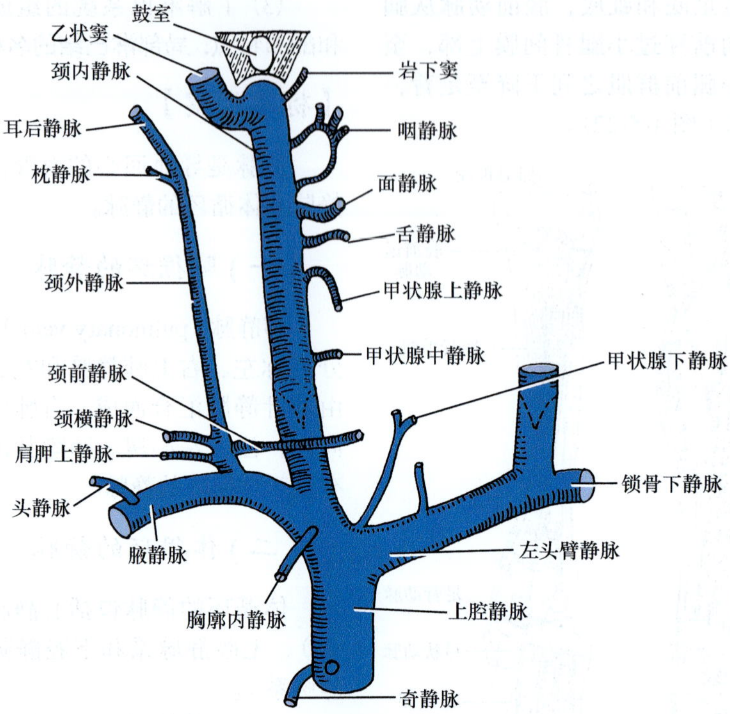

图 1-6-1　上腔静脉及其属支

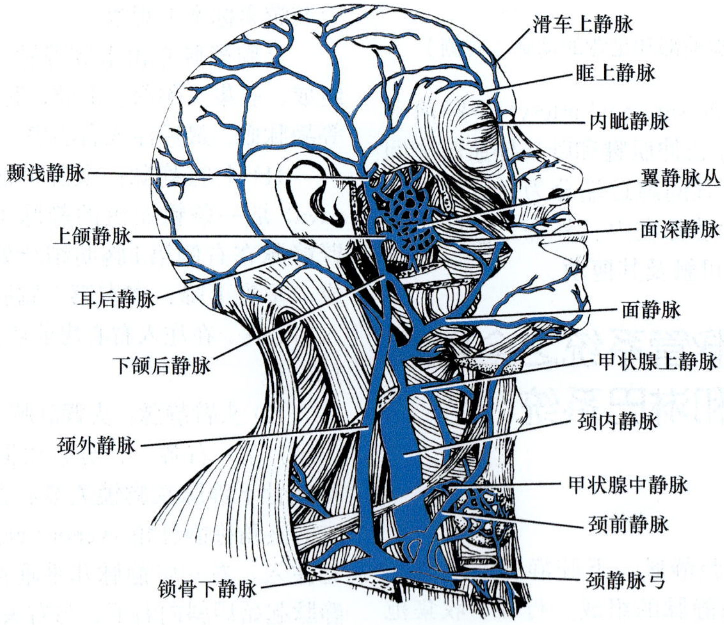

图 1-6-2　头颈部的静脉

(4) 锁骨下静脉：锁骨下静脉（subclavian vein）于第 1 肋的外缘续于腋静脉，向内至胸锁关节后方与颈内静脉汇合成头臂静脉。锁骨下静脉管腔大，管壁与周围结构连接紧密，位置较固定，有利于静脉穿刺或导管插入。颈外静脉为颈部最粗大的浅静脉，由下颌后静脉的后支与耳后静脉、枕静脉汇合而成，在锁骨上方穿深筋膜注入锁骨下静脉或静脉角。临床上儿科常用此静脉取血或注射药物。

(5) 上肢的静脉：在显示全身血管标本与上肢血管的标本上，主要辨认上肢的浅静脉，可结合活体观察。

上肢深静脉与同名动脉伴行。

上肢浅静脉主要有起自手背静脉网的头静脉 (cephalic vein) 和贵要静脉 (basilic vein)（图 1-6-3）。

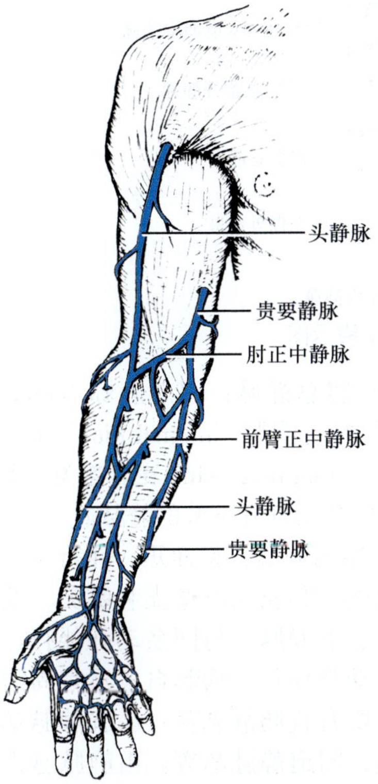

图 1-6-3　上肢浅静脉

1) 头静脉：起自手背静脉网的桡侧，在肘窝处通过肘正中静脉与贵要静脉吻合，头静脉主干则沿肱二头肌外侧沟上行，经胸大肌三角肌间沟，至锁骨下方穿深筋膜注入腋静脉 (axillary vein) 或锁骨下静脉。

2) 贵要静脉：起自手背静脉网的尺侧，沿前臂尺侧皮下上行，经过肘窝时接受肘正中静脉，再沿肱二头肌内侧沟上行，至臂中点稍下方处穿深筋膜注入肱静脉或腋静脉。

3) 肘正中静脉：粗而短，变异多，位于肘前皮下，常连于头静脉和贵要静脉之间。临床上常在肘部浅静脉进行药物注射、输液或采血。

(6) 胸部的静脉：奇静脉 (azygos vein) 沿途收集右胸壁的血液，还通过半奇静脉，副半奇静脉收集左胸壁的血液。奇静脉是沟通上、下腔静脉的重要途径之一。奇静脉起于右腰升静脉，沿胸椎体右侧上升，经食管后方及升主动脉的右侧，约平第 4 ～ 5 胸椎高度，向前绕右肺根上方注入上腔静脉（图 1-6-4）。

1) 半奇静脉：起自左腰升静脉，沿脊柱左前方上升至第 8 胸椎水平，向右横过脊柱注入奇静脉。半奇静脉收纳左侧下部肋间后静脉。

2) 副半奇静脉：收集左侧中、上部肋间后静脉,沿脊柱左侧下行注入半奇静脉或奇静脉。

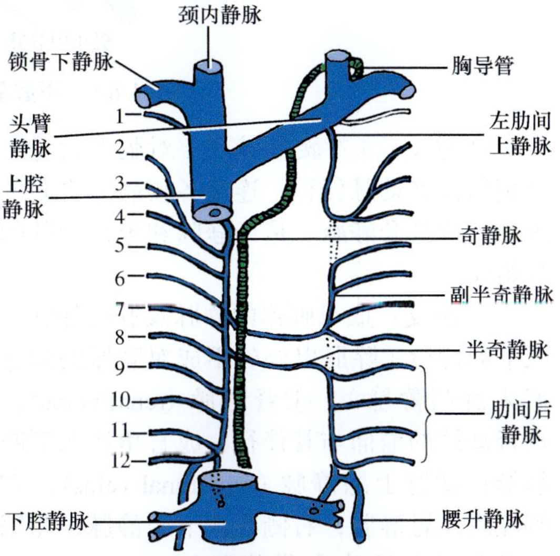

图 1-6-4　奇静脉及其属支模示图

附：脊柱的静脉

沿脊柱全长分布，其中位于椎管内的称椎内静脉丛，在脊柱表面的称椎外静脉丛。收集脊髓、脊柱、椎体以及附近各肌的静脉血。椎静脉丛无静脉瓣，与上、下腔静脉和颅内、外静脉有广泛的吻合，因此，椎静脉丛也是沟通上、下腔静脉的重要通道之一。感染、肿瘤等疾病可经椎静脉丛扩散。

2. 下腔静脉系　下腔静脉系由下腔静脉 (inferior vena cava) 及其一系列属支组成。除下肢静脉在游离标本上观察外，其余均在全身标本上观察。

(1) 下腔静脉：由左、右髂总静脉在第4～5腰椎间的右前方汇合而成，沿腹主动脉的右侧上行，经肝的腔静脉沟，穿膈的腔静脉裂孔进入心包，注入右心房。其属支有壁支、脏支，收集腹部、盆部和下肢的静脉血（图1-6-5）。

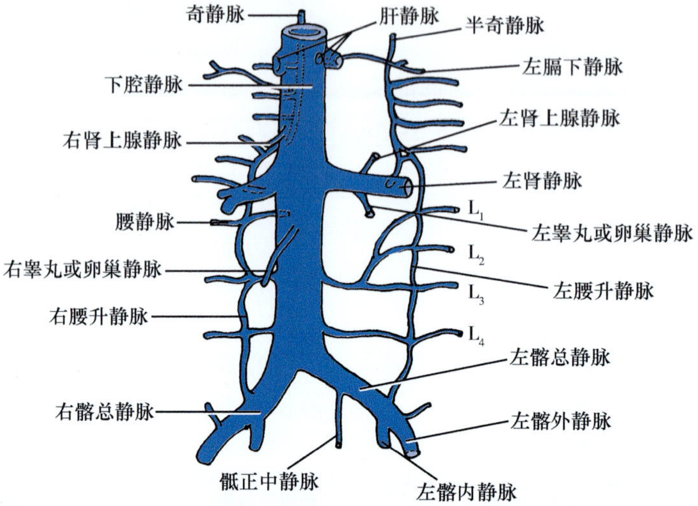

图 1-6-5　下腔静脉及其属支模示图

1) 壁支：4对腰静脉和1对膈下动脉，分别与同名动脉伴行。连接各腰静脉之间的纵支，称腰升静脉。是奇静脉和半奇静脉的起始处。

2) 脏支：成对脏器的静脉及肝的静脉注入下腔静脉（除肝以外的不成对脏器的静脉汇入肝门静脉）。①肾静脉 (renal veins)，在肾动脉的前面与其伴行，成直角注入下腔静脉；②肾上腺静脉 (suprarenal veins)，左侧注入左肾静脉，右侧注入下腔静脉；③睾丸静脉（女性为卵巢静脉）(testicular veins or ovarian veins)，起自睾丸和附睾的数条小静脉，在精索内形成蔓状静脉丛（此丛常由8～10条静脉组成），此丛向上，在腹股沟管腹环处合成两条睾丸静脉，左侧汇入肾静脉，右侧汇入下腔静脉；④肝静脉 (hepatic veins) 收集肝门静脉和肝固有动脉回流的血液，即肝血窦的血液。此静脉一般有左、中和右3支，在腔静脉沟处注入下腔静脉，这3支静脉在腔静脉沟处的出处称第二肝门。在第二肝门平面以下，还有数支大小不等的静脉出肝，注入下腔静脉处称第三肝门。在肝游离标本观察下腔静脉肝后段，在其腔内可见大小不等的肝静脉开口。

(2) 髂总静脉：髂总静脉 (common iliac vein) 由髂内静脉 (internal iliac vein) 和髂外静脉 (external iliac vein) 在骶髂关节前方汇合而成，收集盆部和下肢的静脉血。

1) 髂内静脉：粗而短，伴行于同名动脉的后内侧，其属支有壁支和脏支：壁支主要为臀上、下静脉，与同名动脉伴行。脏支也与同名动脉伴行，均起自各器官周围的静脉丛，主要有直肠静脉丛；膀胱静脉丛；子宫静脉丛；阴道静脉丛等。由静脉丛再汇合成相应的静脉。

2) 髂外静脉：是股静脉的直接延续。主要属支有腹壁下静脉和旋髂深静脉。

(3) 下肢的静脉：在游离的下肢标本上，主要辨认下肢的浅静脉，也可结合活体观察。

下肢的深静脉均与同名动脉伴行。下肢的浅静脉主要有起于足背静脉网的大隐静脉 (great saphenous vein) 和小隐静脉 (small saphenous vein)。

1) 大隐静脉：起于足背静脉网的内侧缘，经内踝前方，沿小腿内侧、膝关节后内方、大腿内侧面上行，至耻骨结节外下方3～4cm处穿隐静脉裂孔注入股静脉 (femoral vein)。在注入前有5条高位属支，即腹壁浅静脉、旋髂浅静脉、阴部外静脉、股内侧浅静脉、股外侧浅静脉。大隐静脉在内踝前方位置表浅，临床常在此作静脉切开（图 1-6-6）。

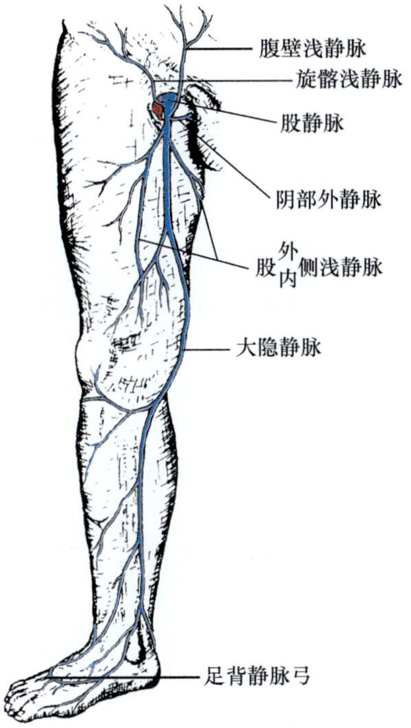

图 1-6-6　大隐静脉及其属支

2）小隐静脉：起自足背静脉弓的外侧缘，经外踝后方，沿小腿后面上行至腘窝下角穿深筋膜注入腘静脉（图 1-6-7）。

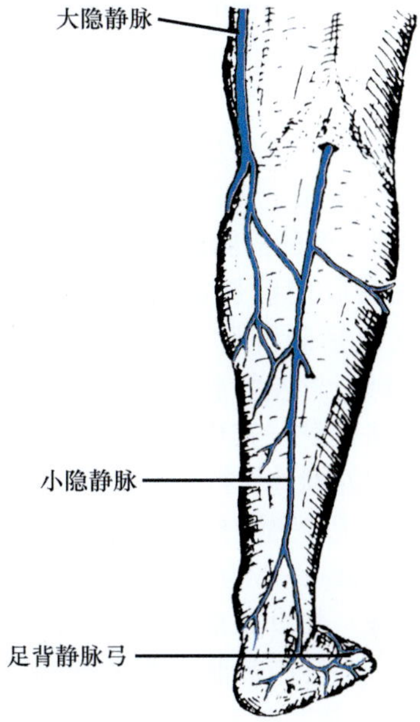

图 1-6-7　小隐静脉及其属支

（4）肝门静脉系：由肝门静脉（hepatic portal vein）及其一系列属支组成，肝门静脉收集腹腔内不成对脏器（除肝以外）的静脉血（图 1-6-8）。

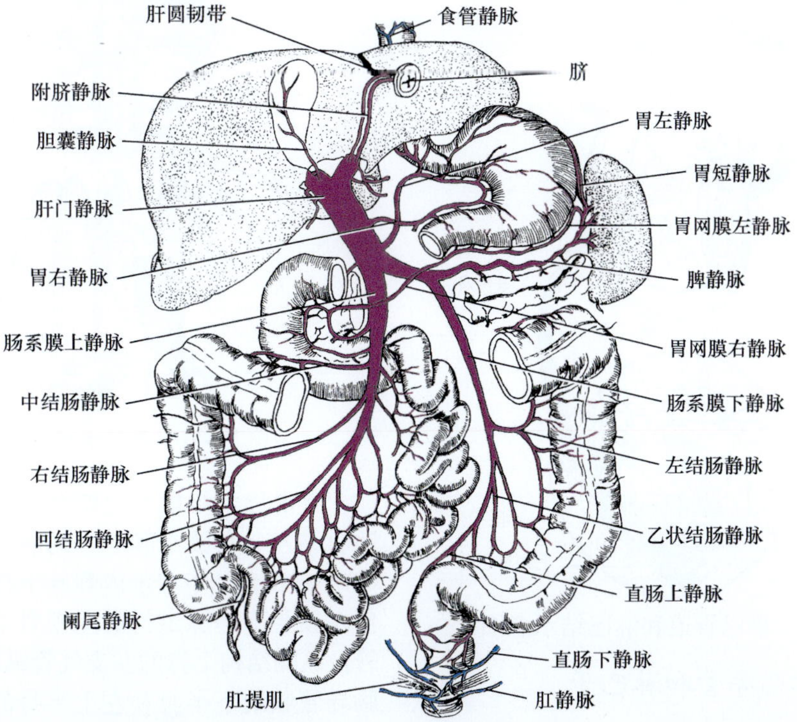

图 1-6-8　肝门静脉及其属支

1) 观察肝门静脉的组成：在尸体或模型上观察，肝门静脉由脾静脉（splenic vein）和肠系膜上静脉（superior mesenteric vein）在胰颈后方会合而成，向上经十二指肠上部后方，进入肝十二指肠韧带，居肝固有动脉与胆总管的后方，至肝门分左、右两支入肝。肝门静脉主要收集脾、胰、胆囊及自食管下段至直肠上部消化管的静脉血。

2) 观察肝门静脉的属支：肝门静脉的主要属支包括脾静脉、肠系膜上静脉、肠系膜下静脉、胃左静脉、胃右静脉、胆囊静脉以及附脐静脉。其中胃左静脉（left gastric vein），与胃左动脉伴行，汇入肝门静脉主干，它与食管下段的静脉丛相交通；附脐静脉（paraumbilical vein）为 2 ～ 3 支与肝圆韧带伴行的小静脉。起自脐部，行经肝圆韧带汇入肝门静脉，是肝门静脉与腹壁浅静脉交通的重要途径。（该静脉不易观察）

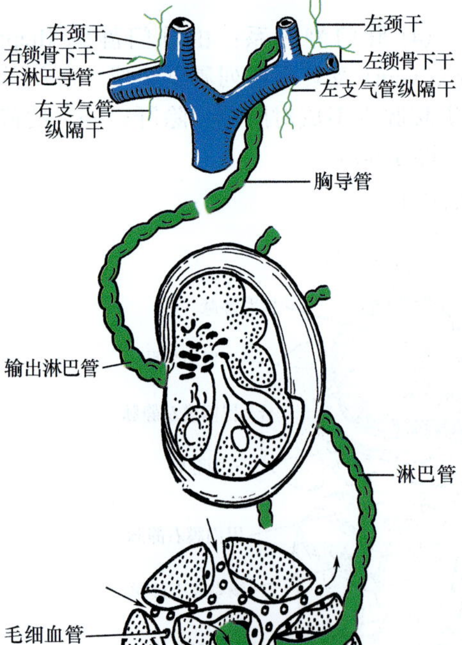

图 1-6-9　淋巴管道和淋巴结示意图

(三) 淋巴导管和淋巴干

淋巴系统由淋巴管道、淋巴器官和淋巴组织构成（图 1-6-9）。肉眼可以观察到的结构仅为淋巴导管和淋巴器官，经特殊处理，可以观察到淋巴管和淋巴干。

可在胸部脉管标本上，于胸主动脉和奇静脉之间见到胸导管，再分别向下和向上追踪观察胸导管的位置及行程。

淋巴导管包括胸导管（thoracic duct）和右淋巴导管（right lymphatic duct）。

胸导管是全身最大的淋巴管，长约 30 ～ 40cm。胸导管起自第十二胸椎下缘前方的乳糜池（cisterna chyli），上行经膈主动脉裂孔入胸腔，与食管伴行，在胸骨角水平经食管后方转到其左侧，再沿脊柱左前方上升，出胸廓上口到颈根部，通过左颈总动脉后方，转向前内下方，最后注入左静脉角（图 1-6-10）。

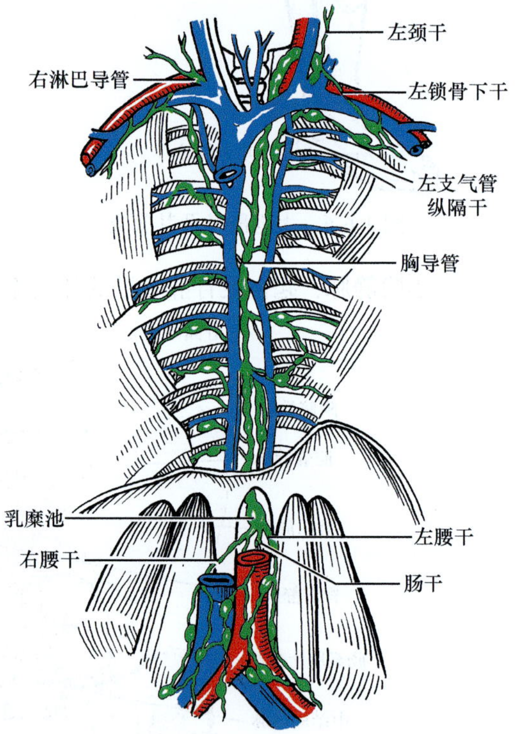

图 1-6-10　淋巴干和淋巴导管

在淋巴系统模型上结合图谱观察：乳糜池收纳左、右腰干和单一的肠干。在胸导管的末端可接受伴左颈内静脉下行的左颈干，伴左锁骨下静脉走行的左锁骨下干，和沿气管及纵隔结构上行的左支气管纵隔干。因此，胸导管收纳下半身和左上半身的淋巴液（全身 3/4）。

右淋巴导管为一短干，长仅 1cm，它收纳右颈干、右锁骨下干及右支气管纵隔干。此干经右静脉角回流入血，收集身体右上 1/4 的淋巴液。

（四）主要淋巴结群及汇流区域

1. 头部的淋巴结　头部的淋巴结多沿头颈交界处排列，由后向前依次有枕淋巴结、乳突淋巴结、腮腺淋巴结、下颌下淋巴结和颏下淋巴结（图 1-6-11）。它们收纳头面部浅层的淋巴管，其输出管直接或间接注入颈外侧深淋巴结。头部的淋巴结中，较重要的是下颌下淋巴结。下颌下淋巴结位于下颌下腺附近，收纳面部和口腔的淋巴管。面部大部分淋巴管直接或间接注入下颌下淋巴结，故面部炎症或肿瘤时，常引起该淋巴结肿大。

2. 颈部的淋巴结　颈部的淋巴结主要有颈外侧浅淋巴结和颈外侧深淋巴结。

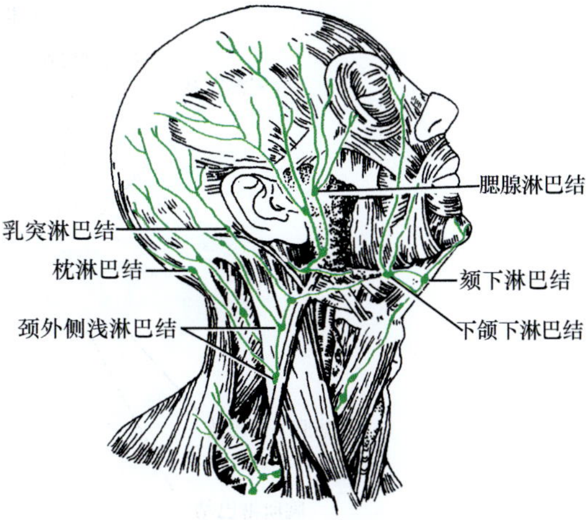

图 1-6-11　头颈部的淋巴结

(1) 颈外侧浅淋巴结：颈外侧浅淋巴结 (superficial lateral cervical node) 沿颈外静脉排列，其输出管注入颈外侧深淋巴结。

(2) 颈外侧深淋巴结：颈外侧深淋巴结 (deep lateral cervical node) 主要沿颈内静脉排列（图 1-6-12），输出管组成颈淋巴干。

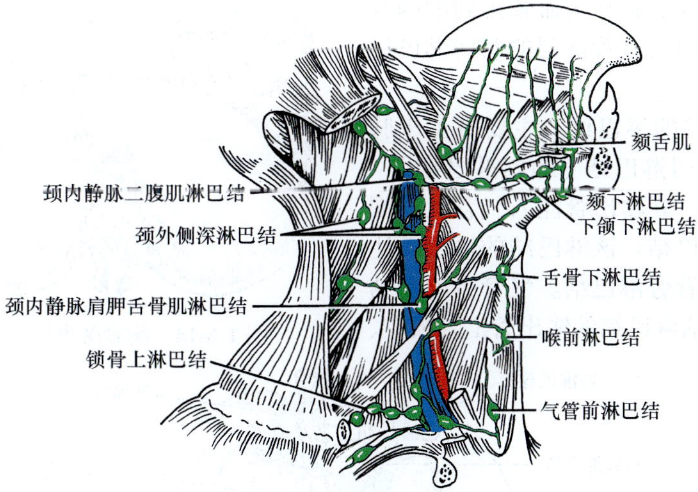

图 1-6-12　颈深淋巴结

3. 上肢的淋巴结　上肢的淋巴结主要为腋淋巴结 (axillary lymph node)（图 1-6-13）。腋淋巴结位于腋窝内，腋血管及其分支的周围，可分为五群。

(1) 外侧群淋巴结：沿腋静脉远侧段排列，收纳上肢浅、深淋巴管。

(2) 前群淋巴结：沿胸外侧血管排列，收纳胸、脐以上腹前外侧壁浅淋巴管、乳房外侧部的淋巴管。

(3) 后群淋巴结：在腋窝后壁沿肩胛下血管排列，收纳项、背部的淋巴管。

(4) 中央群淋巴结：在腋窝中央的脂肪组织内，收纳上述 3 群淋巴结的输出管。

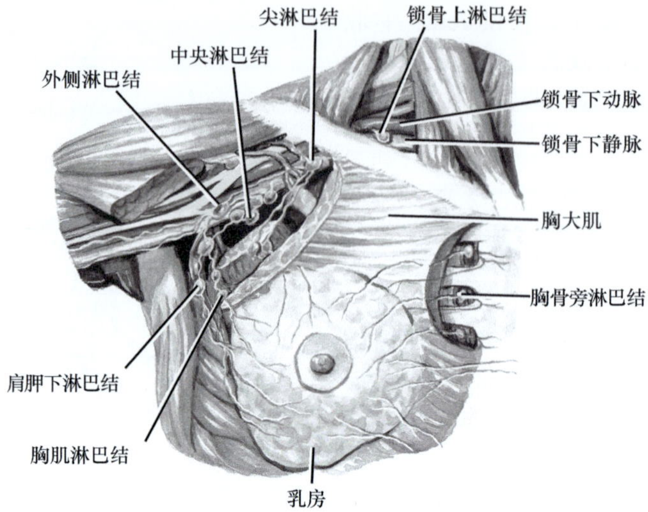

图 1-6-13　腋淋巴结群和乳房的淋巴管

（5）尖群淋巴结：沿腋静脉近侧段排列，收纳中央淋巴结的输出管和乳房上部的淋巴管，其输出管组成锁骨下干，左侧注入胸导管，右侧注入右淋巴导管。

4. 胸部的淋巴结

（1）胸壁的浅淋巴管：注入腋淋巴结。深淋巴管分别注入沿胸廓内血管排列的胸骨旁淋巴结和沿肋间后血管排列的肋间淋巴结（图 1-6-14）。

（2）胸腔脏器的淋巴结：主要有位于肺门处的支气管肺门淋巴结（肺门淋巴结），收纳肺的淋巴管，其输出管注入气管叉周围的气管支气管淋巴结。该淋巴结的输出管注入气管周围的气管旁淋巴结。气管旁淋巴结的输出管与纵隔前淋巴结的输出管汇合成左、右支气管纵隔干，分别注入胸导管和右淋巴导管（图 1-6-15）。

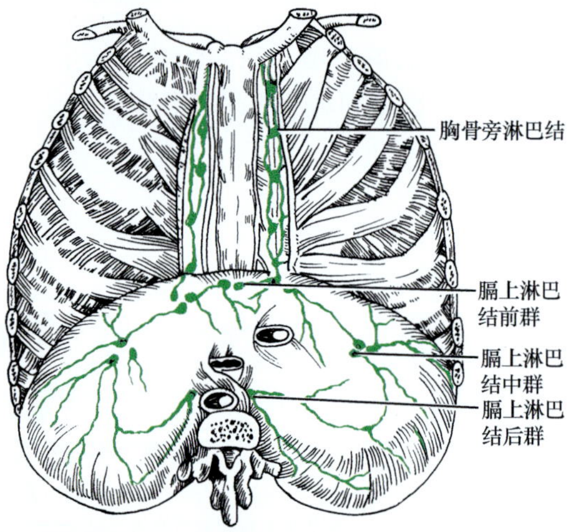

图 1-6-14　胸骨旁淋巴结和膈上淋巴结

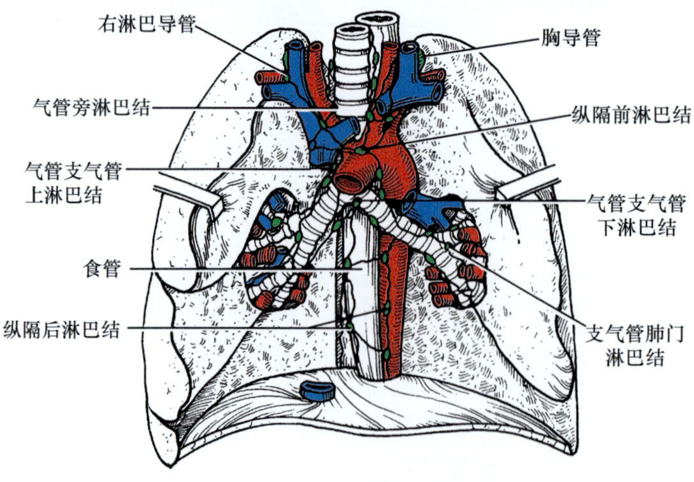

图 1-6-15　胸腔脏器的淋巴结

5. 下肢的淋巴结　下肢的淋巴结主要有腹股沟浅淋巴结和腹股沟深淋巴结。

(1) 腹股沟浅淋巴结：位于腹股沟韧带下方和大隐静脉周围，有 8 ～ 10 个。收纳腹前壁下部、臀部、会阴、外生殖器、下肢大部分浅淋巴管，其输出管大部分注入腹股沟深淋巴结，少部分注入髂外淋巴结（图 1-6-16）。

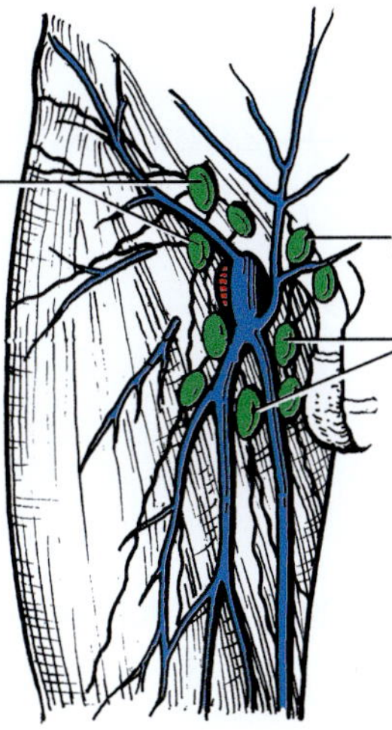

图 1-6-16　腹股沟浅淋巴结

(2) 腹股沟深淋巴结：位于股静脉近端周围，收纳腹股沟浅淋巴结的输出管及下肢的深淋巴管，其输出管注入髂外淋巴结。

6.盆部的淋巴结　盆部的淋巴结沿髂内、外血管及髂总血管排列，分别称髂外淋巴结、髂内淋巴结和髂总淋巴结。收纳同名动脉分布区的淋巴管，最后经髂总淋巴结的输出管注入腰淋巴结。

7. 腹部的淋巴结

(1) 腹壁淋巴回流途径：腹前壁脐平面以上的淋巴管一般注入腋淋巴结，脐平面以下一般注入腹股沟浅淋巴结。腹后壁的深淋巴管注入腰淋巴结。腰淋巴结 (lumbar lymph nodes) 位于腹主动脉和下腔静脉周围，数目较多，收纳髂总淋巴结的输出管、腹后壁及腹腔成对脏器的淋巴管。腰淋巴结的输出管汇合成左、右腰干，注入乳糜池。

(2) 腹腔脏器的淋巴结：腹腔成对脏器的淋巴管直接注入腰淋巴结，不成对脏器的淋巴管分别注入沿腹腔干、肠系膜上、下动脉及其分支排列的淋巴结。

位于腹腔干周围的称腹腔淋巴结，收纳腹腔干各级分支分布区的淋巴管，其输出管汇入肠干（图 1-6-17）；位于肠系膜上动脉根部周围的称肠系膜上淋巴结 (superior mesenteric lymph nodes)，收纳肠系膜上动脉分布区的淋巴管，其输出管参与组成肠干（图 1-6-18）；位于肠系膜下动脉根部周围的称肠系膜下淋巴结 (inferior mesenteric lymph nodes)，收纳肠系膜下动脉分布区的淋巴管，其输出管参与组成肠干。

由腹腔淋巴结、肠系膜上、下淋巴结的输出管共同汇合成一条肠干，向上注入乳糜池。

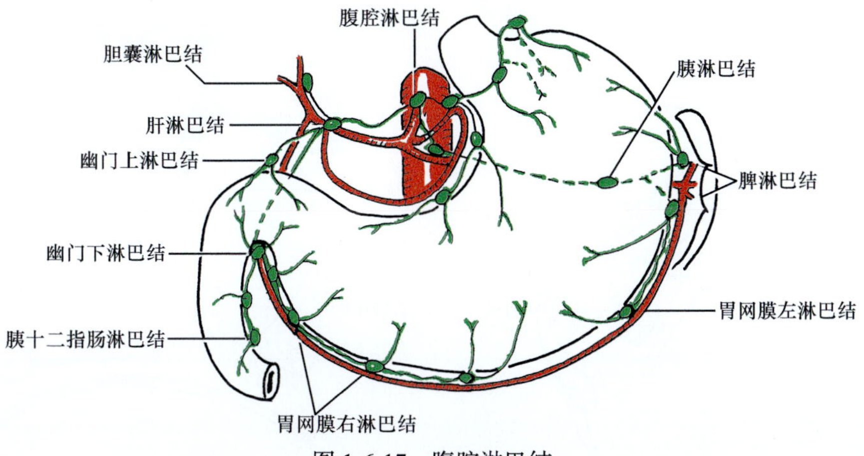

图 1-6-17　腹腔淋巴结

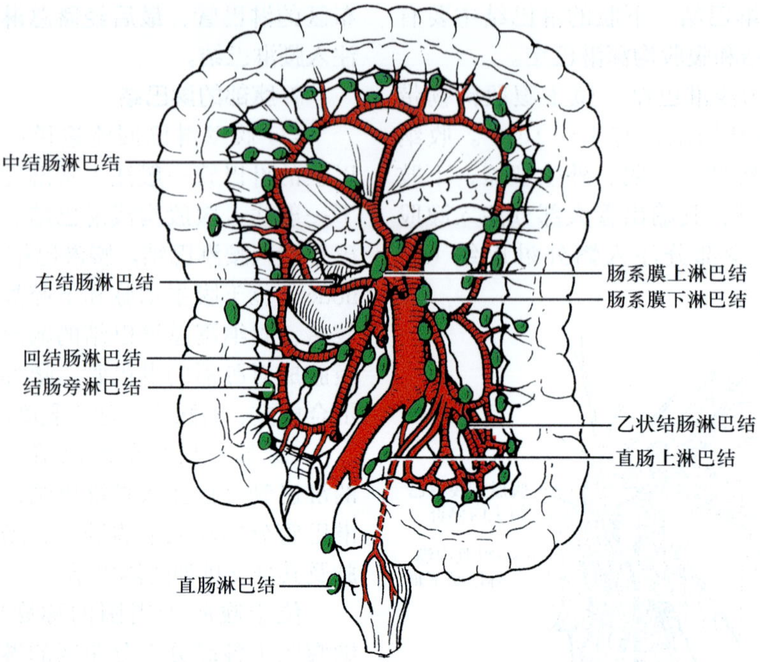

图 1-6-18　肠系膜上、下淋巴结

（五）脾

脾（spleen）（图 1-6-19）是人体最大的淋巴器官，为腹膜内位、长椭圆形、实质性器官，呈暗红色，位于左季肋部，可分为内、外侧两面，上、下两缘和前、后两端。内侧面凹陷为脏面，与胃底、左肾、左肾上腺和胰尾等相邻，脏面近中央处有脾门（hilum of spleen），是血管、神经等出入之处。外侧面平滑隆凸，贴于膈穹下面。上缘前部有 2~3 个脾切迹，是临床上触诊脾的重要标志。

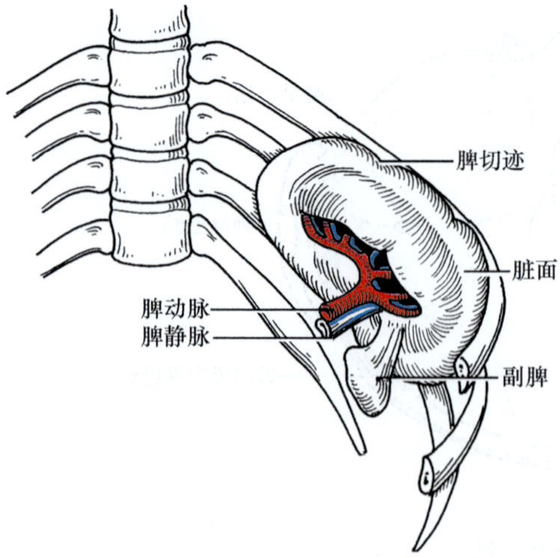

图 1-6-19　脾

在脾附近的韧带或大网膜内，常可见到暗红色、大小不等、数目不一的副脾（accessory spleen）。

（六）胸腺

胸腺（thymus）（图 1-6-20）位于胸骨柄后方，胸腔上纵隔前部，呈扁条形，一般分为不对称的左、右两叶，两叶间借结缔组织相连。胸腺有明显的年龄变化，新生儿和幼儿的胸腺相对较大，青春期后，胸腺逐渐退化，多被脂肪组织代替。

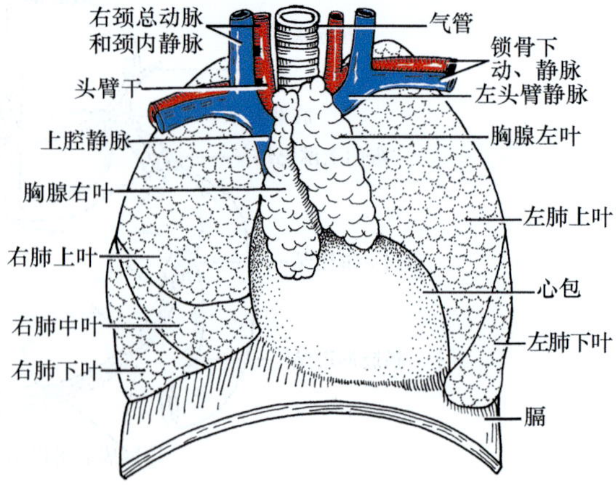

图 1-6-20　胸腺

实验七 感觉器官

【实验目的】

(1) 掌握视器的组成；眼球壁的层次结构和功能；眼球的内容物，房水的产生和循环；泪器和泪道的组成，眼球外肌的名称和主要功能；中耳鼓室的形态、位置和交通；内耳的位置和分部；听骨链的组成，连接和功能声音的传导途径。

(2) 熟悉鼓室壁的名称、结构及毗邻；前庭蜗器的组成，分部及各部功能。

(3) 了解鼓膜的形态、位置和分部。

【标本观察】

(一) 视器

视器 (visual organ) 由两部分组成，即眼球和眼副器。眼球能接受光波的刺激，并将刺激转变为神经冲动，最后传到大脑皮质的视觉中枢产生视觉。

1. 眼球 眼球 (eyeball) 位于眶腔内，后端借视神经连于脑。眼球近似球状，整个眼球为筋膜和脂肪所形成的软垫承托，借此减少外力对眼球的冲击和震荡。可分为两极、两轴、一环线。两极即前极，后极。前、后极间的连线为眼轴，由瞳孔的中央至视网膜黄斑中央凹的连线为视轴，经眼球表面的前、后极中点的环形连线称为赤道（图 1-7-1）。眼球由眼球壁及其内容物构成。

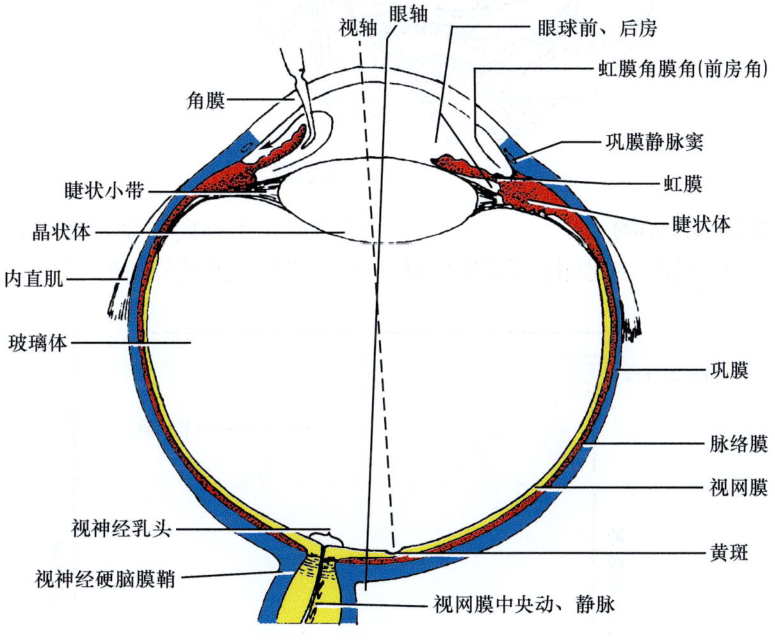

图 1-7-1 眼球横切面示意图

(1) 眼球壁: 将牛眼剖成两半观察眼球壁。

1) 外膜（纤维膜）：①角膜占外膜的前 1/6，为透明组织，无血管，无淋巴管，但有丰富的感觉神经，有屈光作用；②巩膜占外膜的后 5/6，呈乳白色，质地坚韧不透明，对维持眼球的外形和保护内部结构有良好的作用。前缘与角膜相接处称为角膜缘，其深面有巩膜静脉窦。

2) 中膜（血管膜、葡萄膜）：呈棕黑色，致眼球内部如同一个暗箱。由前向后依次为虹膜、睫状体和脉络膜。①虹膜的颜色有明显的种族差异。内有呈环形排列的瞳孔括约肌，受副交感神经支配，外侧有呈放射状排列的瞳孔开大肌，受交感神经支配。瞳孔中央有孔称瞳孔；②睫状体前连虹膜，后连脉络膜。前端的纵条嵴称睫状突。表面借无数条均质透明胶样纤维即睫状小带附于晶状体被膜；③脉络膜占中膜后部的 2/3，贴于巩膜内面，有供给眼球营养和遮光的作用。

3）内膜（视网膜）：视网膜贴于中膜的内面，是具有感光作用的神经组织膜，分为视网膜视部和视网膜盲部。视网膜可分为两层，外层为色素上皮层，与脉络膜结合甚紧，内层为视细胞层，色泽奶黄。在标本上，内外两层常常分离开来。

在视部的后部偏鼻侧有一视神经乳头(optic papilla)，是视神经纤维和视网膜中央动、静脉出入处，无感光细胞存在，故称生理盲点。在视神经乳头的颞侧有一黄斑(macula lutea)，其中央凹陷称中央凹，是视力最敏锐的地方（图 1-7-2）。

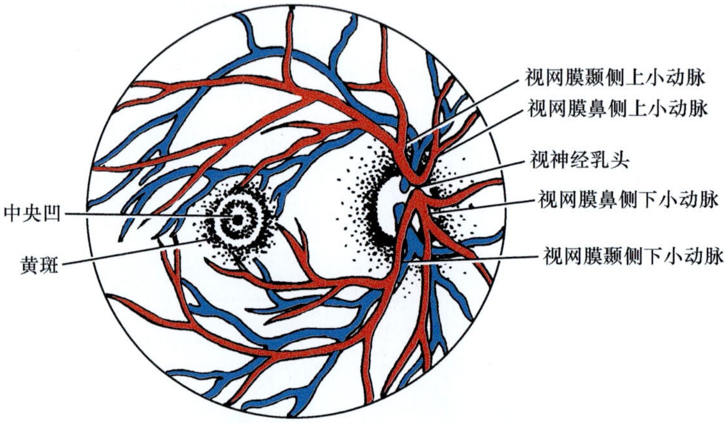

图 1-7-2　眼底示意图

附：视网膜的层次结构

外层为色素上皮层，内层由三层神经细胞组成，由外向内是视锥细胞和视杆细胞，双极细胞，神经节细胞（图 1-7-3）。

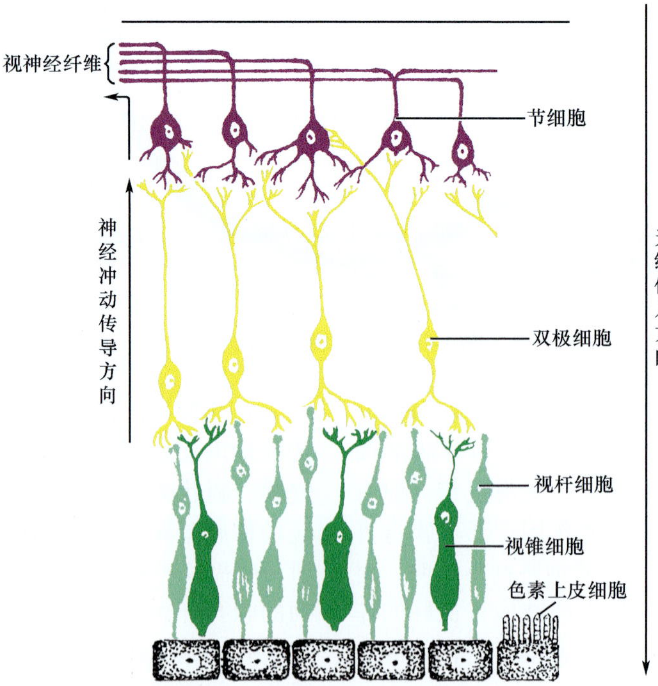

图 1-7-3　视网膜神经细胞示意图

光线通过眼球的屈光系统—视网膜节细胞—双极细胞—然后至视锥和视杆细胞，这两类感光细胞将光线转变为神经冲动，再经相反方向传递至双极细胞—节细胞—其突起形成视神经—脑。

(2) 眼球内容物：眼球的内容物包括眼房、房水、晶状体和玻璃体。

1) 眼房和房水：眼房借虹膜和瞳孔分为眼前房的眼后房，其内含有透明的房水。睫状突产生房水—后房—瞳孔—前房—虹膜角膜角—虹膜角膜角间隙—巩膜静脉窦—涡静脉回流。

2) 晶状体为一双凸面的弹性无色透明体，无血供。由中央的晶状体核和周围的晶状体囊组成。周边有睫状小带系于睫状肌。若晶状混浊称白内障。

3) 玻璃体为无色透明的胶状体，表面覆盖有玻璃体膜。约占眼球内容的4/5，对视网膜起支撑作用。

附：正常情况下，房水的产生与排出保持动态平衡，如果房水循环一旦发生障碍，将引起眼内压升高，视力受损，临床上称为青光眼。

2. 眼副器　眼副器包括：眼睑、结膜、泪器、眼球外肌，眶脂体和眶筋膜等。

(1) 眼睑：相互观察眼睑。可分为上睑和下睑，上、下睑缘之间的裂隙称睑裂，游离缘称睑缘，其上生长有睫毛并有睑板腺开口，睑缘两端成锐角分别称内眦和外眦。睑缘内侧端各有一小隆起称泪乳头，其顶部有一小孔称泪小点。

(2) 结膜：覆盖在眼睑内面与眼球前面，止于角膜缘，是光滑透明而富含血管的黏膜。可分为睑结膜、球结膜和穹隆结膜。当上、下睑闭合时形成结膜囊，整个结膜形成囊状腔隙，称结膜囊（图1-7-4）。

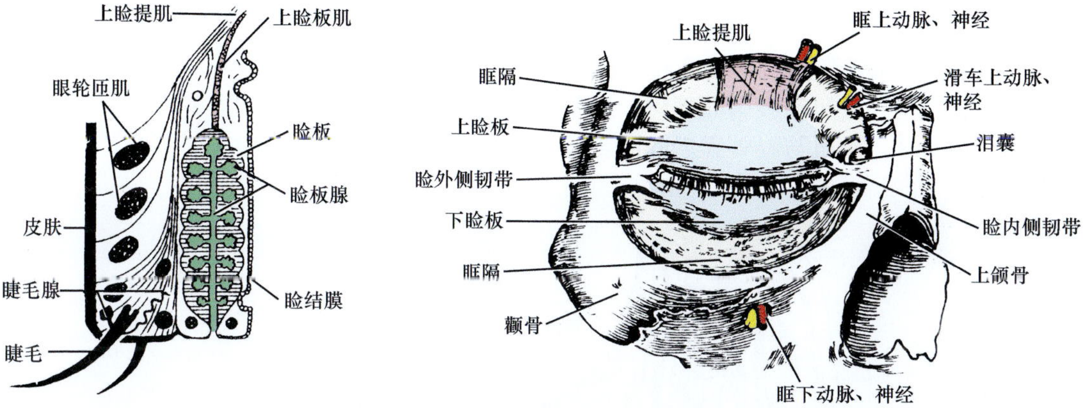

图1-7-4　眼睑及睑板

(3) 泪器：按其结构和功能，泪器可分为分泌泪液的泪腺和导流泪液的泪道系统（图1-7-5。泪腺位于眼眶外上方的泪腺窝内，有10～20条排泄管开口于结膜上穹的外侧部。泪道系统包括有泪点、泪小管、泪囊和鼻泪管4部分组成。泪点是泪道系统的起始部，被浸泡在泪湖中，以便吸取泪液。泪小管为连接泪点与内囊的小管，分别垂直向上、下行，然后转向内侧汇合一起，开口于泪囊上部。泪囊位于眶内侧壁的泪囊窝内，上端为盲端，下端移行为鼻泪管。鼻泪管为一膜性管道，开口于下鼻道的前部。

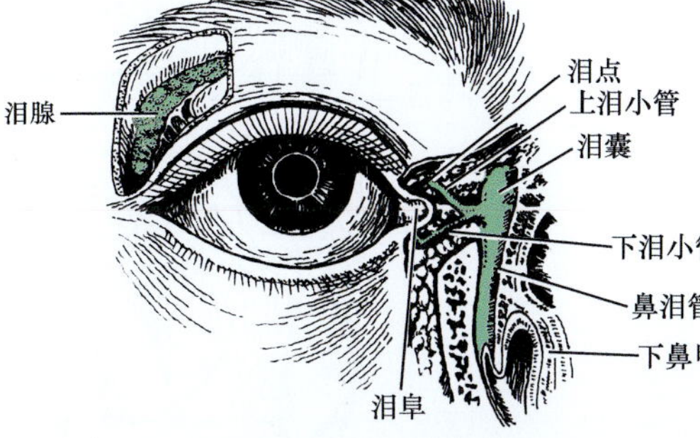

图1-7-5　泪器

(4) 眼球外肌：包括有眼球肌及睑肌共七条（图1-7-6），均属骨骼肌。上睑提肌起自视神经孔上方的眶壁，止于上睑的皮肤，作用为上提眼睑。上直肌、下直肌、内直肌、外直肌均起自视神经孔周缘的总腱环，分别止于赤道部以前巩膜的上、下、内侧和外侧，上直肌使瞳孔转向上内，下直肌使瞳孔转向下内，内直肌使瞳孔转向内侧，外直肌使瞳孔转向外侧。上斜肌起自总腱环的内上方，向前穿过“滑车”，止于眼球赤道后外侧的巩膜上，其作用是使瞳孔转向下外；下斜肌起自眶下壁内侧近前缘处，止于眼球外侧赤道后方的巩膜上，其作用是使瞳孔转向上外。

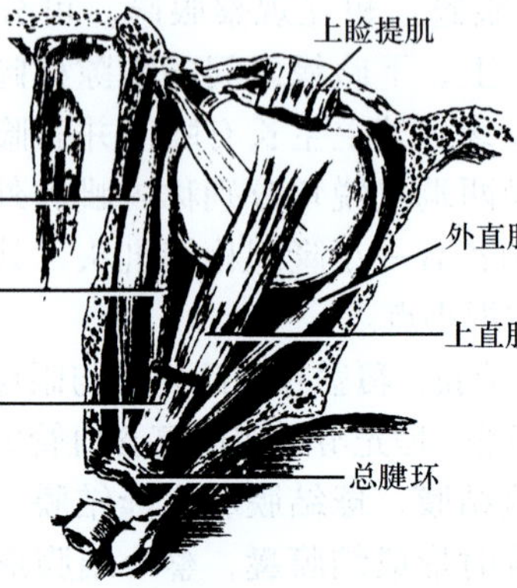

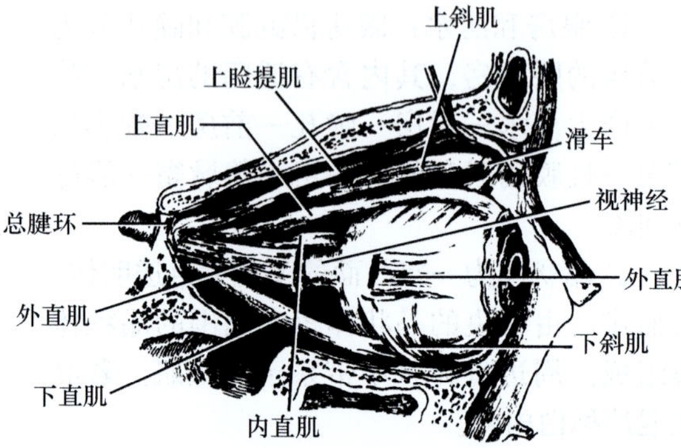

图 1-7-6　眼球外肌

（5）眶筋膜和眶脂体：眶筋膜包括眶骨膜、眼球筋膜鞘、眼肌筋膜鞘和眶隔。眶脂体是填充于眼球、眼肌与眶骨膜之间的脂肪组织。

（二）前庭蜗器

前庭蜗器包括外耳、中耳和内耳三部分（图 1-7-7）。

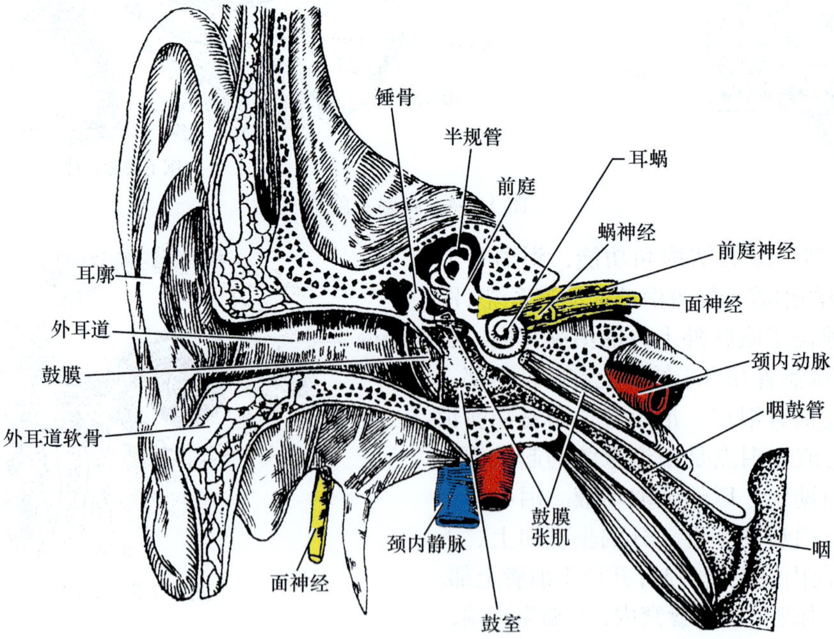

图 1-7-7　前庭蜗器全貌示意图

1. 外耳　在前庭蜗器切开标本及模型上观察。外耳包括耳廓和外耳道。

(1) 耳廓：以弹性软骨和皮肤组成，除耳垂外，其他部位皮下组织较少，耳垂是临床采血的部位，同时耳廓外部形态是耳针治疗时取穴定位的标志。

(2) 外耳道：从外耳道口至鼓膜的管道。由外侧 1/3 的软骨部和内侧 2/3 的骨部组成。婴儿的外耳道骨部和软骨部尚未发育，故外耳道短而直，鼓膜近乎水平位，检查鼓膜时需将耳廓拉向后下方。

2. 中耳　以颞骨切开标本及模型观察。中耳包括鼓室、咽鼓管和乳突小房三部分。

(1) 鼓室：为颞骨岩部内含气的不规则小腔，可与乳突窦、乳突小房和咽壁相通。

1) 鼓室壁：鼓室有六个壁。

鼓室的六个壁：
- 外侧壁—鼓膜壁（包括鼓膜及鼓室上隐窝的外侧壁）
- 内侧壁—迷路壁（邻卵圆窝和蜗窝）
- 上壁—鼓室盖壁（邻颅中窝）
- 下壁—颈静脉壁（邻颈内静脉起始部）
- 前壁—颈动脉壁（有咽鼓管半管和鼓膜张肌半管）
- 后壁—乳突壁（有乳突窦的开口）

鼓膜为半透明椭圆形的薄膜（图 1-7-8），位于外耳道与中耳之间，与外耳道底呈 45° ～ 50° 的倾斜角，故外耳道的前下壁长于后上壁。中央凹陷为鼓膜脐，鼓膜上 1/4 区为松弛部，余部为紧张部，其前下方的三角形反光区称为光锥。

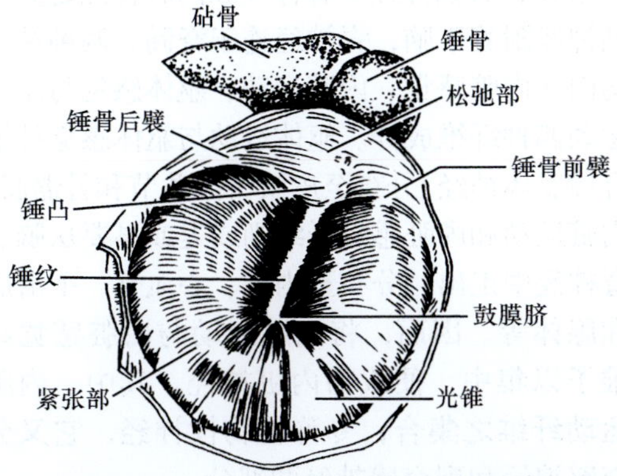

图 1-7-8　鼓膜的形态和结构示意图

内侧壁为迷路壁，此壁中部隆起名鼓岬。后上方有前庭窗也称卵圆窗，被镫骨底封闭，后下方有蜗窗，被第二鼓膜封闭。在前庭窗后上方有一弓状隆起，称面神经管凸，经茎乳孔与外界相通，内有面神经的水平段通过（图 1-7-9）。

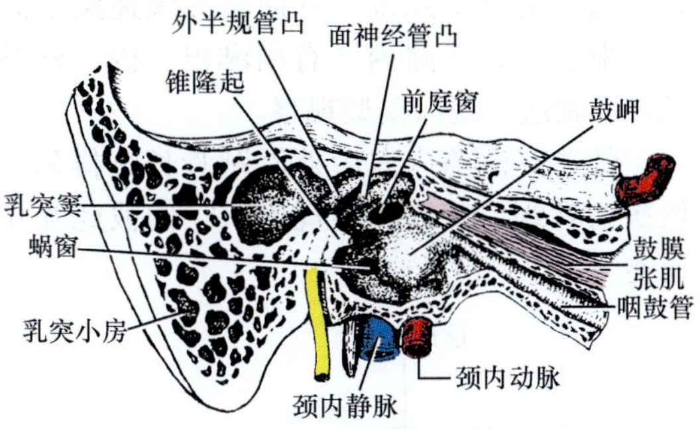

图 1-7-9　鼓室的内侧壁

2) 鼓室内的结构：鼓室内含有 3 块听小骨，2 条小肌和 1 根神经。以听小骨标本观察：锤骨、砧骨和镫骨，它们借关节和韧带组成听骨链（图 1-7-10），有传递并扩大声波振动的作用。两条小肌包括有鼓膜张肌和镫骨肌，是运动听小骨的骨骼肌，分别受三叉神经和面神经支配。

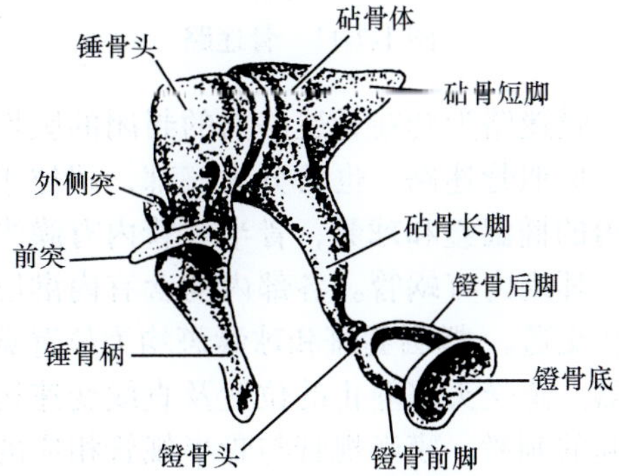

图 1-7-10　听骨链

(2) 咽鼓管：是中耳与鼻咽部相连的管道，其结构与外耳道相反，外侧 1/3 为骨性部，内侧 2/3 为软骨部。咽鼓管平时闭合，在张口、吞咽、呵欠时张开。小儿咽鼓管短、宽而水平，故可因咽部感染而致小儿中耳炎。

(3) 乳突窦和乳突小房：乳突小房为颞骨乳突内的含气小隙，相互连通后向前形成乳突窦（鼓窦）并开口于中耳鼓室后壁，窦、隙内的黏膜均与鼓室的黏膜及咽鼓管的黏膜相续连。

3. 内耳 内耳是听觉和平衡觉感受器所在位置，深埋于颞骨岩部的骨质内，因其形态复杂，故又称迷路。可分为由颞骨岩部的骨质构成、呈隧道形的骨迷路和套在其中的膜迷路两套管道系统。骨迷路和膜迷路之间有外淋巴，膜迷路内含有内淋巴，内、外淋巴互不相通。现以模型观察。

骨迷路由前内向后外沿颞骨长轴排列，依次为耳蜗、前庭和半规管，它们彼此互相通连（图 1-7-11）。

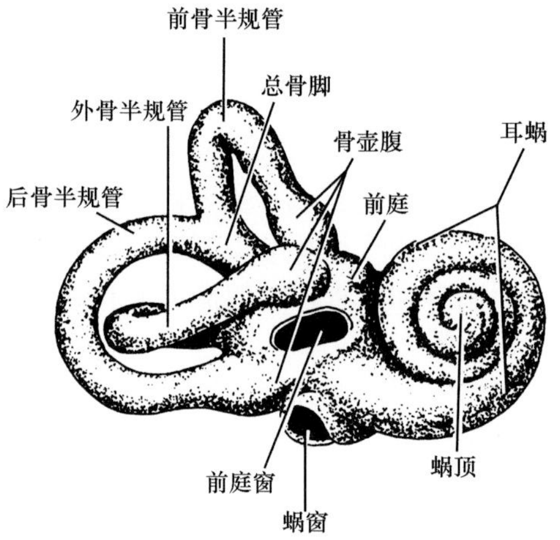

图 1-7-11 骨迷路

膜迷路为套在骨迷路内的封闭的膜性管囊，形似骨迷路。也可分为三部，即位于前庭内的椭圆囊和球囊，骨半规管内有膜半规管，耳蜗内有蜗管。各部内均含有内淋巴且互相交通。椭圆囊斑和球囊斑均为位置觉感受器。感受头部静止的位置及直线变速运动引起的刺激。膜半规管与骨半规管相应的球形彭大部为膜壶腹，壁有增厚隆起的壶腹嵴，也是位置觉感受器，能感受三维空间中的运动变化。蜗管位于蜗螺旋管内，其横切面呈三角形。下壁上有螺旋器即听觉感受器，能感受光波的刺激。

附：

1. 声波的传导 包括有空气传导和骨传导。

空气传导也有两种情况，一是声波经外耳道—鼓膜—听骨链运动—前庭窗—引起前庭阶的外淋巴的振动—前庭膜的振动—引起膜迷路内淋巴振动—CORTI 感受声觉—经蜗神经—大脑听觉中枢；二是声波—鼓室—蜗窗—鼓阶的外淋巴振动—基底膜—蜗管的内淋巴振动—CORTI 感受声觉—经蜗神经—大脑听觉中枢。

骨传导是声波经耳周围的颅骨（骨迷路）传导至内耳的过程，正常情况下骨传导的功能意义不大，但在听力检查时较为重要。

2. 内耳淋巴 内耳淋巴是一种特殊的组织间液，对维持内耳正常的生理功能有重要作用。包括位于骨迷路和膜迷路之间的外淋巴和位于膜迷路内的内淋巴。

实验八 神经系统总论与脊髓外形及内部结构

【实验目的】

(1) 掌握神经系统常用术语及划分；脊髓的位置和外形；脊髓的内部结构（灰质的主要核团，白质的主要纤维束）。

(2) 熟悉脊髓的节段与椎骨的对应关系。

(3) 了解脊髓灰质的板层结构。

【标本观察】

神经系统分中枢部和周围部。中枢部也称中枢神经系统，包括脑和脊髓。周围部又名周围神经系统，由脑和脊髓以外的神经结构组成，有脑神经、脊神经和内脏神经之分。脑神经附着于脑，脊神经连于脊髓，两种神经均内含内脏感觉、内脏运动、躯体感觉与躯体运动四种纤维成分。躯体运动与躯体感觉纤维合称躯体神经，分布至皮肤、骨、关节和骨骼肌。内脏运动和内脏感觉纤维则或迟或早要从脑、脊神经中走出，分布至内脏、心血管、平滑肌和腺体等。因而，将内脏运动与内脏感觉纤维予以集中，便成为内脏神经。其中，内脏运动纤维之集合，专称植物性神经，它又分交感神经和副交感神经两部分。

（一）脊髓的外形

观察由后方打开椎管的在体脊髓标本（图 1-8-1），见脊髓位于椎管内，呈扁圆柱形，外包被膜，上端在平枕骨大孔处与延髓相接；下端变细形成脊髓圆锥（conus medullaris），终于第一腰椎下缘，小儿可达第三腰椎水平。脊髓末端延为无神经组织的终丝（filum terminate），后者在第 2 骶椎水平以下被硬脊膜包裹，止于尾骨背面。

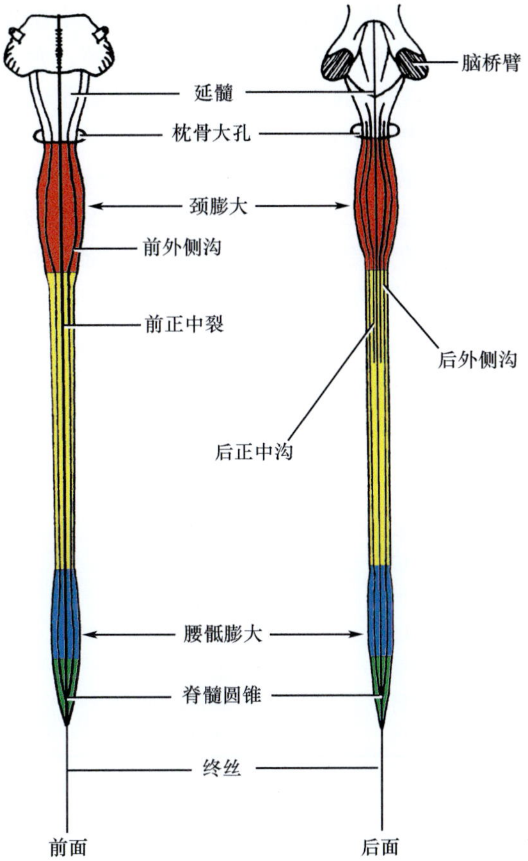

图 1-8-1　脊髓的外形

成人脊髓的长度是 45cm 左右，最宽处不过 1cm，重量约 35g。脊髓的全长粗细不等，有两个膨大处，一个在颈胸段（C_5 ～ T_1）称颈膨大（cervical enlargement），另一个在腰骶段（L_2 ～ S_3）称腰骶膨大（lumbosacral enlargement），膨大的形成与肢体的支配有关。

用脊髓横切标本结合观察，见脊髓的表面，前面正中线上有纵行的前正中裂（anterior median fissure），较深。在后正中线上有较浅的后正中沟（posterior median sulcus），在后正中沟两侧有纵行的后外侧沟（即脊神经后根附着处），在前正中裂外侧有纵行的前外侧沟（脊神经前根附着处）。脊神经前、后根走向相应的椎间孔会合成脊神经，后根在与前根会合前有膨大的脊神经节。

脊髓在外形上本身并无明显的节段性，但因为其与脊神经相连，则人为地把与每一对脊神经根丝相连的脊髓宽度分为一个节段，脊神经有 31 对，因此脊髓也有 31 个节段，即 8 个颈节（C），12 个胸节（T），5 个腰节（L），5 个骶节（S），1 个尾节（C）。

由于脊髓与脊柱不等长，而脊神经根又从相应的椎间孔出入，因此腰、骶、尾部的脊神经根在穿出椎管前，有一长段在椎管和骶管内倾斜下行，围绕终丝形成马尾（cauda equina）（图 1-8-2）。因为成人脊髓和脊柱的长度不等，所以脊髓的节段与脊柱的节段并不完全对应，了解脊髓节段与椎骨的对应关系具有临床实用意义。其对应关系如表 1-8-1。

表 1-8-1　脊髓节段与椎骨的对应关系

脊髓的节数	对应的椎骨序数
上颈髓（C_1 ～ C_4）	= 同序数椎骨
下颈髓（C_5 ～ C_8）-1	= 相对应的椎骨序数
上胸髓（T_1 ～ T_4）-1	= 相对应的椎骨序数
中胸髓（T_5 ～ T_8）-2	= 相对应的椎骨序数
下胸髓（T_9 ～ T_{12}）-3	= 相对应的椎骨序数
腰髓	第 10 ～ 12 胸椎骨
骶髓、尾髓	第 1 腰椎

（二）脊髓的内部结构

取脊髓横切标本观察，可见中央 H 形的部分即脊髓灰质，外围是白质（图 1-8-3）。

1. 灰质　每侧的灰质可以分为位于前方的为前角（anterior horn），后方的为后角（posreiror horn），及前、后角之间的中间带（intermediate zone）。在 C_8 ～ L_3 节段，脊髓中间带向外突出形成侧角（lateral horn），而连接灰质两侧部的是灰质连合（gray commisure）。中央管（central canal）位于灰质连合中央，将其分成灰质前连合和灰质后连合。

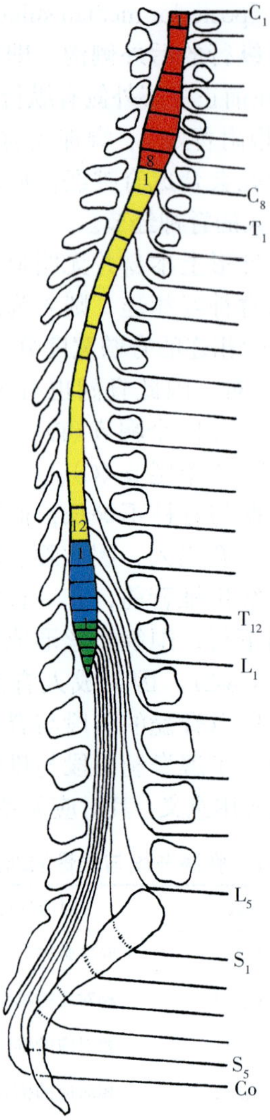

图 1-8-2　脊髓节段与椎骨关系模式图

脊髓前角内主要含有前角运动神经元，包括大型的直接支配骨骼肌运动的 α 运动神经元和小型的调节肌张力的 γ 运动神经元。在颈、腰骶膨大处，前角神经元可分为内、外两群：内侧群支配颈部、躯干的固有肌；外侧群支配上、下肢肌。侧角内的细胞为中、小型细胞，称中间外侧核，见于 C_8 ～ L_3 节段，内含交感神经的节前神经元的胞体；在骶 2 ～ 4 节中，前角基部相当于侧角位置处有骶副交感核，内含骶部副交感神经的节前神经元的胞体。

后角细胞分群较多。后角尖部透亮的帽状区域名胶状质，纵贯脊髓全长，由小型细胞组成。在胶状质后方有后角边缘核，含有少数胞体较大的神经元；在胶状质的腹侧为后角固有核，含有大、中型细胞。

依据猫脊髓灰质的细胞构筑，脊髓灰质可分为十个板层。在人类脊髓研究中也观察到相似的情况，这种分层方法更能反映脊髓的功能特性，现将灰质分层与以上灰质核团对照如表 1-8-2。

表 1-8-2　脊髓灰质板层与脊髓灰质核

脊髓灰质板层	脊髓灰质核
Ⅰ层	后角边缘核
Ⅱ层	胶状质
Ⅲ层	后角固有核
Ⅳ层	后角固有核
Ⅴ层	后角基部
Ⅵ层	后角基部
Ⅶ层	相当于中间带和胸核
Ⅷ层	前角基部
Ⅸ层	前角运动细胞
Ⅹ层	中央灰质

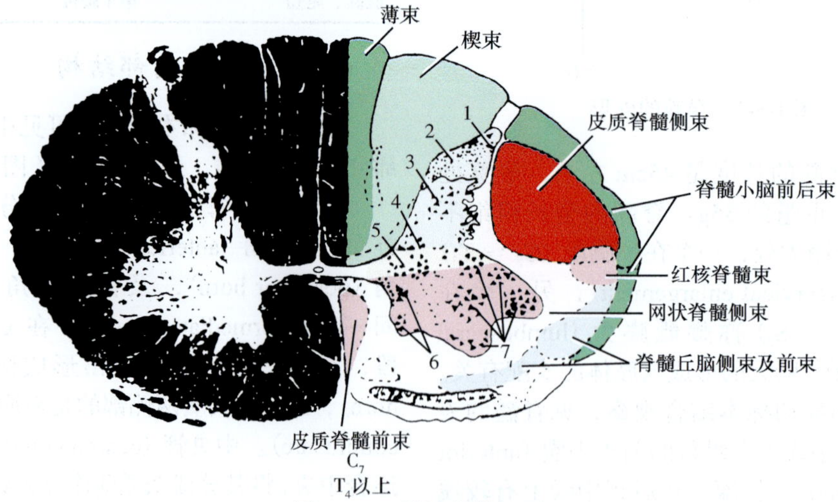

图 1-8-3　脊髓的横切面

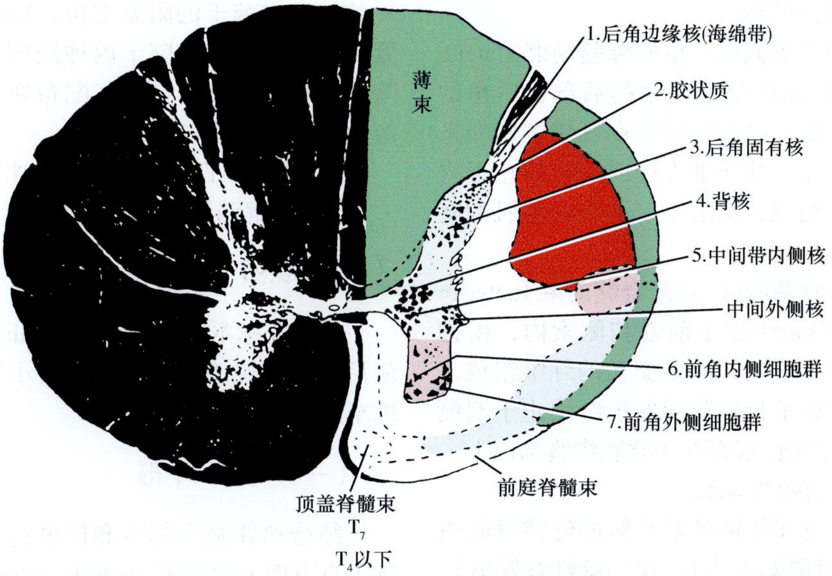

图 1-8-3（续）　脊髓的横切面

2. 白质　脊髓白质被脊髓纵沟分为三个索：后正中沟与后外侧沟间为后索（posterior funiculus）；前、后外侧沟之间为外侧索（lateral funiculus）；前外侧沟与前正中裂之间为前索（anterior funiculus）。在灰质前连合前方有白质前连合，由左右交叉的纤维组成。白质由许多上、下行纤维束组成。紧贴灰质边缘的短距离的纤维称固有束，起自脊髓止于脊髓，完成脊髓节内、节间反射。

（1）上行纤维束

1）薄束和楔束：在后索内占内侧的是薄束（fasciculus gracilis）、占外侧的是楔束（fasciculus cuneatus）。脊髓在第 4 胸节以上才有楔束。此两束为传导本体感觉和精细触觉的神经束，由脊神经节内假单极神经元的中枢突经后根内侧部进入同侧脊髓后索上升形成，止于延髓的薄束核和楔束核。

2）脊髓丘脑束：脊髓丘脑束（spinothalamic tract）位于外侧索的前半和前索中，主要起自对侧灰质的Ⅰ和Ⅳ～Ⅷ层的细胞，这些细胞发出的纤维，斜越白质前连合，上升 1～2 节，交叉至对侧并在对侧的外侧索前半和前索内上行，此束传导痛觉、温度觉及触觉，主要止于丘脑腹后外侧核（图 1-8-4）。

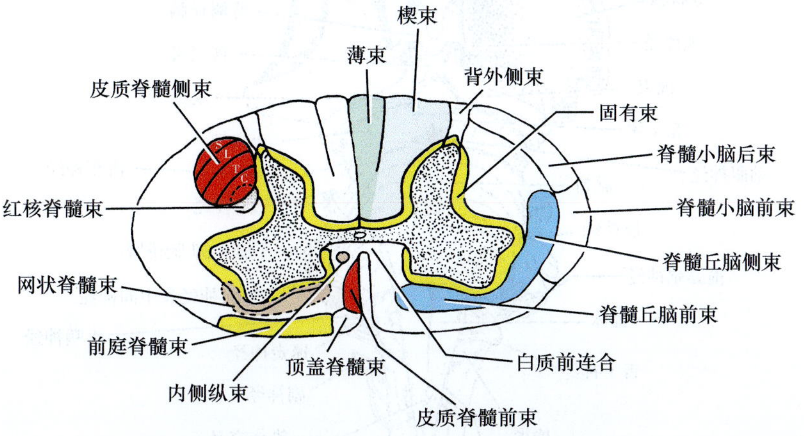

图 1-8-4　脊髓上下行纤维束分布模式图

(2) 下行纤维束

1) 皮质脊髓侧束：皮质脊髓侧束 (lateral corticospinal tract) 位于侧索的后部、后角的外侧，它主要由皮质脊髓束在延髓锥体交叉处交叉后组成。其纤维直接或间接终止于脊髓前角运动细胞，支配上、下肢骨骼肌的随意运动（图 1-8-4）。

2) 皮质脊髓前束：皮质脊髓前束 (anterior corticospinal tract) 位于前索和侧索内，由锥体束在延髓锥体交叉处未交叉的纤维组成。皮质脊髓前束下行中陆续发出纤维止于双侧的前角运动细胞，仅存在于脊髓中胸部以上，支配躯干肌的随意运动。

此外还有属锥体外系结构的红核脊髓束（位于皮质脊髓侧束前方、由中脑红核发出）、前庭脊髓束（位于前索，起自前庭外侧核）和网状脊髓束（位于前索和外侧索，起自脑干网状结构）。它们与肌张力调整、协调运动有关（图 1-8-4）。

实验九　脑干外形及脑神经相关核团

【实验目的】

(1) 掌握脑干的组成和外形，第 3 ～ 12 对脑神经在脑干的附着部位，第四脑室的位置、境界和交通；脑干内神经核的分类。各脑神经核的名称、位置、配布规律和与脑神经的关系及功能。

(2) 熟悉第四脑室脉络丛的组成和功能。

(3) 了解脑干网状结构的特点及功能。

【标本观察】

取整脑标本，可见脑干 (brain stem) 位居颅后窝，为位于脊髓、间脑与小脑之间较为缩窄的脑部。

（一）脑干外形

结合离体脑干标本和模型进行观察，见脑干自下而上由延髓 medulla oblongata、脑桥 pons、中脑 midbrain 三部分组成。

1. 延髓　延髓形如倒置的圆锥体，在其下端平枕骨大孔处与脊髓相连，上端腹侧借横行的延髓脑桥沟，背侧借第四脑室髓纹与脑桥分界。脊髓表面的沟裂向上延伸到延髓（图 1-9-1、图 1-9-2）。

在延髓腹侧面，前正中裂两侧可见呈纵形隆起的锥体 (pyramid)，其深面有皮质脊髓束通过。前正中裂下端可见呈发辫状的锥体交叉，为皮质脊髓束大部分纤维在此左右交叉而成。在锥体外侧有卵圆形的隆起，称橄

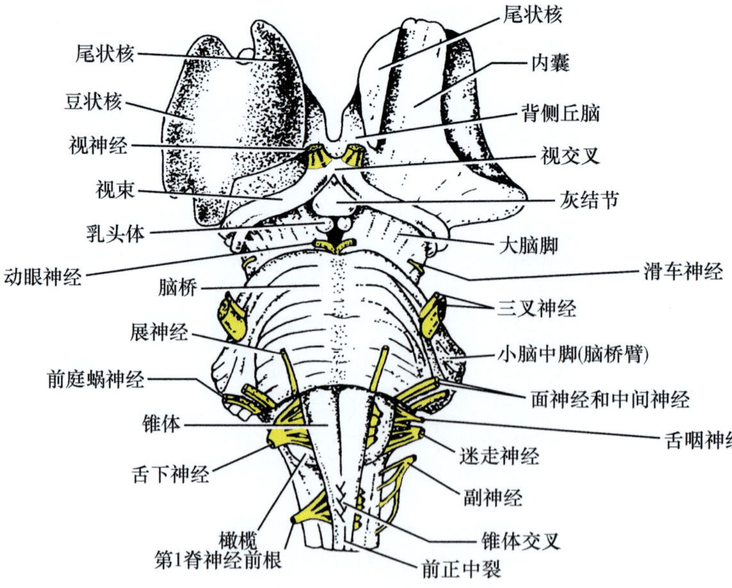

图 1-9-1　脑干腹面观

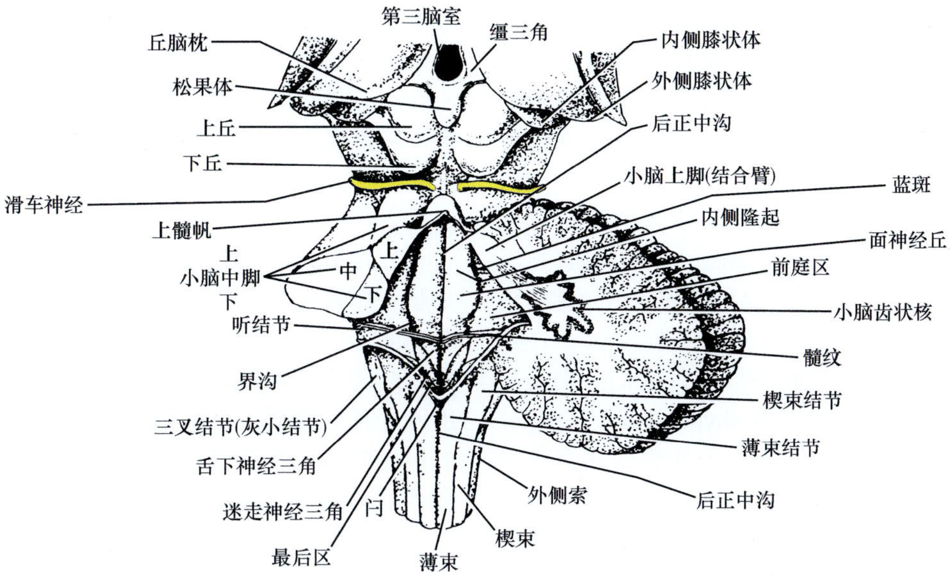

图 1-9-2　脑干背面观

榄 (olive)（内含下橄榄核）。在橄榄与锥体之间的前外侧沟内，有舌下神经的根丝出脑。在橄榄的背侧沟内，自上而下有舌咽神经、迷走神经和副神经的根丝附着。

延髓的背侧面，因中央管开放形成菱形窝下部（第四脑室底下份）。后正中线两侧，有薄束和楔束分别上延并膨隆所形成的薄束结节 (gracile tubercle)（内含薄束核）和楔束结节 (cuneate tubercle)（内含楔束核）。在楔束结节外上方可见微隆起的小脑下脚 (inferior cerebellar peduncle)，由往返于小脑与脊髓之间的纤维所构成。

2. 脑桥　脑桥位居脑干的中部，其下界为延髓的上界，上界在腹侧面为脑桥上缘，背侧面为下丘下缘滑车神经根附着处（图 1-9-1、图 1-9-2）。

在脑桥的腹侧面可见宽阔的膨隆，称脑桥基底部，其正中线上有纵行的基底沟，容纳基底动脉。由基底部向两侧后外逐渐细缩称脑桥臂，即小脑中脚 (middle cerebellar peduncle)，由脑桥进入小脑的纤维所构成。在脑桥基底部与脑桥臂交界处可见有三叉神经的根丝（包括粗大的感觉根和细小的运动根）在此进出。在延髓脑桥沟内，由内侧向外侧分别有展神经、面神经和前庭蜗神经的根丝附着。

脑桥背侧面形成第四脑室底的上半部，此部室底两侧壁为小脑上脚 (superior cerebellar peduncle)，两脚间的薄层白质板为上髓帆，构成第四脑室上半的顶。滑车神经的根丝在上髓帆内交叉后穿出，是唯一从背侧出脑的脑神经。

第四脑室 (fouth ventricle)（图 1-9-2、图 1-9-3）是位于延髓、脑桥与小脑之间的菱形室腔，顶朝向小脑，其前部由小脑上脚和上髓帆形成，后部由下髓帆和第四脑室脉络组织形成（脉络组织是由室管膜、软膜和血管组成，其上血管反复分枝成丛，夹带软膜和室管膜上皮突入室腔称脉络丛，可产生脑脊液）。室底为菱形窝。第四脑室下接延髓中央管，上经中脑水管通第三脑室。此外，第四脑室还借脉络组织上的三个孔与蛛网膜下隙相通，它们分别是位于菱形窝下角尖的正上方第四脑室正中孔和位于两侧外侧隐窝尖端的第四脑室外侧孔。

菱形窝 (rhomboid fossa)（图 1-9-2）由延髓上部和脑桥的背侧面所围成，在此形成第四脑室的底。窝的下部边界由内侧向外侧，依次为薄束结节、楔束结节和小脑下脚，上部边界为小脑上脚，两侧角与背侧小脑之间为外侧隐窝。横过中线连接菱形窝两侧角稍下方的数条纤维称髓纹，该结构将第四脑室底分为上、下两半。窝底正中线上有纵行的正中沟（median sulcus），其两侧可见纵行的界沟（sulcus limitans），两沟之间为内侧隆起（medial eminence）。在界沟外侧的三角形区域称前庭区（vestibular area）（内含前庭神经核），在前庭区外侧角处稍隆起的结构称听结节（acoustic tubercle）（内含蜗神经核）。在髓纹下方可见两个三角形区域，它们分别是位居内侧的舌下神经三角（hypoglossal triangle）（内含舌下神经核）和位于外侧的迷走神经三角（vagal triangle）（内含迷走神经背核）。沿该三角下缘，室管膜增厚形成的窄嵴称分隔索，其与薄束结节之间的狭窄区域为最后区（area postrema）。此区富含血管、神经胶质细胞，是缺乏血脑屏障的室周器官之一，具有化学感受器的功能。在髓纹上方的内侧隆起上方，可见圆形隆起的面神经丘（facial colliculus）（内含展神经核）。在界沟上端，有一新鲜标本呈蓝灰色的小区，称蓝斑（locus ceruleus），内含带色素的去甲肾上腺素能神经元。

3. 中脑 中脑（图 1-9-1、图 1-9-2），是脑干中最短的部分，向上通过顶盖前区过渡到间脑。中脑腹侧面可见一对粗大的大脑脚，两脚之间的凹陷为脚间窝，窝底有血管出入处称后穿质。在大脑脚内侧有动眼神经的根丝附着。在中脑背侧面可见两对圆形的隆起，分别称上丘（superior colliculus）和下丘（inferior colliculus），亦可合称为四叠体（corpora quadrigemina）。在上、下丘与间脑的内、外侧膝状体之间可见条状的隆起，称上丘臂和下丘臂。中脑的室腔称中脑水管。

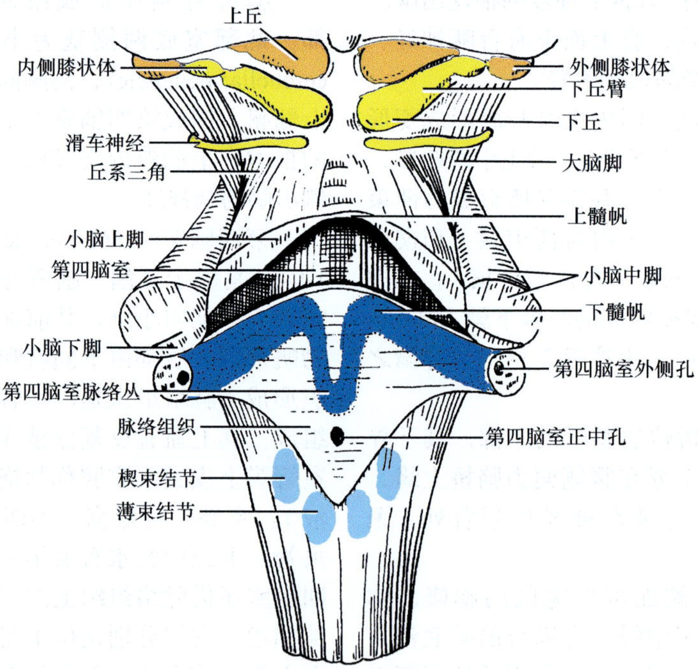

图 1-9-3 脑干背面观（示第四脑室脉络丛）

（二）脑干内部结构

脑干的内部结构也由灰质、白质所构成，但其配布远较脊髓复杂。除此之外，在脑干中央还含有由灰质和白质相互交织形成的网状结构。

1. 灰质 脑干的神经核团可分为脑神经核和非脑神经核。现借助电动脑干核团模型和脑干断面图片观察各类核团的分布。

（1）脑神经核：与脊髓相似，脑神经核也含有躯体运动、躯体感觉、内脏运动、内脏感觉等四类核团。除此之外，脑神经核还包括与头部感觉器及腮弓衍化结构相联系的所谓脑神经核。脑神经核在性质上与脊髓共有的称为“一般”，而仅见于脑干中的称为“特殊”，脑干内的特殊脑神经核有特殊内脏运动核、特殊内脏感觉核、特殊躯体感觉核，故脑神经核总共包含七类。脑神经核在脑干内的排列有一定的规律，在延髓开敞部，运动柱位于界沟内侧，感觉柱位于界沟外侧；与内脏运动和感觉有关的机能柱靠近界沟排列，而与躯体感觉相关的则远离界沟，掌握这些规律有助于我们的学习、记忆（图 1-9-4，表 1-9-1）。

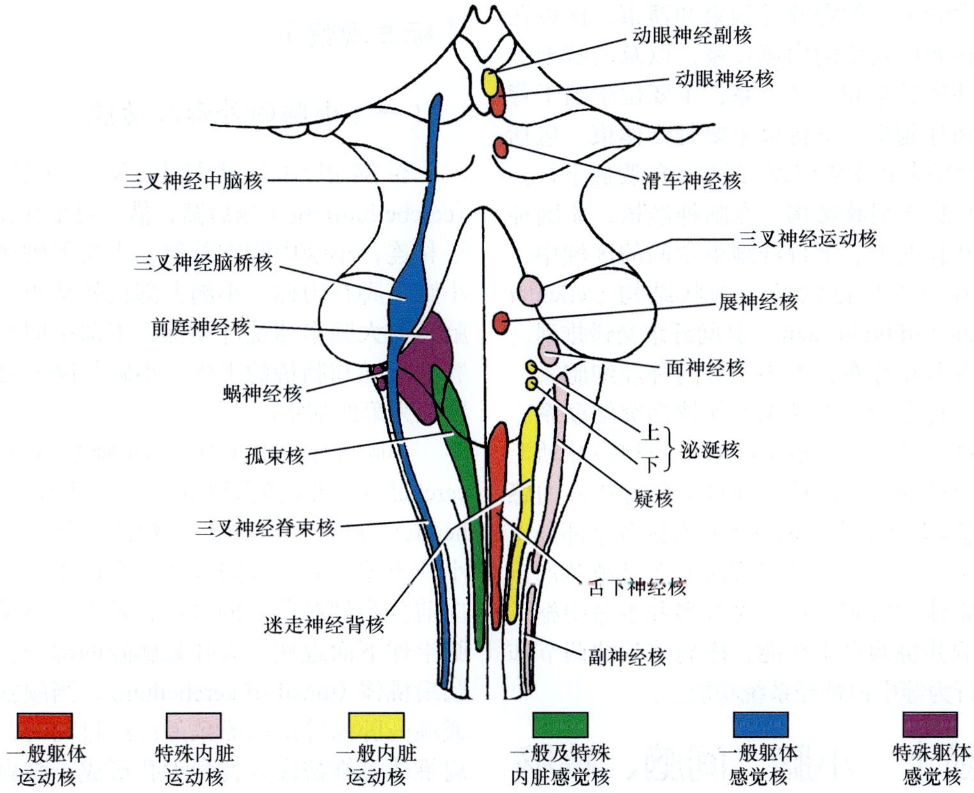

图 1-9-4　脑神经核在脑干背面的投影

表 1-9-1　脑神经核的分类表

位置		躯体运动柱	内脏运动柱	内脏感觉柱	躯体感觉柱
中脑	上丘平面	动眼神经核（Ⅲ）	动眼神经副核（Ⅲ）		三叉神经中脑核（Ⅴ）
	下丘平面	滑车神经核（Ⅳ）			
脑桥	脑桥中部	三叉神经运动核（Ⅴ）	上泌涎核（Ⅶ）		三叉神经脑桥核（Ⅴ） 三叉神经脊束核（Ⅴ） （从脑桥中下部延伸至上颈髓） 前庭和蜗神经核（Ⅷ）
	脑桥中下部	展神经核（Ⅵ）			
	脑桥下部	面神经核（Ⅶ）			
延髓	延髓上部	舌下神经核（Ⅻ）	下泌涎核（Ⅸ） 迷走神经背核（Ⅹ）	孤束核（Ⅶ、Ⅸ、Ⅹ）	
	延髓中下部	疑核（Ⅸ、Ⅹ、Ⅺ） 副神经核（Ⅺ）			

（2）非脑神经核：非脑神经核包括作为上、下行传导束的中继核团（如薄束核、楔束核

等）和锥体外系核团（如下橄榄核、脑桥核、黑质、红核等）以及其他核团（如上橄榄核、下丘、上丘等），与脑各部分或脊髓进行广泛的联系。这一部分内容具体结合脑干各横断面进行学习。

2. 白质 脑干内的白质则为长的上、下行传导束及横行的纤维束。上行传导束主要有由脊髓上行的脊髓丘脑束和薄束、楔束在脑干换元后发出的内侧丘系，以及由脑干上行的外侧丘系和三叉丘系，主要位于脑干背侧份和外侧份。下行束主要是锥体束，包括皮质脊髓束和皮质核束，经脑干的腹侧下行。

3. 脑干网状结构 在脑神经核、非脑神经核和长的上、下行纤维束之间的区域中，还存在范围广泛的脑干网状结构（reticular formation of brain stem）。其间纤维交错排列，夹杂着散在分布、大小不等的神经细胞团。其主要特点为：①形态上保持多突触联系。②联系广泛，是中枢神经系统中神经冲动汇聚和分散的重要部位。即接受所有传入的感觉信息，并将信息返回到脑和脊髓各个部分。③功能复杂，参与维持大脑皮质的清醒状态，调节躯体和内脏运动，含有多种生命中枢，可影响并协调自主功能、疼痛感觉的调节和唤醒行为等中枢神经系统功能。

实验十　小脑、间脑、端脑外形及功能分区

【实验目的】

(1) 掌握小脑、间脑的位置、外形。小脑的分区，背侧丘脑的位置和分部，丘脑腹后核的分部及各部位纤维联系；大脑半球外形、分叶及各叶的重要沟回；基底核的组成和位置、纹状体的组成；侧脑室、第三脑室形态及交通，内囊的位置、分部、各部通过的纤维束及损伤后的临床表现；大脑皮质躯体感觉区、躯体运动区的位置、特点和功能定位；视区、听区及语言中枢的位置。

(2) 熟悉第三脑室脉络丛的组成及功能；大脑皮质结构、联系和分区的基本概念；皮质中枢的概念及平衡觉、嗅觉、味觉、内脏活动中枢的部位。

(3) 了解小脑的纤维联系与功能；丘脑腹前核、丘脑内侧核的位置、联系及功能；丘脑下部的主要核团（视上核、室旁核）及丘脑下部的机能；大脑半球髓质纤维的分类，嗅脑及边缘系统的功能和组成。

【标本观察】

（一）小脑的外形及功能

在脑正中矢状切标本上可见小脑（cerebellum）位于颅后窝，借3对小脑脚与脑干相连，小脑中脚在外侧，小脑下脚居中，小脑上脚在内侧。小脑上部比较平坦，借小脑幕与大脑半球枕叶相隔；下部中间凹陷，容纳延髓和脑桥的下半。小脑与脑干之间的腔隙为第四脑室。

小脑可分为中间缩窄的小脑蚓（vermis of cerebellum）和两侧膨大的小脑半球（cerebellar hemisphere）（图 1-10-1）。蚓的下部以深沟与小脑半球分隔，并陷入两个半球之间，从后向前分为蚓结节、蚓锥体、蚓垂、小结。小脑半球下面近枕骨大孔处膨隆的部分，称小脑扁桃体（tonsil of cerebellum），当颅脑外伤或颅内肿瘤等疾病导致颅内压过高时，小脑扁桃体可推挤嵌入枕骨大孔形成小脑扁桃体疝，压迫脊髓，危及生命。

小脑根据进化和功能可分为三个功能区（表 1-10-1）。①古小脑（绒球小结叶（flocculonodular lobe）在小脑的下面，包括半球上的两个绒球和小脑蚓前端的小结，其间以绒球脚相连。其主要与前庭神经核和前庭神经联系，与维持平衡有关，又称为前庭小脑。②旧小脑（前叶）(anterior lobe）位于小脑上部原裂以前的部分，以及蚓垂和蚓锥。此叶主要接受脊髓小脑前、后束纤维传来的本体感觉冲动，与肌张力的调节、姿势的维持有关，又称为脊髓小脑。③新小脑（后叶）(posterior lobe）位于原裂以后的大部分小脑区域。其接受由大脑皮质传来的信息，协调肌肉活动，又称为大脑小脑。

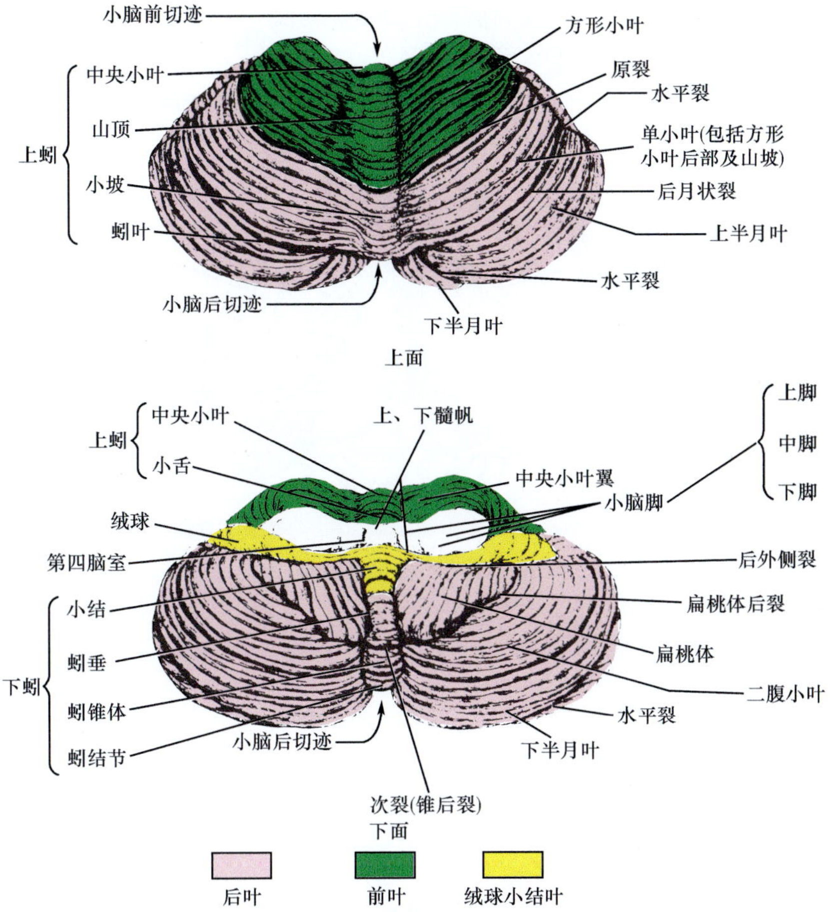

图 1-10-1　小脑上、下面观

表 1-10-1　小脑的纤维联系及功能分区

分叶	进化命名	功能名称	所含结构	主要功能
绒球小结叶	古小脑	前庭小脑	绒球、小结、绒球脚	维持平衡
前叶	旧小脑	脊髓小脑	小脑上部原裂以前的部分、蚓垂、蚓锥	调节肌张力
后叶	新小脑	大脑小脑	小脑原裂以后的部分	协调运动

（二）间脑的外形及功能

取大脑正中矢状切标本观察，间脑(diencephalon) 位于两侧大脑半球之间，体积虽小，但其结构和功能却十分复杂。除腹面视交叉、视束、灰结节、漏斗和乳头体露于表面外，其余部分被大脑半球覆盖，外侧壁又与大脑半球愈合，故间脑与端脑边界不如其他脑部清楚（图 1-10-2，图 1-10-3）。根据其位置和功能可分为 5 个主要部分：背侧丘脑、后丘脑、底丘脑、上丘脑和下丘脑。

1. 间脑的外形

(1) 背侧丘脑：又称丘脑。结合丘脑的模型和冠状切面标本上观察（图 1-10-2 ～图 1-10-4），可见背侧丘脑 (dorsal thalamus) 是两个卵圆形的灰质团块，中夹第三脑室。丘脑前端突出称丘脑前结节，后段膨大为丘脑枕，背内侧面游离，朝向第三脑室，背外侧面与端脑的尾状核、内囊相贴。在大脑正中矢状切标本上，可见其内侧面下方有一浅沟，称下丘脑沟，是背侧丘脑与下丘脑的分界线。

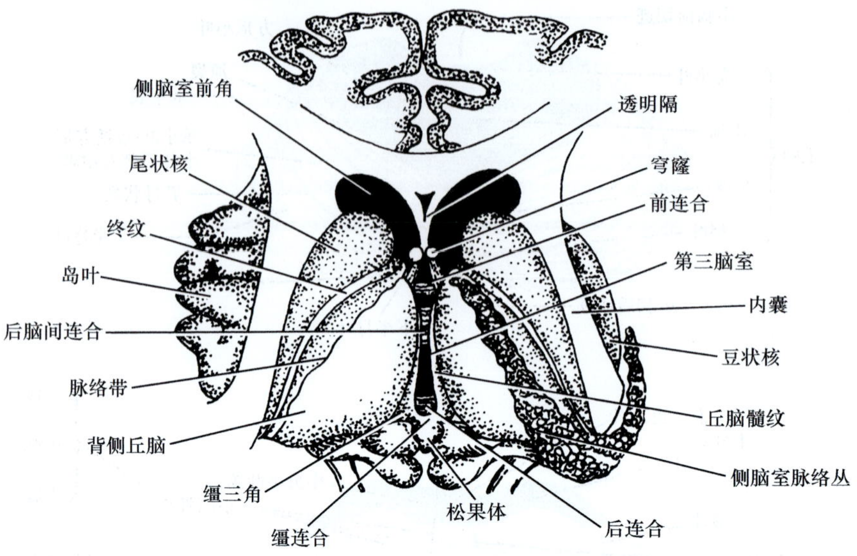

图 1-10-2 间脑的背面

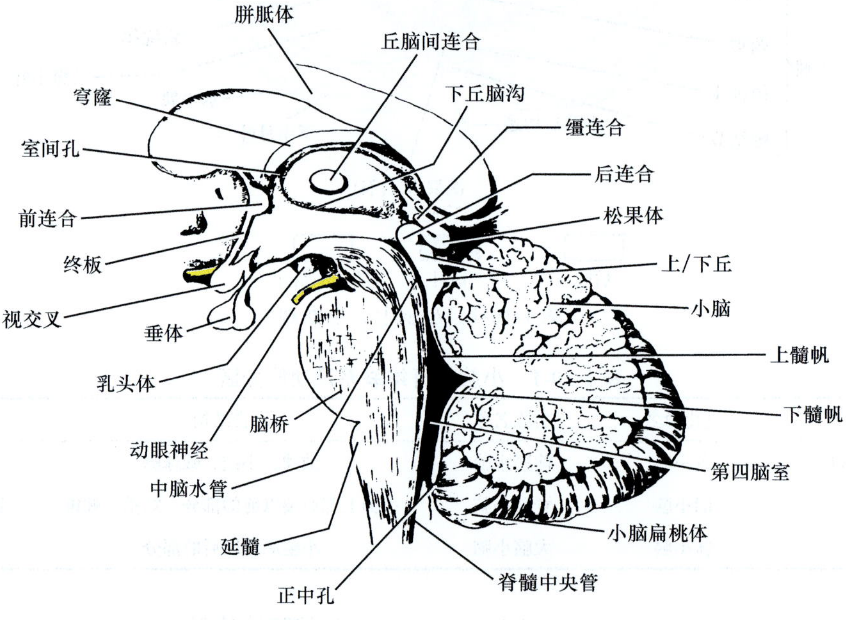

图 1-10-3 脑干的正中矢面

(2) 后丘脑：后丘脑 (metathalamus) 位于丘脑枕的后下方，由一对内侧膝状体 (medial geniculate body) 和一对外侧膝状体 (lateral geniculate body) 组成。内侧膝状体是听觉传导路中的最后一个中继核，接受下丘经下丘臂的传入纤维，发出纤维至颞叶的听觉中枢；外侧膝状体是视觉传导路中的最后一个中继核，接受上丘经上丘臂的传入纤维，发出纤维至枕叶的视觉中枢。

(3) 底丘脑：底丘脑 (subthalamus) 为中脑和间脑的过渡区，在大体结构上无法观察，只能在大脑冠状切片上辨认其范围。底丘脑内含底丘脑核，与苍白球、红核、黑质有密切的纤维联系，参与椎体外系的功能。

(4) 上丘脑：上丘脑 (epithalamus) 位于第三脑室顶部周围，主要包括丘脑髓纹、缰三角、缰连合、松果体 (pineal body) 和后连合。松果体是一个神经内分泌器官，可分泌褪黑

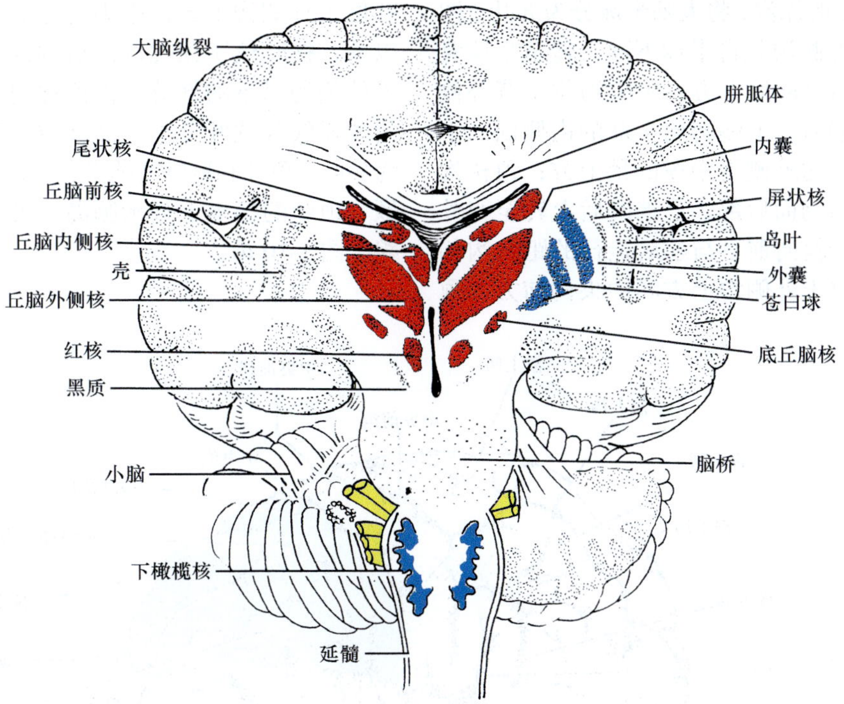

图 1-10-4　脑的冠状面（示底丘脑核）

激素，具有调节生物钟和抑制生殖腺的作用。16 岁以后，松果体钙化形成脑砂，可作为 X 线诊断颅内占位性病变的定位标志。

(5) 下丘脑：从正中矢状面观察，下丘脑 (hypothalamus) 位于丘脑沟以下，构成第三脑室侧壁的下部和底壁。从底面观察，下丘脑从前向后包括以下结构：左、右视神经合成的视交叉 (optic chiasma)，其向后延伸为视束，视交叉后稍为隆起的灰结节 (tuber cinereum)，灰结节向下移行为漏斗 (infundibulum)，漏斗下端连于垂体 (hypophysis)，灰结节后方有一对圆形的乳头体 (mammillary body)。

2. 间脑的功能　人体绝大部分感觉传导系所传入的冲动都到背侧丘脑，换元后终于大脑皮质，因此丘脑成为大脑皮质下的感觉中枢，粗略的痛觉和温度觉可在丘脑水平产生。

下丘脑是神经内分泌中心，通过与垂体的密切联系，将神经调节和体液调节融为一体，参与机体的内分泌活动调节。此外，下丘脑作为内脏活动的皮质下中枢，将内脏活动与多种生理活动联系起来，调节摄食与水平衡，控制体温，涉及情绪行为与性行为等重要生理过程。

第三脑室 (third ventricle) 是位于间脑内腔呈矢状位的狭窄腔隙（图 1-10-2，1-10-3），在室前部借左、右室间孔与两侧大脑半球内的侧脑室相通，后方通向中脑水管。第三脑室顶由脉络组织封闭，底由视交叉、灰结节、漏斗和乳头体构成，前壁为终板，侧壁由背侧丘脑和下丘脑组成。

（三）端脑的外形

用完整端脑标本观察，可见端脑被大脑纵裂分为左、右两个大脑半球。纵裂的底为胼胝体，由连接两半球的横行纤维组成。每个大脑半球可分为三面三极，三面即背外侧面、内侧面及底面，三极即额极（前端突出的部分）、枕极（后端突出的部分）和颞极（在外侧面，向前下突出的部分）。大脑半球表面有许多深浅不同的沟，沟与沟之间的凸起部称回。以下用整脑正中矢状切标本观察：

1. 大脑半球的沟和分叶　大脑表面借三

条较为恒定的深沟，将大脑半球分为五叶（图 1-10-5）：外侧沟起自半球下面，转至半球背外侧面，斜行向后上方；中央沟位于背外侧面中央稍偏后，上端转向半球的内侧面，下端斜向前下达外侧沟中段的稍上方；顶枕沟位于半球内侧面后部，上端向后上转至背外侧面，下端斜向前下与前后走行的距状沟相接。额叶位于外侧沟上方和中央沟前方，顶叶位于外侧沟上方，中央沟之后方，顶枕沟以前，枕叶位于顶枕沟以后的部分，颞叶位于外侧沟以下的部分，借顶枕沟与枕前切迹间的连线与枕叶分界，岛叶位于外侧沟底，为额叶、顶叶和颞叶所掩盖。在切去部分额、颞、顶叶的标本上显示脑岛，可见岛叶的全貌（图 1-10-6）。

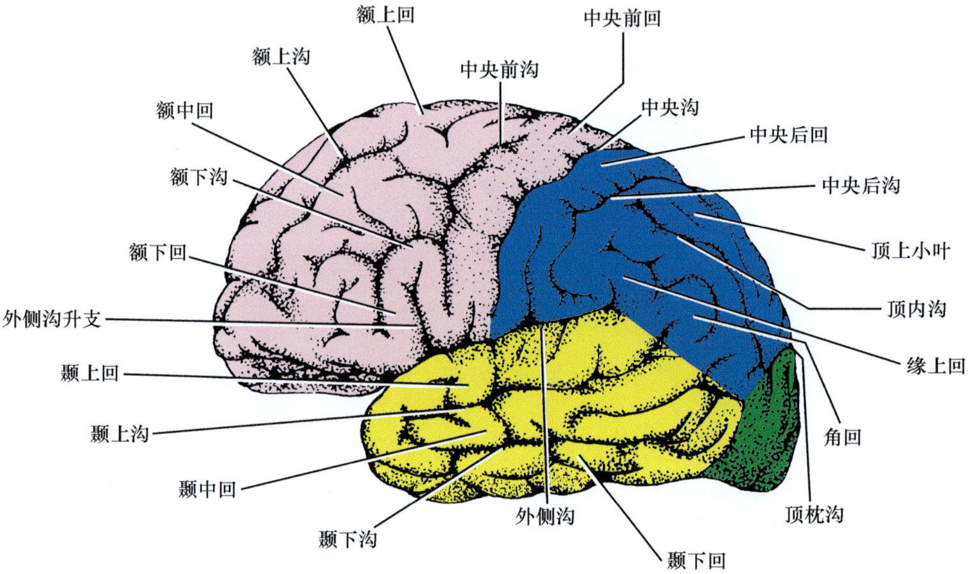

图 1-10-5　大脑半球的沟回（背外侧面）

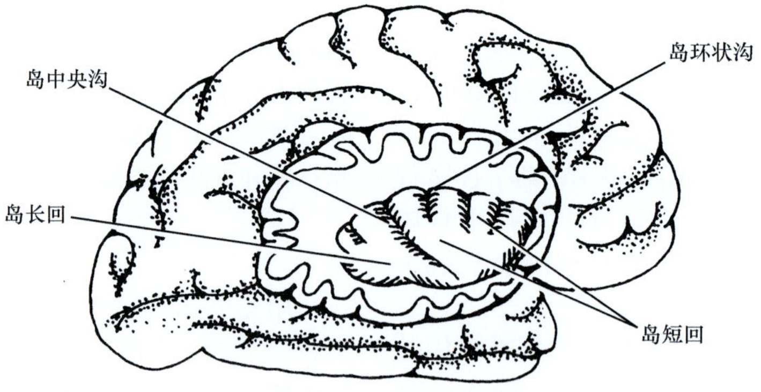

图 1-10-6　大脑半球的岛叶

2. 大脑半球的重要沟回

(1) 背外侧面：在半球标本或模型上观察。在额叶，有一与中央沟平行的沟叫中央前沟，自该沟向前有上、下两条与上缘平行的纵沟，分别称额上沟和额下沟（图 1-10-5）。中央沟与中央前沟之间的回为中央前回，额上沟以上为额上回，额下沟以下为额下回，两沟之间为额中回。在颞叶，有与外侧沟平行的颞上沟和颞下沟，将颞叶分为颞上回、颞中回和颞下回。深入外侧沟的颞叶上面，有两条横向的短回，称颞横回。在顶叶，平行于中央沟后方的是中央后沟，两沟间为中央后回。

自中央后沟向后，有前后向的顶内沟，该沟以上为顶上小叶，以下为顶下小叶。顶下小叶又分为围绕外侧沟末端的缘上回和围绕颞上沟末端的角回。

(2) 内侧面：额、顶、枕、颞四叶在内侧面均可见到（图 1-10-7）。内侧面中部可见一呈耳轮状的断面，为胼胝体的断面（它前端下垂的尖端为胼胝体嘴上弯曲处为胼胝体膝，中间部为体，后端稍膨大处为胼胝体压部）。环绕胼胝体的沟叫胼胝体沟。向后绕压部后向前移行于海马沟。胼胝体沟上方有与之平行的扣带沟，该沟在胼胝体压部处转向背侧称边缘支。胼胝体沟与扣带沟间的脑回为扣带回。扣带回中部上方有中央旁小叶，它是中央前、后回向内侧面延伸的部分。与顶枕沟前下端相连的弧形沟为距状沟，顶枕沟与距状沟之间的三角形区称楔叶。距状沟的下方为舌回。约相当于胼胝体中部的下方，有一弯曲走向前下方的一个纤维束，为穹隆的一部分，穹隆前部为穹隆柱（穹隆的全貌用特殊标本及模型示教）。穹隆柱与胝胼体之间的三角形薄板称为透明隔。胼胝体嘴下后方可见一小圆形的纤维束断面为前连合（前连合的全貌可用特殊标本及模型示教）。前连合与视交叉之间的薄板，称为终板。约相当于前连合断面部位，在该处穹隆柱后方与背侧丘脑前端之间存在一小孔，为室间孔，它是侧脑室与第三脑室连通的孔道。

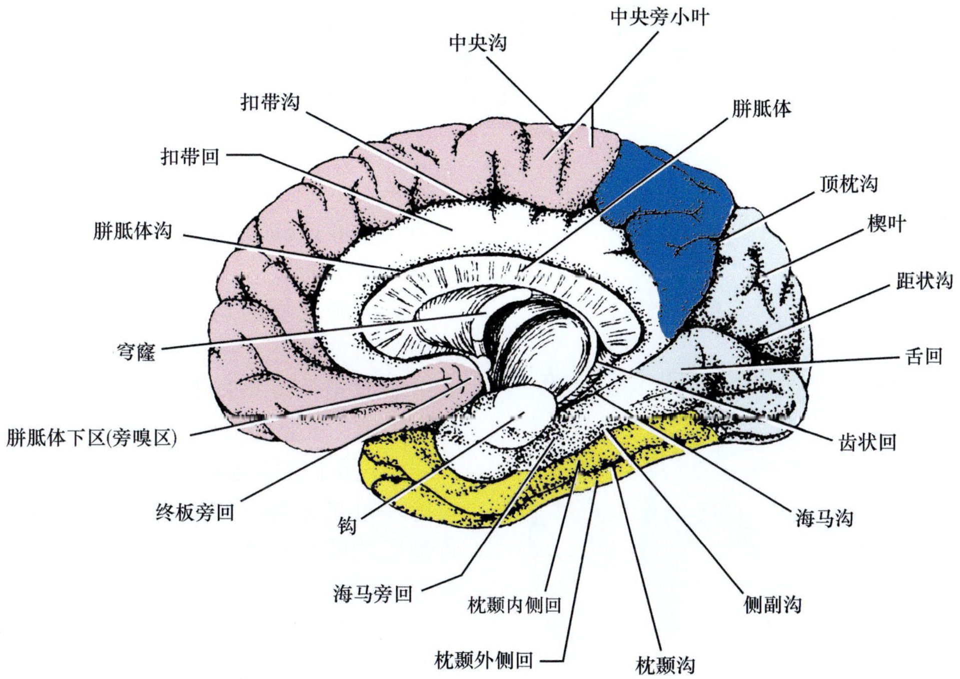

图 1-10-7　大脑半球的沟回（内侧面）

在半球内侧面，可见位于胼胝体周围和侧脑室下角底壁的一圈弧形结构：包括膈区、扣带回、海马旁回、海马和齿状回等，合称边缘叶。

(3) 底面：半球底面前部由额叶、中部由颞叶、后部由枕叶构成（图 1-10-8）。在额叶底面，大脑纵裂两侧各有一前后走向的神经纤维束即嗅束，其前端膨大称嗅球，后端移行为一小三角形区域称嗅三角，嗅三角与视束之间的区域称前穿质。在颞叶底面的中部有一条前后纵走的沟，称侧副沟，其前段内侧的回称海马旁回（又称海马回），海马旁回前端向后上弯曲，称钩。海马旁回内侧为海马沟，沟的上方呈锯齿状的灰质带称齿状回（在海马标本上示教），海马旁回外上方，侧脑室下角底壁上有一弓状隆起为海马（图 1-10-9）。

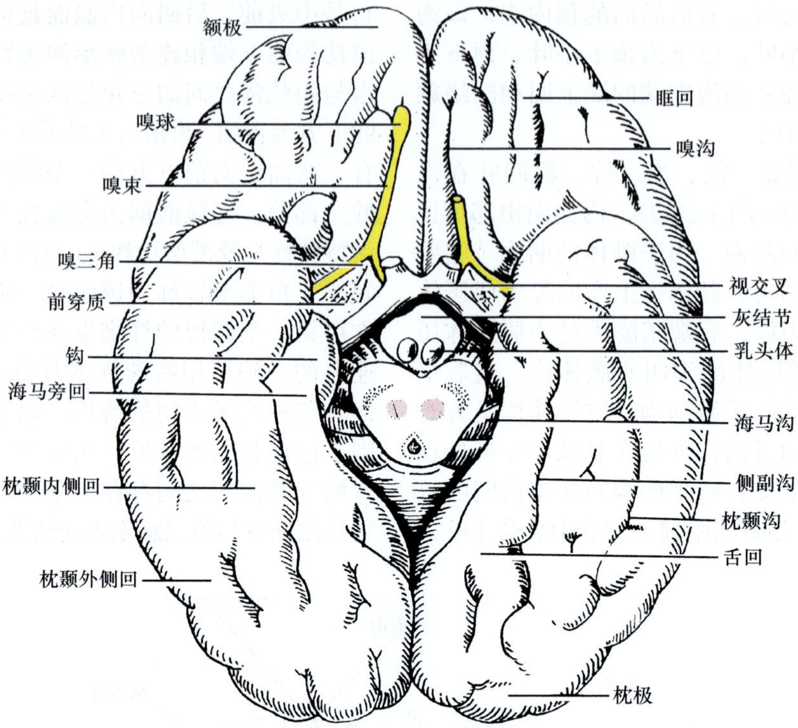

图 1-10-8 脑底面

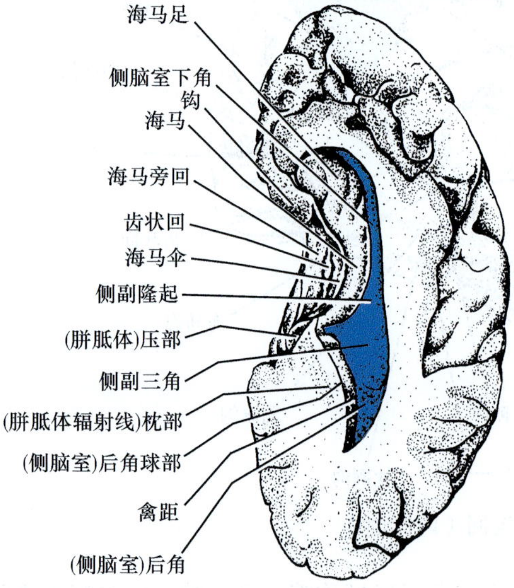

图 1-10-9 海马

（四）端脑的内部结构与功能分区

在大脑半球上部的水平切面上观察，大脑半球也主要由灰质与白质构成。一部分灰质在脑表面形成大脑皮质（cerebral cortex）；另一部分灰质集中在大脑半球底部处，叫基底核（basal nuclei）。中央部分颜色较淡的为白质（髓质）。

1. 大脑皮质的功能定位 大脑皮质不同区域的机能特化，人体的各种功能在大脑皮质上有其定位关系，形成许多皮质功能区，称为中枢。重要的皮质中枢有（图 1-10-10）：

（1）第Ⅰ躯体运动区：位于中央前回和中央旁小叶的前部（4、6 区）。主管对侧半身骨骼肌的随意运动。此区对人体对侧半身的管理是倒置的，但头面部仍然正置，即所谓“体倒头正”管理（图 1-10-11）。皮质上代表区的大小与运动的精细程度有关。

（2）第Ⅰ躯体感觉区：位于中央后回和中央旁小叶后部（3、1、2 区）。主管对侧半身的深、浅感觉，包括痛觉、温度觉、触觉、压觉及位置觉和运动觉。人体各部在此区投射也“体倒头正”（图 1-10-12）。

（3）视区：位于枕叶距状沟两侧（17 区），亦有定位投射关系。

（4）听区：位于颞横回（41、42 区），一侧听区接受来自两耳的听觉冲动。

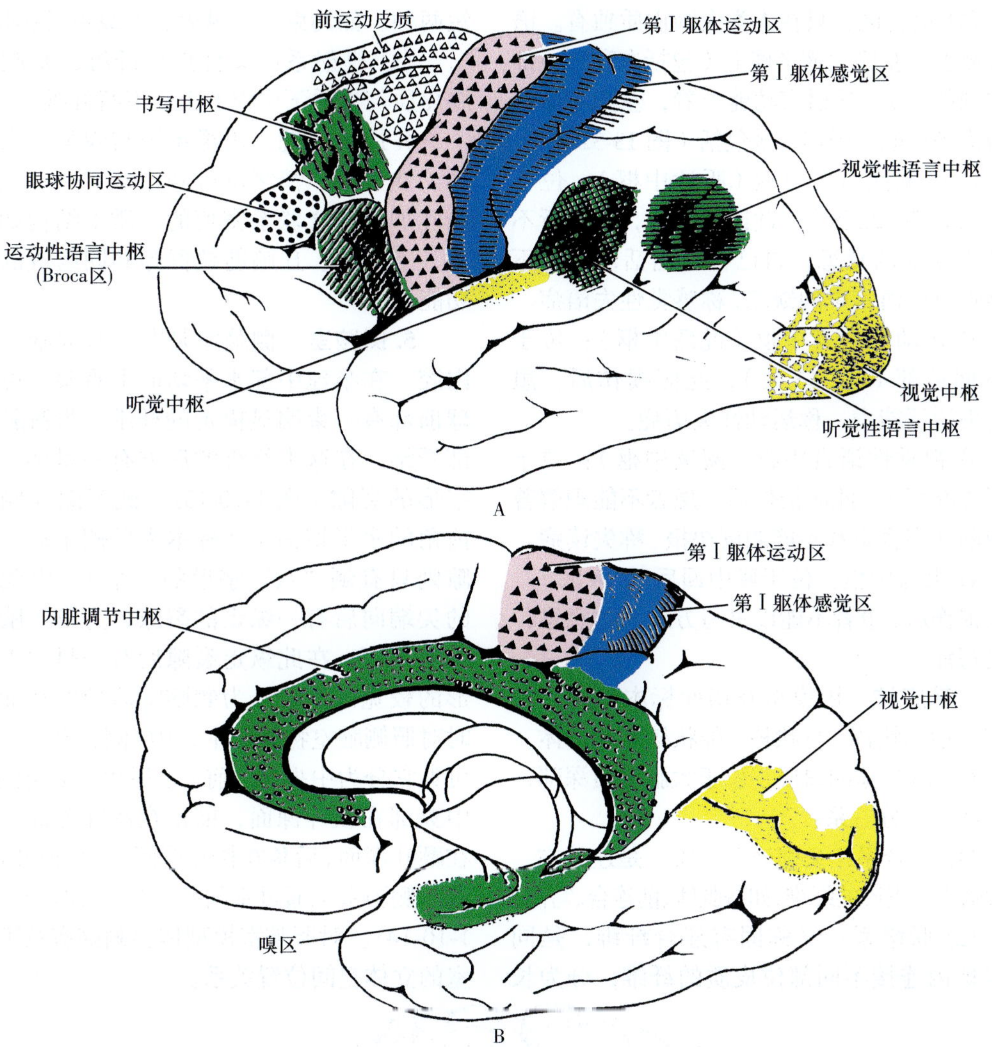

图 1-10-10　大脑皮质重要中枢（左侧）

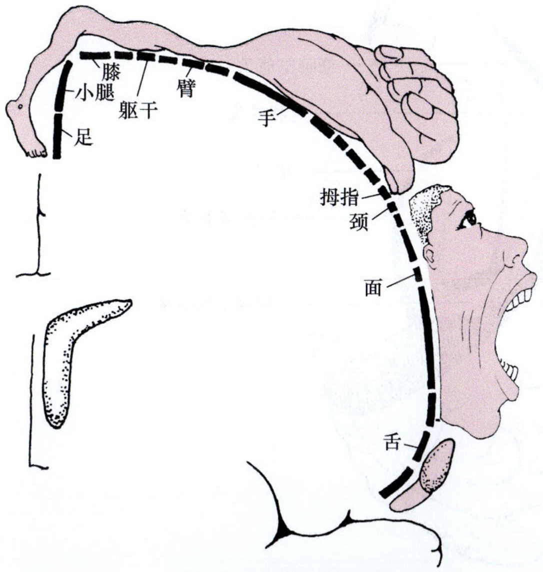

图 1-10-11　人体各部在第Ⅰ躯体运动区的定位

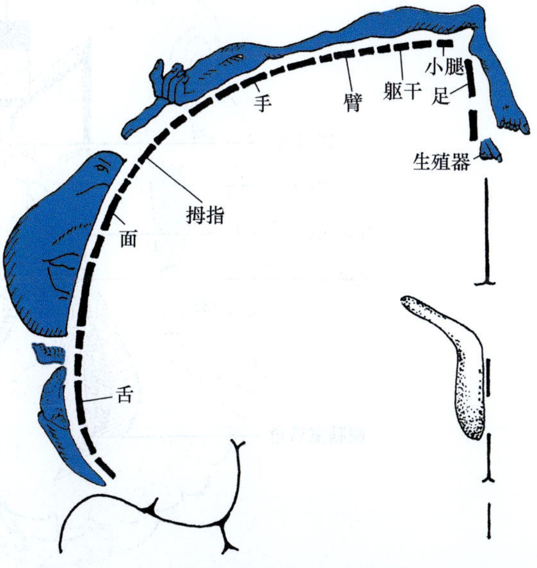

图 1-10-12　人体各部在第Ⅰ躯体感觉区的定位

(5) 语言区：只在人类大脑皮质独有。语言区域多在左侧大脑半球上（包括右利和一部分左利的人）。从语言功能上看，左侧半球可视为优势半球。语言区域包括（图 13-32）：

1) 听觉性语言中枢（听话中枢）：位于颞上回后部（22 区）。此区损伤后，患者听不懂别人谈话的意思，自己常讲错话，可是不能察觉自己语言中的缺陷，称感觉性失语症。

2) 运动性语言中枢（说话中枢）：位于额下回后部（44、45 区），此区损伤后，患者丧失说话能力，称运动性失语症。

3) 视觉性语言中枢（阅读中枢）：位于角回（39 区），此区损伤后，患者不能理解曾认识的文字含意和不能阅读快报，称失读症。

4) 书写中枢：位于额中回后部（8 区），此区损伤后，患者不能以书写方式表达意思，称失写症。

2. 基底核　用模型及切面标本观察：基底核包括尾状核、豆状核、屏状核和杏仁体。

3. 大脑半球的白质　位于大脑皮质深部，所含纤维可分三系：

(1) 连合系：又称连合纤维，是连接左、右大脑半球皮质的纤维，如胼胝体、前连合、穹窿。

(2) 联络系：又称固有连合纤维，是同侧半球内连接不同部位皮质的纤维，分为长短两种。如钩束、上纵束、下纵束及扣带。

(3) 投射系：又称投射纤维，是联系大脑皮质与皮质下中枢的上、下行纤维。

4. 边缘系统　边缘系统与嗅觉、内脏活动、性活动、情绪反应和记忆有关。是由边缘叶加上与之联系密切的皮质下结构如杏仁体、下丘脑、丘脑前核群等共同组成的一个功能系统。

5. 侧脑室　侧脑室是左、右大脑半球的内腔。在半球中部水平切面上观察，可见半球前部有一束明显横走的纤维，为胼胝体前部纤维，在这束纤维的后方有一呈倒“八”字形的裂隙（图 1-10-13）。此裂隙为侧脑室前角的水平切面（如标本为单侧半球，此裂隙则只有倒“八”字形的一半）。由此裂隙的尖端向后有一纵走的裂隙，为第三脑室的水平切面，在此纵走裂隙后有一呈“人”字形的较宽的裂隙，为侧脑室后角的切面。此时对照侧脑室特殊标本，观察侧脑室的全貌，可见它分为中央部、前角、后角、下角四部，中央部在顶叶深面，前角在额叶深面，下角在颞叶深面，后角在枕叶深面，各部彼此连通，两侧侧脑室又通过室间孔与第三脑室连通（图 1-10-14）。对照脑室模型体会侧脑室及第三脑室的立体空间位置关系。

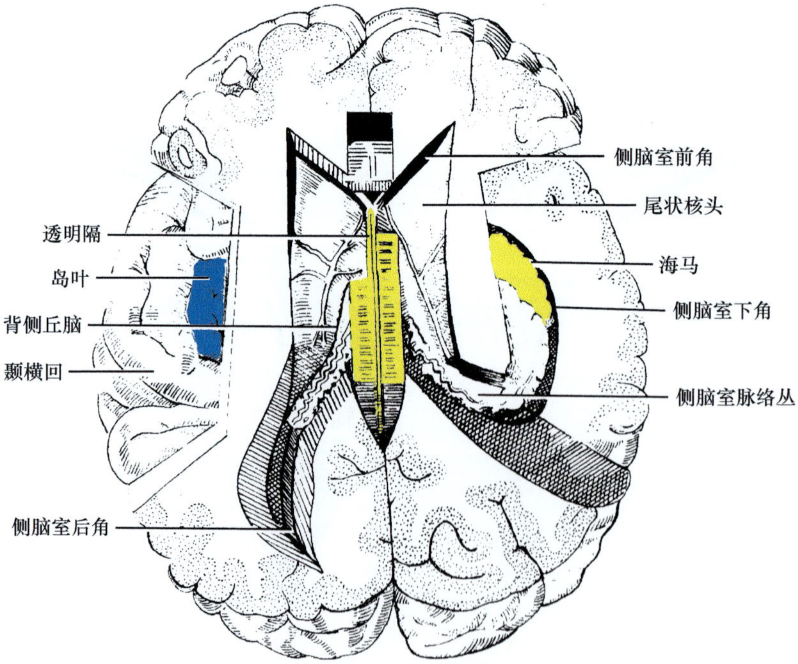

图 1-10-13　侧脑室

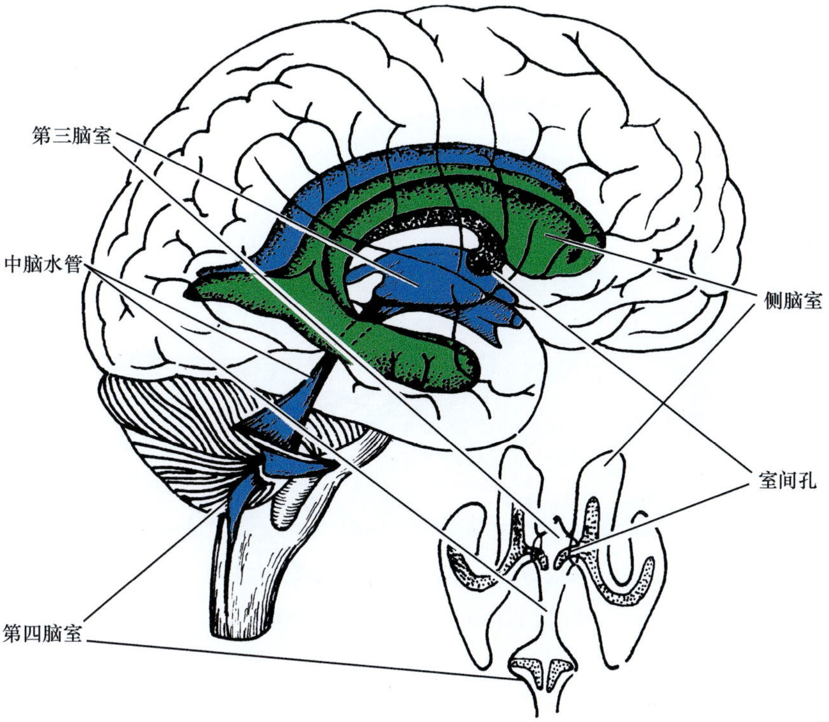

图 1-10-14　侧脑室的投影图

实验十一　脑和脊髓的被膜、血管、脑脊液循环以及脊神经

【实验目的】

(1) 掌握脑和脊髓的三层被膜的形态结构及有关的主要间隙; 硬脑膜形成物的形态、位置; 硬脑膜窦之间的联通及其回流; 脑室系统的形态、位置和脑脊液的产生及其循环途径; 脊神经的组成、纤维成分和分支。

(2) 熟悉蛛网膜下隙、小脑延髓池、终池的临床意义; 小脑下后动脉、大脑后动脉的分布范围。

(3) 了解脑的静脉; 脊髓的血液供应来源; 脑的屏障。

【标本观察】

(一) 脑和脊髓的被膜

脑和脊髓都被三层被膜所包裹，由浅入深依次为硬膜、蛛网膜和软膜，对脑和脊髓有保护、支持的作用。取去除颅盖骨和脑组织的颅标本观察。

1. 硬膜　硬膜分为硬脑膜和硬脊膜。

(1) 硬脑膜：坚韧有光泽，由两层构成，外层为颅骨的内骨膜，内层较外层坚厚，脑膜的血管、神经行于两层之间。硬脑膜与颅顶诸骨连结疏松，损伤易形成硬脑膜外血肿；与颅底骨结合紧密，颅底骨折时易同时撕裂硬脑膜和蛛网膜（图 1-11-1）。

1) 硬脑膜形成的结构：主要有：大脑镰伸入大脑纵裂内；小脑幕伸入大脑半球与小脑之间。小脑幕前缘游离并凹成切迹，称幕切迹。大脑半球颞叶正处在幕切迹上方，当颅内高压时海马旁回可被挤入幕切迹，形成小脑幕切迹疝。

2) 硬脑膜窦：硬脑膜在某些部位分开成两层，内衬内皮细胞，构成硬脑膜窦，接受脑的浅静脉直接注入。窦壁无平滑肌，不能收缩，当损伤出血时，不易止血。主要的硬脑膜窦有：上矢状窦位于大脑镰上缘。下矢状窦位于大脑镰下缘。直窦位于大脑镰与小

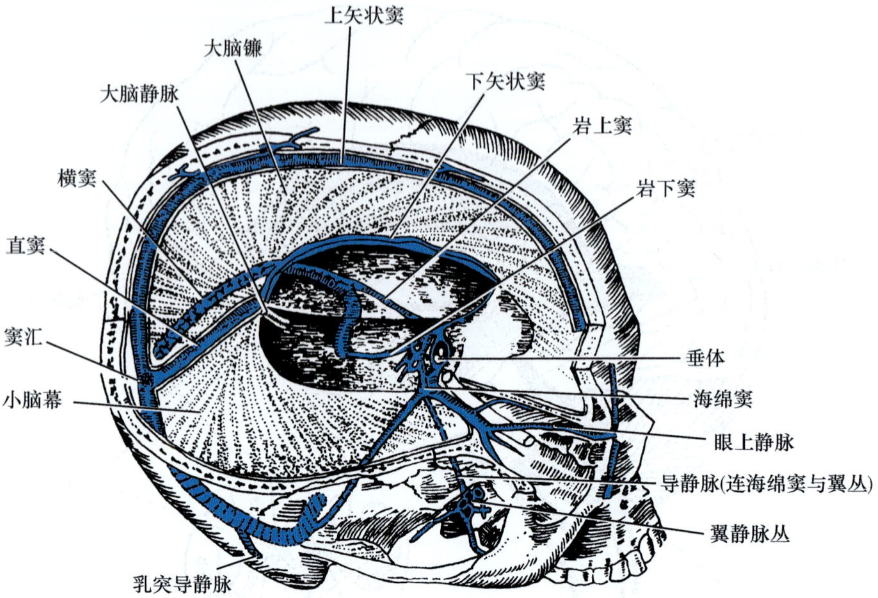

图 1-11-1　硬脑膜及静脉窦

脑幕相会处。横窦位于小脑幕后方附着于横窦沟处。窦汇为上矢状窦、直窦、横窦汇合处。乙状窦与横窦相延续位于乙状窦沟内，注入颈内静脉。海绵窦位于蝶鞍的两侧，内有颈内动脉和展神经通过；而动眼神经，滑车神经、眼神经和上颌神经则在窦的外侧壁内由上而下依次通过。海绵窦前接眼静脉，向后经岩上窦（位于小脑幕附于颅骨岩部上缘处）注入横窦，向后经岩下窦（位于颞骨岩部的后缘）注入颈内静脉（图 1-11-2）。

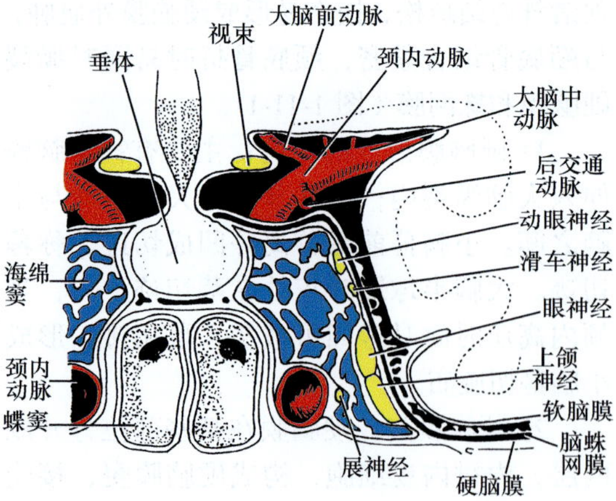

图 1-11-2　海绵窦

(2) 硬脊膜，用在体脊髓标本观察，见硬脊膜上端附于枕骨大孔边缘，下端达第二骶椎水平。硬脊膜与椎管壁之间的间隙称硬膜外隙（epidural space），内含大量脂肪和静脉，呈负压，有脊神经根通过（图 1-11-3）。

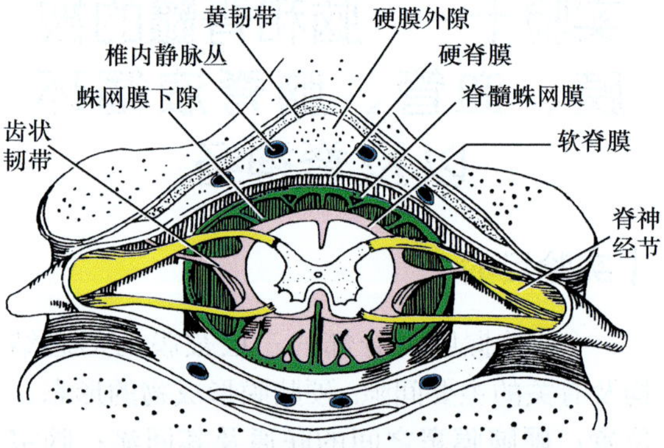

图 1-11-3　脊髓的被膜（横切面）

2. 蛛网膜　取带蛛网膜的脑和脊髓标本，见蛛网膜覆盖在它们表面（跨过脑的沟裂表面）。蛛网膜薄而透明，缺乏血管和神经，与深面的软膜之间有蛛网膜下隙，腔内充满脑脊液，各脊神经根、脑神经都有一段行于其中。蛛网膜下隙在脊髓下端至第二骶椎之间特别扩大称终池。在硬脑膜窦内（尤其是上矢状窦）蛛网膜形成许多菜花状突起，名为蛛网膜颗粒（图 1-11-4），脑脊液通过它渗入硬脑膜窦。

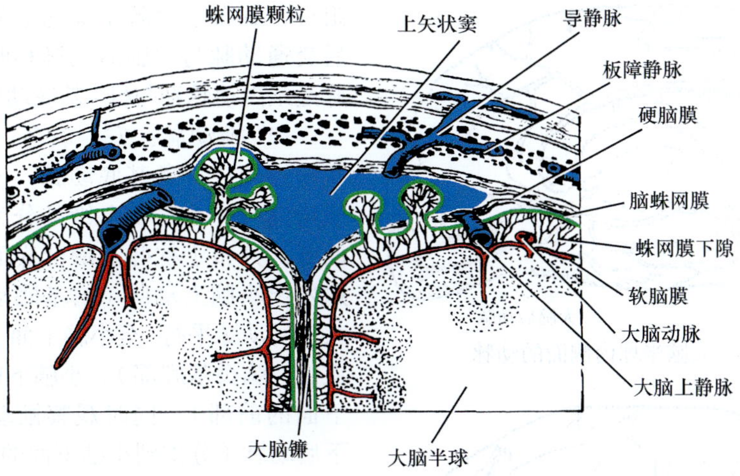

图 1-11-4 蛛网膜颗粒与硬脑膜窦

3. 软膜 软膜分为软脑膜和软脊膜紧贴脑和脊髓表面，并深入其沟裂中。软脊膜在脊髓两侧的脊神经前、后根之间形成齿状韧带，该韧带的尖向外附着于硬脊膜有固定脊髓的作用。在脑室的某些部位，软脑膜及其血管与该部位的室管膜上皮共同构成脉络组织；脉络组织内部分血管反复分支成丛，突入脑室腔称脉络丛，是产生脑脊液的主要结构。软膜有丰富血管、神经。

（二）脑和脊髓的血管

1. 脑的动脉 脑的动脉来源于颈内动脉和椎动脉。大脑半球顶枕沟以前和部分间脑由颈内动脉供应；大脑半球顶枕沟以后和部分间脑、脑干、小脑由椎动脉供应。脑的动脉可分为皮质动脉中央动脉，前者营养皮质及其深部的髓质，后者供应基底核、内囊和间脑等（图 1-11-5 ～图 1-11-7）。取脑血管标本观察。

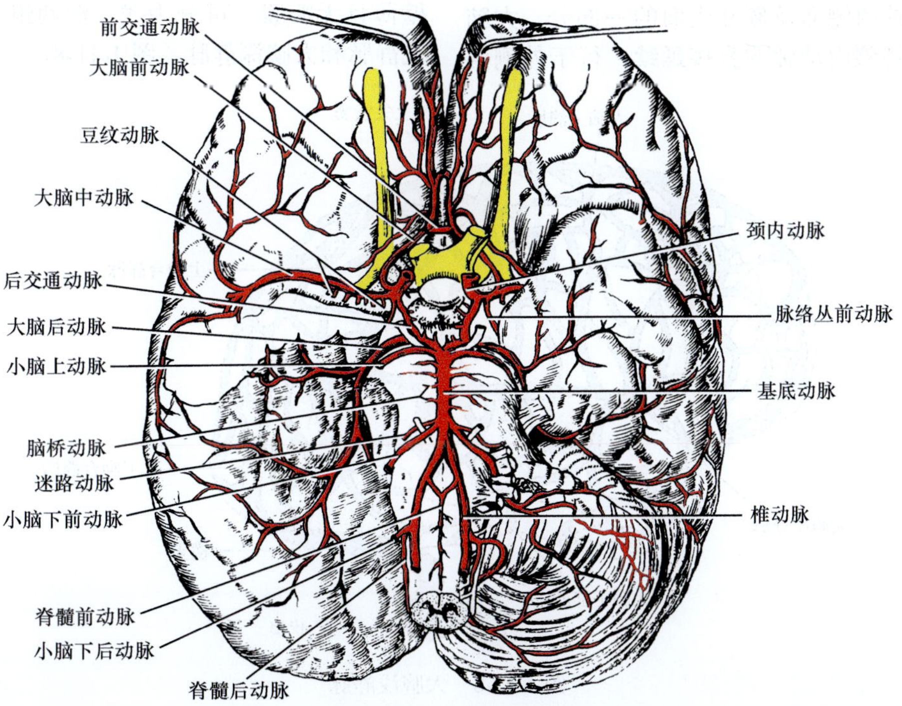

图 1-11-5 脑底的动脉

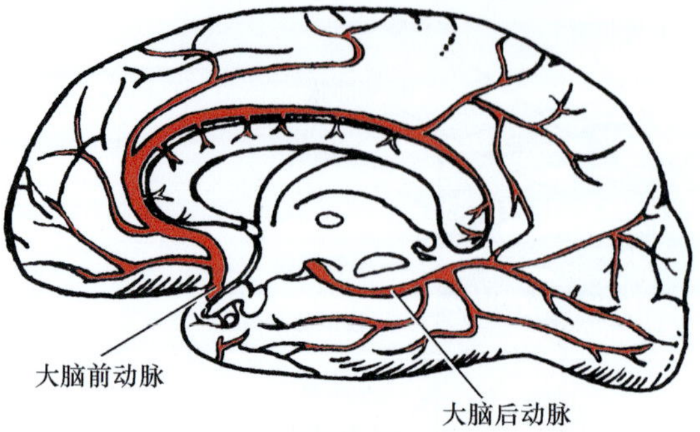

图 1-11-6　大脑半球内侧面的动脉

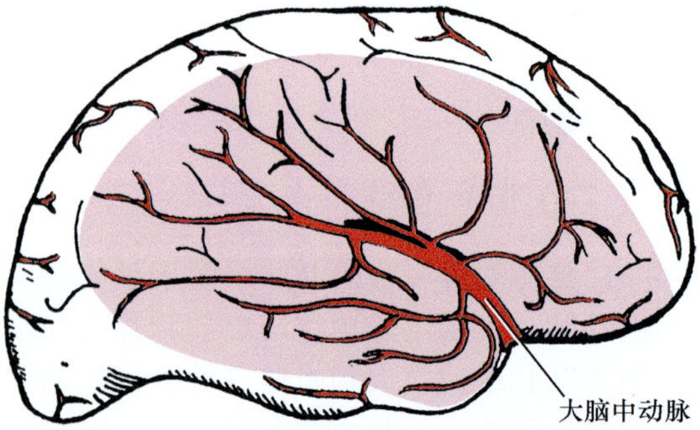

图 1-11-7　大脑半球外侧面的动脉

(1) 颈内动脉：在视交叉两侧发出大脑前动脉行于视神经的上面，与对侧同名动脉借前交通动脉相连，分布于顶枕沟以前的大脑半球的内侧面及额叶底面的一部分。大脑中动脉是颈内动脉的直接延续，行于外侧沟附近，分布于大脑半球的上外侧面和岛叶。后交通动脉与大脑后动脉相吻合。后交通动脉是颈内动脉系与椎 - 基底动脉系的吻合支。

(2) 椎动脉：左、右各一，在脑桥延髓沟附近合成一条基底动脉，该动脉沿脑桥基底沟前行，在脑桥上缘处分为左、右大脑后动脉，分布于枕叶及颞叶底面。基底动脉沿途发出小脑上动脉（由基底动脉末端发出与大脑后动脉平行，至小脑上面）、脑桥动脉（数支供应脑桥基底部）、小脑下前动脉（至小脑下面的前部）。同时观察椎动脉发出的小脑下后动脉（分支到小脑下面的后部和延髓）。

(3) 大脑动脉环：环绕在视交叉、灰结节、乳头体周围由大脑前动脉、大脑后动脉、颈内动脉末端借前、后交通动脉连结而成的动脉环，称大脑动脉环。此环使两侧颈内动脉系与椎 - 基底动脉系相交通。在正常情况下大脑动脉环两侧的血液不相混合，而是作为一种代偿的潜在装置。当此环某一处发育不良或被阻断时，可在一定程度上通过大脑动脉环使血液重新分配和代偿，以维持脑的血液供应。

2. 脑的静脉　脑的静脉不与动脉伴行，壁薄且无瓣膜，可分为浅、深两组，即大脑浅静脉和大脑深静脉（图 1-11-8）。

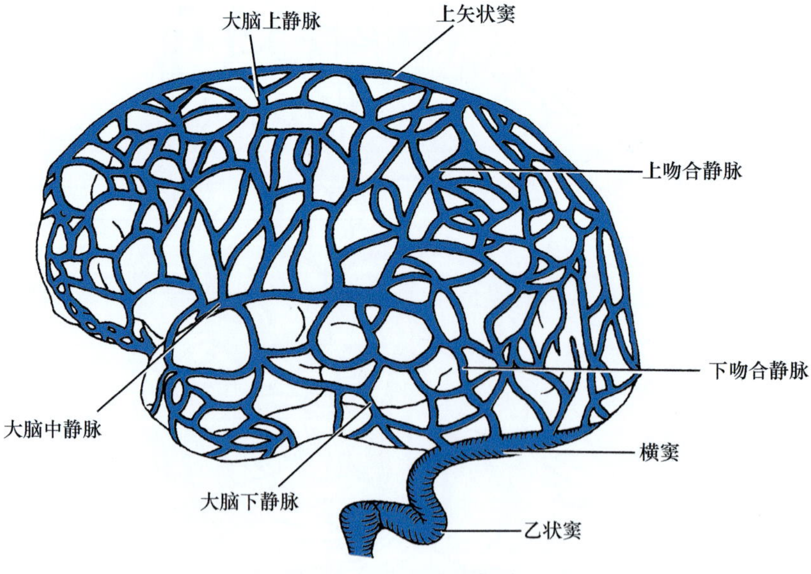

图 1-11-8　大脑浅静脉

3. 脊髓的动脉和静脉　用脊髓血管模型观察，可见由椎动脉发出的脊髓后动脉（二条，行于脊髓后外侧沟附近）和脊髓前动脉（二条合成一干沿前正中裂下行）（图 1-11-9）。

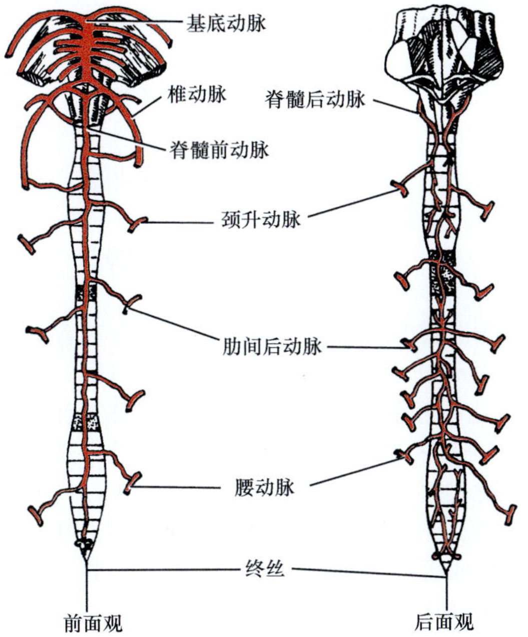

图 1-11-9　脊髓的动脉

脊髓的动脉来自椎动脉和节段性动脉（如肋间后动脉、腰动脉、骶外侧动脉等的脊髓支）。脊髓的静脉较动脉多且粗，收集脊髓内的小静脉，最后汇集成脊髓前、后静脉，通过前、后根静脉注入硬膜外隙的椎内静脉丛。

（三）脑脊液产生及循环

脑脊液充满脑室系统和蛛网膜下隙，功能上相当与外周组织中的淋巴，对中枢神经系统起缓冲、保护、运输代谢产物和调节颅内压等作用。脑脊液总量在成人平均 150ml，它处于不断产生、循环和回流的平衡状态（图 1-11-10）。

脑脊液由各脑室中脉络丛（choroid plexus）产生，经第四脑室正中孔和外侧孔流入蛛网膜下隙，再流经脑和脊髓表面，经蛛网膜颗粒渗透到硬脑膜窦内，回流入静脉。其具体流向如下：

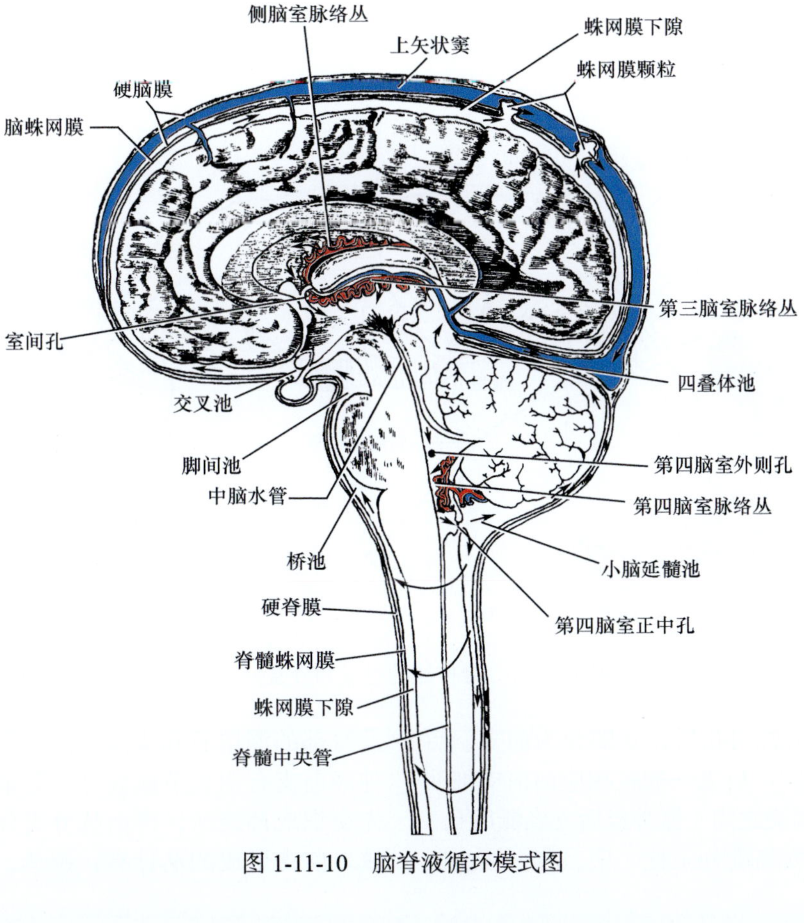

图 1-11-10　脑脊液循环模式图

脉络丛　　　　脉络丛　　　　脉络丛
↓　　　　　　↓　　　　　　↓
侧脑室→室间孔→第三脑室→中脑水管→第四脑室→正中孔外侧孔→蛛网膜下隙
　　　　　　　　　　　　　　　　↓↑　　　　　　　　　　　　↓
　　　　　　　　　　　　　　　中央管　　　　　　　　　　蛛网膜颗粒
　　　　　　　　　　　　　　　　　　　　　　　　　　　　　↓
　　　　　　　　　　　　　　　　　　　　　　　　　　　　硬脑膜窦
　　　　　　　　　　　　　　　　　　　　　　　　　　　　　↓
　　　　　　　　　　　　　　　　　　　　　　　　　　　　颈内静脉

（四）脊神经概论

脊神经自脊髓发出，共31对：颈神经8对（$C_{1\sim8}$）、胸神经12对（$T_{1\sim12}$）、腰神经5对（$L_{1\sim5}$）、骶神经5对（$S_{1\sim5}$）和尾神经1对（C_0）。其中，$C_{1\sim7}$神经由相应颈椎上方的椎间孔穿出，C_8神经自第七颈椎下方的椎间孔穿出；$T_{1\sim12}$、$L_{1\sim5}$神经均分别按序列通过相应椎骨下方的椎间孔穿出；$S_{1\sim4}$神经通过相应的骶前、后孔穿出，S_5和C_0神经经骶管裂孔出骶管。

每对脊神经由连于脊髓的前根和后根在椎间孔处合并而成。前根属运动性，由脊髓前角和侧角的神经元轴突组成；它除含有躯体运动纤维外，在T_1～L_3神经前根，以及$S_{2\sim4}$神经前根内，还分别含有交感神经纤维和副交感神经纤维。后根属感觉性，其上有感觉神经元胞体聚集而成的膨大部，称脊神经节。感觉神经元为假单极神经元，其中枢突组成后根入脊髓；周围突分布于皮肤、肌肉、关节和内脏，将躯体和内脏的感觉冲动传向中枢。每个脊神经因由前、后根合成，都含有运动纤维和感觉纤维，所以脊神经都是混合性的（图1-11-11）。

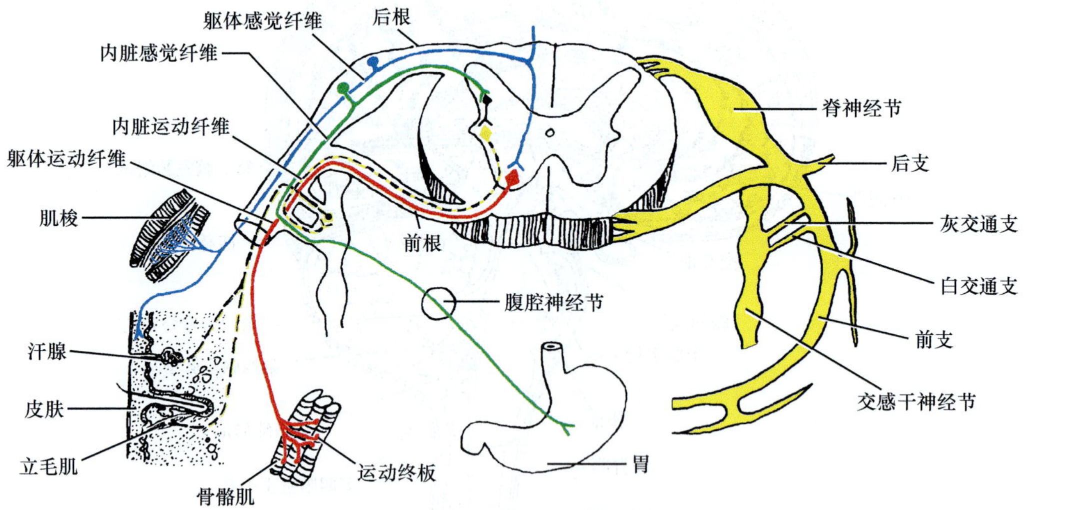

图1-11-11　脊神经的组成和分支分布图

脊神经出椎间孔后，立即分为前支、后支和交通支等。后支一般较相应的前支细而短，经椎骨横突之间（骶神经后支经骶后孔）向后穿行，按节段分于枕、项、背、腰、骶及臀部的深层肌和皮肤。前支较粗大，除胸神经前支有明显节段性外，其余脊神经前支先交织成神经丛，再由丛分支分布于相应区域。前支形成的丛计有：颈丛、臂丛、腰丛和骶丛。

实验十二 脑神经及内脏神经

【实验目的】

(1) 掌握12对脑神经的名称、性质、所连系的脑神经核、连脑部位、出入颅的部位及分支分布范围；灰、白交通支和椎旁节的形态、位置；第Ⅲ、Ⅶ、Ⅻ对脑神经损伤后可能出现的症状。

(2) 熟悉脑神经的组成和纤维成分；交通支、白交通支的概念；内脏运动神经与躯体运动神经的主要区别。

(3) 了解脑神经的纤维成分；内脏运动神经的结构特点；内脏神经的区分、分布和机能概况，内脏神经的起始及分布概况、主要内脏神经丛的位置和分布。

【标本观察】

脑神经共12对，其名称分别为：第1对（简书罗马数字Ⅰ，下同）嗅神经；Ⅱ视神经；Ⅲ动眼神经；Ⅳ滑车神经；Ⅴ三叉神经；Ⅵ展神经；Ⅶ面神经；Ⅷ前庭蜗神经；Ⅸ舌咽神经；Ⅹ迷走神经；Ⅺ副神经；Ⅻ舌下神经（图1-12-1）。为方便记忆，可试用顺口溜“一嗅二视三动眼，四滑五叉六外展，七面八听九舌咽，十迷一副舌下完”。

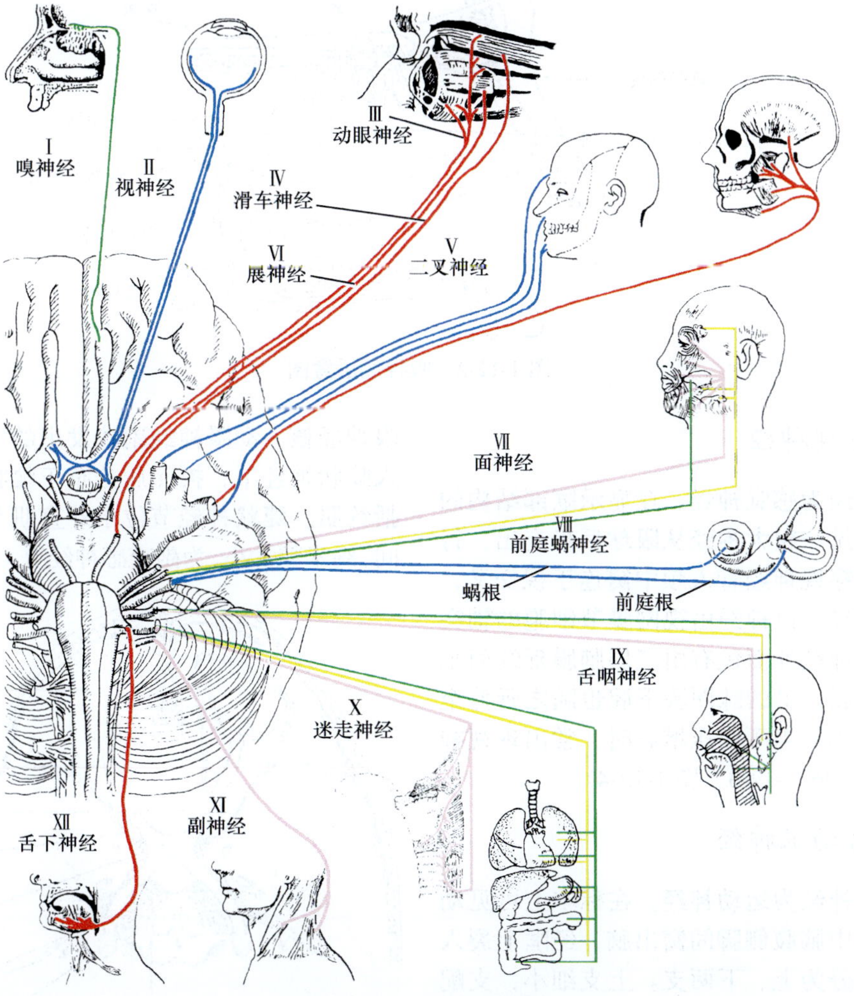

图1-12-1 脑神经概观

脑神经和脊神经都是周围神经，所不同者是：①脊神经分布于躯干、四肢，脑神经除迷走神经外，主要分布于头、颈部；②每一对脊神经都是混合神经，但脑神经可以分三类：感觉性脑神经（Ⅰ、Ⅱ、Ⅷ）；混合性脑神经（Ⅴ、Ⅶ、Ⅸ、Ⅹ）；运动性脑神经（Ⅲ、Ⅳ、Ⅵ、Ⅺ、Ⅻ）。③每对脊神经均含有内脏运动成分，主要是交感纤维，只有骶 2 ～ 4 含有副交感纤维；脑神经中仅Ⅲ、Ⅶ、Ⅸ、Ⅹ含有内脏运动成分，且全为副交感纤维。

在保留了 12 对脑神经的神经根的颅底内面标本上，观察 12 对脑神经的出入颅的部位；在脑的腹侧面的标本上，观察 12 对脑神经的附着部位。

（一）嗅神经

嗅神经为感觉神经，始于嗅细胞（图 1-12-2）。嗅细胞及其周围突分布于上鼻甲上部和鼻中隔上部黏膜；中枢突汇成 20 多条嗅丝穿筛孔入颅，连于嗅球，传导嗅觉。在颅底内面的标本上观察嗅丝通过的部位——筛孔，在端脑底面的标本上观察嗅球和嗅束。由于嗅丝的微细和取脑时不可避免的破坏，标本上已不能观察到嗅丝。我们可把嗅丝、嗅球与嗅束的关系理解为牙刷毛与牙刷柄的关系。

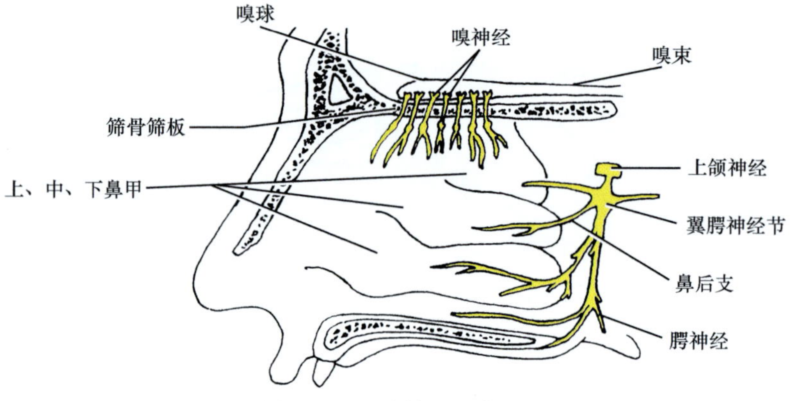

图 1-12-2　嗅神经示意图

（二）视神经

视神经为感觉神经。在显示眶部结构的标本上，见一粗大神经从眼球后极走出，行向后内，穿视神经管入颅中窝连于视交叉，此即视神经。该神经由视网膜节细胞的轴突构成。视神经外面包有由三层脑膜延续而来的三层被膜，脑的蛛网膜下腔也随之延伸至视神经周围。当颅内压增高时，常出现视神经盘水肿（图 1-12-3，图 1-12-4）。

（三）动眼神经

动眼神经为运动神经。在标本上可见动眼神经自中脑腹侧脚间窝出脑，经眶上裂入眶，立即分为上、下两支。上支细小，支配上直肌和上睑提肌。下支粗大，支配内直肌、下直肌和下斜肌。上述纤维均发自中脑的动眼神经核。动眼神经副核发出的纤维经下支入睫状神经节，换元后分布于睫状肌和瞳孔括约肌。睫状神经节位于外直肌与视神经之间，约米粒大小，为副交感神经节（图 1-12-5）。

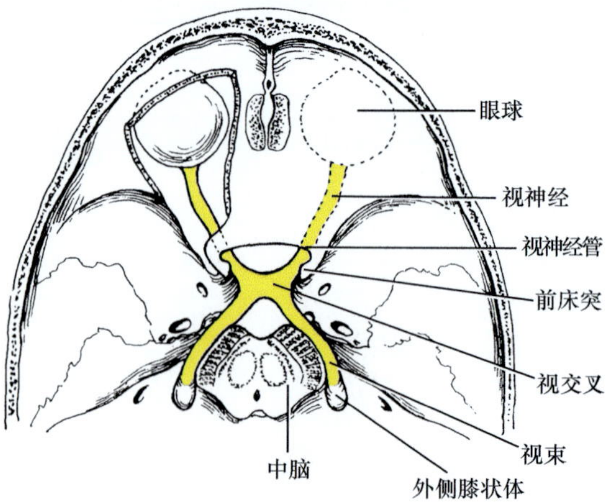

图 1-12-3　视神经

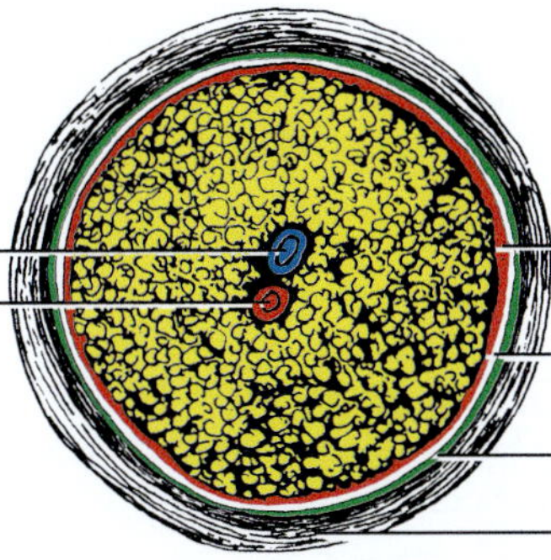

图 1-12-4　视神经横切面

(四) 滑车神经

滑车神经为运动神经。取显示眶内结构的标本，在上斜肌后端上方可见一细小神经进入该肌，此即滑车神经。该神经起于滑车神经核，经中脑下丘下方出脑后，绕大脑脚外侧前行，穿海绵窦外侧壁，经眶上裂入眶，支配上斜肌（图 1-12-6）。

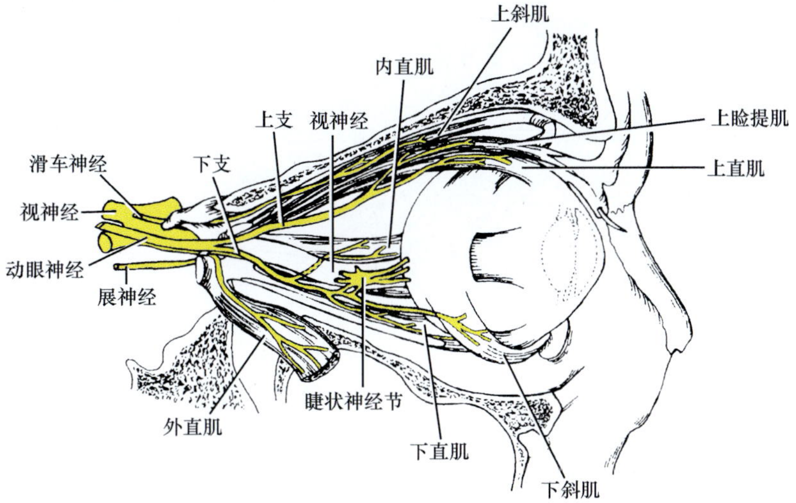

图 1-12-5　眶内的神经（外侧面观）

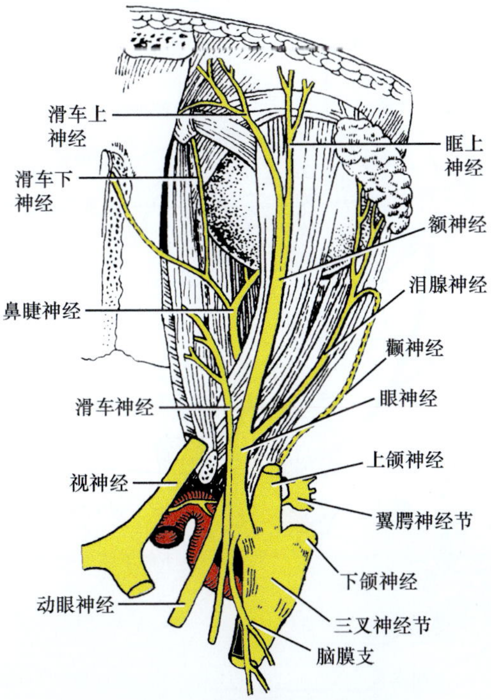

图 1-12-6　眶内神经（上面观）

(五) 三叉神经

三叉神经为混合神经。在颞骨岩部尖端的三叉神经压迹处找到三叉神经节，节后方为三叉神经本干，自脑桥臂与基底部交界处出脑；节前方连有三叉神经三大分支，由上往下分别为：眼神经、上颌神经、下颌神经。来自头面部及部分硬脑膜的感觉神经冲动经上述三大分支传入脑干；三叉神经运动核的纤维经三叉神经的下颌神经支配咀嚼肌（图 1-12-6，图 1-12-7）。

(六) 展神经

展神经为运动神经。取三叉神经标本，将已切断的外直肌近端翻开，可见一神经从外直肌内侧面进入该肌，此即展神经。该神经起于脑桥的展神经核，从延髓脑桥沟中部出脑，经眶上裂入眶，支配外直肌（图 1-12-5）。

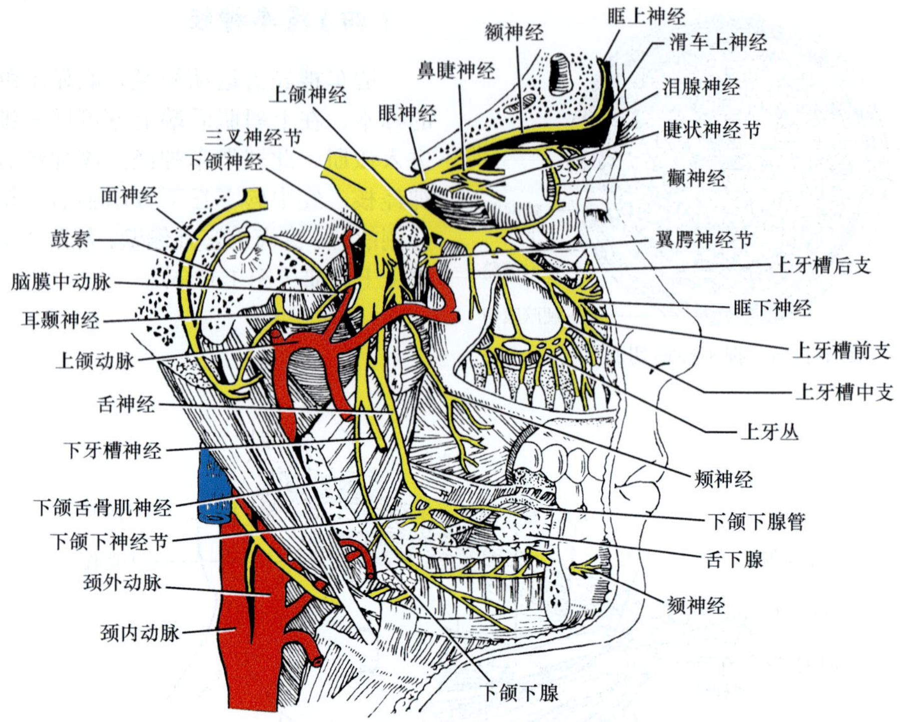

图 1-12-7　三叉神经（外侧面）

（七）面神经

面神经为混合神经。面神经由桥延沟出脑后伴前庭蜗神经入内耳门，穿内耳道底进入面神经管，先水平走行，后垂直下行经茎乳孔出颅，向前穿腮腺达面部。在面神经管的折转处有膨大的膝神经节，为第一级味觉神经元胞体。面神经穿经面神经管及出管后穿出腮腺时发出许多分支，因此面神经的分支可分为面神经管内分支（颅内分支）和颅外分支（图 1-12-8，图 1-12-9）。

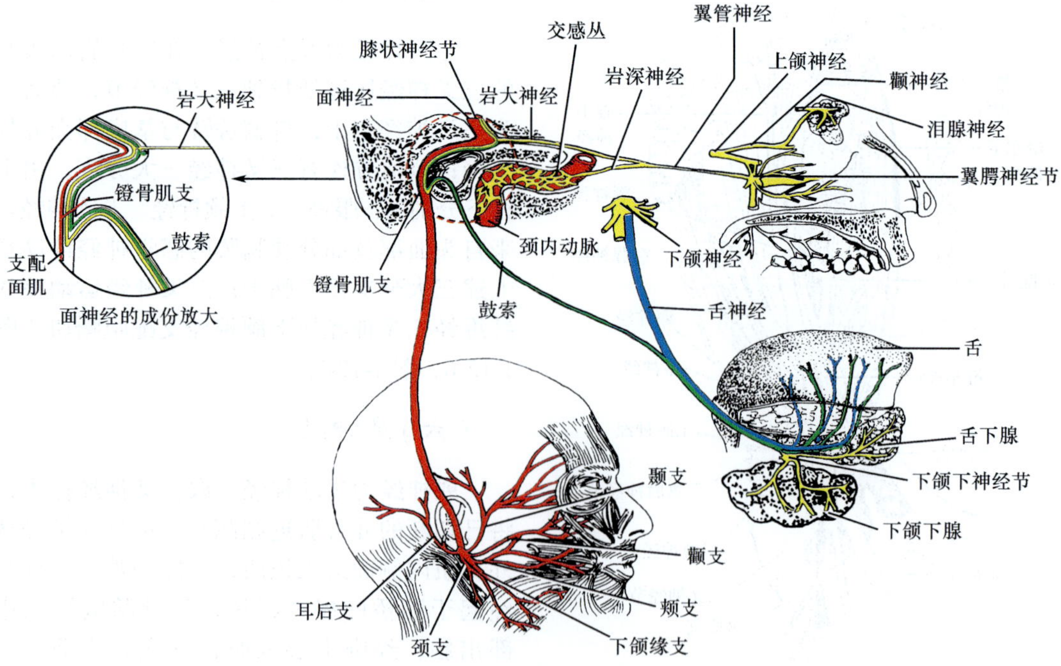

图 1-12-8　面神经的成分及分布

1. 面神经管内的分支

(1) 鼓索：在膝神经节和茎乳孔之间自面神经发出，向前上进入鼓室，再穿颞骨岩部出鼓室，呈锐角从后上方加入舌神经。鼓索含两种纤维：味觉纤维随舌神经分布于舌前2/3的味蕾，传导味觉；副交感纤维进入舌神经下方的下颌下神经节，换元后分布于下颌下腺和舌下腺，支配腺体分泌（图 1-12-7）。

(2) 岩（浅）大神经：含上泌延核发出的副交感纤维，自膝神经节分出，经颞骨岩部的岩大神经裂孔穿出前行，穿破裂孔至颅底，与来自颈内动脉丛的岩深神经合成翼管神经，穿翼管前行至翼腭窝，在翼腭神经节换元后，经颧神经、泪腺神经达泪腺，控制泪腺分泌。

(3) 镫骨肌神经：支配鼓室内的镫骨肌。

2. 颅外分支　面神经出茎乳孔后即发肌支支配枕肌、耳周围肌、二腹肌后腹、茎突舌骨肌。其主干前行进入腮腺分支组成腮腺内丛，自腮腺前缘呈辐射状发出 5 支：即颞支、颧支、颊支、下颌缘支及颈支，支配面部诸表情肌和颈阔肌（图 1-12-8）。

（八）前庭蜗神经

前庭蜗神经（位听神经）为感觉神经。由前庭神经和蜗神经构成。标本上只能看见出内耳门后、入脑干桥延沟前的一段（图 1-12-9）。

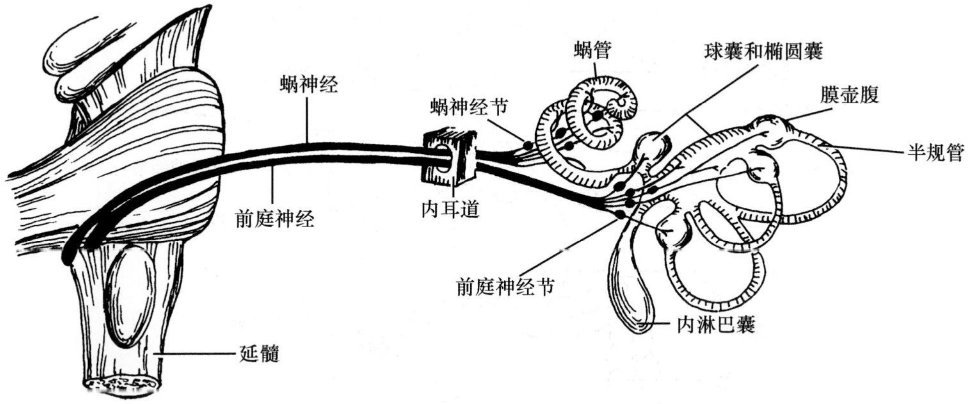

图 1-12-9　前庭蜗神经

（九）舌咽神经

舌咽神经为混合神经。连于延髓橄榄后沟上部，经颈静脉孔出颅，在孔内神经干上有膨大的上神经节，出孔时又形成稍大的下神经节。舌咽神经出颅后先在颈内动、静脉间下降，继而经颈内、外动脉间弓曲向前入舌根，且有分支与交感神经、迷走神经共同组成咽丛。其主要分支有舌支、咽支、颈动脉窦支、鼓室神经。

（十）迷走神经

迷走神经为混合神经。连于延髓橄榄后沟的中部，经颈静脉孔出颅，在此处有膨大的迷走神经上、下神经节。迷走神经干出颅后位于颈动脉鞘内，在颈内静脉与颈内（总）动脉之间的后方下行至颈根部，向下左、右迷走神经的行程略有不同。左迷走神经在左颈总动脉与左锁骨下动脉之间进入胸腔，越过主动脉弓前方，经左肺根后方下行至食管前面分成许多细支，形成左肺丛和食管前丛，至食管下段又逐渐集中延续为迷走神经前干；右迷走神经经锁骨下动、静脉之间进入胸腔，沿气管右侧下行，经右肺根后方达食管后面，分支构成右肺丛和食管后丛，继续下行又集中构成迷走神经后干。迷走神经前、后干随食管一起穿膈肌食管裂孔进入腹腔，前干分为肝支和胃前支两终支，后干分为腹腔支和胃后支两终支（图 1-12-10）。迷走神经沿途发出许多分支，其中较重要的分支如下：

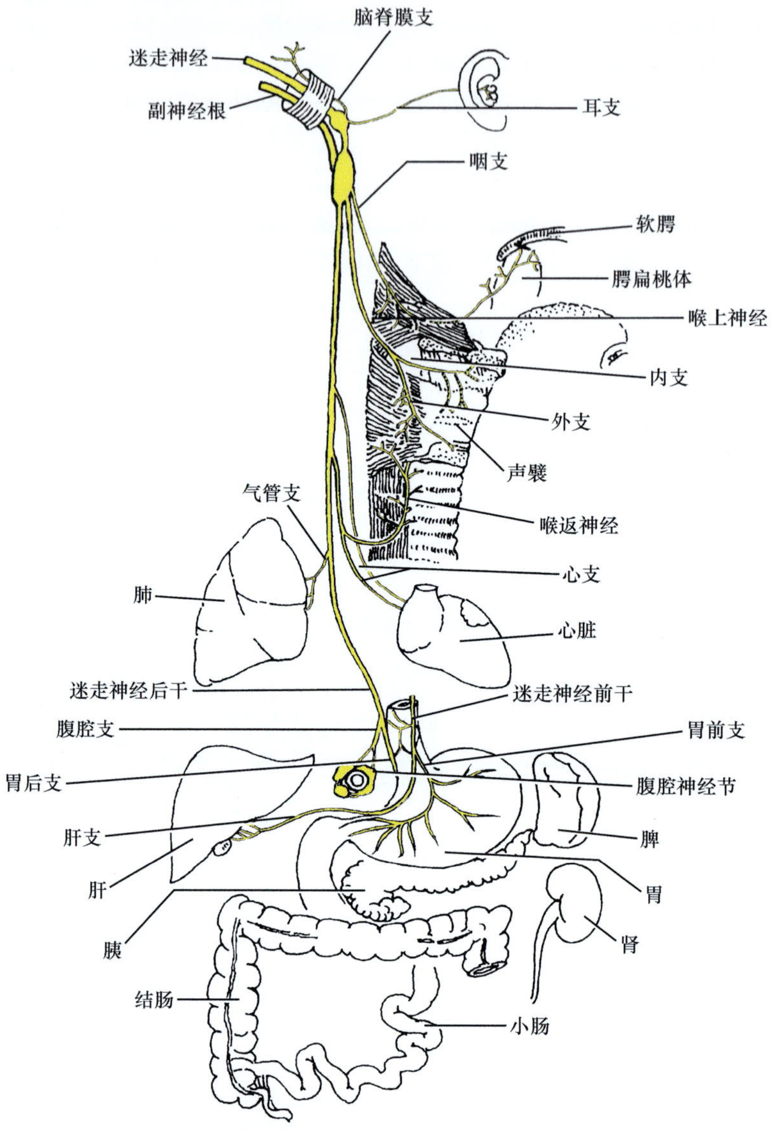

图 1-12-10 迷走神经的分布

在颈部有起于下神经节的喉上神经，在颈内动脉内侧下行，至舌骨大角水平分内、外两支。外支细小，与甲状腺上动脉伴行，支配环甲肌；内支稍粗，穿甲状舌骨膜入喉，分布于声门裂以上的喉黏膜及会厌、舌根等处，传导一般内脏感觉及味觉。另外还有分为上、下两支的颈心支，在喉和气管两侧下行入胸腔，与颈交感神经节发出的颈心神经交织构成心丛，调节心脏活动。

在胸部有喉返神经，左、右喉返神经的起点和行程有所不同。右喉返神经由迷走神经干经右锁骨下动脉前方发出，经下后方勾绕此动脉上行返回颈部。左喉返神经在左迷走神经干跨过主动脉弓前方时发出，勾绕主动脉弓下后方上行返回颈部，至环甲关节后方进入喉内，分数支分布于喉。其特殊内脏运动纤维支配除环甲肌以外的所有喉肌，内脏感觉纤维分布于声门裂以下的喉黏膜。

（十一）副神经

副神经为运动神经。由颅根和脊髓根两个根汇合而成（图 1-12-10）。在颈静脉孔处，颅根与脊髓根汇合成副神经干，出颈静脉孔后，两根再次分开，颅根的纤维行向前内加入迷走神经，支配咽喉肌，脊髓根的纤维绕颈内静脉行向后、外、下，穿胸锁乳突肌后进入斜方肌，支配此两肌。

（十二）舌下神经

舌下神经为运动神经。起自延髓舌下神经核，由延髓前外侧沟出脑，经舌下神经管出颅，在颈内动、静脉之间弓形向前下走行，达舌骨舌肌浅面，在舌神经和下颌下腺管下方穿颏舌肌入舌内，支配全部舌内肌和大部分舌外肌。

（十三）内脏神经

取内脏神经标本，见紧靠脊柱两侧各有一条链状结构，此即交感干，由膨大的交感神经椎旁神经节及其间的节间支连接而成。沿交感干向头、尾方向追踪，可见其上自颅底、下至尾骨。交感干神经节除有节间支相连外，尚借交通支与相应脊神经前支相连。在交感干 T_1 ～ L_3 段，可见每个交感干神经节有两个交通支连于胸、腰神经前支（其余节段只有一个交通支连于脊神经前支），一般位居外侧者较粗长由交感神经有髓节前纤维构成，生活状态反光发亮呈白色，称白交通支；靠内侧者稍短细，由无髓节前纤维构成，颜色灰暗，称灰交通支。

现分段观察交感干：

在交感干颈段，可见 2 ～ 3 对神经节，最上一对位于 $CV_{2\sim3}$ 横突前方，称颈上神经节，体积最大，发支缠绕邻近动脉，并随动脉分布至头颈、上肢的血管平滑肌、立毛肌和腺体（包括瞳孔开大肌）；颈中神经节最小，位居 CV_6 横突前，有时缺如；颈下神经节位于 CV_7 处，如与第一胸神经节合并，则称星状神经节。颈神经节还发支加入咽丛、心丛。

交感干胸段有 10 ～ 12 对神经对。由第 5 ～ 9 胸交感节发出分支向内下汇合成内脏大神经，穿膈脚至位于腹腔动脉根部两侧的腹腔神经节，其周围为网络状的腹腔丛和向下延续的腹主动脉丛；由第 10 ～ 11（12）胸交感节发支合成内脏小神经，也穿膈脚至位于肾动脉根部的主动脉肾节。上述二神经节和肠系膜下神经节都是椎前神经节。

交感干腰段有 4 对神经节，位于腰大肌内侧，节后纤维分布于结肠左曲以下的消化器官、盆腔脏器和下肢。

骶段有 2 ～ 3 对神经节，位于骶前孔内侧。

两侧交感干在尾骨前汇合，末端膨大，称奇神经节。骶、奇神经节发支加入盆丛和随骶、尾神经分布于盆腔脏器和下肢。

内脏神经的副交感部除Ⅲ、Ⅶ、Ⅸ、Ⅹ对脑神经所学内容外，骶 2 ～ 4 对神经前支还发支构成盆内脏神经，加入盆丛，换元后分布于结肠左曲以下的消化管、盆腔脏器和外阴。

实验十三　普通光学显微镜的使用

【实验目的】

（1）掌握普通光学显微镜的使用方法。

（2）了解普通光学显微镜的构造及维护。

一、普通光学显微镜的构造

普通光学显微镜包括机械装置和光学系统两部分。机械装置系统通常由镜筒、镜台、物镜转换器、镜臂和镜座等组成；光学系统通常由物镜、目镜、聚光器、光源等组成（图 1-13-1）。

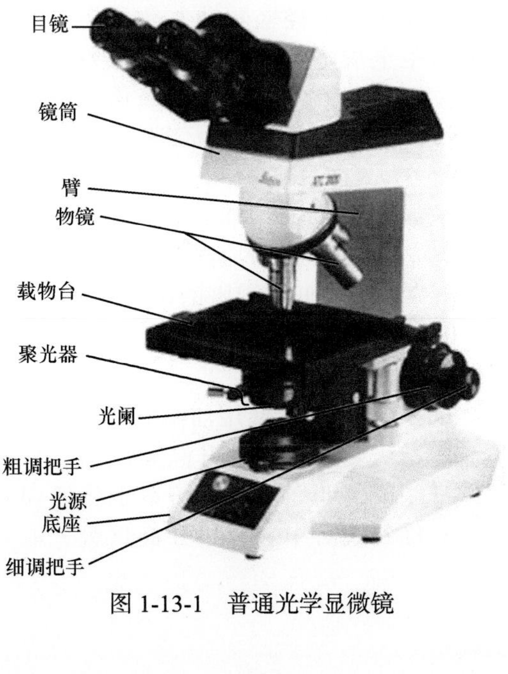

图 1-13-1　普通光学显微镜

二、使用方法

显微镜观察基本顺序是显微镜准备、标本肉眼观察、低倍镜以及高倍镜观察。

1. 显微镜准备 搬移显微镜时，须一手握镜壁，另一手托镜座。使用显微镜前，应首先熟悉该显微镜的结构：电源开关、光强度控制开关、目镜、物镜（一般有 10×，40×，100× 等三个）、标本推动器的旋钮以及粗、细调焦轮等。对带电源的双目显微镜，首先接通电源，打开显微镜的电源开关，将低倍物镜转移至对准载物台中央的通光孔，转动粗调焦轮使物镜距载物台约 1cm。双眼在目镜上观察，并轻调两个目镜筒间的距离，看到一个明亮的圆形视野即可。显微镜使用完毕，先将光源强度按钮调至最小，再关闭电源开关，拔下光源插头。

2. 标本的肉眼观察 肉眼观察切片上标本的大小、外形、在切片上的位置，以便于镜下观察。

3. 低倍镜观察 置切片于载物台上，盖玻片面向上，用弹簧夹固定好切片。调节推片器将标本的切片移至载物台通光孔中央。转动粗调焦轮使物镜距标本的 0.5cm 处。眼睛在目镜上观察，在调焦时，先用右眼观察，同时转动粗调焦轮至视野中物像清楚为止。再轻轻转动左侧目镜镜筒，调节焦距至清楚为止，再根据需要调整物像的位置和视野的亮度。换高倍镜后不需再调节。视野中见到的为倒置的图像，与标本的方位相反。

4. 高倍镜观察 在低倍镜视野中先将要用高倍镜观察的结构移到视野中央（因为高倍视野只能看到低倍视野的中央部分）。转换高倍物镜（40×），调节细调焦轮至图像清晰为止。

5. 油镜的使用 使用油镜时，显微镜要平置，光线要强，故应升高聚光器，将视野尽可能调节明亮。在高倍镜下将要观察的结构移到视野中央，移开高倍镜，取香柏油一小滴，滴于通光孔中央的切片上，转换为油镜（100×），使油镜头浸于油滴中。然后缓慢转动细调焦轮至看清物像。若未观察到物像，须按上述步骤重新操作至清楚物像。

观察完毕，用擦镜纸轻拭去镜头上的油，再用滴有二甲苯的擦镜纸轻轻擦拭。标本上的油也用二甲苯擦镜纸拭净。若为无盖片的血涂片，须取擦镜纸平铺于涂片上，滴 1 ～ 2 滴二甲苯，轻轻拖擦镜纸几次即可，以免将血膜擦掉。

三、使用显微镜的注意事项及维护

(1) 熟悉显微镜结构，使用显微镜时不要移动显微镜，否则须重新调节。

(2) 高倍或油镜观察必须使用细调焦轮调焦。若高倍看不见，应检查切片是否盖玻片面向上。

(3) 若视野不明亮或半明半暗，应检查光栅是否打开、聚光器是否升高、物镜是否正对光轴等。

(4) 若物像不清楚，要注意镜头及切片是否擦净。镜头可用擦镜纸拭，不能用其他物品或手指擦抹。显微镜其他部分可用干净布擦拭。

(5) 不得擅自取出目镜或物镜。使用中若出现故障，应请老师指导解决，切莫自行拆卸修理。

(6) 显微镜用毕，须将物镜转离载物台中央的通光孔，镜筒降至最低。

实验十四 上皮组织

【实验目的】

掌握被覆上皮的共性和分类原则；几种常见被覆上皮的形态特点及分布；上皮组织特殊结构的超微结构特征。

【组织切片观察】

（一）单层扁平上皮 (simple squamous epithelium)(铺片)

组织取自肠系膜，硝酸银染色。

1. 低倍镜观察　见单层扁平上皮的表面观。可见细胞界线呈细的黑线条纹。

2. 高倍镜观察　细胞间质少，细胞呈多边形，细胞边缘呈锯齿状或波浪状、互相嵌合。胞质棕黄色，为棕褐色硝酸铅沉淀。胞核呈圆形空白区。

（二）单层立方上皮 (simple cuboidal epithelium)

组织取自甲状腺，HE 染色。

1. 低倍镜观察　甲状腺实质由许多大小不等、圆形或卵圆形的滤泡组成，滤胞腔内可见浅红色的胶状物，滤泡壁由单层立方上皮围成。

2. 高倍镜观察　滤泡壁由单层立方上皮细胞围成。细胞核圆形，紫蓝色，位于细胞中央或略偏基部，胞质染成红色。

（三）单层柱状上皮 (simple coluimnar epithelium)

组织取自空肠，HE 染色。

1. 肉眼观察　切片的一面凹凸不平呈紫红色，即肠腔面。仔细观察可见其上有细毛状结构，此为小肠绒毛。

2. 低倍镜观察　见肠腔面的小肠绒毛被切成指状或环状断面。绒毛表面覆盖有单层柱状上皮，一排蓝黑色的细胞核列于上皮基部。有的地方上皮细胞核可见多层，这是上皮细胞被斜切之故。

3. 高倍镜观察　上皮包括两种细胞。①柱状细胞，呈高柱状。细胞核染成蓝黑色，呈长椭圆形，位于细胞基部，核长轴与细胞长轴一致。胞质浅红色。游离面可见一条染成深红色的窄带覆盖在上皮表面，即纹状缘。②杯状细胞，形似高脚酒杯，夹在柱状细胞间，散在分布。细胞核位于基部，呈倒三角形或半月形，染色深。胞质充满黏原颗粒，由于制片时黏原颗粒被溶解，因而成空泡状。有的杯状细胞切到游离面，此处无纹状缘（图 1-14-1）。

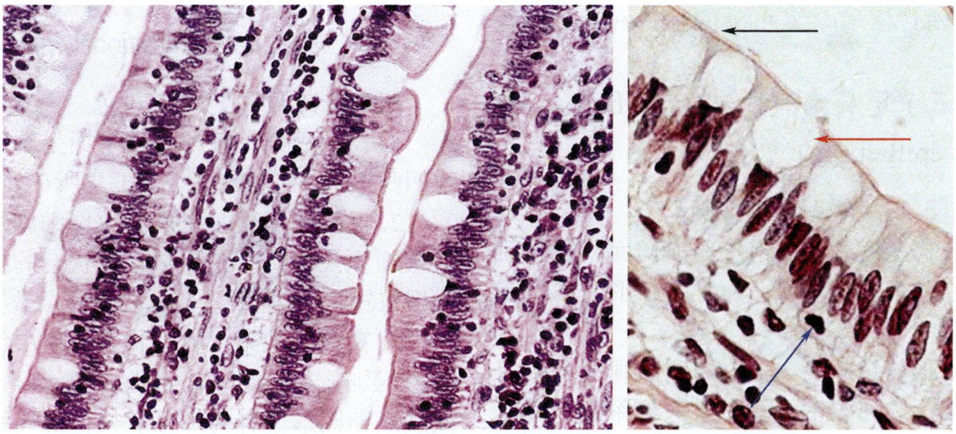

图 1-14-1　单层柱状上皮（人小肠，HE，左为低倍，右为高倍）

黑色箭头示纹状缘；红色箭头示杯状细胞；蓝色箭头示淋巴细胞

上皮中还可见散在的小而圆、染色很深的细胞，为浸润入上皮中的淋巴细胞。

（四）假复层纤毛柱状上皮 (pseudostratified ciliated columnar epithelium)

组织取自气管，HE 染色。

1. 肉眼观察　气管横切面之一半呈“C”字形，管壁中央部分染成蓝色的是透明软骨，凹侧为腔面。

2. 低倍镜观察　找到管壁的内表面，见上皮细胞核排列高低参差不齐，似复层。

3. 高倍镜观察　上皮由四种细胞组成：

①柱状细胞，数量多，呈高柱状。细胞核大，染色浅，椭圆形，位于细胞中部。细胞游离面有细长的纤毛。②梭形细胞，夹在柱状细胞间，核呈纺锤状，染色深。③基底细胞呈锥形，位于上皮基部，核圆形而深染。④杯状细胞，位于柱状细胞间，呈空泡状，核呈倒三角形，靠近基底面。上皮基底可见粉红色、均质状的基膜（图 1-14-2）。

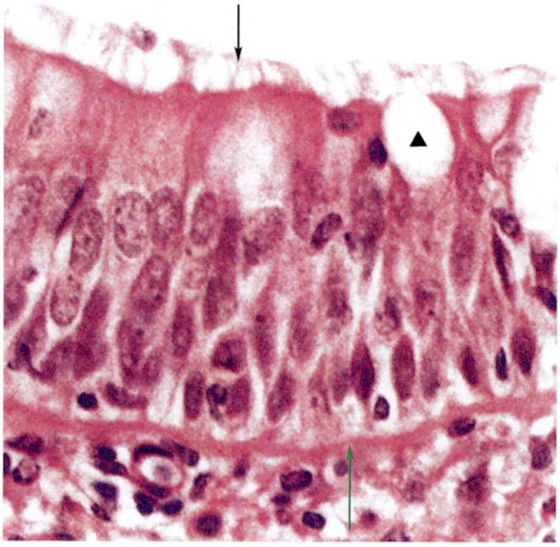

图 1-14-2　假复层纤毛柱状上皮（气管，HE，高倍）
黑色箭头示纤毛；黑色三角形示杯状细胞；绿色箭头示基膜

（五）复层扁平上皮 (stratfied squamous epithetium)

组织取自食道，HE 染色。

1. 肉眼观察　食道壁的横切面，管腔面呈深红色不规则线状，为复层扁平上皮所在的部位。

2. 低倍镜观察　上皮的侧面观由多层细胞组成，排列紧密，上皮组织与深面结缔组织交界处凹凸不平，故上皮厚薄不一。基底层细胞小而排列紧密。中间层为数层多边形细胞，胞体大，核圆，染色浅。表层为几层扁平细胞，核扁圆，染成深蓝色。有时在上皮的中间层见到染色深的细胞团，是因为上皮基底面凹凸不平，凸入上皮中的基底层细胞被横切。

3. 高倍镜观察　基底层为一层立方或矮柱状细胞，核小而圆，着色深，胞质呈嗜碱性，细胞界限不清。中间层为数层多边形细胞，胞体大，细胞染色淡，细胞界明显。细胞核呈圆或卵圆形，染色浅。浅层逐渐转变为几层扁平细胞，核扁圆，染色深，其长轴与细胞长轴一致（图 1-14-3）。

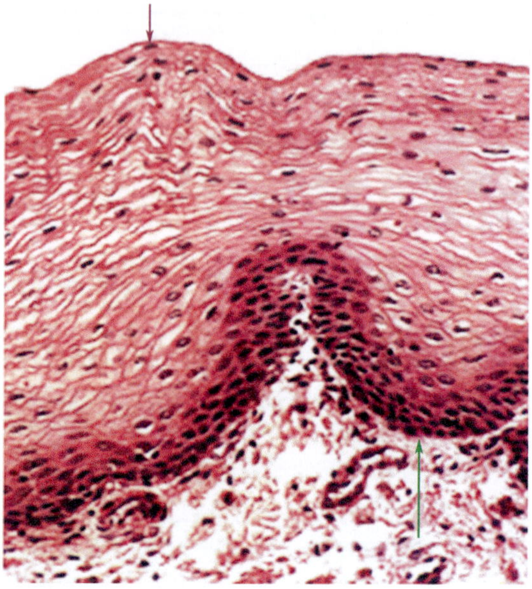

图 1-14-3　未角化复层扁平上皮（食管，HE，低倍）
红色箭头示表层细胞；绿色箭头示基底层细胞

（六）变移上皮 (transitional epithelium)

组织取自输尿管，HE 染色。

1. 肉眼观察　输尿管横切面呈圆形，腔面凹凸不平，染色较深，为上皮所在处。

2. 低倍镜观察　上皮由数层细胞组成，表层细胞大，染色较红。收缩状态的上皮细胞层数较多，扩张状态的上皮细胞层数变少。

3. 高倍镜观察　收缩状态的表层细胞呈大的倒梨形或矩形，即盖细胞，细胞界限明显，核圆或卵圆形，有的可见双核，游离缘处细胞质浓缩成较红的一层，即壳层。中间层细胞为多边形，基底层为一层立方形或矮柱状细胞（图 1-14-4）。

【电镜图片观察】

（一）细胞连接

细胞连接在两个相邻上皮细胞的侧面，从游离面向基底面依次为紧密连接，中间连

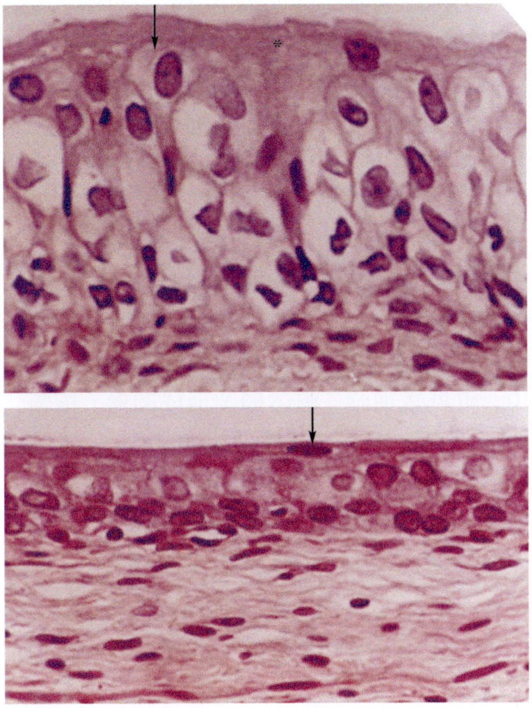

图 1-14-4　变移上皮（犬膀胱，HE，高倍）

黑色箭头示盖细胞；黑色＊示浓缩的顶部细胞

接和桥粒。结合教材上细胞连接结构模式图观察各细胞连接的结构（图 1-14-5）。

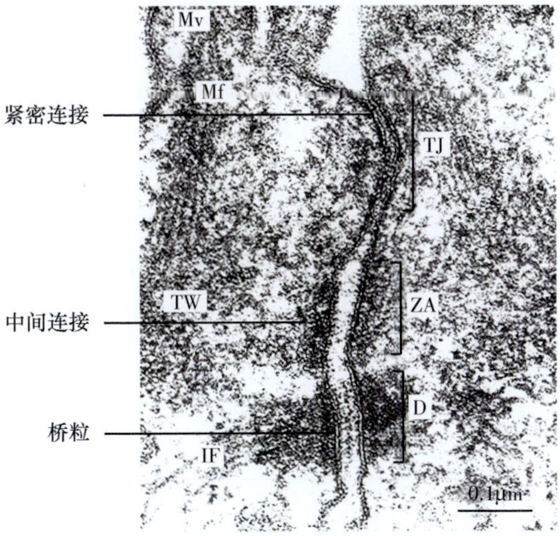

图 1-14-5　上皮细胞连接

（二）微绒毛

微绒毛为上皮游离面的指状突起。外为细胞膜，内为细胞质和纵行排列的微丝。微绒毛在横切面上呈圆形，周边为细胞膜，中间的细胞质中可见细点状的微丝横切面（图 1-14-6）。

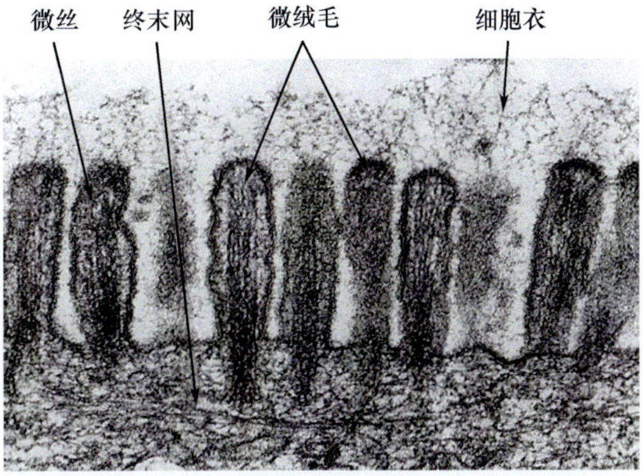

图 1-14-6　小肠上皮微绒毛（×45000）

（三）纤毛

纤毛为上皮游离的指状突起。外为细胞膜，内为细胞质和纵行排列的微管。横切面上，微管分为周围的 9 组双联微管和中央的一对微管（图 1-14-7）。

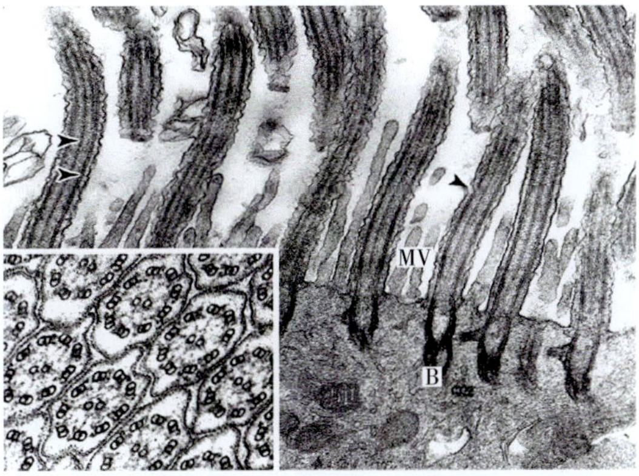

图 1-14-7　纤毛（×57000）

黑色箭头示微管；MV 示微绒毛

实验十五　固有结缔组织

【实验目的】

（1）掌握疏松结缔组织的几种细胞和纤维的光、电镜形态特点；疏松结缔组织、致密结缔组织、脂肪组织和网状组织的结构和形态。

(2) 了解间充质的形态特点。

【组织切片观察】

（一）疏松结缔组织 (loose connective tissue)

组织取自人小肠，HE 染色。

1. 肉眼观察 切片呈紫红色弯曲的一带为黏膜，染色较红的一带为肌层，其间呈淡红色的区域即为疏松结缔组织的黏膜下层。

2. 低倍镜观察 黏膜层细胞密集。黏膜下层的疏松结核组织着色浅，细胞稀疏。其中可见大小不一的环状结构，为血管。选择结构疏松处观察，可见胶原纤维束被切成大小不一、形状各异的断面，染成深浅不一的红色。弹性纤维亦染成红色，分散在胶原纤维间，两者不易区分。纤维间的基质，为均质状，染成淡红色。

3. 高倍镜观察 两种纤维和基质同低倍镜观。由于弹性纤维折光性强，若将视野光线调暗，轻轻前后转动微调，可见弹性纤维发亮红色，呈短细丝状。分散于间质中的细胞，多只见细胞核，主要为成纤维细胞的核（图 1-15-1）。

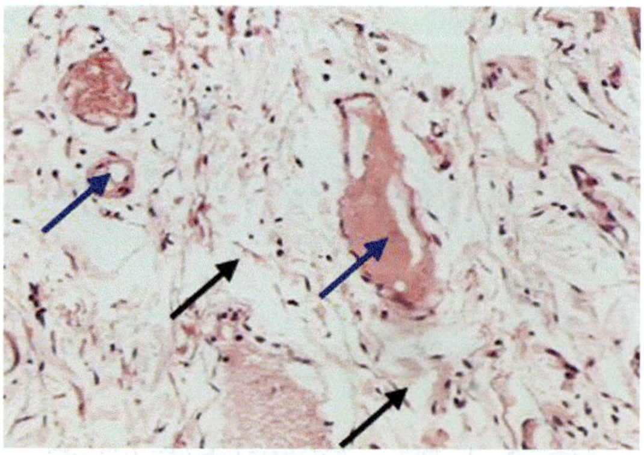

图 1-15-1 疏松结缔组织（小肠黏膜下层，HE，低倍）

黑色箭头示纤维断面；蓝色箭头示血管

（二）浆细胞 (plasma cell)

组织取自人乳腺（静止期）或鼻息肉，HE 染色。

1. 肉眼观察 可见数个分散的蓝色小点，为乳腺的腺体。

2. 低倍镜观察 松结缔组织染成红色。其中见散在分布的由数群胞质蓝染的上皮细胞围成的腺泡。疏松结缔组织中，胶原纤维的各种断面粗细不一，染成深浅不一的红色。细胞（只见苏木精着色的核）较稀疏，散在于纤维间。还可见单个或成群的空泡状的脂肪细胞。

3. 高倍镜观察 在腺泡周围的结缔组织中，可见浆细胞，胞体卵圆形或圆形。核圆，偏于细胞一侧，核染色质呈粗块状，靠核膜分布，呈辐射状（车轮状）。胞质嗜碱性，染成紫红色，核周有一嗜碱性不强的小带区，即浅染区（图 1-15-2）。

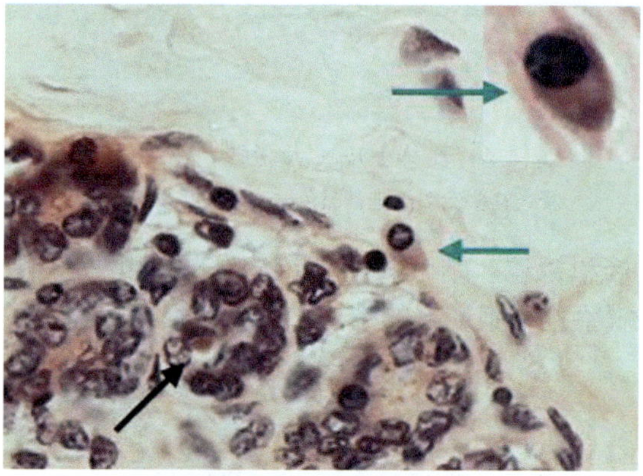

图 1-15-2 浆细胞（乳腺切片，HE，高倍）

黑色箭头示乳腺腺泡；绿色箭头示浆细胞

（三）巨噬细胞 (macrophage)

组织取自大鼠肠系膜铺片或切片（活体腹腔注射墨汁或卡红），苏木精复染。

1. 肉眼观察 铺片厚薄不一，染成蓝色。

2. 低倍镜观察 在染色浅淡处，可见细丝状的纤维和染成蓝色的细胞核。寻找到胞质中含有细小黑色或红色颗粒的细胞。即吞噬了墨汁或卡红的巨噬细胞。

3. 高倍镜观察 找到散在的单个巨噬细胞，见细胞内有很多大小不一的墨汁（黑色）或卡红（红色）颗粒，核染成蓝色。有的细胞吞噬太多，墨汁或卡红颗粒可掩盖细胞核，整个细胞多呈圆形或卵圆形（图 1-15-3）。

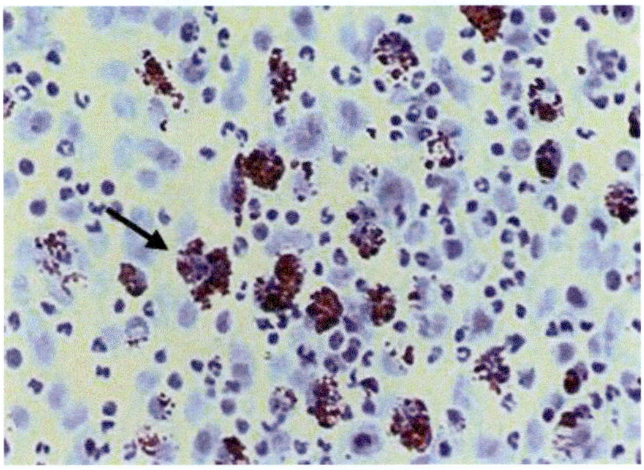

图 1-15-3　巨噬细胞（兔肠系膜铺片，H 染色，高倍）

黑色箭头示巨噬细胞

（四）肥大细胞 (mast cell)

组织取自兔肠系膜（铺片），甲苯胺蓝染色，伊红复染。

1. 肉眼观察　铺片呈红色，厚薄不一。

2. 低倍镜观察　铺片底色为红色，肥大细胞染成蓝色，散在的成群分布。注意先调节焦距看到染成红色的纤维和其他细胞，再寻找肥大细胞。

3. 高倍镜观察　肥大细胞呈卵圆形，胞质中充满了深蓝色的颗粒。核位于细胞中央，因未用苏木精染细胞核而呈色淡区，有时亦可见该区有少量蓝色颗粒（图 1-15-4）。

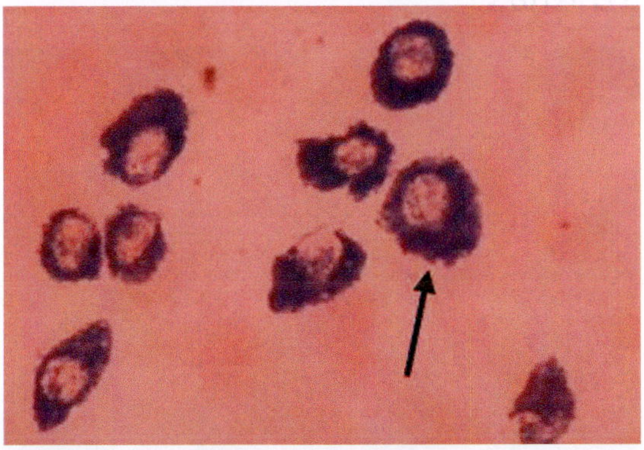

图 1-15-4　肥大细胞（兔肠系膜铺片，甲苯胺蓝染色，E 复染，高倍）

黑色箭头示肥大细胞

（五）网状纤维 (reticular fibers)

组织取自肝脏，镀银染色。

1. 低倍镜观　见黑色细网即网状纤维。网状纤维互连成网，其间有黑色圆形的细胞核。

2. 高倍镜观　网状纤维粗细不等，弯曲有分枝，互相交织成网。

（六）致密结缔组织和脂肪组织 (dense connective tissue and adipose tissue)

组织取自人皮肤及皮下组织，HE 染色。

1. 肉眼观察　切片中色红、结构致密处为皮肤的结构，紧连的色浅、结构疏松处为皮下组织。

2. 低倍镜观察　先找到复层扁平上皮（表皮），上皮深层着红色的即为致密结缔组织（真皮）。可见红色的胶原纤维束被切成大小不一的块或不规则形，排列较紧密。细胞较少，分散在纤维束之间（图 1-15-5）。真皮深层的皮下组织中可见成群的脂肪细胞组成的脂肪组织。脂肪细胞胞体大而圆或被挤成多角形，胞质内脂滴在制片中被溶解而呈大空泡状，细胞核及少量胞质被挤于细胞的一侧，故呈戒指形，未切到核者则仅留一大空泡（图 1-15-6）。

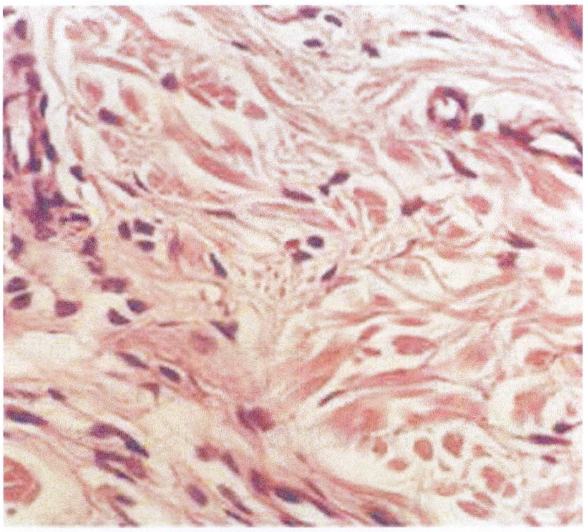

图 1-15-5　致密结缔组织（真皮，HE，低倍）

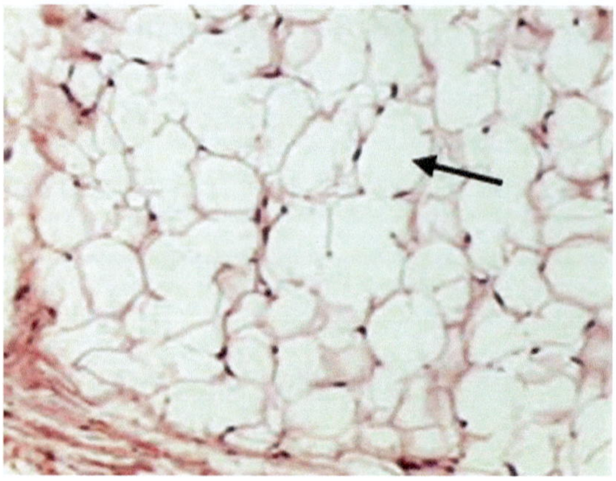

图 1-15-6　脂肪组织（皮下组织，HE，低倍）
黑色箭头示脂肪细胞

【电镜图片观察】

（一）巨噬细胞

细胞形态不规则，表面有少量微绒毛。胞质内含大量的初级溶酶体，次级溶酶体，吞噬体和残余体（图 1-15-7）。

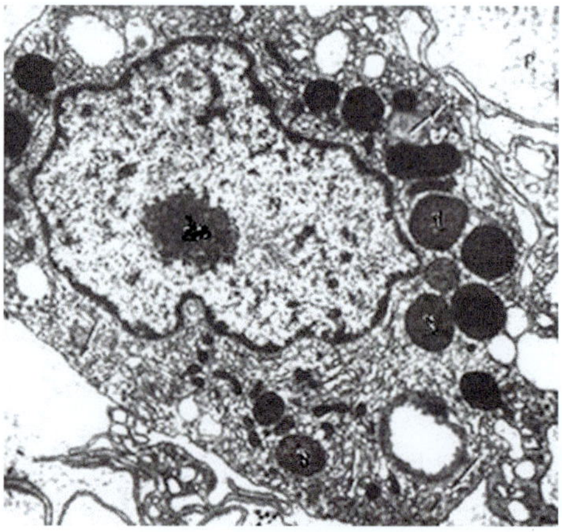

图 1-15-7　巨噬细胞电镜图

（二）浆细胞

胞质中有大量板层状排列的粗面内质网。核的一侧可见中心体和发达的高尔基复合体（光镜下核周淡染区的位置）（图 1-15-8）。

（三）肥大细胞

胞质中有大量圆形或卵圆形膜被颗粒。颗粒的内含物呈网格状晶体或细颗粒状（图 1-15-9）。

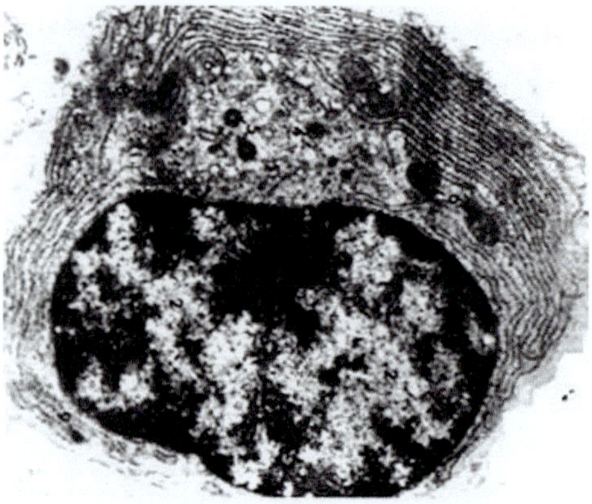

图 1-15-8　浆细胞透射电镜图

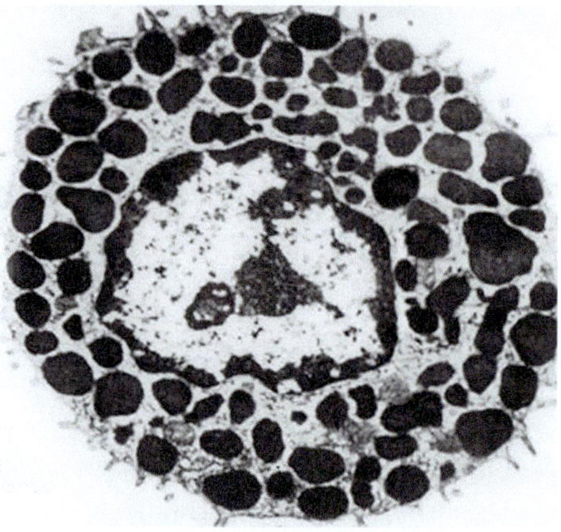

图 1-15-9　肥大细胞电镜图

（四）胶原原纤维

粗细不一的胶原原纤维上可见明暗相间的周期性横纹，横纹周期约 64nm（图 1-15-10）。

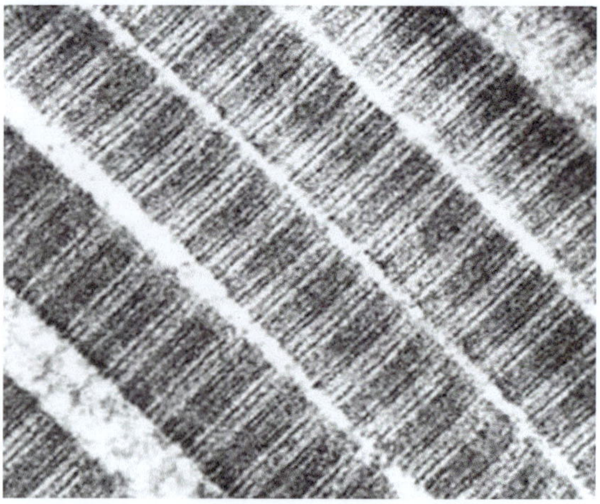

图 1-15-10　胶原原纤维透射电镜图

实验十六　血　细　胞

【实验目的】

(1) 掌握周围血中各种有形成分的形态特点。

(2) 了解血涂片的制作方法和血细胞分类计数方法。

【血涂片观察】

人周围血涂片 (blood smear)，瑞氏 (wright) 染色。

1. 肉眼观察　血涂片可分为头、体、尾三部分，寻找厚薄适中处（一般为体、尾交界处）观察。没有封盖玻片，注意将涂有血膜（不反光的一面）朝上放到载物台上。

2. 低倍镜观察　寻找涂抹均匀较薄之处，视野里多数为圆形红色的红细胞，少数有紫蓝色细胞核的为白细胞。

3. 高倍镜观察　可区分红细胞、白细胞，血涂片未透明封片，故不很清楚。

4. 油镜观察　油镜下仔细观察各有形成分。主要区分几种白细胞。根据细胞核形态与胞质中有无特殊颗粒区分有粒和无粒白细胞。有粒白细胞依据其特殊颗粒的不同再区分是哪种有粒白细胞。无粒白细胞则根据细胞的大小，核形态及胞质的特点等再区分是淋巴细胞还是单核细胞。注意中性粒细胞与嗜酸性粒细胞以及淋巴细胞与单核细胞的区别比较。

(1) 红细胞：成熟红细胞小而圆，无核，直径约 7. 5 微米，胞质由于含有血红蛋白而呈嗜酸性，染成淡红色，细胞边缘染色深，中央染色浅，称苍白区。

(2) 粒细胞：细胞质中含有特殊颗粒。①中性粒细胞，直径为 10 ～ 12μm，圆形。细胞质微嗜酸性，染成淡红色，细胞质内充满细小均匀分布的中性颗粒（染成紫红色）。细胞核呈紫色，染色质呈团块状，分 2 ～ 5 叶，叶间有细丝相连，偶尔可见呈腊肠状杆状核的中性粒细胞；②嗜酸性粒细胞，直径约 10 ～ 15μm。细胞质中充满粗大、大小相近，且分布均匀的嗜酸性圆形颗粒，呈橘红色。细胞核常分两叶；③嗜碱性粒细胞，数量最少，故涂片上较难寻找。直径 10 ～ 12μm。细胞质内分散着大小不等、分布不均的染成紫黑色的嗜碱性颗粒。核形状不规则，染色很浅，嗜碱性颗粒常复盖在核上，故不易看清楚核的轮廓（图 1-16-1）。

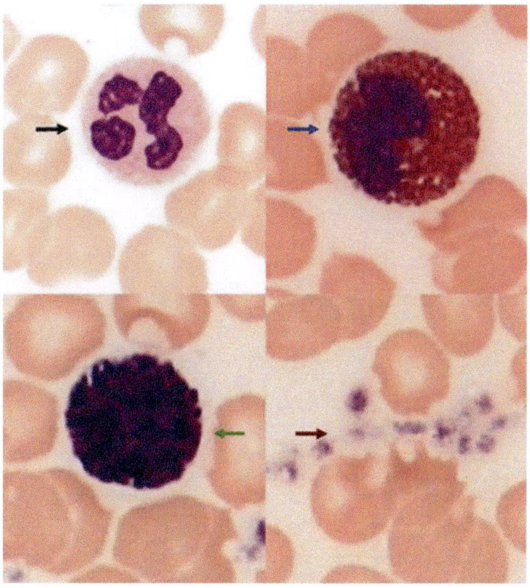

图 1-16-1　人血涂片（Wright 染色，油镜）

黑色箭头示中性粒细胞；绿色箭头示嗜碱性细胞；蓝色箭头示嗜酸性细胞；紫色箭头示血小板

(3) 无粒细胞：细胞质嗜碱性，其中无特殊颗粒，但可有嗜天青颗粒。①淋巴细胞，圆形或卵圆形，直径均 6 ～ 15μm。可分为大、中、小淋巴细胞三种，但主要为小淋巴细胞。小淋巴细胞的大小与红细胞相近，核圆形或一侧有凹痕，染色质较致密，呈深紫色的斑块状。细胞质少呈天蓝色，其中可见细小散在染成紫红色的嗜天青颗粒。中等大小的淋巴细胞胞质较多。大淋巴细胞少，注意与单核细胞区分；②单核细胞，是白细胞中体积最大的一种细胞，直径约 14 ～ 20μm。核大，呈肾形、马蹄形或不规则形，染色质疏松呈网状，染色较浅。细胞质较丰富，灰蓝色，含有分散，细小染成紫红色的嗜天青颗粒（图 1-16-2）。

(4) 血小板：常成群分布于血细胞之间，呈不规则形或卵圆形的小块状，直径均 2 ～ 4μm，血小板中央含有小的紫红色颗粒。应注意与血涂片的染料深积相区分。

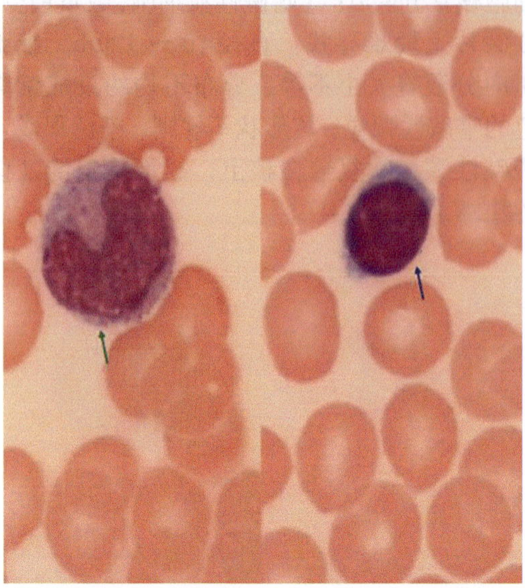

图 1-16-2　人血涂片（Wright 染色，油镜）
绿色箭头示单核细胞；蓝色箭头示淋巴细胞

【电镜图片观察】

（一）中性粒细胞

特殊颗粒数量多，体积小，呈椭圆形或铃形。少数大的圆形或椭圆形颗粒为溶酶体，即光镜下的嗜天青颗粒（图 1-16-3）。

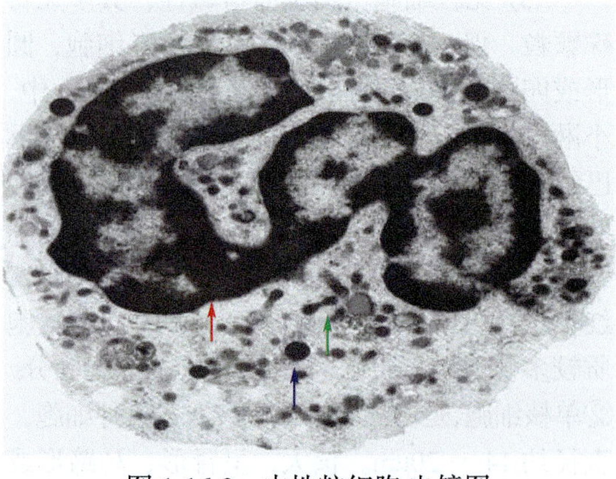

图 1-16-3　中性粒细胞 电镜图
绿色箭头示特殊颗粒；红色箭头示细胞核；紫色箭头示嗜天青颗粒

（二）嗜酸性粒细胞

特殊颗粒呈椭圆形，大小不一。颗粒内可见方形或长方形结晶体（图 1-16-4）。

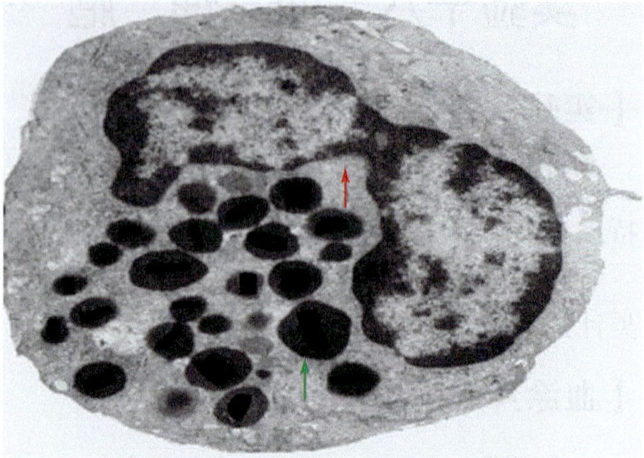

图 1-16-4　嗜酸性粒细胞 电镜图
绿色箭头示特殊颗粒；红色箭头示细胞核

实验十七　软骨与骨组织及骨发生

【实验目的】

(1) 掌握透明软骨的组织结构，对比区分弹性软骨和纤维软骨；骨组织的结构特点。

(2) 了解成骨过程。

【组织切片观察】

（一）透明软骨 (hyaline cartilage)

组织取自人气管（横切面），HE 染色。

1. 肉眼观察　半环形气管横切面上，管壁上蓝色的一窄带为透明软骨。

2. 低倍镜观察　找到透明软骨，见基质呈均质状，局部有的为浅蓝色，有的为淡红色，有受染不致的现象。软骨组织中有很多空泡，为软骨陷窝。软骨两侧为薄层致密结缔组织的软骨膜，染色较红，与周围结缔组织无明显分界。

3. 高倍镜观察　空泡状的软骨陷窝周围的基质着深蓝色，为软骨囊。软骨陷窝内可见因制片收缩的软骨细胞。近软骨膜的软骨陷窝较扁平，移行向软骨深部，则陷窝变圆，并出现几个陷窝聚集一起的同源细胞群（图 1-17-1）。

（二）弹性软骨 (elastic cartilage)

组织取自人耳廓，凡霍夫染色，HE 复染。

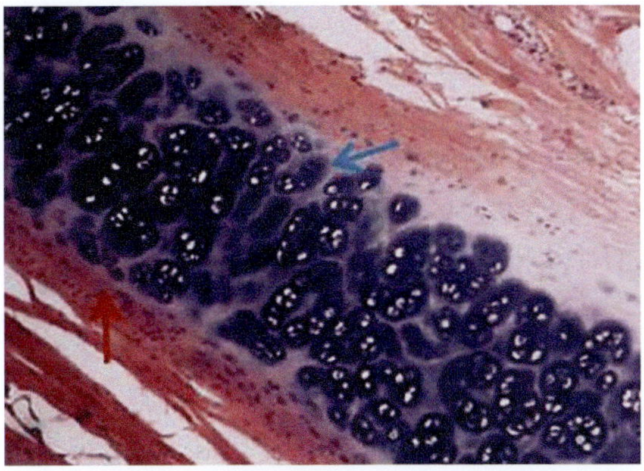

图 1-17-1　透明软骨（HE 染色，低倍）
蓝色箭头示透明软骨；红色箭头示软骨膜

1. 肉眼观察　耳廓切片的中间紫蓝色线状结构即弹性软骨。

2. 低倍镜观察　找到紫蓝色的弹性软骨，见其基质中含大量染成深蓝色细丝状的弹性纤维，在软骨深部特别多。软骨陷窝、软骨细胞等结构基本同透明软骨。软骨周边也有软骨膜（图 1-17-2）。

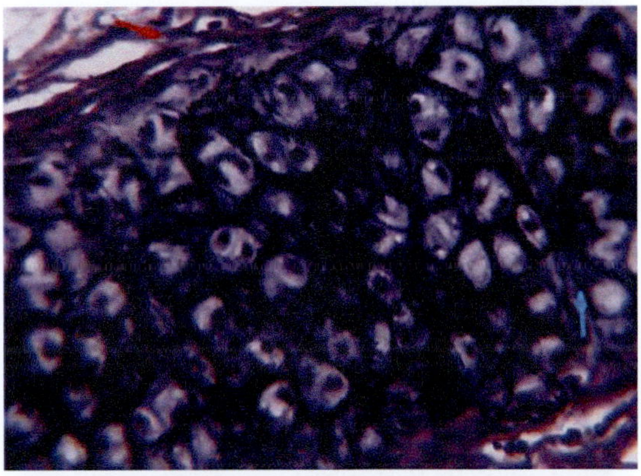

图 1-17-2　纤维软骨（凡霍夫染色，HE 复染，高倍）
蓝色箭头示透明软骨；红色箭头示软骨膜

（三）纤维软骨 (fibrous cartilage)

组织取自人椎间盘，HE 染色。

低倍镜观察：纤维软骨基质中有大量胶原纤维束，染成红色。纤维束间散在较小的软骨陷窝，其内可见软骨细胞（图 1-17-3）。

（四）骨 (bone)

组织取自人股骨骨干（横切面），苦味酸－硫堇染色。

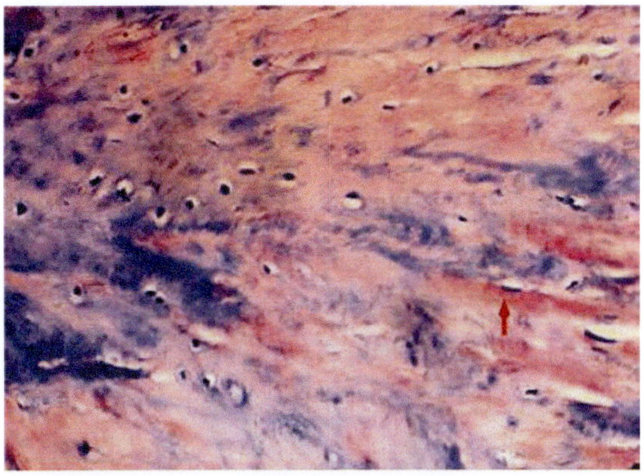

图 1-17-3　纤维软骨（HE 染色，低倍）
红色箭头示胶原纤维

1. 肉眼观察　切片呈黄色，一面呈弧形突出，为骨干的外表面，骨外膜已去除；另一面较不规则为骨髓腔面。

2. 低倍镜观察　骨间质呈黄色，其中分散有棕黑色小点状的骨陷窝和细丝状的骨小管。骨外膜面有数层与表面平行的外环骨板。骨髓腔面的内环骨板不规则，与骨髓腔表面平行排列。内、外环骨板之间有很多大小不一圆形的骨单位（哈弗斯系统），其骨板呈同心圆排列，中央为中央管（哈氏管）。骨单位间分散有不规则排列的间骨板。骨单位与相邻骨组织以淡黄色的黏合线相连。骨干中横行的管道为穿通管（图 1-17-4）。

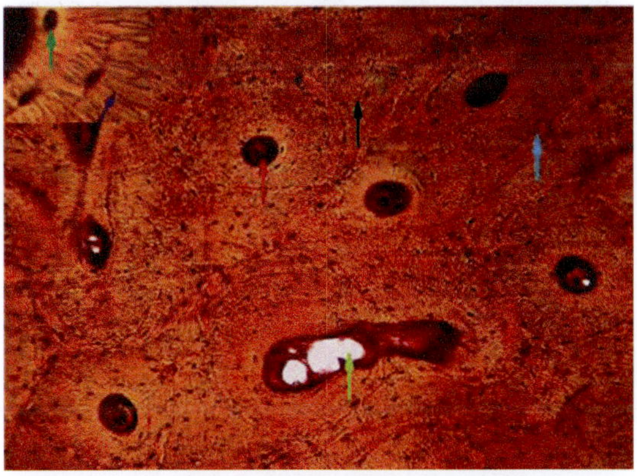

图 1-17-4　长骨切片（苦味酸 - 硫堇染色，低倍）
红色箭头示中央管，穿通管；浅绿色箭头示骨陷窝；深绿色箭头示骨小管；黑色箭头示间骨板；蓝色箭头示黏合线

3. 高倍镜观察　各种骨板上的骨陷窝呈棕黑色，其上发出许多细丝状的骨小管，容纳骨细胞的突起，相邻骨陷窝发出的骨小管

相连。骨单位内的骨小管不与相邻骨组织中的骨小管相连。

（五）长骨发育 (formation of long bone)

组织取自胎儿股骨或指骨纵切面，HE 染色。

1. 肉眼观察 长骨的两端为紫蓝色的透明软骨，与相连的长骨形成关节。长骨中间的骨干较红。长骨和关节外有红色的结缔组织包被。

2. 低倍镜观察 先找到骨干部分。观察骨领，骨领为骨组织，在 HE 染色切片中骨质为红色，骨陷窝分散其间。骨领外侧为致密结缔组织的骨外膜。骨领内侧为骨髓腔，内有红骨髓，含发育各阶段的造血细胞及血窦等。再找到透明软骨端向骨干方向移动视野，可见成骨的过程，依次可分几个区（图 1-17-5）：

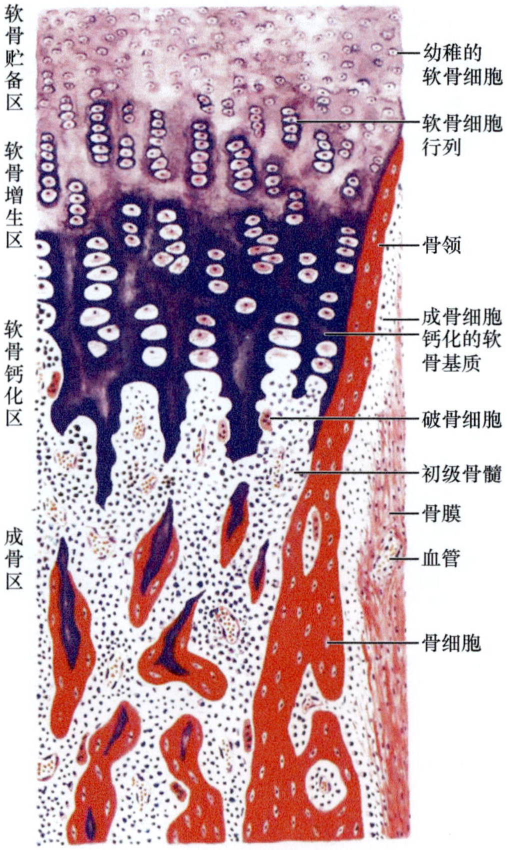

图 1-17-5 软骨内成骨

静止软骨区：长骨的极端，为透明软骨。

软骨增生区：软骨细胞增生分裂，数量增加，细胞沿骨干长轴排列成纵行。软骨基质钙化区：软骨细胞肥大，陷窝扩大如蜂窝状，间质变薄，嗜碱性增强，再后则为染成深紫色钙化的软骨基质，其间的软骨细胞已退化死亡。

骨化区：钙化的软骨基质被溶解破坏，形成了隧道或不规则的小腔隙，可有红骨髓浸入其中。在未完全破坏吸收的软骨基质周围，可见已形成的骨组织呈不规则形，此即骨小梁。还可见完全为骨组织的红色片状骨小梁。在钙化骨基质及骨小梁周围还可见成骨细胞和破骨细胞。

3. 高倍镜观 主要观察三种细胞，注意其分布部位和形态区别。①骨细胞：分散在骨领和骨小梁等骨组织中陷窝内，常因固定收缩而细胞很小，也看不清细胞突起；②成骨细胞：在骨外膜与骨领相贴处及骨小梁周围，可见成排的成骨细胞。细胞呈立方形或低柱状，细胞核偏于细胞一端，胞质嗜碱性，染成紫红色；③破骨细胞：在钙化软骨基质和骨小梁周围，可见散在的破骨细胞。破骨细胞胞体大，形态不规则，胞质染成红色，有多个细胞核。（图 1-17-6）。

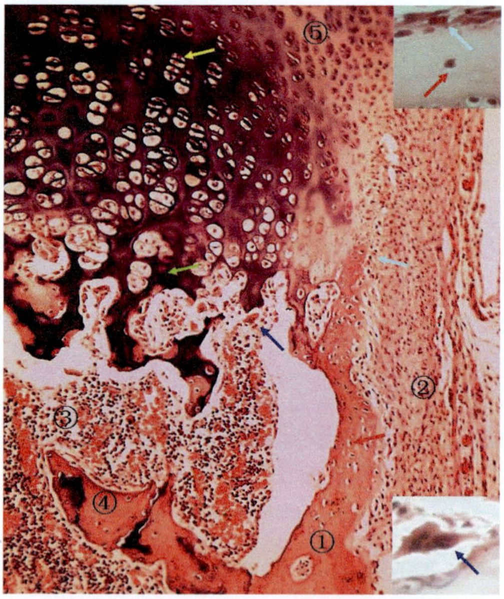

图 1-17-6 胎儿指骨（HE 染色，低倍）

①骨领；②骨外膜；③红骨髓；④骨小梁；⑤静止的软骨细胞；增生的软骨细胞；绿色箭头示钙化的软骨基质；红色箭头示骨细胞；蓝绿色箭头示成骨细胞；蓝色箭头示破骨细胞

【电镜图片观察】

（一）软骨细胞

可见发达的粗面内质网与高尔基复合体。

（二）成骨细胞

粗面内质网与高尔基复合体丰富。

（三）破骨细胞

与骨质接触处可见皱折缘，胞质内可见较多的吞饮小泡和线粒体及溶酶体。

实验十八 肌肉组织

【实验目的】

掌握三种肌纤维光镜下纵横断面的形态结构特点；骨骼肌、心肌的电镜结构特点。

【组织切片观察】

（一）骨骼肌 (skeletal muscle)

组织取自舌，HE 染色。

1. 低倍镜观察 肌纤维纵横交错不规则，寻找较规则的断面观察。呈长条状排列的是肌纤维束的纵断面，不规则块状是肌纤维横断面或斜断面。分隔肌束的结缔组织内有脂肪细胞、血管、神经断面，即肌束膜。

2. 高倍镜观察 纵断面上，肌纤维呈长带状，核卵圆形，多个，位于细胞的边缘（肌膜下），与肌纤维的长轴平行，由此可大致判断一个肌纤维的范围。仔细观察可见与长轴平行的纵纹（肌原纤维）和与之垂直的明暗相同的横纹（明带、暗带）（图 1-18-1）。肌纤维之间借极少量结缔组织，

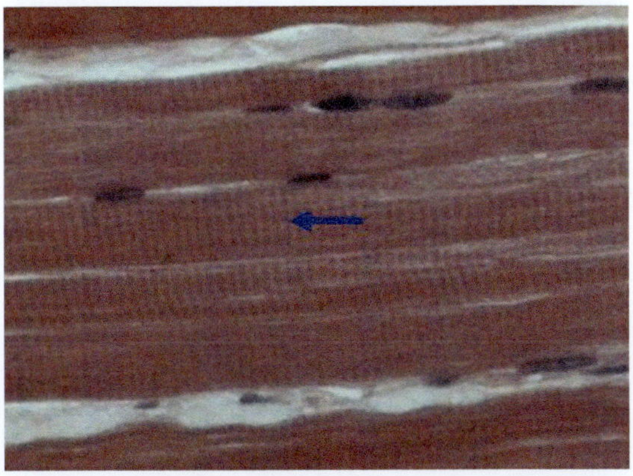

图 1-18-1 骨骼肌纵切面（HE 染色，高倍）

蓝色箭头示横纹

即肌内膜相连。横断面上，肌纤维呈圆形或多边形，大小相近，肌膜与基膜紧贴为一层薄膜，核位于肌膜下，肌浆中充满了红色细点状结构，即肌原纤维横断面。肌内膜为极少量的结缔组织，肌束膜的结缔组织较明显（图 1-18-2）。

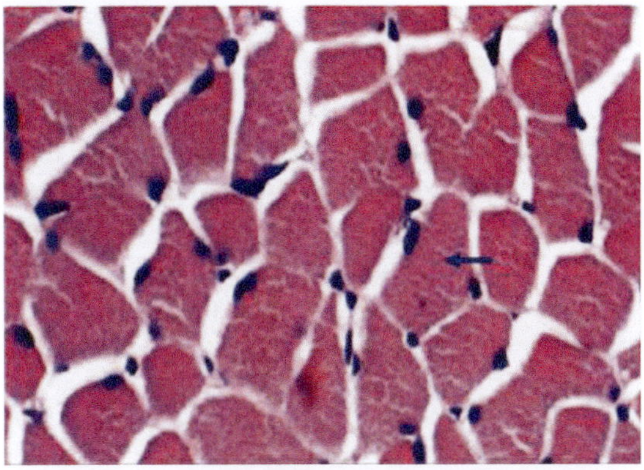

图 1-18-2 骨骼肌横切面（HE 染色，高倍）

蓝色箭头示肌原纤维

（二）心肌 (cardiac muscle)

组织取自心脏，HE 染色。

1. 肉眼观察 组织着红色。通常有两块组织，分别为心肌的纵切面和横切面。

2. 低倍镜观察 心肌纤维纵断面呈短柱状，分枝吻合成网，核卵圆形，1～2 个，位于细胞中央。肌纤维间可见疏松结缔组织和丰富的血管。横断面心肌纤维呈大小不等的块状，有些可见位于细胞中央的细胞核。

3. 高倍镜观察 纵断面心肌纤维同样可见肌原纤维和明暗相间的横纹，但不如骨骼肌明显。卵圆形细胞核的两端肌浆丰富，淡红色，可见棕褐色脂褐素颗粒。仔细观察在相邻的肌纤维交界处染成深红色粗线状的闰盘，是相邻心肌纤维接触面，为心肌纤维特有的结构（图 1-18-3）。横切面上心肌纤维呈圆形或不规则形，有的可见中央位的细胞核，肌浆中可见肌原纤维横断面呈红色点状结构（图 1-18-4）。

（三）平滑肌 (smooth muscle)

组织取自小肠，HE 染色。

1. 肉眼观察 标本上凸凹不平面为小肠的腔面，外层红色部分即平滑肌形成的肌层。

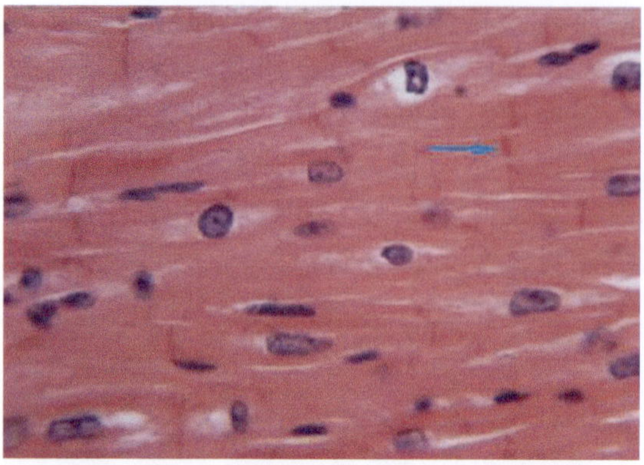

图 1-18-3　心肌纵切面（HE 染色，高倍）
蓝色箭头示闰盘

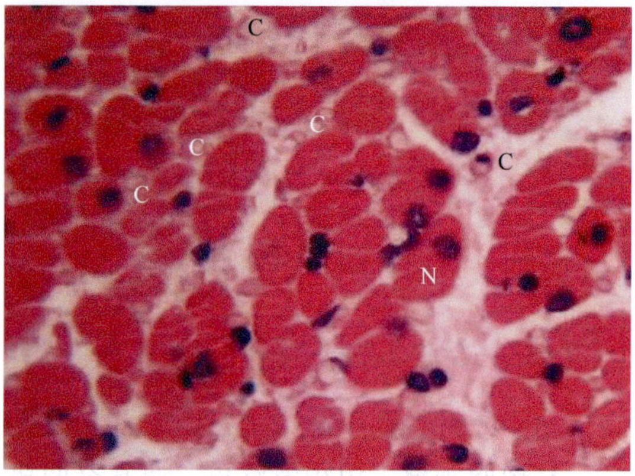

图 1-18-4　心肌横切面（HE 染色，高倍）
C 示毛细血管

2. 低倍镜观察　近管腔面的为上皮组织，外侧面呈红色的为肌肉组织，二者之间淡红色的为结缔组织。寻找外侧面的平滑肌层观察，呈梭形的为纵断面，呈点状的为横断面。

3. 高倍镜观察　纵断面上平滑肌纤维呈梭形，一个核，呈椭圆形位于细胞中央膨大部，胞质嗜酸性呈红色，无肌原纤维和横纹（图 1-18-5）。横断面上平滑肌纤维断面小且大小不等，近圆形，粗的断面中可见细胞核（图 1-18-6）。肌纤维之间可见极少量的结缔组织和血管。注意平滑肌纤维横断面与结缔组织的区分。

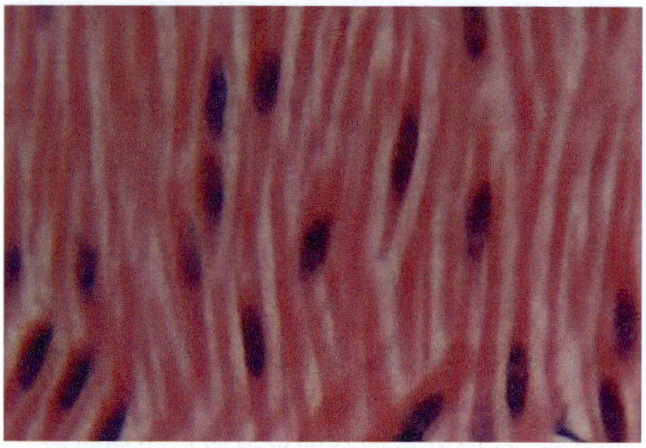

图 1-18-5　平滑肌纵切面（HE 染色，高倍）

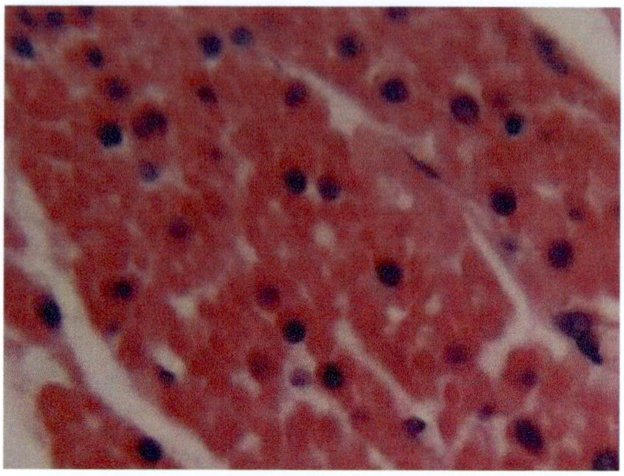

图 1-18-6　平滑肌横切面（HE 染色，高倍）

【电镜图片观察】

（一）骨骼肌

骨骼肌纤维纵切面上可见明带和暗带，明带电子密度低，中央有电子密度高的 Z 线；暗带电子密度较明带高，中间有窄小电子密度稍低的 H 带，H 带中间可见 M 线。两个相邻两 Z 线之间为一个肌节，肌节相连成肌原纤维。并列的肌原纤维间可见线粒体，在明、暗带相对应的水平可见由横小管和终池的横切面构成的三联体（图 1-18-7）。

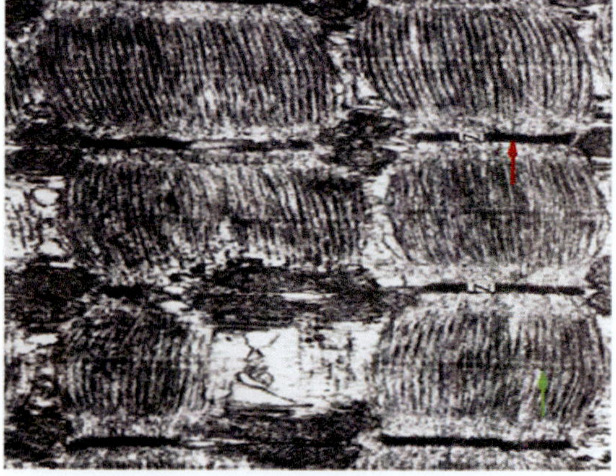

图 1-18-7　骨骼肌肌节电镜图
红色箭头示 Z 线；绿色箭头示 M 线

（二）心肌

心肌纤维纵切面上可见多个肌节，其结构同骨骼肌。此外，心肌中的线粒体很多，肌浆网不发达，在 Z 线水平可见由横小管和一侧终池构成的二联体。心肌纤维相连接处（闰盘）可见中间连接，桥粒和缝隙连接（图 1-18-8）。

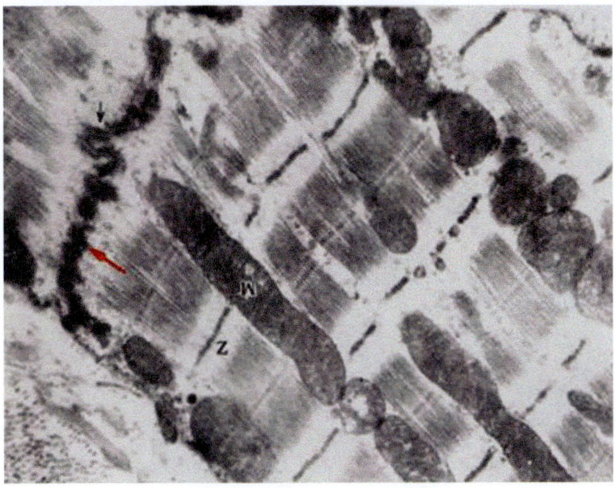

图 1-18-8　心肌电镜图

红色箭头示闰盘

实验十九　神经组织

【实验目的】

(1) 掌握神经元、神经纤维、神经末梢和突触的形态结构。

(2) 了解神经胶质细胞和神经的结构特点。

【组织切片观察】

（一）神经元 (neuren)

组织取自猫脊髓横断面，HE 染色。

1. 肉眼观察　脊髓的横切面为扁圆形，由灰质和白质两部分组成。灰质位于中央，着色稍深，形如蝴蝶；白质在灰质周围，着色稍浅。仔细观察见灰质向前外侧与后外侧突出，分别形成前角（短而宽）和后角（窄而长）。

2. 低倍镜观察　找到灰质前角，可见前角内有一些体积较大胞质染成蓝紫色的运动神经元（多极神经元），神经细胞的突起多数已被切断。其余小而圆形的核为神经胶质细胞核。白质内为大量纵行的切成横断面的神经纤维。

3. 高倍镜观察　选择突起较多而又切到细胞核的神经细胞观察，见胞体呈多角形或不规则形。神经细胞的核位于细胞中央，大而圆，因含异染色质少而呈空泡状，染成浅蓝色，有的核中央可见深蓝色圆点状的核仁。胞质中充满染成蓝色、不规则蓝色的小块即尼氏体。胞体发出的突起多数已被切断，轴丘内无尼氏体，染色浅（图 1-19-1）。

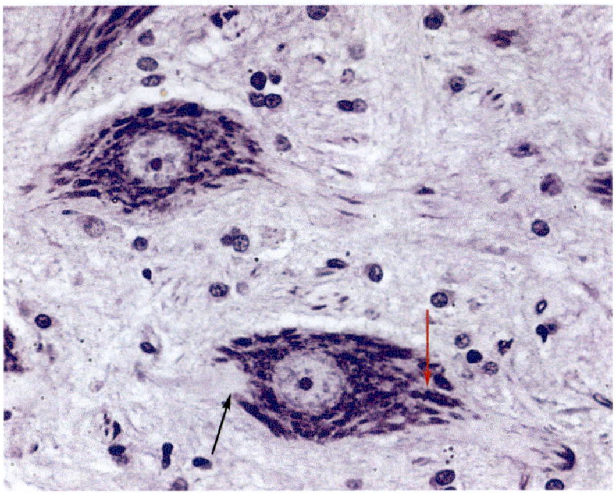

图 1-19-1　尼氏体与轴丘（天竺牡丹染色，高倍）

红色箭头示尼氏体；黑色箭头示轴丘

（二）神经原纤维 (neurofibril)

组织取自脊髓横断面，Cajal 法染色。

1. 肉眼观察　本标本为脊髓横断面，染成棕色。

2. 低倍镜观察　在脊髓前角内可见细胞体积较大的多极神经元。

3. 高倍镜观察　可见多极神经元胞体的中央有一个大而圆的核，未被染色，有时可见棕黑色的核仁。神经细胞胞体内有很多棕色、交织成网、排列散乱的细丝，即为神经原纤维。神经原纤维在突起内则是平行排列的（图 1-19-2）。可见许多黑色的小环或小球附着在神经细胞胞体和突起的表面上，此即为其他神经元突起（轴突）的末端与这个神经元的胞体或突起所形成的突触。

（三）有髓神经纤维 (myelinated nerve fiber)

组织取自坐骨神经纵横断面，HE 染色。

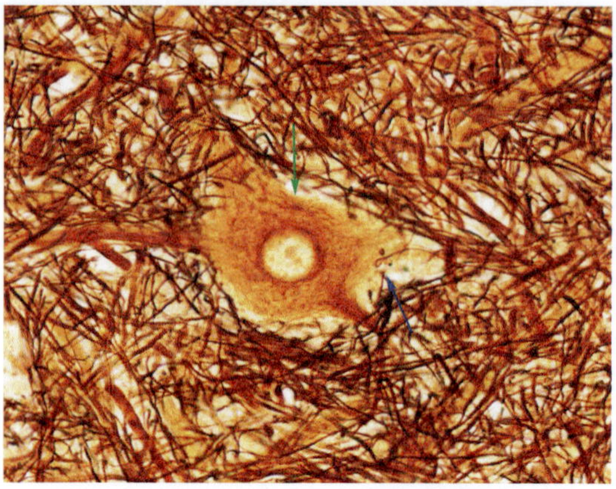

图 1-19-2　神经原纤维（Cajal 法染色，高倍）
绿色箭头示神经原纤维；蓝色箭头示突触小体

1. 肉眼观察　长条形为神经纤维纵断面，圆形为横断面。

2. 低倍镜观察　分别观察纵横切面的标本。在纵切面的神经束内，可清晰地看到平行排列的神经纤维。由于组织收缩，某些部位纤维可弯曲呈波纹状。横切面可见大小不一的圆形断面，即为神经纤维束的横切面。每一束神经纤维的外周有少量结缔组织包裹，即是神经束膜。在纵切面标本上首先寻找到郎氏结，因靠近郎氏结处髓鞘由于制片溶解呈空白，此外轴索亦收缩深染，比较清楚，可作为寻找轴索的标志。

3. 高倍镜观察

(1) 纵切面：选择一条未被切断的神经纤维，在郎氏结附近仔细观察神经膜、髓鞘和轴索（图 1-19-3）。①轴索：居中，索条状，染成浅蓝色；②髓鞘：包被轴索之外，由于在制片过程中髓磷脂已被溶解，故髓鞘呈网状结构。靠近郎氏结处由于制片的关系呈空白；③神经膜：在神经纤维表面，嗜酸性，极薄。标本上所见的神经膜是神经膜细胞（施万细胞）最外面的一层细胞膜与基膜合并而成的薄膜。在某些部位可见到椭圆形的神经膜细胞核贴于神经膜内侧，注意勿与结缔组织细胞核相混淆，后者染色较深，位于神经膜之外。

(2) 横切面：神经纤维横切面为圆形，中央紫蓝色的圆点为轴索，最外面有神经膜包裹，轴索和神经膜之间为髓鞘。有时可见到神经膜细胞的核贴于神经膜内侧（图 1-19-4）。

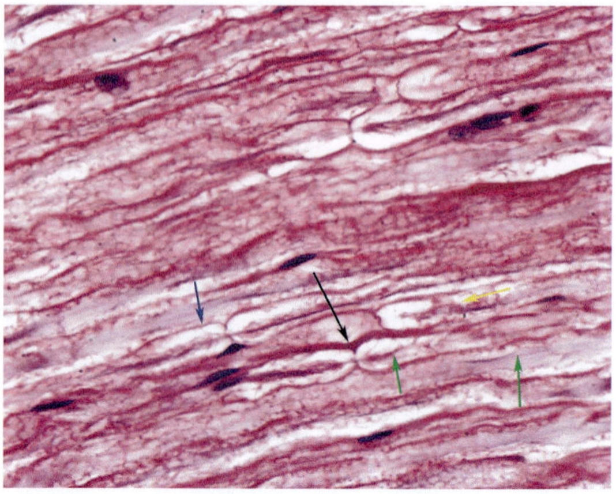

图 1-19-3　有髓神经纤维（纵切面，HE，高倍）
绿色箭头示轴索；黑色箭头示郎飞结；蓝色箭头示神经膜

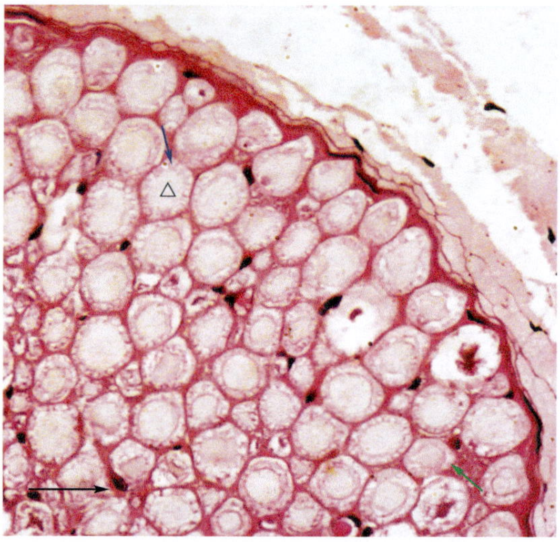

图 1-19-4　有髓神经纤维（横切面，HE，低倍）
绿色箭头示有髓神经纤维；黑色箭头示神经膜细胞核；紫色箭头示髓鞘；黑色三角形示轴索

在每一神经纤维之间有极少量结缔组织，为神经内膜。

（四）无髓神经纤维 (unmyelinated nerve fiber)

组织取自交感神经纵横断面，HE 染色。

1. 肉眼观察　标本上神经纤维的纵切面为细丝状，横切面为圆点状。

2. 低倍镜观察　在纵切面上可见许多较细染成粉红色平行排列的无髓神经纤维和少量有髓神经纤维，无髓神经纤维处看不到髓鞘和郎氏结，在轴索的不同距离上可看到染成蓝色的卵圆形细胞核，即神经膜细胞的核。

3. 高倍镜观察　细观以上结构，由于无髓神经纤维细长，排列紧密，故纤维之间分界不清楚。

（五）触觉小体 (tactile corpuscle)

组织取自手指横断面，HE 染色。

1. 肉眼观察　此标本为指尖横断面，有一深红色线覆盖的一侧为指尖掌侧面，相反的一侧为指尖背侧，有的切片在背侧面可见圆弧形的指甲的横切面。

2. 低倍镜观察　见指尖掌侧面的外表是皮肤，皮肤的表皮为复层扁平上皮，表皮下面是致密结缔组织组成的真皮，真皮向表皮突出形成乳头。移动切片，仔细寻找乳头内的触觉小体。触觉小体的长轴与表皮长轴垂直，为染成粉红色的卵圆形的实体结构。并非在每个乳头内部都可以看到触觉小体。

3. 高倍镜观察　触觉小体为卵圆形，外包有薄层结缔组织被囊，内面有许多扁平的触觉细胞，与小体长轴垂直排列（图 1-19-5）。

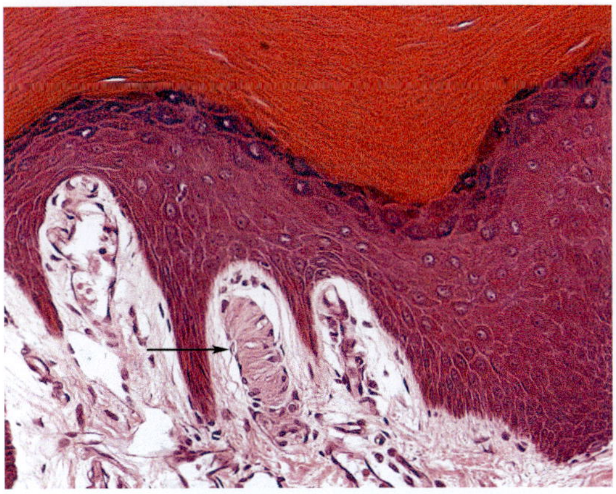

图 1-19-5　触觉小体（人手指皮，HE，低倍）
黑色箭头示触觉小体

（六）环层小体 (lamellar corpuscle)

组织取自手指横断面，HE 染色。

1. 肉眼观察　此标本为指尖横断面，有一深红色线覆盖的一侧为指尖掌侧面，相反的一侧为指尖背侧，有的切片在背侧面可见圆弧形的指甲的横切面。

2. 低倍镜观察　在指尖掌侧面的真皮深层皮下结缔组织内，寻找环层小体。由于小体体积比较大，故在低倍镜下就能清楚地看到它的形态结构。其形态为圆形或不规则形，由围绕着无髓神经纤维末端的同心圆排列的结缔组织层构成（图 1-19-6）。

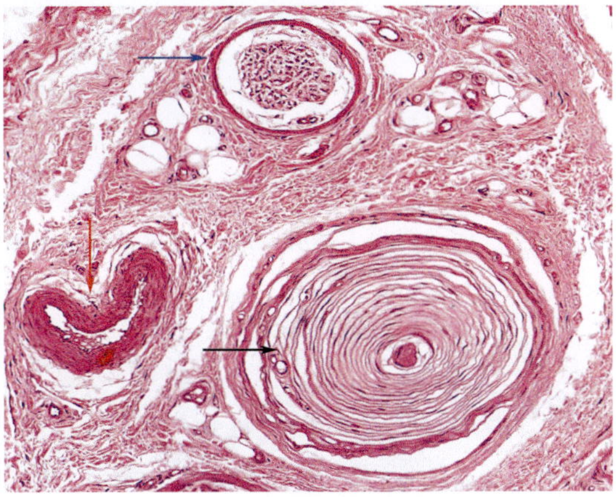

图 1-19-6　环层小体（人手指皮，HE，低倍）
黑色箭头示环层小体；红色箭头示小动脉；绿色箭头示神经纤维素

3. 高倍镜观察　在环层小体的中心，有一红色的圆点或圆柱，为神经纤维轴索的断面（有时不易看清）。从小体中心往周边观察，可见呈层状的环状结构，系由扁平的上皮样成纤维细胞和少量纤维组成的结缔组织被囊。

（七）运动终板 (motor end-plate)

组织取自肋间肌（压片），氯化金 - 甲酸染色。

1. 低倍镜观察　此标本为压片，故厚薄不均。压片内可见许多分离的染成紫红色的骨骼肌纤维。移动标本寻找染成黑色的神经纤维并追踪，可见其反复分枝，最后分枝呈爪状的单根神经纤维终止于肌纤维上，每个爪状分枝的末端呈纽扣状略膨大，与肌纤维在此处共同构成一个稍隆起的椭圆形的运动终板（图 1-19-7）。

2. 高倍镜观察　神经纤维呈爪状分枝，爪状分枝的末端呈纽扣状略膨大，终止于肌纤维上。

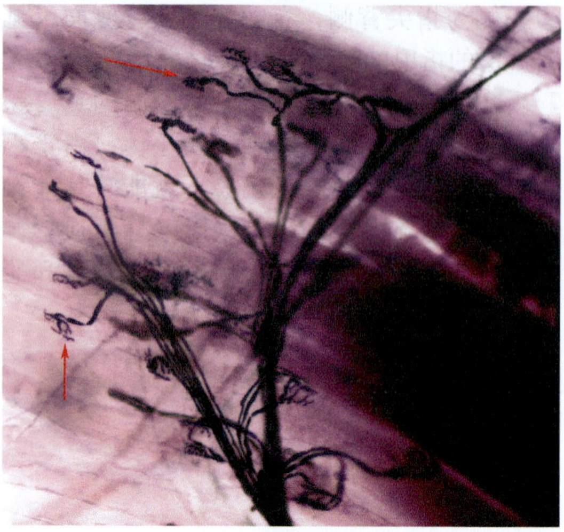

图 1-19-7　运动终板（猫肋间压片，氯化金 - 甲酸法染色，低倍）

红色箭头示运动终板

【电镜图片观察】

（一）化学性突触

化学性突触包括突触前成份、突触间隙和突触后成份。突触前成、后成份彼此相对的细胞膜稍增厚，分别称为突触前膜和突触后膜，突触前成份内含有许多突触小泡，还有线粒体等细胞器（图 1-19-8）。

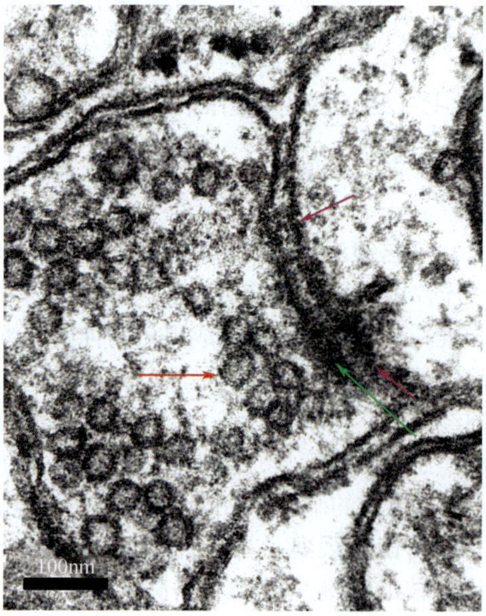

图 1-19-8　化学突触

红色箭头示突触小泡；绿色箭头示突触前膜；紫红色箭头示突触后膜

（二）有髓神经纤维

有髓神经纤维包括轴索、髓鞘和神经膜。轴索是神经细胞的长突起；髓鞘是神经膜细胞的胞膜融合，并呈同心圆状包卷轴突而形成，电镜下呈明暗相间的同心状板层结构；神经膜为神经膜细胞最外面的一层胞膜与基膜共同组成（图 1-19-9，图 1-19-10）。

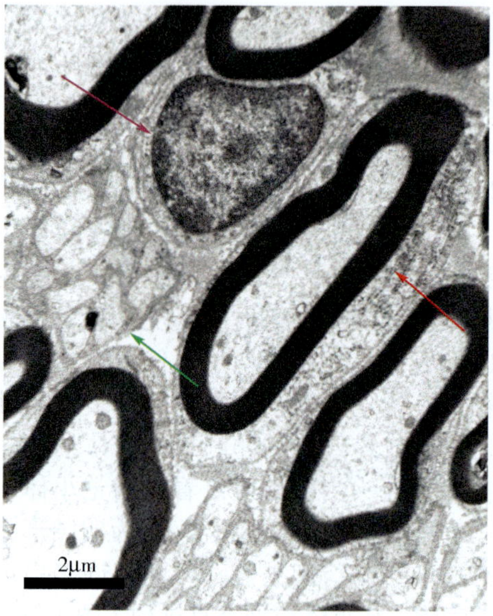

图 1-19-9　周围神经系统神经纤维

红色箭头示有髓神经纤维；绿色箭头示无髓神经纤维；紫红色箭头示施万细胞

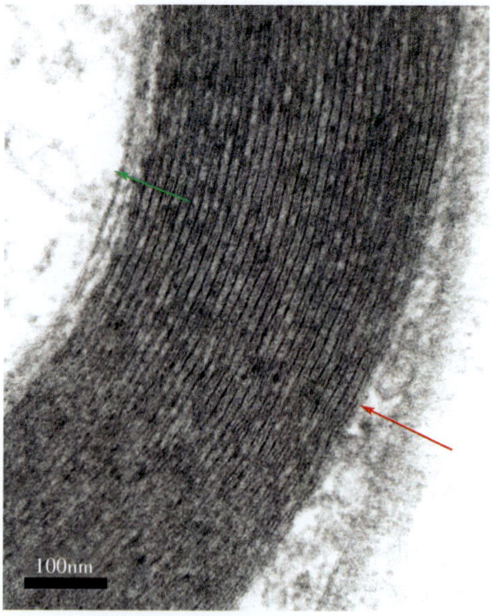

图 1-19-10　有髓神经纤维

红色箭头示髓鞘；绿色箭头示轴突

（三）无髓神经纤维

见多个轴突嵌入施万细胞膜的凹陷内，无板层状的髓鞘（图 1-19-11）。

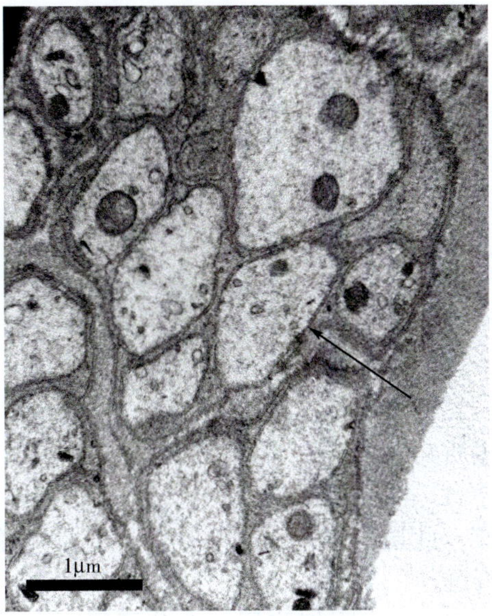

图 1-19-11　无髓神经纤维

黑色箭头示轴突

实验二十　人体重要器官基本结构

【实验目的】

(1) 掌握心脏壁的结构。

(2) 掌握了大、小脑皮质的主要结构。

(3) 掌握肾单位各部分和集合管分布位置及结构特点与功能。

(4) 掌握肝的基本结构与功能，肝小叶的光镜及电镜结构与功能。

(5) 掌握肺的结构与功能。

【组织切片观察】

（一）心脏 (heart)

标本取自心室壁 ,HE 染色。

1. 肉眼观察　标本为条块状，心外膜侧整齐，染色浅，心外膜内膜侧不太整齐。

2. 低倍镜观察　首先区分心内膜、心肌膜、心外膜三层结构。心内膜最薄，着浅红色；心肌膜最厚，色深红；心外膜中含有脂肪组织，据此可与心内膜区别。心内膜：腔面衬有内皮，其胞核凸向腔面，内皮下层由薄层结缔组织组成，心内膜下层为一层疏松结缔组织，内有纵横断面的蒲肯野纤维（图 1-20-1）。心肌膜：厚，由各种方向排列的心肌纤维及少量结缔组织构成，含有丰富的毛细血管。心外膜：为浆膜，表面覆盖有单层扁平的间皮，间皮深面为疏松结缔组织，其中有血管、神经纤维束的断面，并含有较多脂肪细胞。

3. 高倍镜观察　在心内膜下层寻找蒲肯野纤维，仔细观察，它比心肌层中的普通心肌纤维粗大，染色浅，核大而圆，肌浆多，肌原纤维较少。

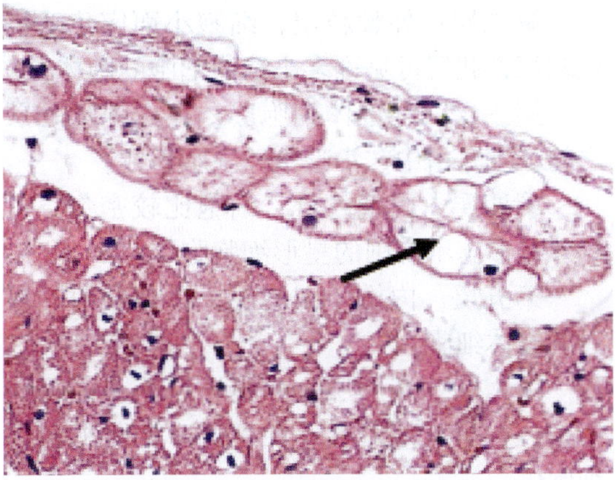

图 1-20-1　心内膜（HE，低倍）

黑色箭头示肯野纤维

（二）大脑皮质 (cerebral cortex)

标本取自猴脑，HE 染色。

1. 肉眼观察　标本外周染成紫色的为皮质，中央染色稍呈红色的为髓质，在皮质表面有许多凹凸不平的沟与回。

2. 低倍镜观察　在 HE 染色切片上，只能观察皮质中神经细胞的分层状态，各种神经元的外部形态需用特殊染色方法才能显示。寻找一个大脑回观察，根据细胞体的大小及排列的疏密进行分层。皮质可分为六层，但各层无明显分界，而是互相移行的（图

1-20-2）。

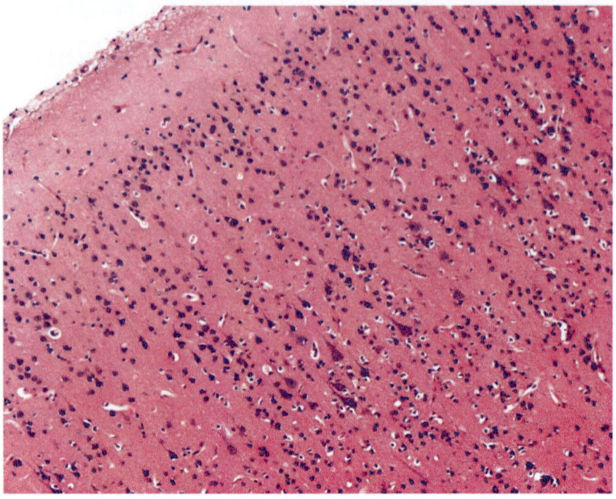

图 1-20-2　大脑皮质（HE，低倍）

细观各层特点，由浅到深为：

第一层：分子层，在外颗粒层表面，染色浅，细胞小而少。

第二层：外颗粒层，细胞小而密集，染色较深，此层可见许多小锥体细胞的胞体。

第三层：外锥体细胞层，在内外颗粒层之间，主要由中、小型锥体细胞组成。

第四层：内颗粒层，细胞比较密集，可见一些形态不规则的星形细胞胞体。

第五层：内锥体细胞层，可见分散的巨大的锥体细胞。

第六层：多形层，细胞形态不一，排列稀疏，与第五层分界不明显，主要可见梭形细胞体。

3. 高倍镜观察　最好先找出两层细胞体较小且排列较密的区域即浅层的外颗粒层和深层的内颗粒层，然后再分别观察其他各层的形态结构。也可先找出主要具有中、小型锥体细胞的区域和具有分散的巨大的锥体细胞的区域，即浅层的外锥体细胞层和深层的内锥体细胞层（图 1-20-3）。

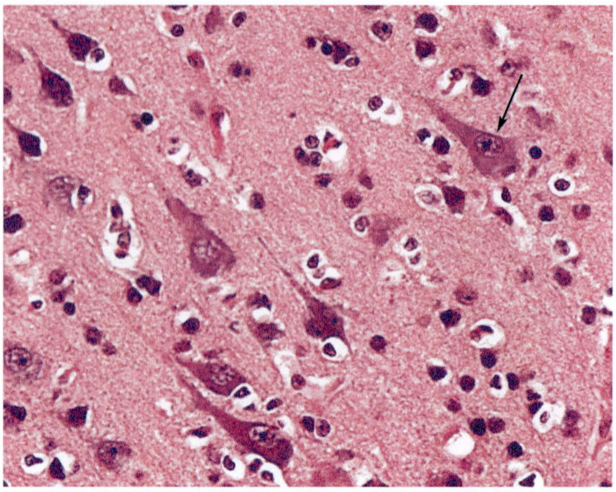

图 1-20-3　大脑皮质（HE，高倍）

黑色箭头示锥体细胞

（三）小脑皮质 (cerebellar cortex)

标本取自猫小脑，HE 染色。

1. 肉眼观察　小脑皮质表面有凹凸不平的沟与小叶片，其表面染成粉红色的为分子层，深部紫色的为颗粒层，再向内方的紫红色区域为髓质。

2. 低倍镜观察　从表面依层次观察，小脑皮质共分三层：

(1) 分子层：表面染色较浅的一层，比较厚。此层内细胞成分较少，主要是无髓神经纤维。

(2) 蒲肯野细胞层：在分子层下方是一层排列较稀、胞体大呈梨形的细胞层，可见细胞有 2 ～ 3 个树突伸入分子层内。

(3) 颗粒层：在蒲肯野细胞层深面，细胞排列很密，主要由颗粒细胞所组成（图 1-20-4）。

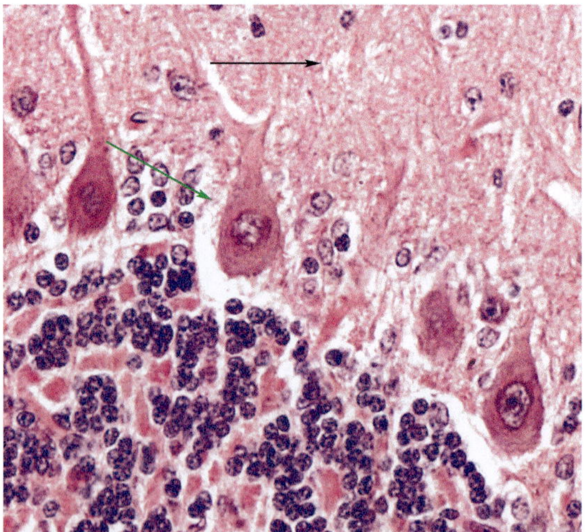

图 1-20-4　小脑皮质（HE，高倍）

黑色箭头示分子层；绿色箭头示浦肯野细胞层；红色箭头示颗粒层

3. 高倍镜观察 方法同低倍镜。

（四）肾 (kidney)

标本取自人肾脏，HE 染色。

1. 肉眼观察 表层染色较红为皮质，深层较淡为髓质。

2. 低倍镜观察 肾表面由薄层、红染的致密结缔组织构成被膜。被膜下为肾皮质，深部为髓质。皮质中可见分层的球形结构即肾小体。肾小体周围为大量小管切面。肾小体与肾小管构成皮质迷路，皮质迷路间有若干纵行走向的管道切面，即髓放线，实为肾髓质呈条纹状进入到皮质的部分（图 1-20-5）。肾髓质位于皮质深面，无肾小体，仅为单层上皮的管道切面及其间的结缔组织与血管。

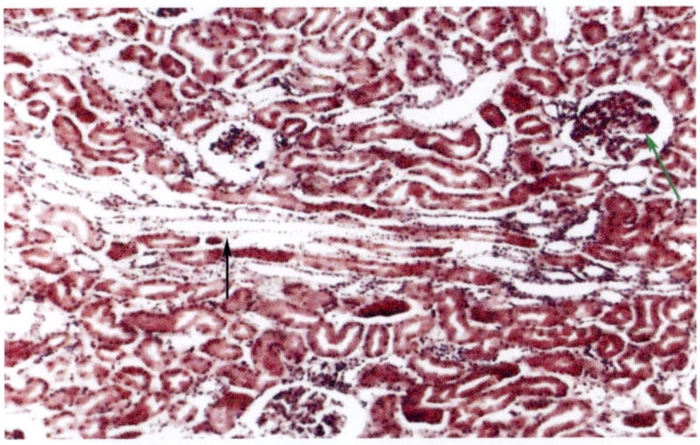

图 1-20-5 肾皮质（HE，低倍）

黑色箭头示髓放线；绿色箭头示肾小体

3. 高倍镜观察 肾小体位于皮质迷路，其主体的血管为一团不规则的毛细血管袢，其内细胞主要为血管内皮细胞、球内系膜细胞和足细胞，但光镜下难以区别这些细胞。肾小囊壁层为单层扁平上皮，而脏层（即足细胞）因紧贴血管球而分辩不清，二层间为肾小囊腔。有时可直接看到肾小囊管腔与肾小管腔相延续，为尿极；在肾小体血管极，有时可见出、入球小动脉的断面（图 1-20-6）。

球旁复合体：包括球旁细胞、致密斑和球外系膜细胞，切片中以致密斑较为易见。先找到肾小体的血管极，肾小体血管极旁的远曲小管近肾小体侧的管壁上皮细胞呈高柱状，排列紧密，核近细胞顶部，则为致密斑。有时在致密斑与肾小体血管极之间的三角区内可见一小细胞群，为球外系膜细胞（图 1-20-6）。

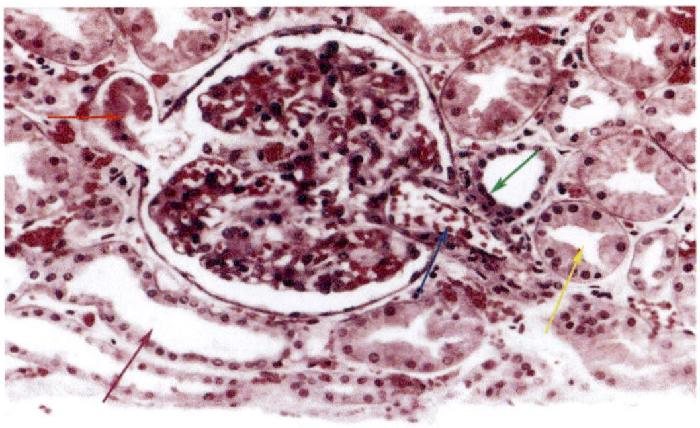

图 1-20-6 肾小体（HE，低倍）

蓝色箭头示血管极；红色箭头示尿极；绿色箭头示致密斑；黄色箭头示近曲小管；玫红色箭头示远曲小管

近端小管曲部：肾小体周围，数量较多，染色较红，腔面不规则；管壁上皮细胞较大，呈单层锥形或立方形，细胞间分界不清楚；核圆，近基底面，数量少，胞质丰富，嗜酸性，游离面有刷状缘。

远端小管曲部：肾小体周围，染色较近曲小管浅，管腔较大且腔面较规则，管壁上皮细胞排列较密集，呈单层立方形，胞质染色较浅，游离面无刷状缘。

近端小管和远端小管直部：位于髓放线和髓质内，在髓放线多呈纵切面，其形态特点分别与近曲小管和远曲小管相似。

细段：位于髓质，是肾小管最细小部分，管壁为单层扁平上皮。与小血管比较，上皮细胞约厚些，胞核卵圆形，突向管腔，腔内无血细胞。

集合管：髓质和髓放线内，是染色最浅的一种管道，管腔大，管壁上皮细胞较大，呈单层立方或柱状，胞质色浅而明亮，细胞界限清楚（图 1-20-7）。

（五）肝 (liver)

标本取自人肝脏，HE 染色。

1. 低倍镜观察 人的肝脏由于肝小叶之间结缔组织很少而小叶分界不清楚，在切片中只能根据一些标志来划分小叶。

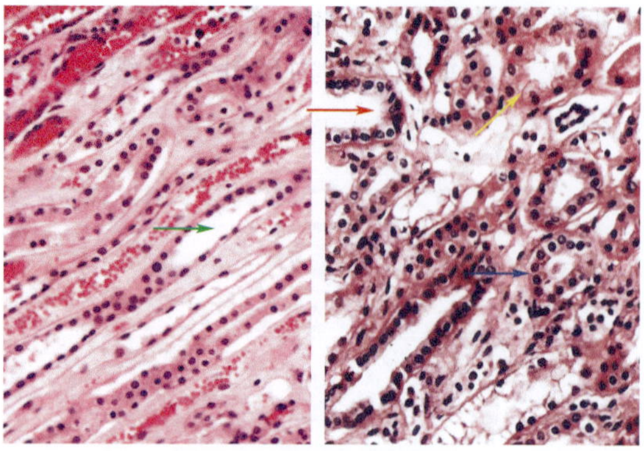

图 1-20-7　肾髓质（HE，低倍）

红色箭头示集合管；绿色箭头示细段；黄色箭头示近直小管；蓝色箭头示远直小管

肝小叶主要包括以下四个部分：①中央静脉：位于小叶的中央；②肝细胞索：以中央静脉为中轴呈放射状排列；③肝血窦：肝细胞索之间的空隙为肝血窦，其窦腔大小不等，形状不规则（图 1-20-8）；④胆小管：相邻肝细胞膜凹陷形成，HE 染色光镜下不能分辨。

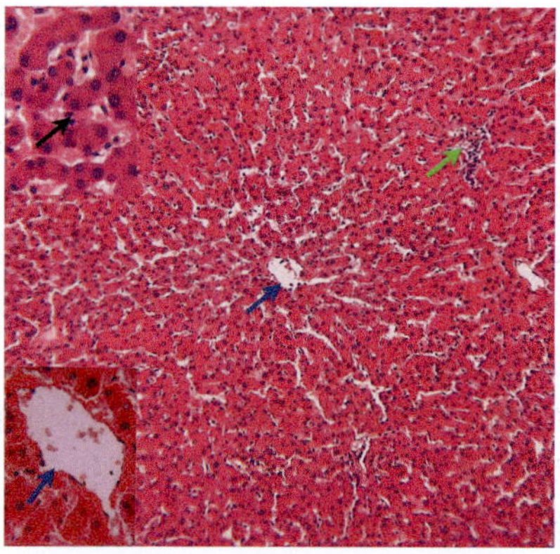

图 1-20-8　人肝脏（HE，低倍）

蓝色箭头示中央静脉；绿色箭头示门管区；左上图：黑色箭头示肝血窦（HE，×400），左下图绿色箭头示中央静脉（HE，×400）

肝小叶之间可见门管区。门管区是肝内可见到较多结缔组织的区域，其中含有三种管道：小叶间动脉，腔小壁厚；小叶间静脉，腔大壁薄；小叶间胆管，由单层立方或柱状上皮组成，细胞核圆，串珠状排列（图 1-20-9）。除门管区外，小叶之间还可见到单独走行的小叶下静脉，其管腔较大，管壁较厚，走行方向与中央静脉相垂直，切面呈“T”字形开口（图 1-20-10）。

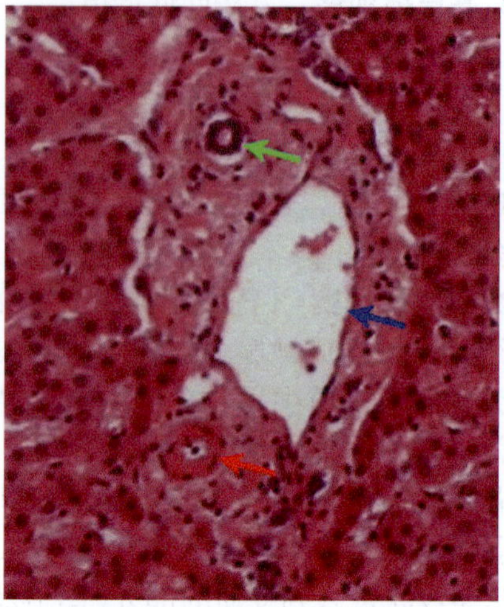

图 1-20-9　门管区（HE，高倍）

蓝色箭头示小叶间静脉；红色箭头示小叶间动脉；绿色箭头示小叶间胆管

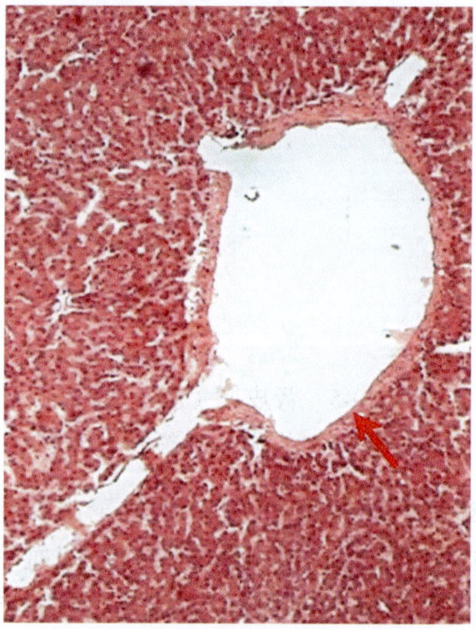

图 1-20-10　人肝脏（HE，低倍）

红色箭头示小叶下静脉

2. 高倍镜观察　肝小叶的中央静脉壁很薄，仅由一层内皮和极少量结缔组织构成，而且有肝血窦的开口。肝细胞体积大，呈多边形，胞质染成红色，核圆位于细胞中央，有的肝细胞可见双核或大而深染的核（多倍体核）。肝血窦壁的内皮细胞与肝细胞相贴，其核为梭形，小而深染。血窦内可见 Kuffer 细胞，细胞较大，形状不规则或有突起，核圆或椭圆形，胞质嗜酸性。进一步仔细辨认门管区的三种管道。

（六）肺 (lung)

标本取自人肺脏，HE 染色。

1. 肉眼观察　肺组织疏松，呈网状。

2. 低倍镜观察　标本的一侧表面为浆膜，肺组织内主要是大量肺泡；其间分散有支气管以下的各段导气部以及呼吸部，进一步分清导气部和呼吸部。因切片关系，很难观察到各级管道相连续的切面。此外，在肺间质内还可见到大量的黑色的灰尘颗粒。

小支气管：管壁三层结构不明显，上皮为假复层柱状纤毛上皮，杯状细胞、腺体渐减少，软骨为不规则的碎片，平滑肌渐增多（图 1-20-11）。

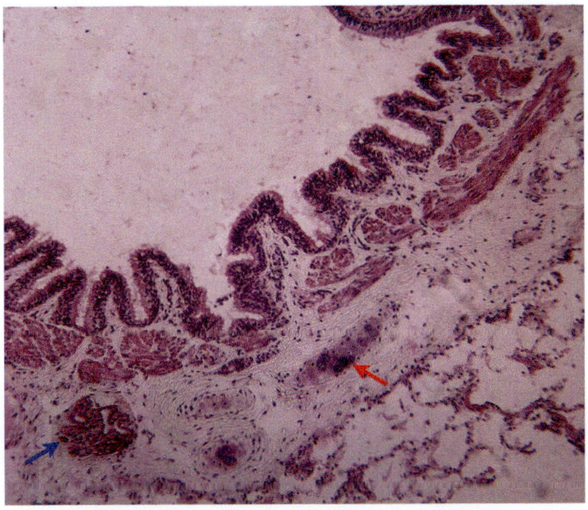

图 1-20-11　小支气管（HE，低倍）

红色箭头示软骨碎片；蓝色箭头示气管腺

细支气管：上皮由假复层纤毛柱状上皮渐变为单层柱状纤毛上皮，随着细支气管由粗变细，杯状细胞、腺体和软骨片逐渐减少，平滑肌增多，但尚未形成连续的环行平滑肌。黏膜常见皱襞（图 1-20-12）。

终末细支气管：管腔因收缩而呈星状，上皮为单层柱状纤毛上皮，杯状细胞、腺体及软骨片均已消失。有完整的环行平滑肌层。

呼吸性细支气管：因为肺泡开口，故管壁不完整。上皮为单层柱状上皮，有的细胞有纤毛，而在有肺泡开口处多为单层立方上皮。

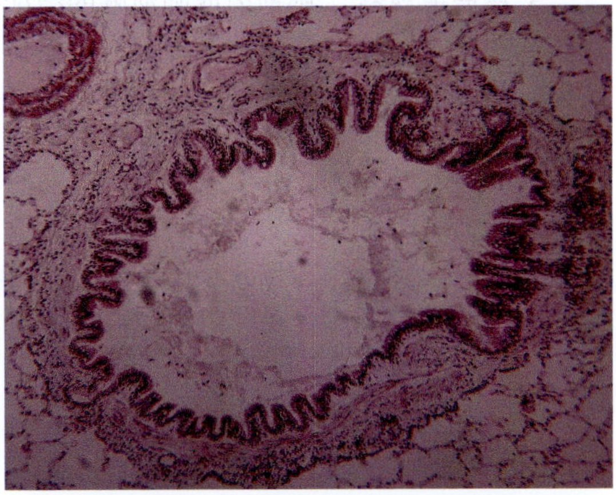

图 1-20-12　细支气管（HE，低倍）

肺泡管：因管壁四周都是肺泡的开口，管道本身很短，故在切片上无完整的管壁，呈现为一系列相邻肺泡开口之间的结节状膨大，据此特点可与肺泡囊相区别。高倍镜下可见结节为平滑肌及弹性纤维增厚形成。

肺泡囊：为几个肺泡共同开口，肺泡隔边缘无结节状膨大。

肺泡：切片上为大小不等的多面形囊泡，彼此相接，有的切到肺泡开口，故可理解肺泡为锥形。因光镜的分辨率所限及制片收缩而使肺的上皮、基膜及其外的结缔组织的肺泡隔界限不能分清（图 1-20-13）。

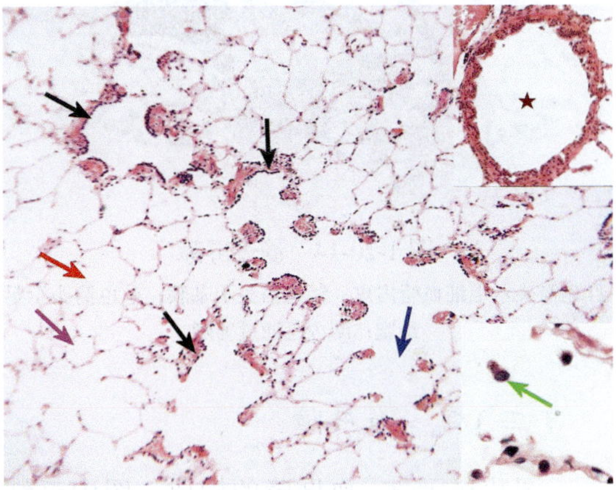

图 1-20-13　肺（HE，低倍）

红色★示终末细支气管；黑色箭头示呼吸性细支气管；蓝色箭头示肺泡管；红色箭头示肺泡囊；玫红箭头示肺泡；绿色箭头示尘细胞

3. 高倍镜观察 肺泡内或肺泡隔的结缔组织内可见成群或散在的巨噬细胞，其体积较大，形态不规则，胞质内可见吞噬的灰尘颗粒（尘细胞）。肺泡内的毛细血管网可用特殊制片方法显示。此外，注意区分肺动脉和肺静脉。肺动脉的分支在肺内可见与各级支气管树分支伴行，肺静脉和属支则单独行走在肺内结缔组织中。在肺组织表面还可见到胸膜脏层，是由间皮和结缔组织组成。

【电镜图片观察】

（一）滤过屏障

为血液从肾小球毛细血管进入肾小囊腔，形成滤液所通过的一系列结构。肾血管球内毛细血管为有孔内皮，内皮外有较厚的电子密度较低的基膜，基膜外附有足细胞的次级突起，紧贴基膜处次级突起间的裂孔上有很薄的裂孔膜覆盖。有孔内皮、基膜和足细胞裂孔膜三层，构成滤过屏障（图 1-20-14）。

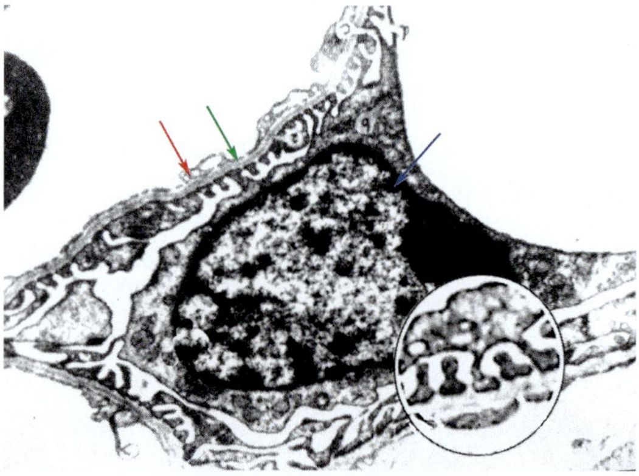

图 1-20-14 滤过屏障

红色箭头示毛细血管内皮；绿色箭头示基膜；蓝色箭头示足细胞；圈内是滤过屏障

（二）气 - 血屏障

图片显示气 - 血屏障的构成。图中毛细血管为肺泡隔内的连续毛细血管，内皮外基膜电子密度较低，该基膜为毛细血管内皮和肺泡 Ⅰ 型细胞基膜相贴而成，有的部位可见夹在基膜间的少量结缔组织。基膜外为很薄的 Ⅰ 型肺泡细胞（图 1-20-15）。

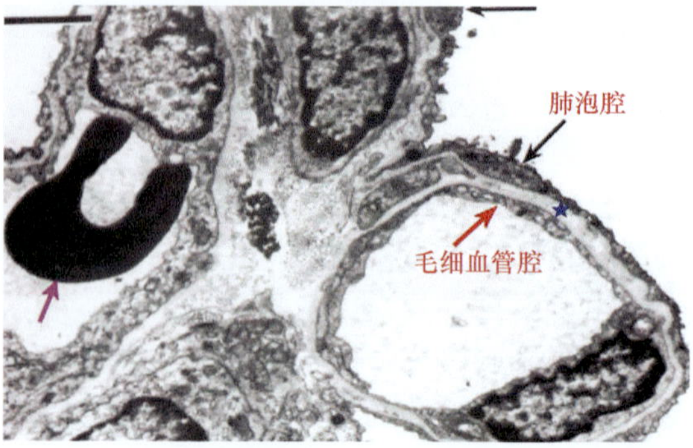

图 1-20-15 气血屏障

黑色箭头示 Ⅰ 型肺泡细胞；红色箭头示毛细血管内皮细胞；蓝色 * 示基膜；玫红色箭头示红细胞

实验二十一 人体胚胎早期发生

【实验目的】

（1）掌握从受精到植入的发育过程；胚泡的结构；两胚层胚盘的形成过程。

（2）了解中胚层形成和中轴器官建立过程；三胚层的主要分化器官和胚体外形演变。

【模型观察】

（一）受精和卵裂 (ferrtilization & cleavage)

受精指精卵结合的过程。受精后雌雄原核形成，继而雌雄原核融合、形成卵裂球。卵裂球数目随卵裂次数增多而增加，但体积变小，于受精后约 72h，在透明带内逐渐形成桑葚胚。

图 1-21-1A 为受精卵模式图，图最外侧系透明带；中间系受精卵及上方的第二极体；受精卵右下系由第一极体分裂形成的 2 个极体。图中的受精卵正在进行第一次有丝分裂。图 1-21-1B、C、D 为动物胚胎发生模型：B 图显示受精卵（粉红色）及三个极体（黑色）。C 图为透明带已去除的 3 个卵裂球模型，白色代表将分化为内细胞群的细胞，绿色代表将分化为滋养层的细胞。D 图显示透明带已

去除的桑葚胚。

（二）胚泡和两胚层胚盘的形成

当卵裂球数目增至达到 100 个左右时，细胞间出现若干许多小腔隙，最后相互融合后，最终形成成充满液体的大腔，称为胚泡腔。透明带溶解消失，此时为受精后第 5 天左右，透明带溶解消失。图 1-21-2A 模型显示，位于胚泡外周的一层绿色扁平细胞为为滋养层，中央为胚泡腔，生活状态下胚泡腔内含胚泡液。附着于滋养层一端的白色细胞团为内细胞群。图 1-21-2B 模型显示，极端滋养层处已经分化出合体滋养层（草绿色）和细胞滋养层（墨绿色）；内细胞群已经分化出下胚层（黄色细胞）、上胚层（紧贴下胚层的一层蓝色柱状细胞），其余细胞（蓝色）将分化为羊膜囊的羊膜上皮。图 1-21-2C 模型显示，羊膜腔 (*) 位于上胚层与羊膜囊之间。图 1-21-2D 模型显示，合体滋养层增加，初级卵黄囊由下胚层细胞与胚外体腔膜围成，胚泡腔消失。两胚层胚盘为由上下胚层紧密相贴形成的圆盘状结构，这时为胚胎第 2 周。

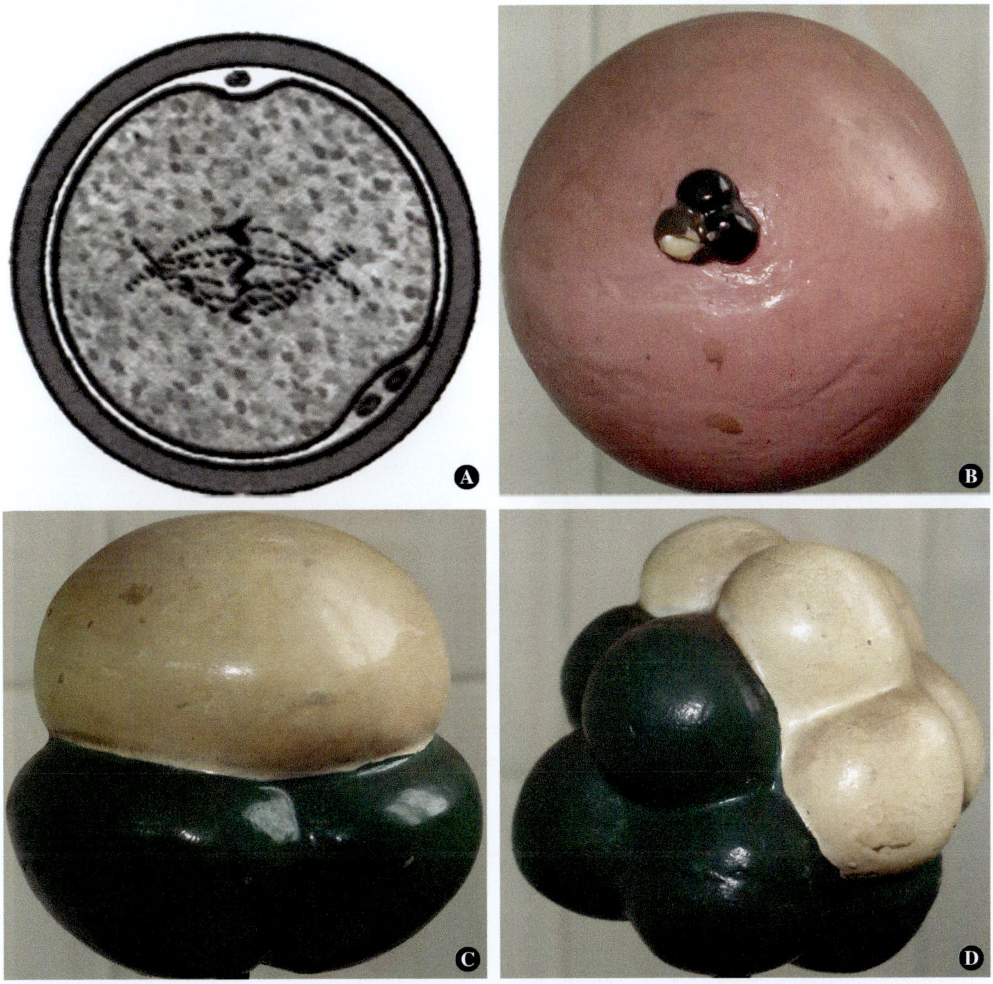

图 1-21-1　卵裂和桑葚胚

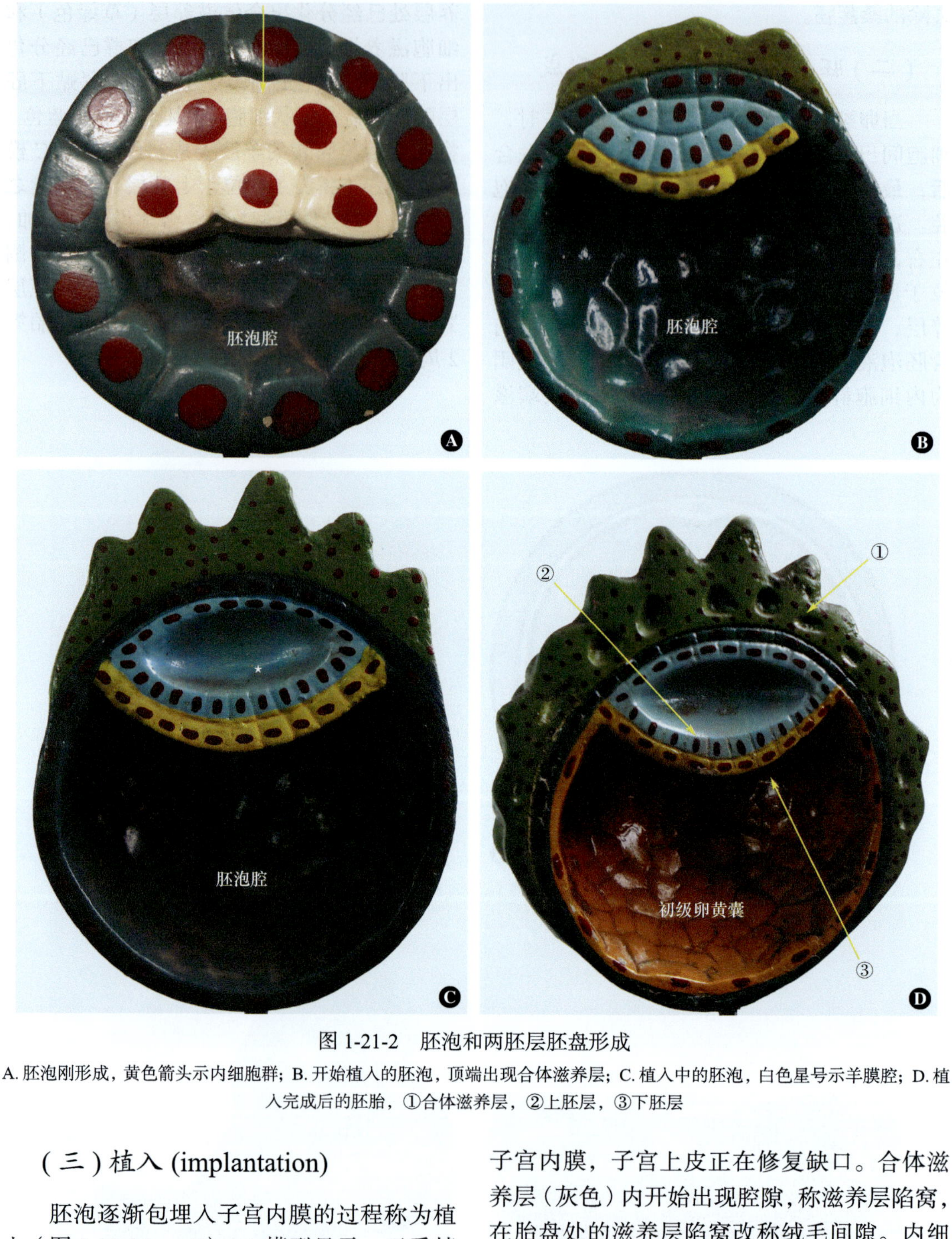

图 1-21-2　胚泡和两胚层胚盘形成

A. 胚泡刚形成，黄色箭头示内细胞群；B. 开始植入的胚泡，顶端出现合体滋养层；C. 植入中的胚泡，白色星号示羊膜腔；D. 植入完成后的胚胎，①合体滋养层，②上胚层，③下胚层

（三）植入 (implantation)

胚泡逐渐包埋入子宫内膜的过程称为植入（图 1-21-3A ～ D）。A 模型显示，于受精后第 6 ～ 7 天，胚泡开始侵入子宫内膜。极端滋养层细胞（灰蓝色）分泌蛋白水解酶溶解子宫内膜（淡粉色），胚泡腔内的蓝色细胞团为内细胞群。模型剖面上的腔穴为子宫腺腔（箭头）。B 模型显示，胚泡已全部植入子宫内膜，子宫上皮正在修复缺口。合体滋养层（灰色）内开始出现腔隙，称滋养层陷窝，在胎盘处的滋养层陷窝改称绒毛间隙。内细胞群开始分化出下胚层（黄色）和上胚层（蓝色），羊膜腔开始出现。C 模型显示，胚泡已经完全埋入子宫内膜，子宫上皮已经完全愈合，羊膜腔扩大（红色箭头）。合体滋养层之间滋养层陷窝（黄色箭头）增多。当子宫内

膜小血管被破坏时，母体的血液流入滋养层陷窝，改称绒毛间隙。此时大约为受精后第 11 ～ 12 天。D 模型显示，植入后的胚胎迅速生长，羊膜腔和卵黄囊明显。绒毛（红色箭头）浸泡于母血中。胚泡植入部位的子宫蜕膜向腔面突起，此时大约为受精后第 14 ～ 15 天。

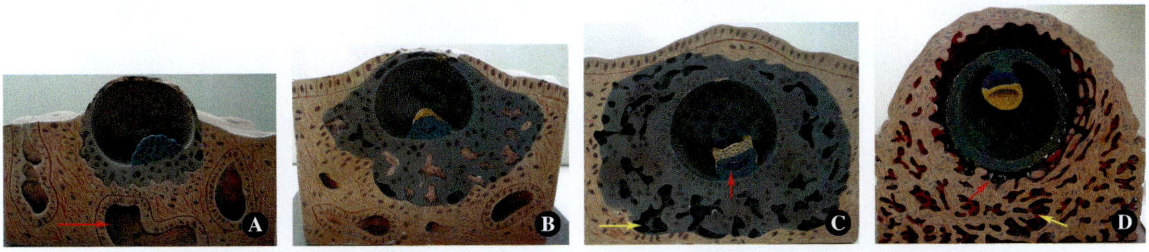

图 1-21-3　植入过程

A 中红色箭头示子宫腺；C 中红色箭头示羊膜腔，黄色箭头示绒毛间隙；D 中红色箭头示绒毛

（四）两胚层胚盘的形成及滋养层的分化

胚胎第 2 周，在植入的同时，内细胞群发育形成两胚层胚盘，且滋养层也发育形成胚外中胚层。图 1-21-4 A ～ D 中 A 模型显示，细胞滋养层产生的胚外中胚层细胞（红色）已经填充在卵黄囊和羊膜腔与滋养层之间的空隙内，胚外中胚层内开始有腔隙出现。卵黄囊顶和羊膜腔底相贴形成两胚层胚盘，滋养层细胞向外突出形成绒毛，滋养层改称绒毛膜。B 模型显示，胚外中胚层内腔隙进一步增大，下胚层周边的细胞增生形成次级卵黄囊。C 模型显示，胚外中胚层细胞贴到细胞滋养层、卵黄囊和羊膜腔表面，形成胚外体腔，仅于绒毛膜与羊膜腔之间留下胚外中胚层，即体蒂。初级卵黄囊开始退化。D 模型显示，胚外体腔进一步扩大，胚外中胚层脏层包在卵黄囊表面，胚外中胚层壁层包在羊膜囊表面以及衬贴在滋养层内表面。体蒂随着羊膜腔的扩大转向胚盘尾端。初级卵黄囊与次级卵黄囊脱离，退化形成外体腔泡。

（五）中胚层的形成和中轴器官的建立

胚胎第 3 周，上胚层细胞增生，在胚盘尾端形成纵行的细胞索，即原条。原结为原条头端的细胞团。胚内中胚层由原条的细胞增生、迁移并在上、下胚层之间铺开而形成；内胚层由部分原条细胞向下迁移并取代下胚层而形成；脊索由原结的细胞增生并向胚盘头端迁移而形成。胚体三个胚层形成后，原来的上胚层改称为外胚层。至此，内、中、外三个胚层的细胞共同形成三胚层胚盘，以后逐渐分化演变形成人体所有器官原基。在原条的尾端和脊索的头端，分别有一小块没有形成中胚层，只有内、外胚层的细胞相贴，分别称为泄殖腔膜和口咽膜。

1. 第 18 天人胚模型　图 1-21-5A 模型显示，移去羊膜，可见胚盘尾端的体蒂连有绒毛。因三个胚层开始分化，胚盘稍突向羊膜腔。胚盘表面为外胚层，胚盘尾端的中线上有原条和原结。图 1-21-5B 显示胚盘纵切面，可见卵黄囊顶（即内胚层），尿囊为卵黄囊尾端向体蒂内突入的盲管。内胚层上方为脊索与中胚层。口咽膜系胚盘前端无中胚层区域。

2. 第 20 天人胚模型　图 1-21-6 A ～ C 为去除卵黄囊和羊膜囊的人胚，显示三个胚层已开始分化。A 模型显示外胚层，可见在背侧中央增厚的神经板（深蓝色），中线部位凹陷形成神经沟和神经褶。尾端有原条。B 模型显示中胚层，可见正中线上深红色条状结构为脊索，脊索两侧的中胚层已经分化出呈块状的体节（深红色）。头尾端无中胚层区域为口咽膜和泄殖腔膜的部位。C 模型显示内胚层，头侧部向背方的隆起将构成前肠。

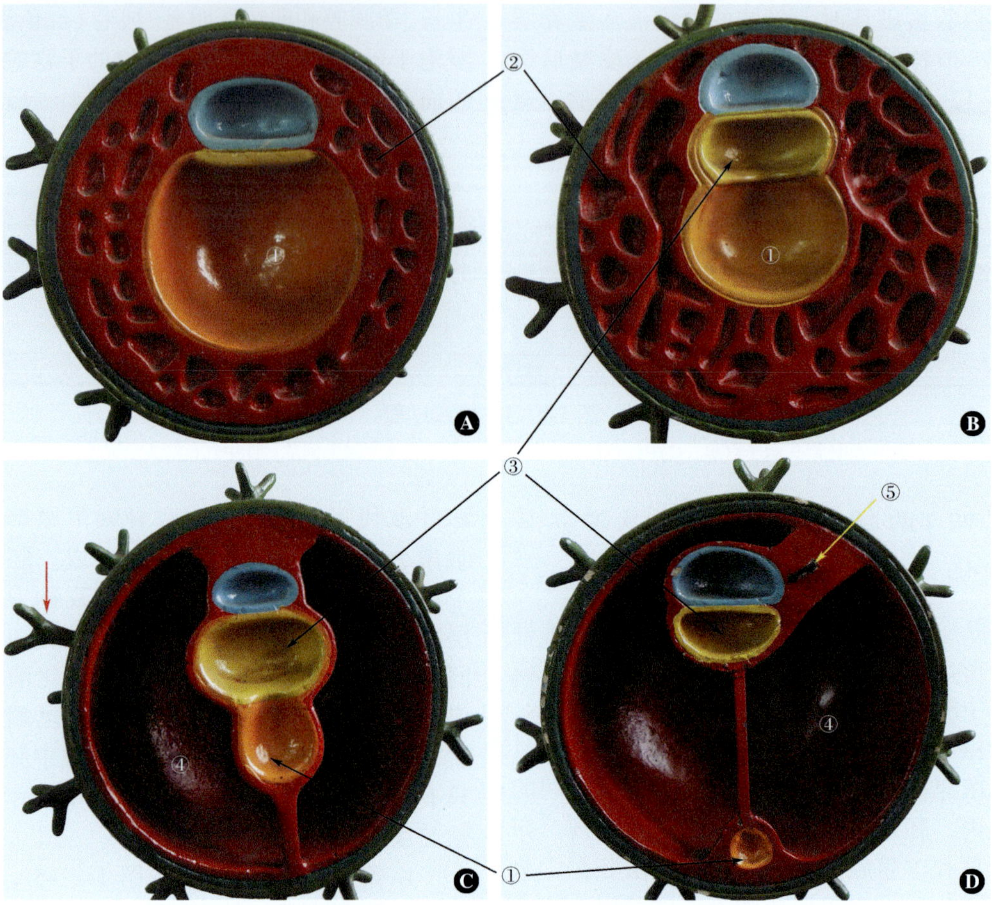

图 1-21-4　胚外中胚层的发育

①初级卵黄囊原结；①胚外中胚层；③次级卵黄囊；④胚外体腔，红色箭头示绒毛；⑤体蒂

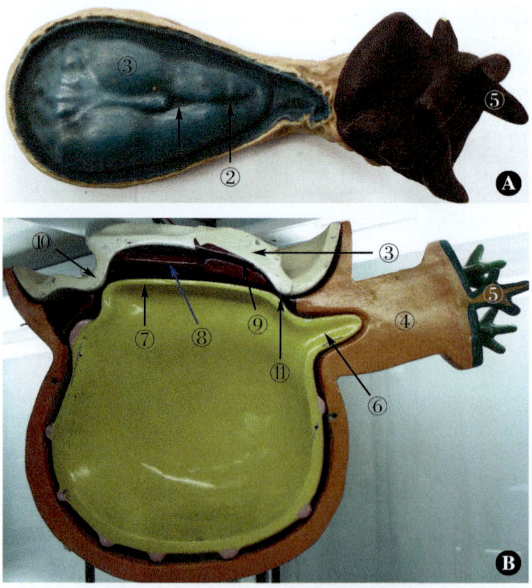

图 1-21-5　第 18 天人胚模型

A. 背面观；B. 胚盘纵切面

①原结；②原条；③外胚层；④体蒂；⑤绒毛；⑥尿囊；⑦内胚层；⑧脊索；⑨中胚层；⑩口咽膜；⑪泄殖腔膜

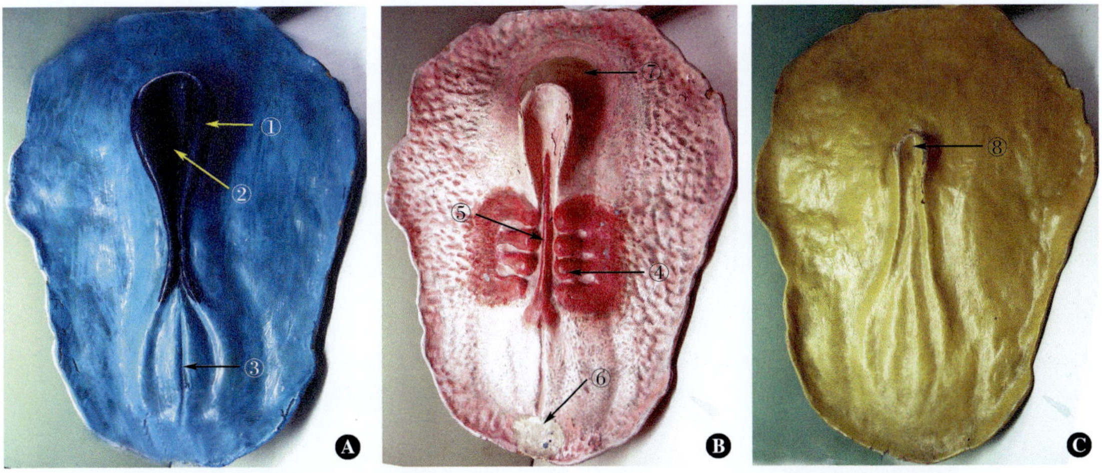

图 1-21-6 第 20 天人胚模型

A. 外胚层背面观；B. 中胚层背面观；C. 内胚层背面观

①神经褶；②神经沟；③原条；④体节；⑤脊索；⑥泄殖腔膜部位；⑦口咽膜部位；⑧前肠

3. 第 22 天人胚模型 图 1-21-7A 模型显示，因胚盘向腹面包卷，胚体已经由圆盘状转变为圆柱状。神经沟从中段开始闭合并形成神经管。肉色为已经剪去羊膜的边缘。图 1-21-7B 模型显示圆柱状胚体横切面，可见脊索背侧的神经管已经与外胚层脱离。体节位于神经管两侧，体节外侧为间介中胚层，再外为已经分为两层的侧中胚层，两层侧中胚层之间为胚内体腔。

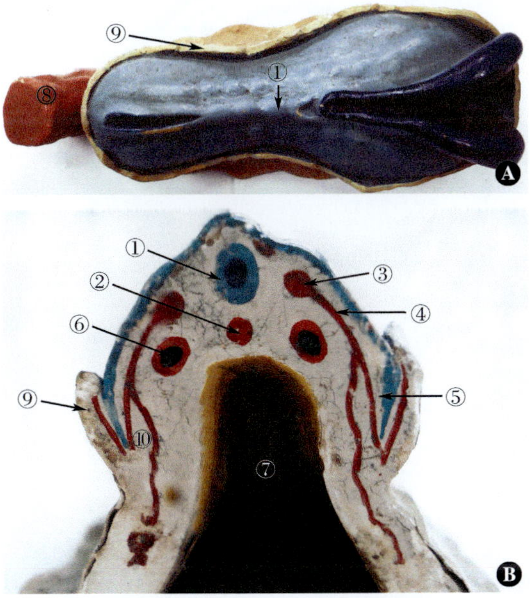

图 1-21-7 第 22 天人胚模型

A. 背面观；B. 横断面观；①神经管；②脊索；③体节；④间介中胚层；⑤侧中胚层；⑥背主动脉；⑦原始消化管仍与卵黄囊相通；⑧体蒂；⑨已剪去羊膜的边缘；⑩胚内体腔

4. 第 4 ～ 5 周人胚模型 图 1-21-8 A 模型显示第 4 ～ 5 周的人胚外形，人胚呈圆柱形，已出现鳃弓，耳泡和神经管、脑泡形成，体节显著。发育中的心脏突向腹侧。卵黄囊体积缩小，脐带开始形成。B 模型显示纵行切开的圆柱形胚体。背面有神经管，眼泡和耳泡显著。神经管腹侧为发育中的脊椎，其腹侧可见由内胚层包卷形成的原始消化管。原始消化管可分中肠（与卵黄囊相通连的部分）、前肠和后肠三部分。前肠和后肠分别位于中肠的前、后端。前肠头端向两侧突出的盲囊为咽囊，后肠腹侧则有尿囊伸入到体蒂中。前、后肠腹侧的凹陷处是由内外胚层紧贴形成的口咽膜和泄殖腔膜。前肠的腹侧有心脏。

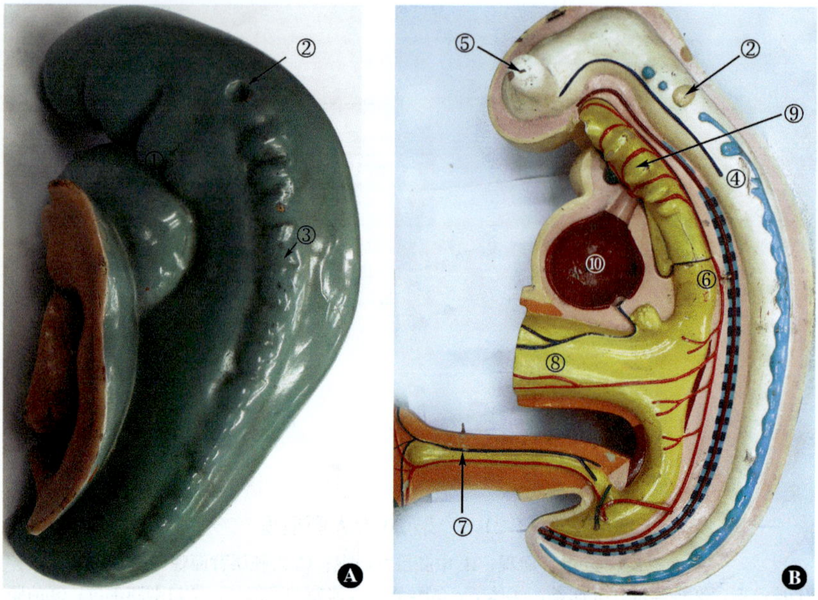

图 1-21-8　第 4 ～ 5 周人胚模型

A. 人胚外形侧面观；B. 人胚纵剖面观；①鳃弓；②耳泡；③体节；④神经管；⑤眼泡；⑥原始消化管；⑦尿囊；⑧卵黄肠管；⑨咽囊；⑩心包腔

实验二十二　胎膜和胎盘

【实验目的】

（1）掌握胎盘的结构与功能。

（2）了解胎膜的形成与功能。

【模型观察】

（一）胚胎与胎盘在子宫内的关系

胎膜（fetal membrane）包括绒毛膜、羊膜和卵黄囊、尿囊、脐带，具有重要作用，包括对胚胎的营养、保护、呼吸、排泄等功能。胎盘由胎儿的丛密绒毛膜和母体子宫底蜕膜共同构成，具有有重要的物质交换、内分泌和屏障功能。胎儿娩出后，胎膜、胎盘和子宫蜕膜功能层都一并排出，统称为衣胞。

图 1-22-1 模型为胚胎第 5 周子宫矢状断面，显示胚胎和胎盘在子宫内的关系。外周为子宫壁，子宫腔内为胚胎与胎膜。植入后子宫内膜改称为蜕膜。根据胚胎与蜕膜的关系，可分为三个部分，即包蜕膜（覆盖在胚胎浅层），底蜕膜（位于胚胎深面），其余部分为壁蜕膜。

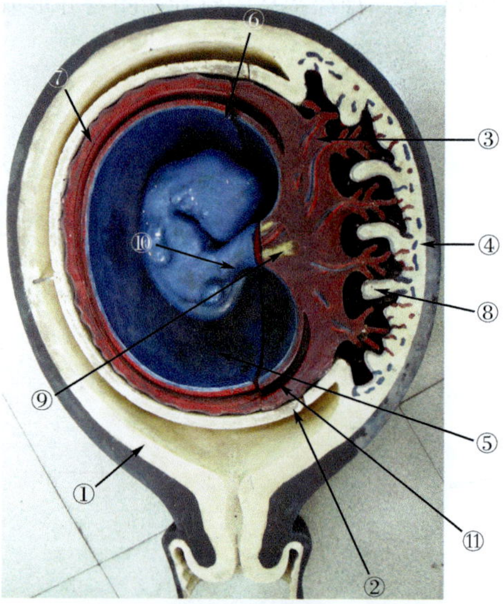

图 1-22-1　胎儿、胎盘在子宫的关系

①壁蜕膜；②包蜕膜；③丛密绒毛膜；④底蜕膜；⑤羊膜腔；⑥羊膜；⑦平滑绒毛膜；⑧胎盘隔；⑨卵黄囊；⑩脐带；⑪胚外体腔

（二）胎膜

图 56 为胎膜模型。

1. 绒毛膜　由滋养层和胚外中胚层构成，紧贴于蜕膜。在胚胎发育前 6 周，伸入

底蜕膜中的绒毛因血供丰富而发育为丛密绒毛膜；分布于包蜕膜的绒毛由于营养相对缺乏则逐渐退化为平滑绒毛膜（红色）。随着胚胎不断发育，丛密绒毛膜和底蜕膜共同构成胎盘，平滑绒毛膜和包蜕膜则逐渐与壁蜕膜融合。

2. 羊膜　由羊膜上皮与胚外中胚层构成，是平滑绒毛膜里面的一层（蓝色）。此时羊膜与绒毛膜贴紧，胚外体腔将消失。胎儿借脐带与丛密绒毛膜相连，并生活在羊膜腔内的羊水中。

3. 卵黄囊　在胚胎发育过程中与原始消化管完全脱离，包在脐带中退化。

4. 尿囊　为后肠腹侧壁伸入体蒂的突起，包在脐带中。

5. 脐带　脐带含有卵黄囊、尿囊和2条脐动脉及1条脐静脉。由羊膜包裹体蒂而形成。

（三）胎盘

胎盘是由丛密绒毛膜和底蜕膜紧密结合而形成的一个圆盘状结构（图1-22-2）。胎盘的胎儿面由羊膜覆盖且光滑，并有脐带附着。从密绒毛膜上发出绒毛干和游离绒毛浸泡于绒毛间隙的母体血液中。胎盘的母体面有绒毛间隙，其与子宫动、静脉相通。 胎盘的母体面尚有胎盘隔和底蜕膜。图1-22-2A显示3个月人胎儿胎膜标本，胎儿位于羊膜内，丛密绒毛膜很发达。图1-22-2B显示4个月胎儿和羊膜，透过羊膜可见胎儿浸泡于羊水中，并可见脐带。图1-22-2C显示胎盘母体面，可见胎盘小叶。

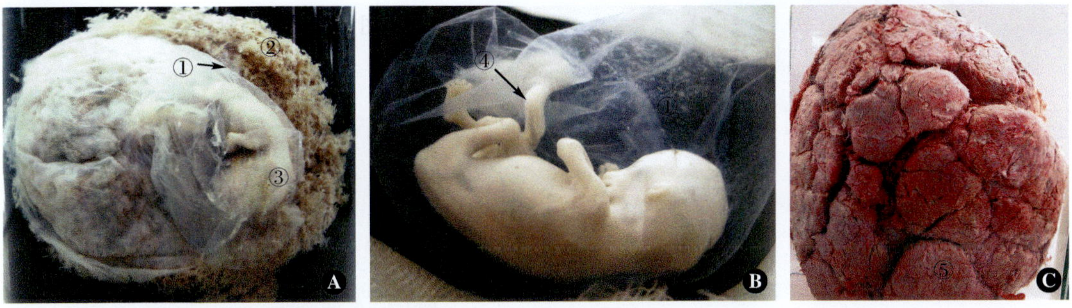

图1-22-2　胎膜与胎盘

A. 第3个月胎儿和胎膜；B. 第4个月胎儿胎儿和胎膜；C. 足月胎盘母体面

①羊膜；②丛密绒毛膜；③胎儿；④脐带；⑤胎盘小叶

实验二十三　细胞及组织的适应和损伤

【实验目的】

掌握细胞与组织损伤程度和表现形式；各种细胞变性的形态学变化；细胞死亡的表现形式和基本病理变化，各种细胞死亡的病变特点；细胞和组织适应性反应的类型和形态特征。

【巨体标本观察】

（一）心肌肥大 (hypertrophy of the heart)

标本为高血压病左心向心性肥大期（功能代偿期），左心室肥大，心脏矢状切面显示左心室肌壁及室间隔显著肥厚，乳头肌显著增粗，左室腔无明显扩张（图1-23-1）。有的标本为高血压病左心离心性肥大期（功能失代偿期），左室腔因血液潴留而明显扩张。

（二）脑萎缩 (atrophy of the brain)

标本为成年人大脑的局限性脑萎缩，萎缩区的脑组织体积略有缩小，脑回变窄，从而使脑回间的脑沟变宽、变深（图1-23-2）。有的标本病变可表现为弥漫性脑萎缩，脑体积整体变小，重量减轻，全脑脑回变窄、脑沟变深。

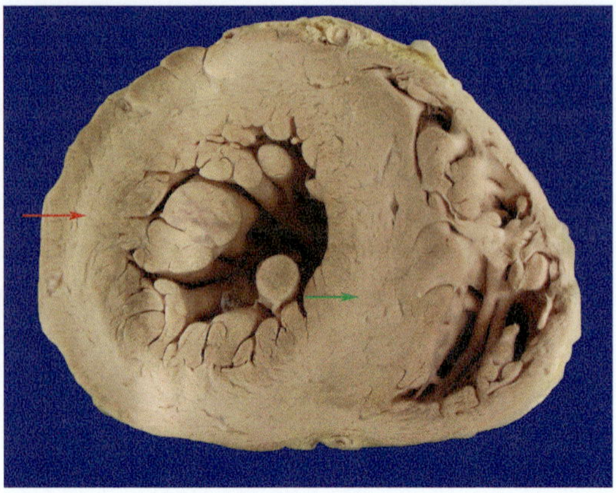

图 1-23-1　心肌肥大

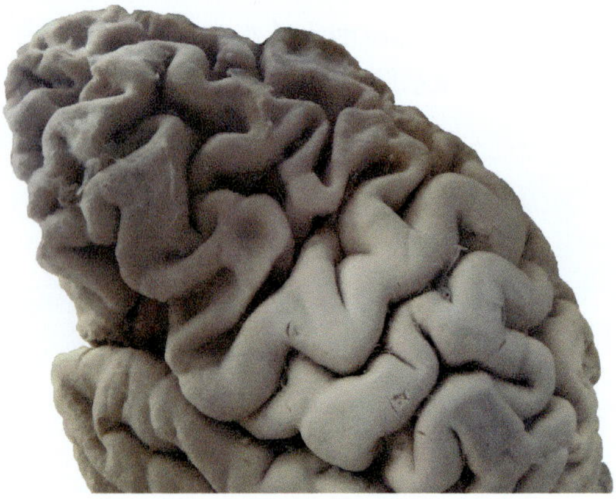

图 1-23-2　脑萎缩

（三）心脏褐色萎缩 (brown atrophy of the heart)

标本为成年人心脏。萎缩的心脏体积显著缩小、重量减轻，心尖变锐，心脏颜色呈浅褐色（图 1-23-3）。心脏外膜松弛，心表面见冠状动脉呈蛇行状弯曲（图 1-23-4）。

（四）肾压迫性萎缩 (pressure atrophy of the kidney)

标本为肾盂积水所致肾萎缩。尿液潴留于肾盂、肾盏致其高度扩张，形成多个相互连通的囊腔。肾实质受到压迫而发生萎缩，切面见肾实质变薄，肾脏皮、髓质分界不清（图 1-23-5）。

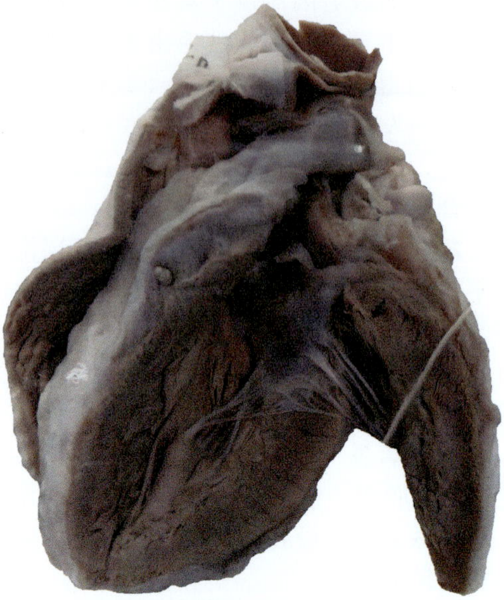

图 1-23-3　心脏褐色萎缩

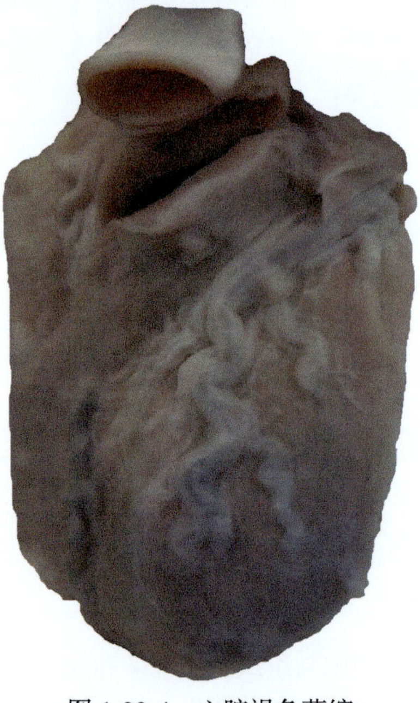

图 1-23-4　心脏褐色萎缩

（五）脂肪肝 (fatty liver)

肝脏肿大，边缘变钝，质地软，比重降低，切面呈土黄色，有油腻感（图 1-23-6）。

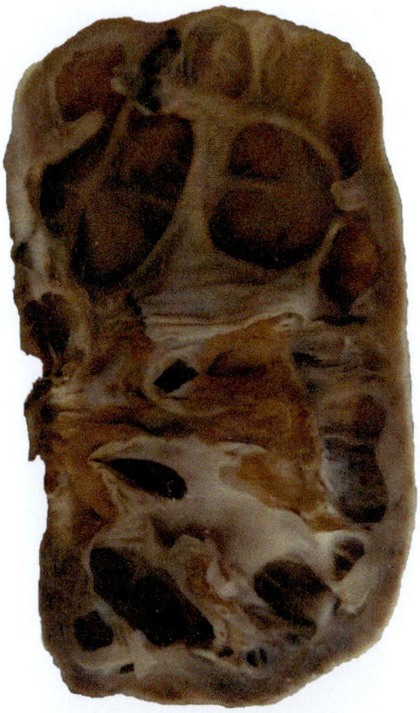

图 1-23-5　肾压迫性萎缩

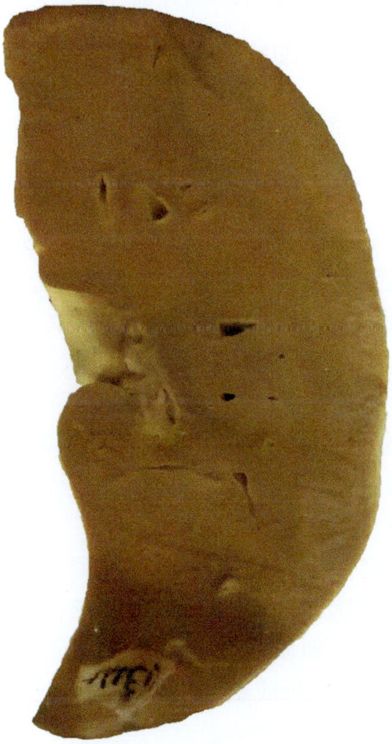

图 1-23-6　脂肪肝

（六）玻璃样变 (hyaline degeneration)

标本为脾被膜的玻璃样变，脾被膜明显增厚，质地均匀，呈灰白色、半透明，似毛玻璃（图 1-23-7）。

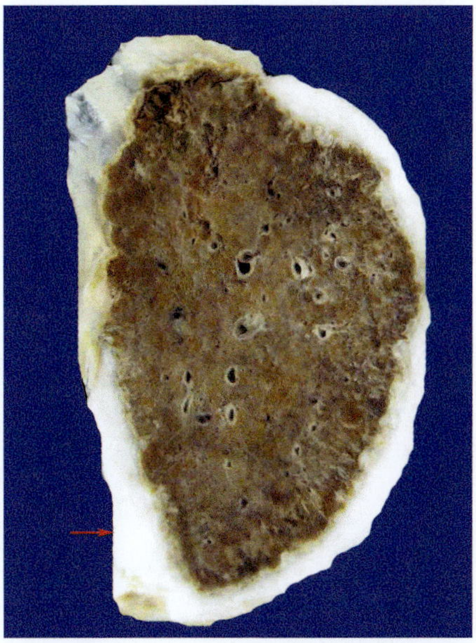

图 1-23-7　脾被膜玻璃样变

（七）凝固性坏死 (coagulative necrosis)

标本为发生局部贫血性梗死的脾脏。梗死组织为凝固性坏死，切面见灰白色坏死灶呈三角形或者楔形，尖部朝向器官中心，底部靠近器官表面。坏死组织周围有暗红色或褐色充血、出血带与非坏死组织分界。坏死组织干燥、质地坚实（图 1-23-8）。凝固性坏死还可以发生在心、肝、肾等实质器官。

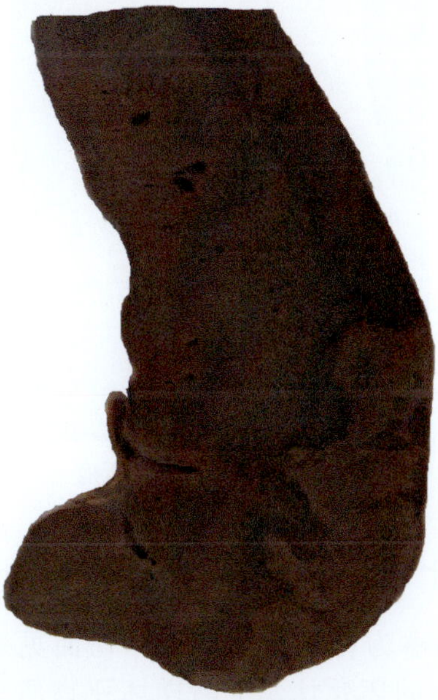

图 1-23-8　脾凝固性坏死

（八）液化性坏死 (liquefactive necrosis)

标本为发生局部梗死的大脑，切开脑组织，液化的坏死物质流失，形成坏死腔隙（图 1-23-9）。肝脓肿标本的组织坏死也属于液化性坏死。

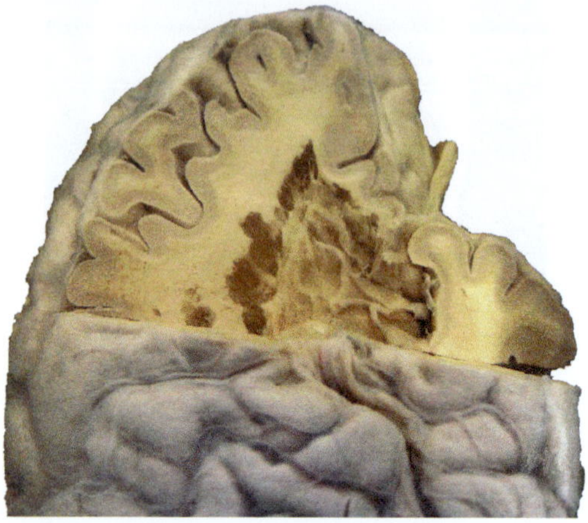

图 1-23-9　脑液化性坏死

（九）干性坏疽 (dry gangrene)

标本为足干性坏疽，坏疽区域干燥、皱缩，呈黑褐色，与周围正常组织分界清楚（图 1-23-10）。四肢末端组织均可以发生干性坏疽。

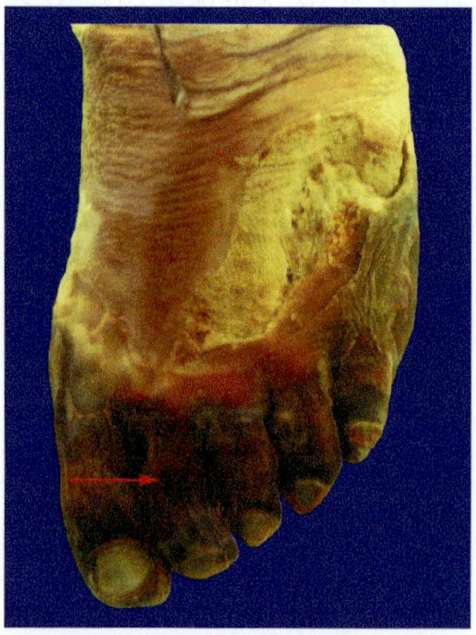

图 1-23-10　足干性坏疽

（十）干酪样坏死 (caseous necrosis)

标本为肾干酪样坏死。切面见多个大小不一的坏死灶，干酪样坏死物质呈淡黄色，奶酪或豆腐乳样（图 1-23-11）。部分标本干酪样坏死物可流失而形成空洞。干酪样坏死常见于感染结核杆菌的肺、肠和淋巴结等部位。

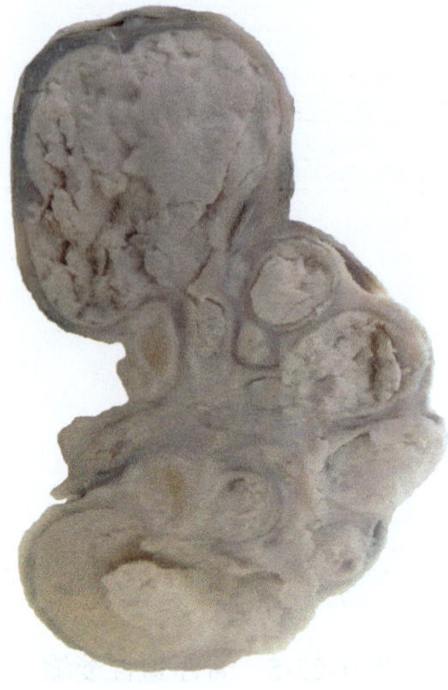

图 1-23-11　肾干酪样坏死

【组织切片观察】

（一）鳞状上皮化生 (squamous epithelial metaplasia)

组织取自子宫颈。正常子宫颈管处黏膜及宫颈腺上皮为单层柱状上皮，正常子宫颈阴道部为复层鳞状上皮，单层柱状上皮在宫颈外口处移行为复层鳞状上皮。

1. 低倍镜观察　切片中见局部区域子宫颈的单层柱状上皮已经被鳞状上皮取代，有的腺体部分或者全部已经化生成鳞状上皮。

2. 高倍镜观察　正常子宫颈管的单层柱状上皮细胞，分界清楚，细胞核椭圆形，位于基底部，胞质淡染。发生鳞状上皮化生的区域，可见分化成熟的鳞状上皮，细胞多层，排列紧密（图 1-23-12）。

（二）心肌褐色萎缩 (brown atrophy of the myocardium)

1. 低倍镜观察　心肌纤维与正常心肌纤维相比变细，从而心肌纤维之间间隙增宽，部分切片可见增生的脂肪组织填充其间。

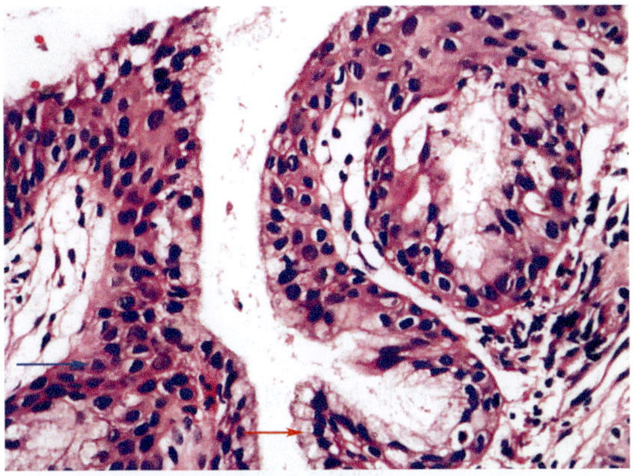

图 1-23-12 子宫颈腺体鳞状上皮化生（HE，中倍）

红色箭头示子宫颈腺体柱状上皮；蓝色箭头化生成的鳞状上皮

2. 高倍镜观察 心肌纤维横纹可见。在心肌纤维尤其在细胞核两端附近可见有折光性的棕褐色细颗粒物质沉积，为脂褐素（图 1-23-13）。

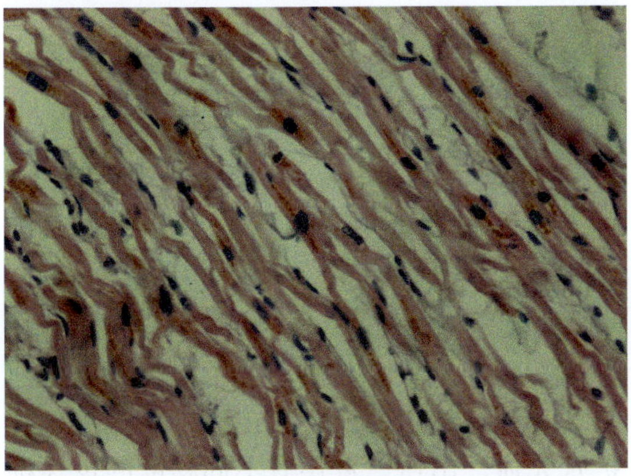

图 1-23-13 心肌褐色萎缩（HE，中倍）

（三）肝脂肪变 (fatty change of the liver)

1. 低倍镜观察 肝小叶结构完整，小叶中央的肝细胞胞质内见大小不等的圆形空泡（为脂类物质因制片时被脂溶剂溶解后留下的空隙）。肝血窦明显变窄。小叶周边的肝细胞胞质嗜伊红染色，仍呈条索状排列，有的肝细胞内有少许空泡。

2. 高倍镜观察 发生脂肪变性的肝细胞体积增大，胞质内见大小不等、边界清楚的圆形空泡，有的大空泡把细胞核推挤到细胞边缘（似脂肪细胞）（图 1-23-14）。

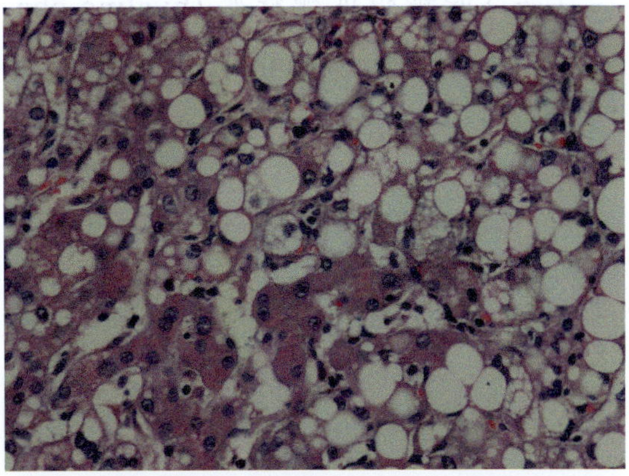

图 1-23-14 肝脂肪变（HE，中倍）

（四）肾水变性 (hydropic degeneration of the kidney)

正常近曲小管位于肾皮质，由单层立方或锥形上皮围成，管腔小而不规则。细胞质强嗜酸性，游离面可见刷状缘，细胞核圆形，位于基底部。正常远曲小管为单层立方上皮，管腔大而规则。细胞质弱嗜酸性，细胞分界清楚。

1. 低倍镜观察 发生水变性的肾小管上皮细胞肿胀，细胞质疏松甚至呈空泡状。近曲小管水变性明显。

2. 高倍镜观察 大部分近曲小管上皮细胞明显肿胀，胞质疏松、淡染，甚至透亮呈空泡状，细胞核大都清晰可见（图 1-23-15）。

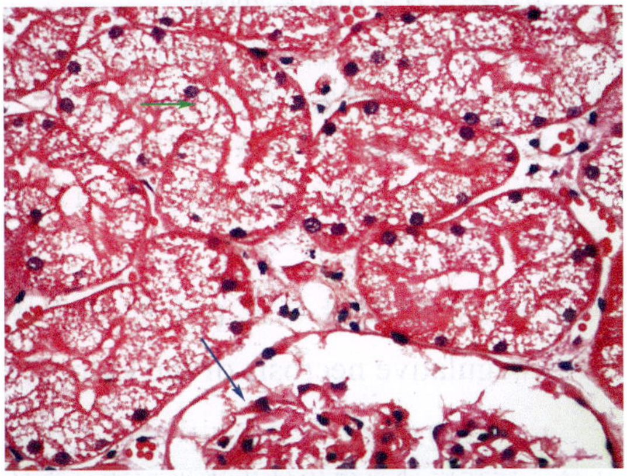

图 1-23-15 肾小管上皮细胞水变性（HE，高倍）

绿色箭头示水变性的近曲小管上皮细胞体积增大，胞质疏松，淡染；蓝色箭头示肾小球

（五）脾被膜玻璃样变 (hyaline change of the splenic capsule)

组织取自脾脏。正常脾被膜为纤维结缔组织。

1. 低倍镜观察 脾脏被膜与正常相比，明显增厚，嗜伊红染色，由大量增生的胶原纤维构成（图 1-23-16）。

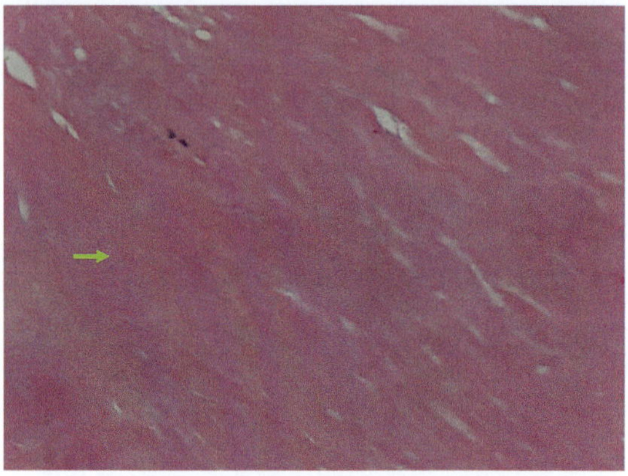

图 1-23-16 脾被膜玻璃样变（HE，低倍）

绿色箭头示脾被膜纤维组织玻璃样变性。

2. 高倍镜观察 脾脏被膜胶原纤维增粗，深部被膜仍然残留少量纤维细胞。胶原纤维相互融合，形成均质红染的片状结构。

（六）细动脉玻璃样变 (hyaline change of the renal arteriole)

组织取自高血压患者的肾脏。

1. 低倍镜观察 部分肾小球已经纤维化或玻璃样变，附近的肾小管萎缩或消失。

2. 高倍镜观察 肾小球入球动脉管壁明显增厚，见多量均质红染物质沉积，管腔明显变窄（图 1-23-17）。

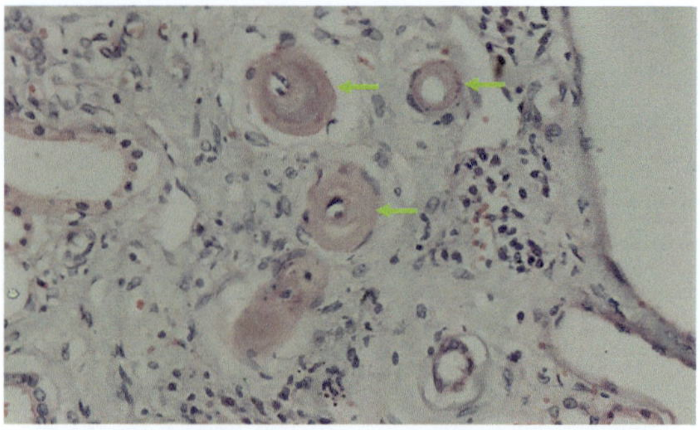

图 1-23-17 肾细动脉玻璃样变（HE，中倍）

绿色箭头示肾细动脉壁增厚呈均质红染玻璃样改变，血管腔变狭窄甚至消失

（七）肾凝固性坏死（肾贫血性梗死）(coagulative necrosis of the kidney)

1. 低倍镜观察 与非坏死区域肾组织相比较，坏死区域肾组织结构模糊不清，隐约可辨红染的肾小球、肾小管及间质血管轮廓，坏死区与非坏死区肾组织间可见充血出血带（图 1-23-18）。

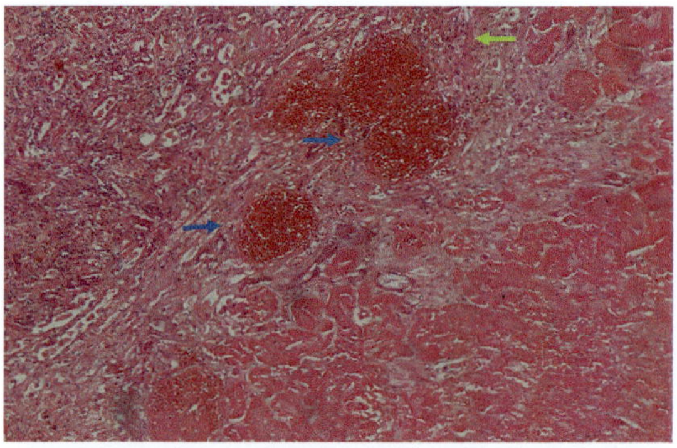

图 1-23-18 肾凝固性坏死（HE，低倍）

绿色箭头示坏死区与正常肾组织之间反应带见炎细胞浸润；蓝色箭头血管扩张充血明显

2. 高倍镜观察 坏死区域内坏死肾小球、肾小管的细胞核多已经溶解消失。坏死区与非坏死区肾组织间的充血出血带可见小血管扩张充血、出血，常伴有不同程度的炎性细胞浸润（图 1-23-19）。

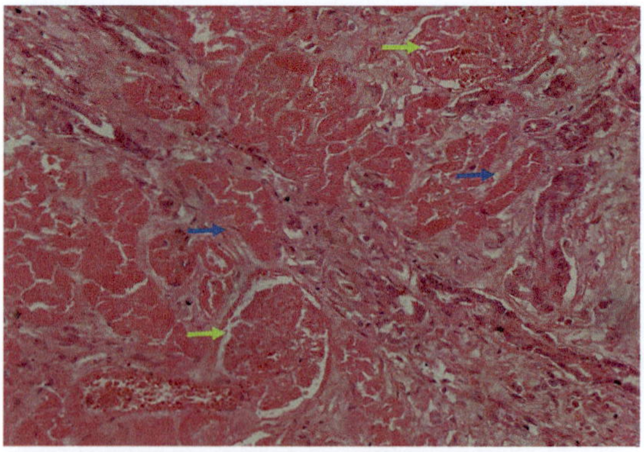

图 1-23-19 肾凝固性坏死（HE，高倍）

绿色箭头示肾小球轮廓存在，肾小球细胞坏死，细胞核溶解消失；蓝色箭头示肾小管轮廓存在，肾小管上皮细胞坏死，细胞核溶解消失

（八）肝灶状坏死 (focal necrosis of the liver)

1.低倍镜观察　肝组织内可见不同大小、不规则形状的坏死灶。坏死区域见放射状排列的肝细胞索离断，肝细胞排列紊乱，部分肝细胞坏死溶解消失（图 1-23-20）。

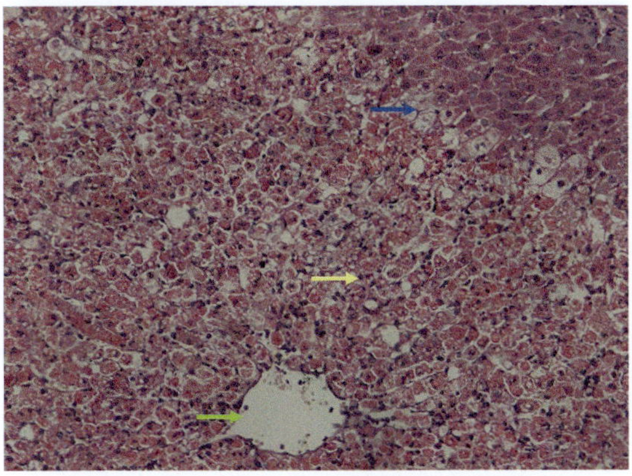

图 1-23-20　肝灶状坏死（HE，低倍）
绿色箭头示肝小叶中央静脉；黄色箭头示肝小叶中央区肝细胞坏死；蓝色箭头示肝小叶周边肝细胞脂肪变

2. 高倍镜观察　位于肝小叶中央区的肝细胞广泛溶解坏死，相邻坏死区可发生融合。未溶解消失的坏死肝细胞胞质嗜酸性增强，可见细胞核缩小且深染（核固缩），或细胞核破碎成细小碎片（核碎裂），或细胞核完全消失（核溶解）。位于肝小叶周边的部分肝细胞有的可发生脂肪变或水变性（图 1-23-21）。

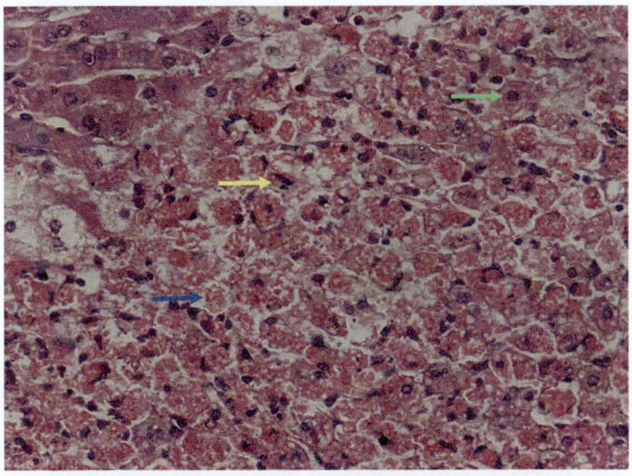

图 1-23-21　坏死的肝细胞（HE，中倍）
绿色箭头示核固缩的肝细胞；黄色箭头示核碎裂的肝细胞；蓝色箭头示核溶解的肝细胞

（九）干酪样坏死 (caseous necrosis)

组织来源于肺。

1. 低倍镜观察　病变部位原有的肺组织结构消失，被粉染无结构物取代，周围有结核性肉芽肿包绕。

2. 高倍镜观察　坏死区域内见无结构粉尘或细颗粒状粉染物质。坏死区域周边处可见 Langhans 巨细胞、上皮样细胞。坏死区域常被淋巴细胞等炎细胞包绕（图 1-23-22）。

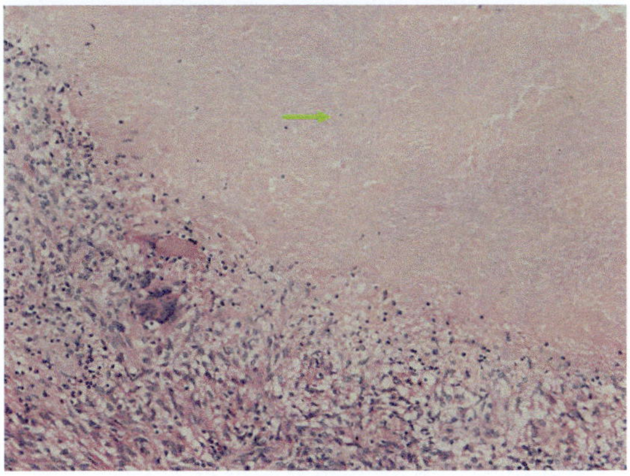

图 1-23-22　肺结核干酪样坏死（HE，低倍）
绿色箭头示干酪样坏死灶，彻底坏死的组织呈粉染细颗粒无结构状

（十）脑液化性坏死 (liquefactive necrosis of the brain)

1. 低倍镜观察　液化坏死区域脑组织淡染、稀疏或呈网状（图 1-23-23）。

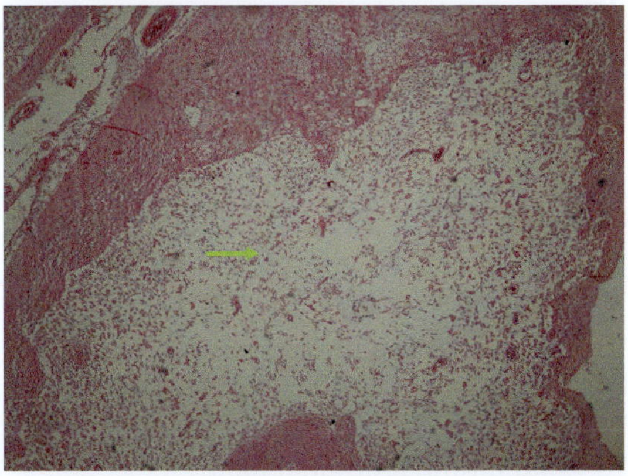

图 1-23-23　脑液化性坏死（HE，低倍）
绿色箭头示液化性坏死灶，结构消失呈网状

2. 高倍镜观察　坏死灶内细胞及基质均

溶解液化。部分切片坏死灶内可见大量泡沫细胞（图 1-23-24）。

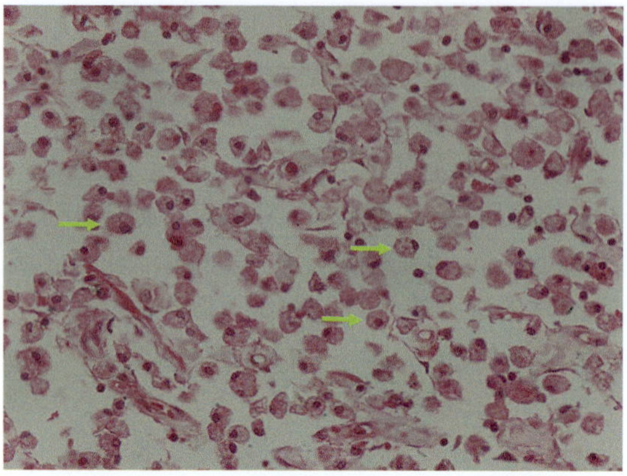

图 1-23-24　脑液化性坏死（HE，高倍）
液化坏死灶内有大量泡沫细胞（如绿色箭头所示）

(十一)血吸虫虫卵钙化(calcification of schistosome eggs)

1. 低倍镜观察　肝门管区内有数量不等的虫卵沉积，有的虫卵被染成深蓝色。

2. 高倍镜观察　死亡虫卵结构不清，有的死亡虫卵因钙盐沉积而呈深蓝染色的块状或细颗粒状（图 1-23-25）。

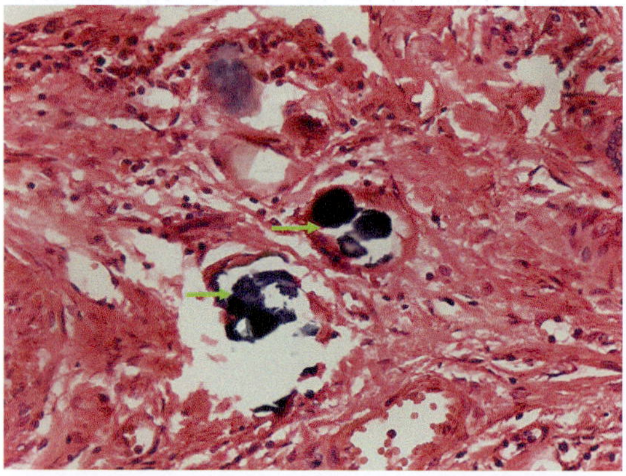

图 1-23-25　血吸虫虫卵钙化（HE，低倍）
绿色箭头示钙化的血吸虫卵

(十二)肾小管上皮钙化(calcification of renal tubule epithelial cells)

1. 低倍镜观察　组织内部分肾小管上皮坏死，坏死上皮部分被染成蓝色（图 1-23-26）。

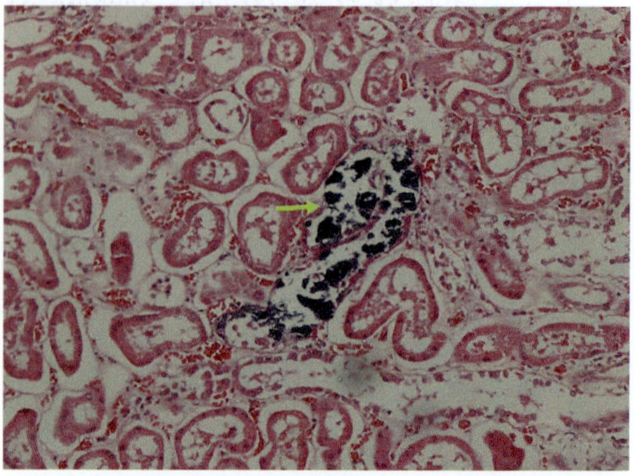

图 1-23-26　肾小管上皮钙化（HE，低倍）
绿色箭头示钙盐沉积的肾小管

2. 高倍镜观察　坏死上皮细胞核消失。蓝染处无明显的组织结构，为块状或细颗粒状的钙盐沉积。

（喻姗姗　唐　怡　刘　斌）

实验二十四　损伤的修复

【实验目的】

（1）掌握再生和修复的概念、再生方式；肉芽组织的概念、形态特征和功能。

（2）熟悉创伤愈合的概念和类型。

【巨体标本观察】

(一)皮肤创伤一期愈合(skin wound healed by first intention)

标本为腹壁缝合的手术切口。手术切口是典型的一期愈合伤口，创缘整齐，组织缺损少，无污染，术后缝合使伤口紧密对合。标本可见皮肤创伤愈合形成的瘢痕小，对合平整。瘢痕的切面为质地较韧的灰白色纤维结缔组织（图 1-24-1）。

(二)骨折愈合

标本来源于动物（狗）实验性骨折愈合。标本所示为骨折后第 2 ～ 3 周。切面见骨折处正常骨结构中断，骨折处有灰白或灰褐色骨痂形成，周围组织局部略肿胀呈梭形（图 1-24-2）。

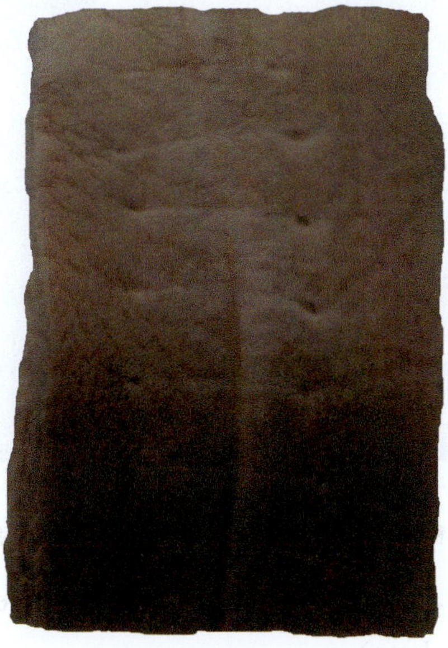

图 1-24-1　皮肤创伤一期愈合

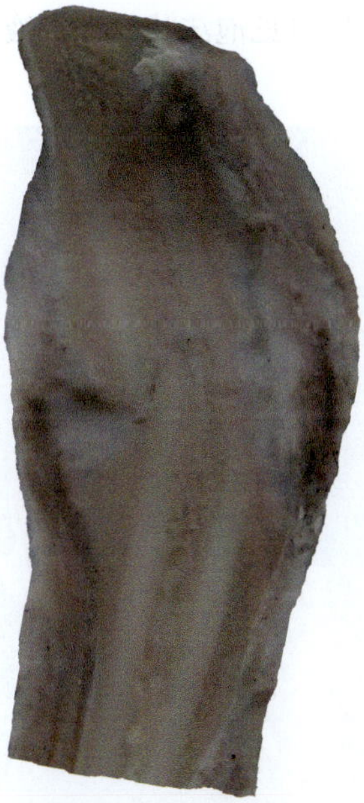

图 1-24-2　骨折愈合

【组织切片观察】

（一）肉芽组织 (granulation tissue)

标本来源于体表创伤面的肉芽组织。

1. 低倍镜观察　肉芽组织内可见大量新增生的毛细血管及成纤维细胞。新生毛细血管多垂直于创面生长，可见血管腔横截面呈圆形，管腔大小不一；也可见未完全形成管腔的新生的毛细血管。

2. 高倍镜观察　肉芽组织内可见新生的毛细血管，内皮细胞较肥大，细胞核染色较淡，血管腔内可见红细胞。新生毛细血管周围见增生的成纤维细胞和炎细胞。成纤维细胞呈梭形或星形，体积较大，细胞质较丰富，细胞核椭圆形、染色较淡。炎细胞类型可包括中性粒细胞、巨噬细胞、淋巴细胞和浆细胞（图 1-24-3）。

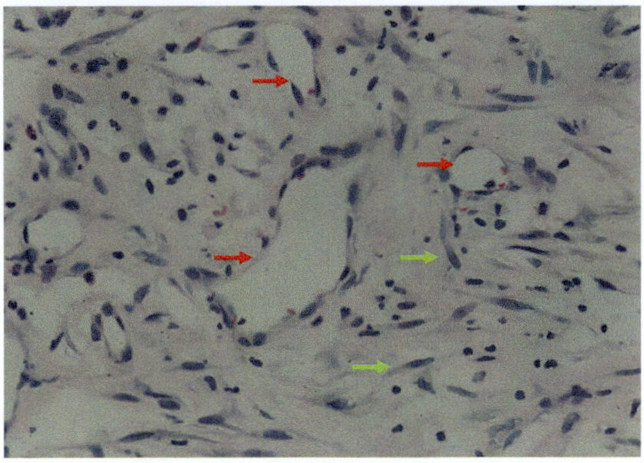

图 1-24-3　肉芽组织（HE，高倍）

绿色箭头示增生的成纤维细胞；红色箭头示新生毛细血管

（二）骨痂 (callus)

1. 低倍镜观察　骨折处有较多纤维组织增生并可见骨组织再生。

2. 高倍镜观察　再生的骨质由幼稚的编织骨构成，其内可见粉染的胶原纤维排列紊乱，方向不一，再生骨周围可见成骨细胞（图 1-24-4）。

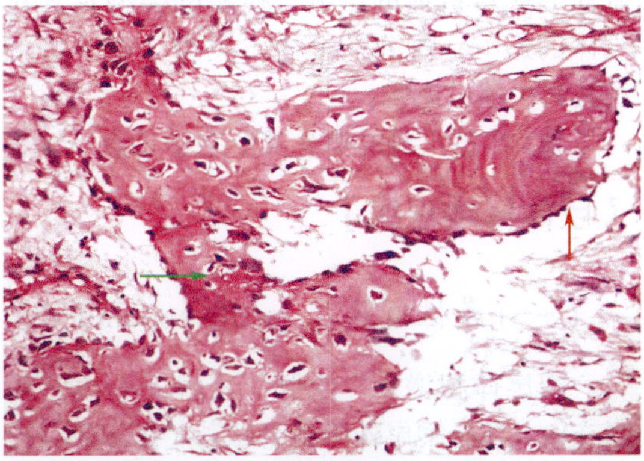

图 1-24-4　骨痂（HE，中倍）

绿色箭头示再生的骨质；红色箭头示成骨细胞

（三）皮肤创伤一期愈合

低倍镜观察：愈合处皮肤鳞状上皮钉脚消失，上皮基底部变平坦，表皮下可见较多平行于表面的胶原纤维。该处皮脂腺、汗腺、毛囊等皮肤附属器破坏消失（图 1-24-5）。

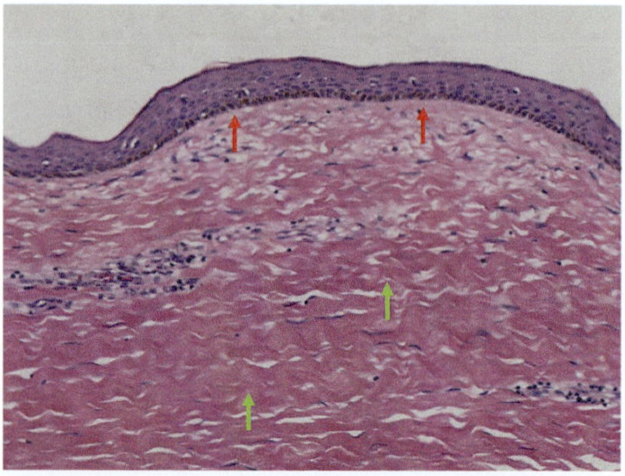

图 1-24-5　皮肤一期愈合（HE，低倍）

红色箭头示上皮钉脚消失，表皮基底部变平坦；绿色箭头示大量新生的胶原纤维，与表面平行排列

（唐　怡　刘　斌）

实验二十五　局部血液循环障碍

【实验目的】

（1）掌握充血、淤血基本概念及病变特点；肺、肝淤血形态学变化及其对机体的影响；血栓形成的条件、类型、形态、转归及血栓形成对机体的影响；栓塞的类型及其对机体的影响；梗死的概念、类型、病变特点及其对机体的影响。

（2）熟悉出血的概念及形态学特点。

【巨体标本观察】

（一）急性阑尾炎 (acute appendicitis)

阑尾体积增大、水肿，浆膜面小血管扩张充血，部分阑尾外膜附着脓苔（图 1-25-1）。

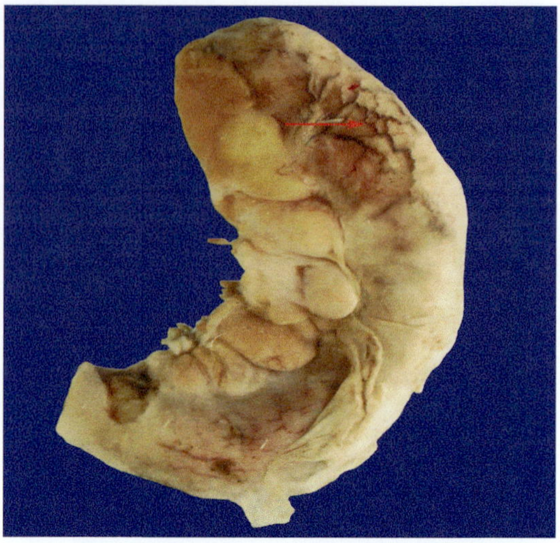

图 1-25-1　急性阑尾炎

阑尾体积增大，浆膜面小血管扩张充血，部分区域附着脓苔

（二）急性肺淤血 (acute congestion of the lung)

肺叶体积增大，切面质地较实，呈暗红色，较湿润，挤压可见泡沫状的红色液体流出（图 1-25-2）。

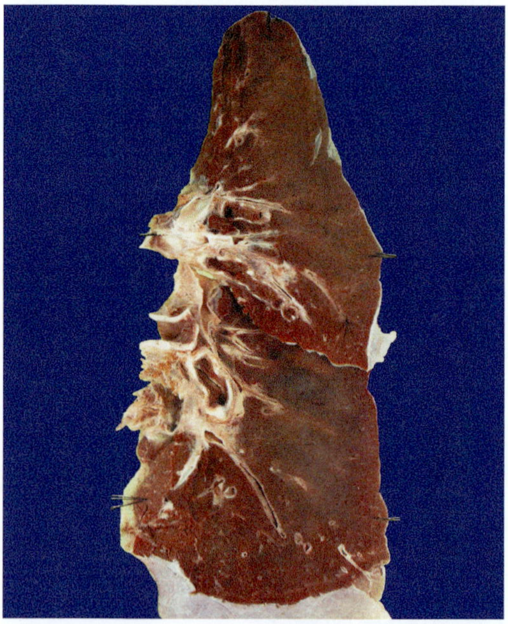

图 1-25-2　急性肺淤血

肺饱满、质实，切面呈暗红色

(三)慢性肺淤血(chronic congestion of the lung)

肺体积增大，质地变实，呈棕褐色。在此背景上可见肺内散在的深褐色斑块，为心衰细胞聚积所致。慢性肺淤血时肺质地变硬，棕褐色，又称肺褐色硬化(pulmaonary brown induration)(图 1-25-3)。

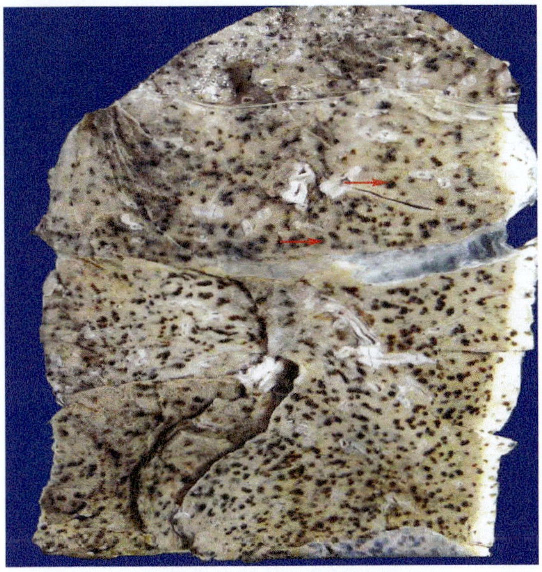

图 1-25-3　慢性肺淤血
肺体积增大、质地变实，呈棕褐色，可见散在深褐色斑块

(四)慢性肝淤血(chronic congestion of the liver)

肝体积增大，肝缘变钝。切面见暗红色(淤血区)及黄色(肝脂肪变区)相间的斑纹，福尔马林固定后标本则呈黑褐色与灰黄色相间的斑纹。因酷似槟榔花纹，又称槟榔肝(nutmeg liver)(图 1-25-4)。

(五)静脉血栓(thrombus within vein)

静脉血管腔内可见粗糙、干燥、无光泽的圆柱状血栓，其表面可见灰褐色区与灰白色区层状交替排列形成的条纹(图 1-25-5)。

(六)心脏附壁血栓(mural thrombus of the heart)

心脏标本，左心房、左心室已剖开。左心房内壁见一近球形血栓，大部呈灰褐色或暗褐色，少数呈灰白色，表面粗糙、干燥、无光泽(图 1-25-6)。

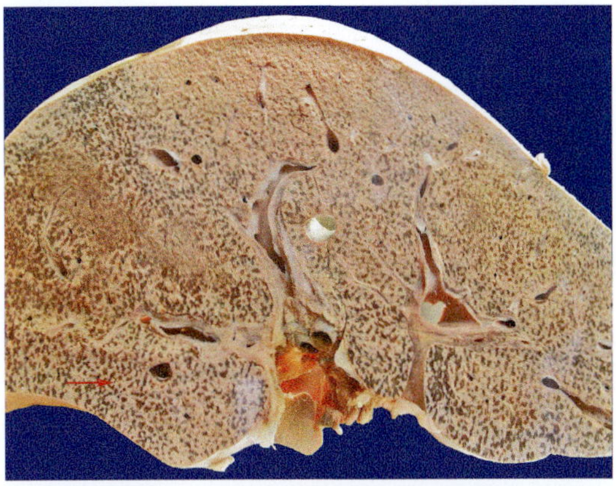

图 1-25-4　慢性肝淤血(槟榔肝)
肝体积增大，切面见黑褐色与灰黄色相间的斑纹

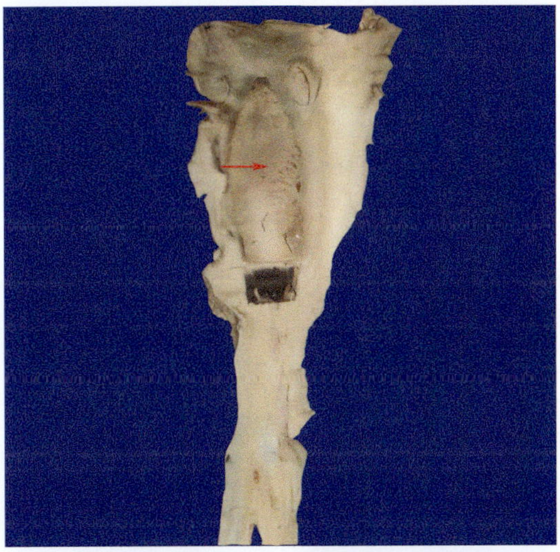

图 1-25-5　静脉血栓
红色箭头示血栓，见灰褐色与灰白色相间的条纹

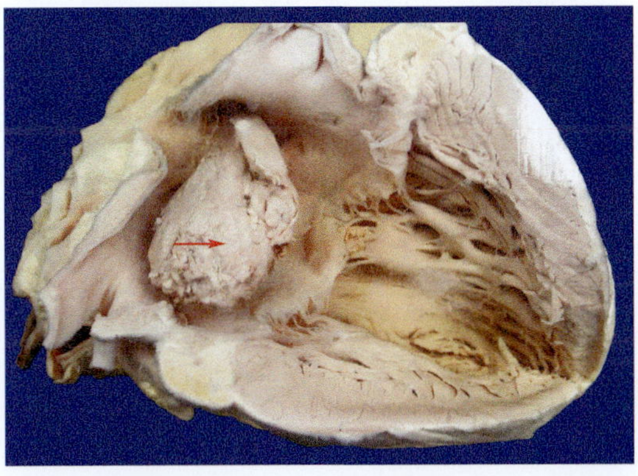

图 1-25-6　左心房内附壁血栓

（七）混合血栓 (mixed thrombus)

混合血栓表面干燥、无光泽，黑褐色区与灰白色区相间，层状交替排列形成条纹（图 1-25-7）。

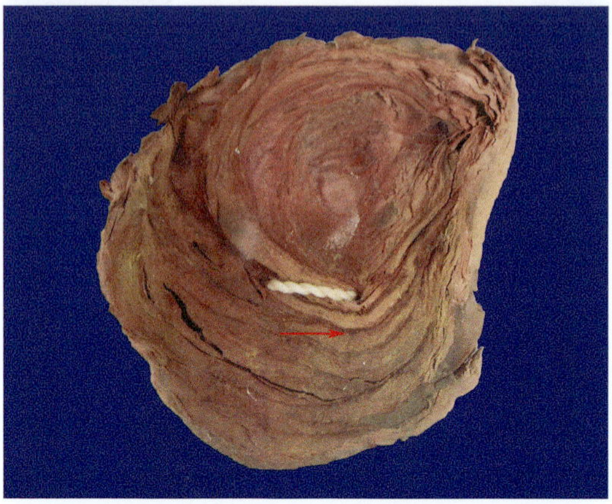

图 1-25-7　混合血栓

血栓切面见黑褐色与灰白色相间的条纹

（八）肺动脉栓塞 (embolism of pulmonary artery)

肺动脉腔内见一栓子（血栓）形成栓塞，隐约可见黑褐色区与灰白色区相间排列形成的条纹（图 1-25-8）。

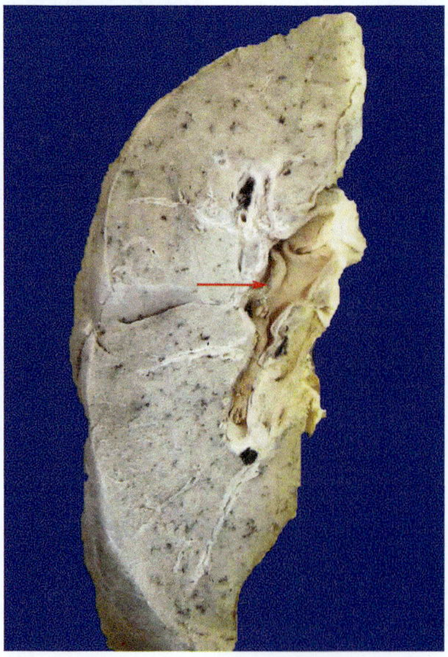

图 1-25-8　肺动脉栓塞

肺动脉腔已剖开，其内见一血栓性栓子

（九）肾贫血性梗死 (anemic infarct of the kidney)

肾脏近被膜处见一锥形灰白色梗死灶，切面呈锲形，底靠近被膜，尖朝向肾门，新鲜标本梗死灶周围有一暗红色或褐色充血出血带，表面隆起。陈旧标本梗死灶周围无充血出血带，表面凹陷（图 1-25-9）。

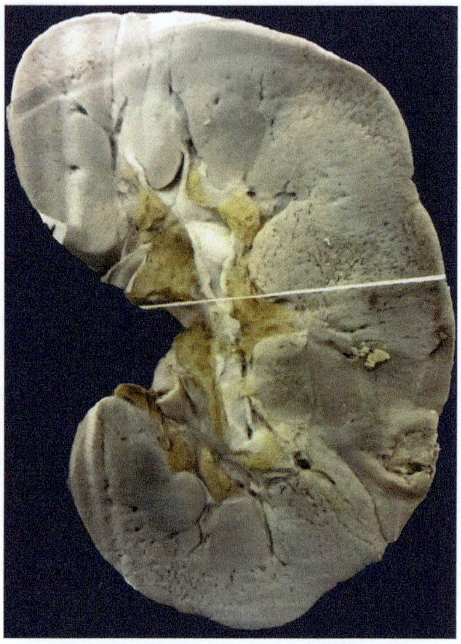

图 1-25-9　肾贫血性梗死

肾切面见锲形梗死灶，底靠近被膜，尖朝向肾门

（十）脾贫血性梗死（陈旧性）(anemic infarct of the spleen，old)

脾脏被膜下方见一锥形（锲形）灰白色梗死灶，陈旧标本梗死灶周围无充血出血带，表面凹陷（图 1-25-10）。

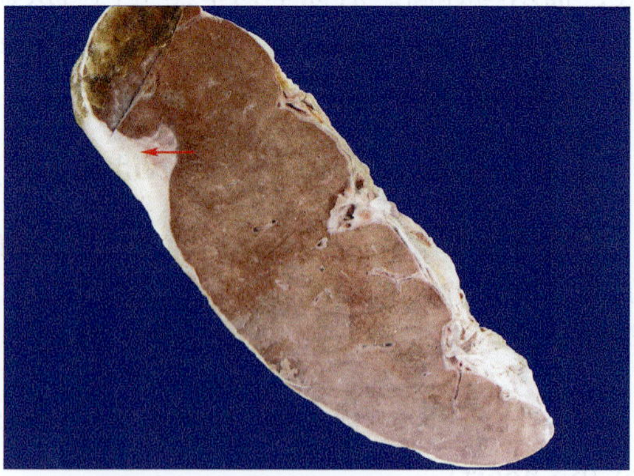

图 1-25-10　脾贫血性梗死（陈旧性）

脾被膜下方见灰白色梗死灶，脾表面凹陷

（十一）肺出血性梗死 (hemorrhagic infarct of the lung)

肺脏切面，近肺膜处见一锥形（锲形）暗红色梗死灶（固定后呈灰褐色），质地较实，尖朝向肺门，底靠近肺膜表面并略向肺表面突起（图 1-25-11）。

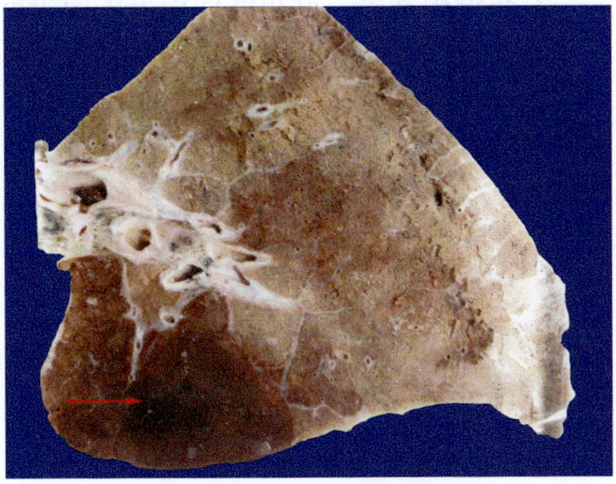

图 1-25-11　肺出血性梗死

肺切面见灰褐色锲形梗死灶

（十二）小肠出血性梗死 (hemorrhagic infarct of the small intestine)

标本为一段小肠，小肠中部见出血性梗死灶，新鲜标本呈暗红色，固定后标本呈灰黑色。梗死灶两端小肠肠段正常，呈灰白色（图 1-25-12）。

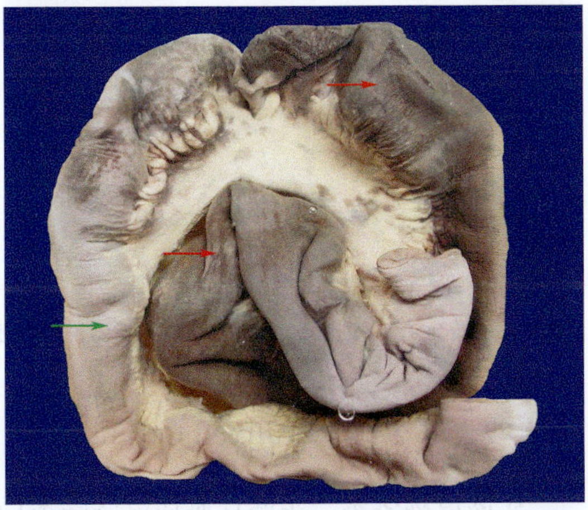

图 1-25-12　小肠出血性梗死

（十三）脑出血 (cerebral hemorrhage)

大脑水平切面。大脑枕叶处可见一黑褐色出血灶，可见血凝块（图 1-25-13）。

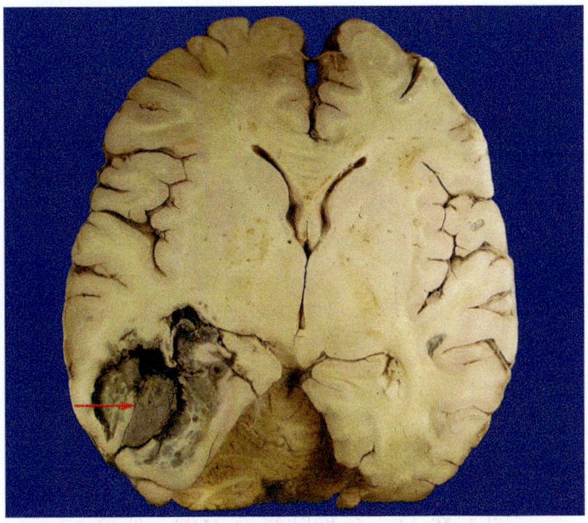

图 1-25-13　脑出血

（十四）膀胱黏膜点状出血 (petechia of the bladder mucosa)

图为剖开的膀胱。膀胱黏膜面见暗红色点状、灶状出血灶（图 1-25-14）。

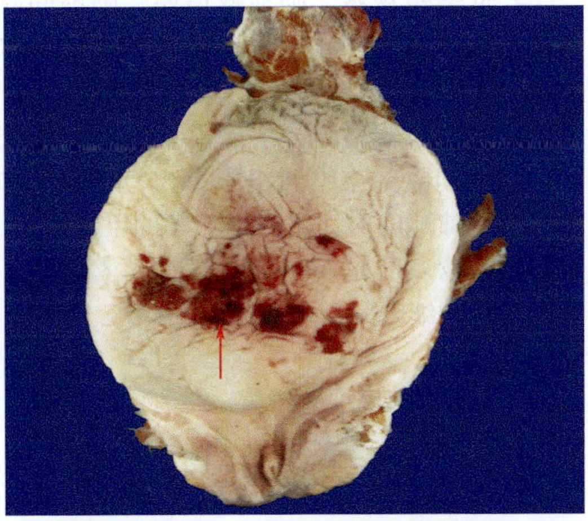

图 1-25-14　膀胱黏膜出血

【组织切片观察】

（一）急性肺淤血 (acute congestion of the lung)

1. 低倍镜观察　肺泡间隔毛细血管均扩

张、充满血液，肺泡壁增厚。肺泡腔内充满均匀红染的水肿液及少量红细胞。

2. 高倍镜观察 肺泡间隔增厚，毛细血管扩张，毛细血管横切面上可见腔内充满红细胞（正常毛细血管只能容纳 1 ～ 2 个红细胞）（图 1-25-15）。

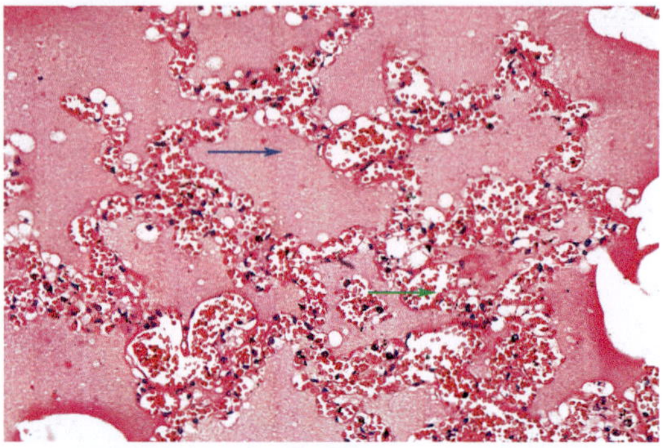

图 1-25-15 急性肺淤血（HE，低倍）

绿色箭头示肺泡壁毛细血管明显扩张、充血；蓝色箭头示肺泡腔内水肿液

（二）慢性肺淤血 (chronic congestion of the lung)

1. 低倍镜观察 肺泡壁增厚，肺泡间隔及肺泡腔内见成团含黄褐色颗粒的细胞及水肿液。

2. 高倍镜观察 肺泡壁毛细血管扩张充血，肺泡间隔纤维结缔组织增生、变厚。肺泡间隔及肺泡腔内均见多少不等的巨噬细胞，其胞质内含粗大的黄褐色含铁血黄素颗粒，称为“心衰细胞”（图 1-25-16）。

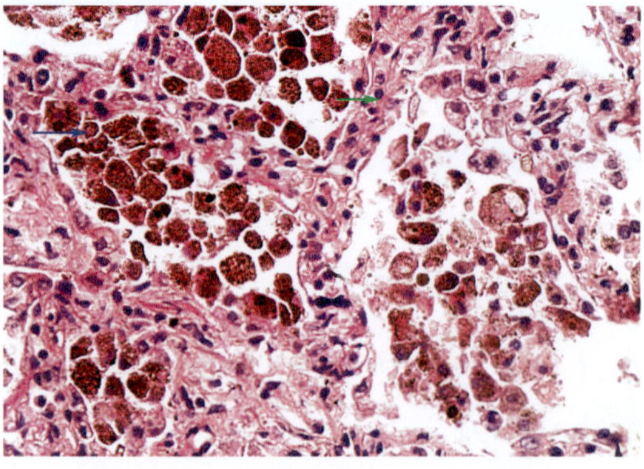

图 1-25-16 慢性肺淤血（HE，高倍）

绿色箭头示肺泡壁纤维组织增生、增宽；蓝色箭头示肺泡壁及肺泡腔内的“心衰细胞”

（三）慢性肝淤血 (chronic congestion of the liver)

1. 低倍镜观察 肝小叶结构依稀可见。暗红色淤血区主要位于小叶中央区，相邻肝小叶淤血区相互连接形成淤血带。肝小叶周边区肝细胞脂肪变性。

2. 高倍镜观察 肝小叶的中央区中央静脉及肝窦均明显扩张，其内充满红细胞，其周围肝细胞萎缩，甚至消失，肝小叶周边区肝细胞脂肪变，肝细胞胞质内可见大小不一的脂肪空泡（图 1-25-17、图 1-25-18）。

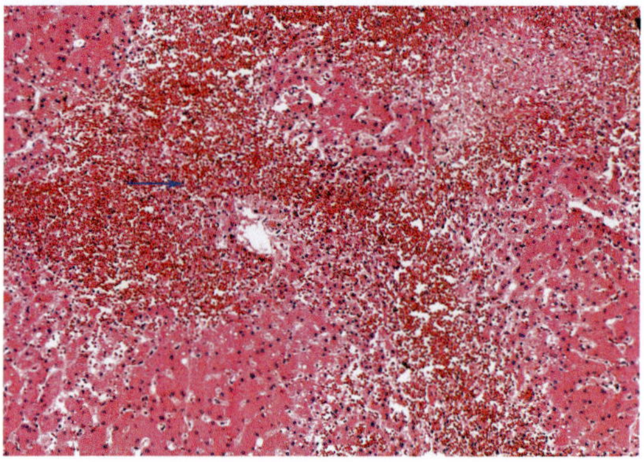

图 1-25-17 慢性肝淤血（HE，低倍）

蓝色箭头示肝小叶内淤血区相互连接形成淤血带

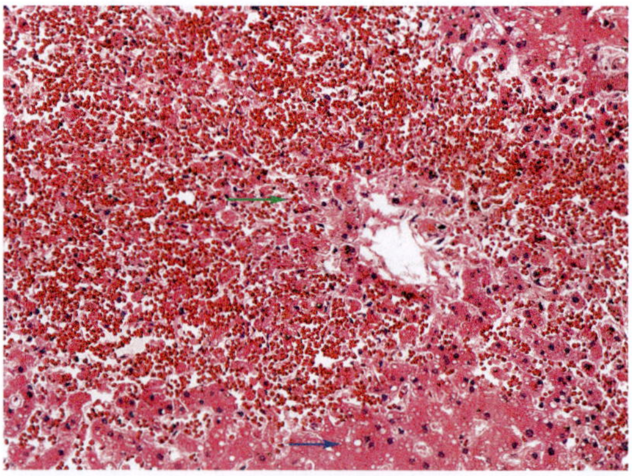

图 1-25-18 慢性肝淤血（HE，中倍）

绿色箭头示淤血区内肝细胞萎缩消失；蓝色箭头示淤血区周边的肝细胞脂肪变

（四）混合血栓 (mixed thrombus)

1. 低倍镜观察 见混合血栓由浅红染色及深红染色两种结构呈交替间隔排列构成。

2. 高倍镜观察 淡红色无结构、呈分支状或不规则珊瑚状者为血小板小梁，其周围附有较多白细胞。血小板小梁之间为纤维蛋白、红细胞及少量白细胞（图 1-25-19）。

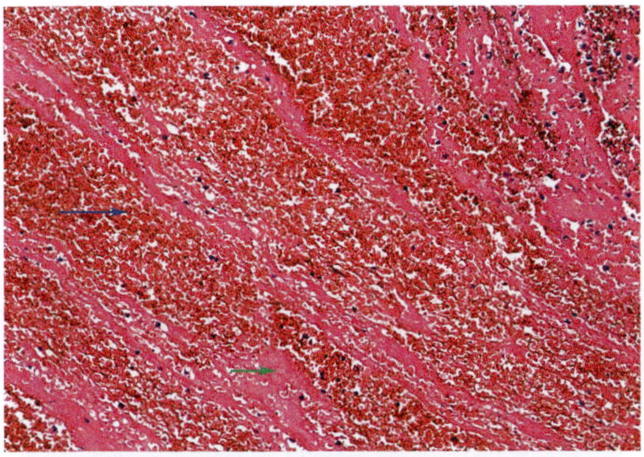

图 1-25-19　混合血栓（HE，低倍）
绿色箭头示血小板小梁；蓝色箭头示血小板小梁间纤维蛋白、红细胞及少量白细胞

（五）微血栓或透明血栓 (microthrombus or hyaline thrombus)

1. 低倍镜观察　肾小球毛细血管丛内可见一些形状不规则、伊红染色均质物。此即微血栓。

2. 高倍镜观察　在磷钨酸苏木素染色切片中，微血栓染成深蓝色。（本切片为实验性大肠埃希菌内毒素致家兔 DIC 肾组织）（图 1-25-20）

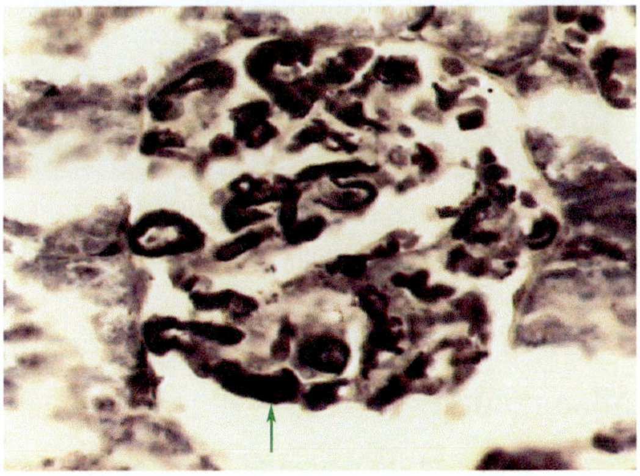

图 1-25-20　肾小球毛细血管内的微血栓（磷钨酸苏木素染色，高倍）

（六）血栓机化 (thrombus organize)

1. 低倍镜观察　血管腔被混合血栓完全填塞，混合血栓部分被肉芽组织取代。血栓与血管壁紧密黏着不易脱落。

2. 高倍镜观察　混合血栓部分被肉芽组织取代。其间见多个裂隙，裂隙内壁被覆新生血管内皮细胞，裂隙相互吻合沟通，即再通 (recanalization)。再通管腔内有较多红细胞（图 1-25-21）。

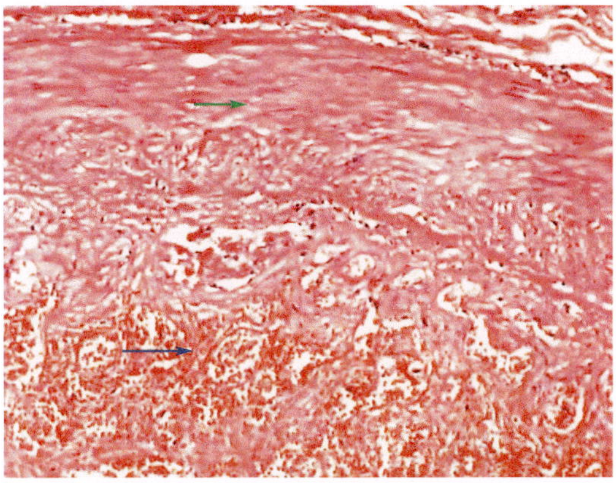

图 1-25-21　血栓机化（HE，低倍）
绿色箭头示静脉管壁中平滑肌组织；蓝色箭头示机化的血栓

（七）肾贫血性梗死 (anemic infarct of the kidney)

1. 低倍镜观察　梗死灶内肾小球、肾小管及肾间质内血管轮廓尚存。细胞核结构消失。

2. 高倍镜观察　梗死灶内肾小球、肾小管凝固性坏死，细胞核均溶解消失，但轮廓尚存。梗死灶与正常组织交界处见小血管扩张充血、出血，伴较多炎细胞浸润（充血出血带）。参见实验二十三的图 1-23-18 和图 1-23-19。

（八）肺出血性梗死 (hemorrhagic infart of the lung)

1. 低倍镜观察　梗死灶呈凝固性坏死，隐约可见肺泡轮廓，肺泡腔、小支气管腔及肺间质充满红细胞及少量炎细胞。

2. 高倍镜观察　梗死区肺泡结构隐约可见，肺泡腔内充满红细胞。48 小时内红细胞轮廓尚保存，随后崩解。梗死灶边缘与正常肺组织交界处肺组织充血、水肿及出血。肺出血性梗死是在慢性肺淤血基础上发生，因此非梗死区病变与慢性肺淤血相同（图 1-25-22）。

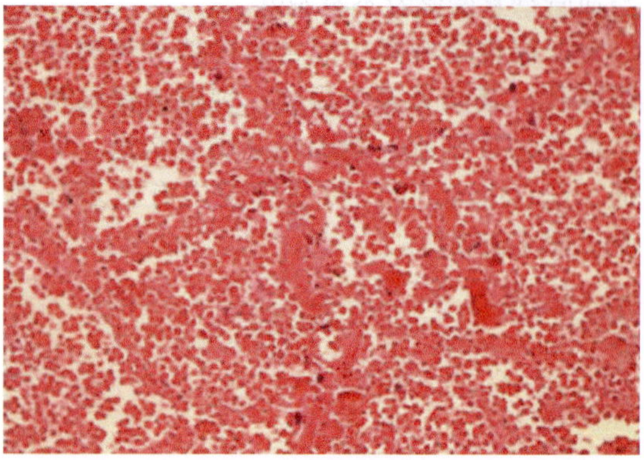

图 1-25-22　肺出血性梗死（HE，中倍）

（肖　明　王娅兰）

实验二十六　炎　　症

【实验目的】

(1) 掌握炎症的基本病理过程；急性炎症与慢性炎症的不同特点；各型炎细胞的形态特点；各类型炎症的病变特点。

(2) 熟悉炎症的局部表现和全身反应。

(3) 了解炎症的发生、发展与结局。

【巨体标本观察】

（一）纤维素性心包炎 (fibrinous pericarditis)

发生于浆膜的纤维素性炎，可见心包脏、壁两层表面附着一层粗糙的黄白色弥漫的纤维素渗出物，渗出物很厚，呈绒毛状（称绒毛心）（图 1-26-1）。“绒毛心”发生的原因是由于心脏的搏动，渗出的纤维素在心包脏层和壁层的表面互相摩擦并牵拉而形成绒毛状结构，晚期可机化引发纤维性粘连。

（二）纤维蛋白性胸膜炎 (fibrinous pleurisy)

脏层胸膜（肺膜）表面失去原有光滑的特征，被覆一层灰白色混浊而粗糙的膜样物，此即纤维蛋白性渗出物。在病变早期，当渗出的纤维素较少时，其可被纤维蛋白水解酶降解，渗出物可以被清除。但晚期，渗出的纤维素不能被完全溶解吸收，可发生机化而转变为纤维组织，引起胸膜粘连（图 1-26-2）。

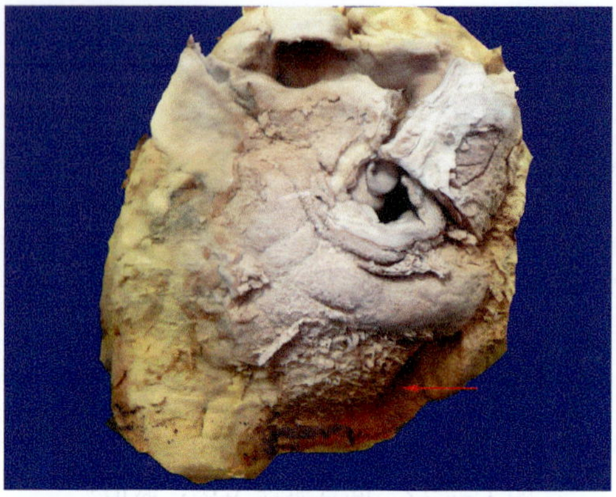

图 1-26-1　纤维素性心包炎

红色箭头示渗出的纤维蛋白

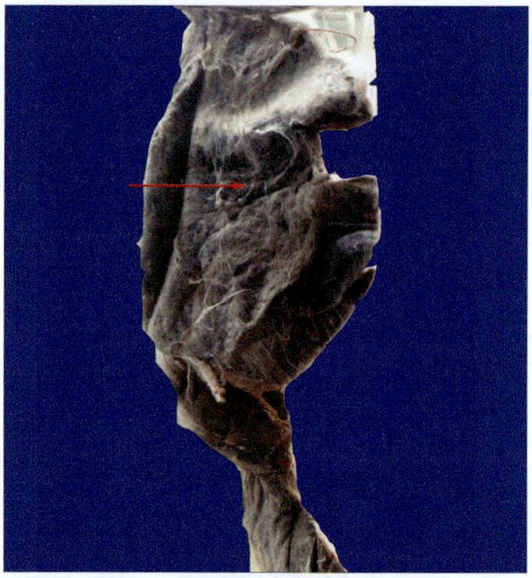

图 1-26-2　纤维蛋白性胸膜炎

红色箭头示渗出的纤维蛋白

（三）假膜性炎 (pseudomembranous inflammation)

标本取自儿童气管白喉。在气管或（和）支气管黏膜表面，覆盖一层灰白色薄膜状物，部分已脱落阻塞支气管腔（图 1-26-3）。其中位于咽喉部的膜状物与深部组织结合较牢固不易脱落，称为固膜性炎；而气管处的膜状物因为与其下组织结合较疏松，故易脱落并造成阻塞，称为浮膜性炎。

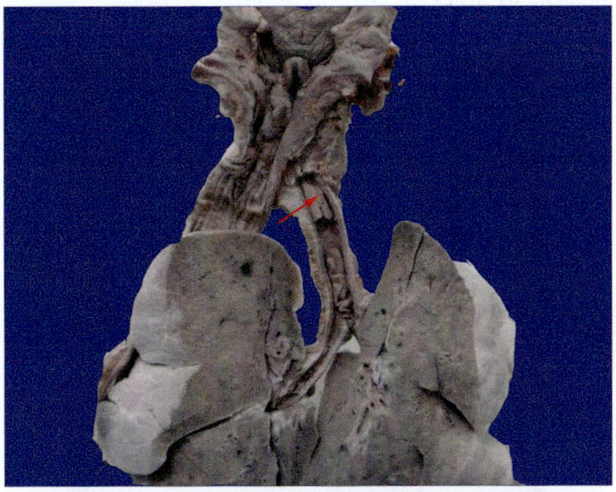

图 1-26-3　气管白喉

红色箭头示假膜

（四）大叶性肺炎 (lobar pneumonia)

此病变为大叶性肺炎的灰色肝样变期。病变的整个肺叶肺膜紧张，肺叶肿大，充血表现较红色肝样变期有所消退，表面覆以灰白色蛋白性渗出物，肺组织质实似肝，切面干燥呈灰白色（图 1-26-4）。

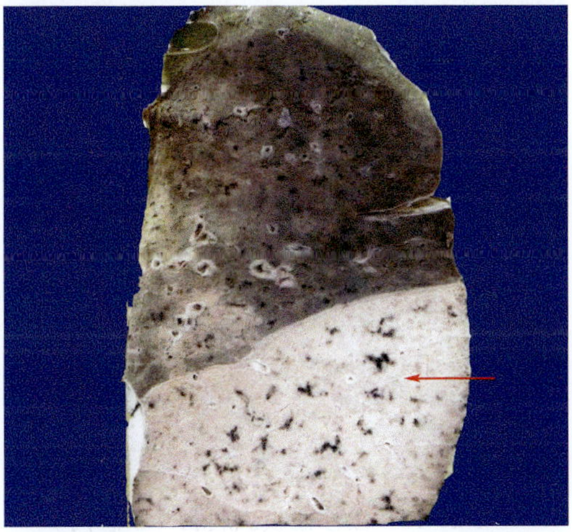

图 1-26-4　大叶性肺炎（灰色肝样变期）

（五）急性化脓性阑尾炎 (acute suppurative appendicitis)

阑尾肿胀增粗，浆膜面血管充血甚至出血，表面覆有灰白色或灰黄色脓性渗出物，浆膜失去正常光泽。阑尾壁因充血和渗出而增厚，有的黏膜面可见溃疡（图 1-26-5）。阑尾腔粪石的阻塞是阑尾炎发病的主要原因之一，故在部分阑尾腔中可见到粪石。

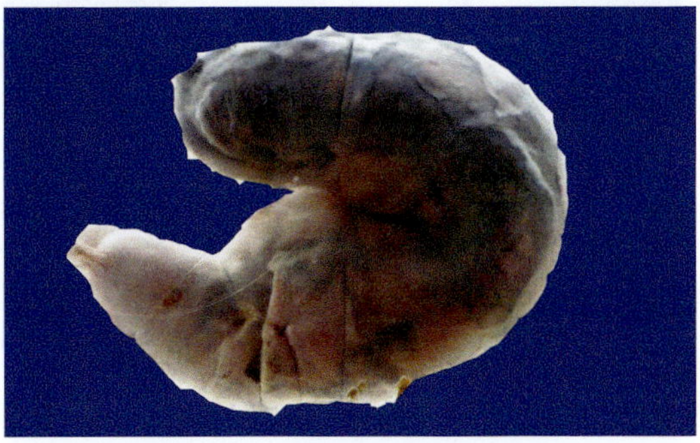

图 1-26-5　急性化脓性阑尾炎

（六）肝脓肿 (abscess of the liver)

标本为肝多发性脓肿。肝表面及切面上，均见许多卵圆形或不规则、灰黄色、质甚软的区域，此即脓肿。脓肿周围因充血出血而形成暗褐色带（图 1-26-6）。部分标本脓液已流失，脓肿壁可见破絮样残存组织。若脓肿形成经过一段时间后，脓肿周围肉芽组织增生，形成脓肿膜。

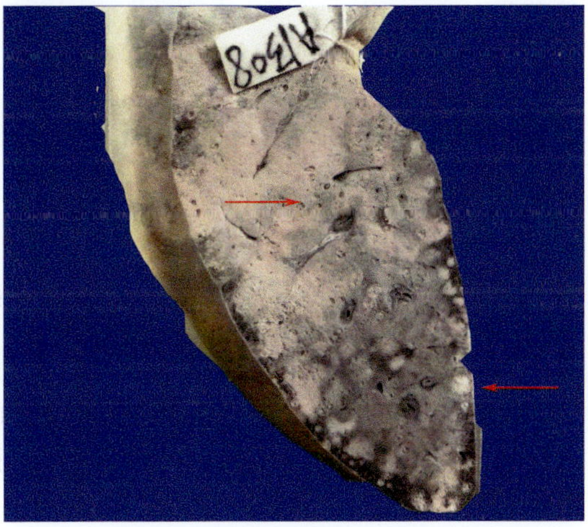

图 1-26-6　肝脓肿（多发性）

红色箭头示脓肿

（七）脑脓肿 (abscess of the brain)

脑组织的切面上见多个或单个脓肿，大小不一，形状较为规则，腔内积有黄白色或咖啡色（伴出血）脓液，部分标本脓液已流失，脓肿壁内面粗糙（图 1-26-7）。

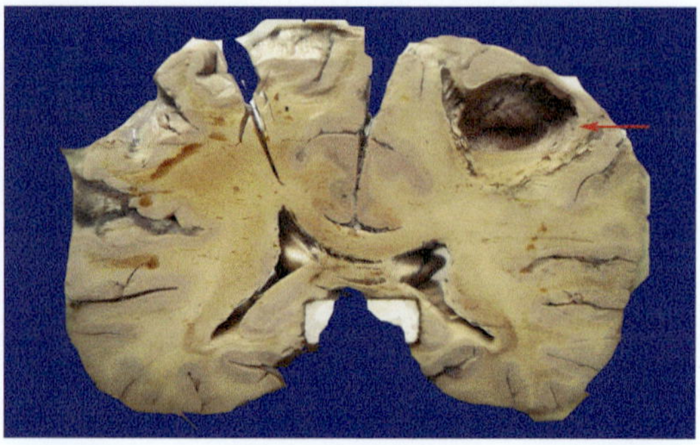

图 1-26-7　脑脓肿

红色箭头示脓肿

（八）肾脓肿 (abscess of the kidney)

肾表面及切面可见多个粟粒至米粒大的灰黄色或灰白色脓性病灶，病灶周围有暗褐色的充血出血带（图 1-26-8）。

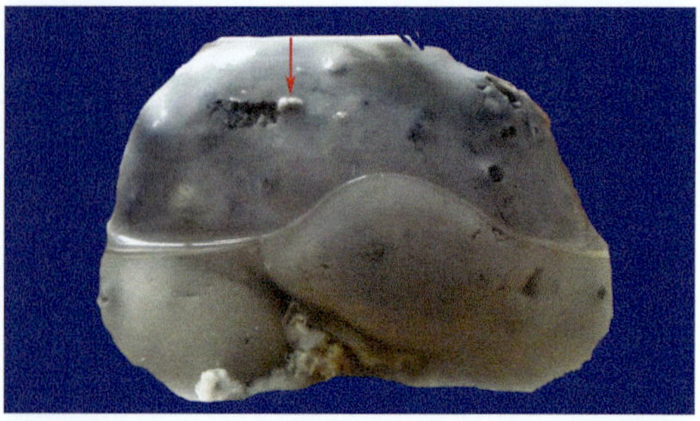

图 1-26-8　肾脓肿

红色箭头示脓肿

（九）钩端螺旋体病肺 (leptospirosis of the lung)

由钩端螺旋体引起的出血性炎，最初可为点状出血，以后不断增多、扩大和融合而形成全肺弥漫性出血。标本中肺脏体积增大，外形饱满，被膜紧张，边缘变钝，呈暗褐色或黑褐色。肺组织切面因广泛出血而呈暗褐色，出血区质地变实（图 1-26-9）。

（十）肠息肉 (polyp of the colon)

此标本取自慢性血吸虫病的肠组织。长期慢性炎症引起纤维结缔组织增生而导致肠壁增厚，部分黏膜因增生而形成多个息肉状突起，突入肠腔，并有蒂与肠壁相连（图 1-26-10）。此种肠息肉也可见于增生性肠结核等其他慢性肠道炎症性疾病。

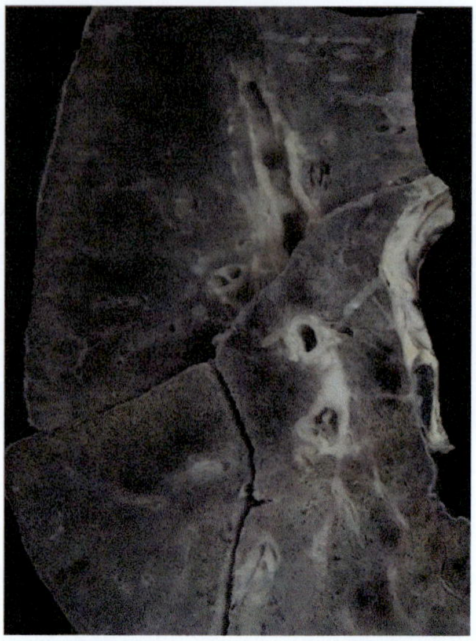

图 1-26-9　钩端螺旋体病肺

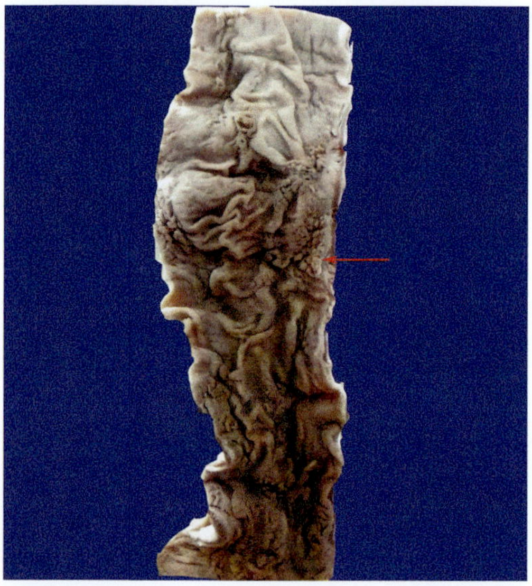

图 1-26-10　慢性血吸虫病肠（肠息肉）

红色箭头示肠息肉

【组织切片观察】

（一）各型炎细胞

1. 中性粒细胞　多见于急性炎症，特别是化脓性炎。

(1) 低倍镜观察：体积比红细胞稍大，胞质呈无色或极浅的淡红色，均匀一致，核呈分叶状。

(2) 高倍镜观察：细胞核呈杆状或 2 ～ 5 个分叶状，分叶间有细丝相连（图 1-26-11）。

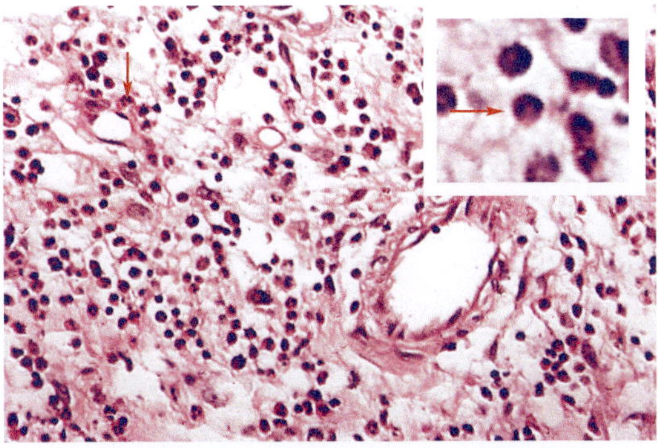

图 1-26-11　鼻息肉（HE，低倍）
红色箭头示中性粒细胞（插图 HE，高倍）

2. 嗜酸性粒细胞　多见于寄生虫性和过敏性炎症，或亚急性炎症。

(1) 低倍镜观察：细胞呈圆形，体积与中性粒细胞相同或稍大，细胞核一般呈分叶状，与中性粒细胞相似。

(2) 高倍镜观察：细胞核通常分为 2 ～ 3 叶，以 2 叶者较多见。胞质内充满粗大、整齐、均匀、紧密排列的砖红色或鲜红色嗜酸性颗粒，折光性强（借此可与中性粒细胞鉴别）（图 1-26-12）。

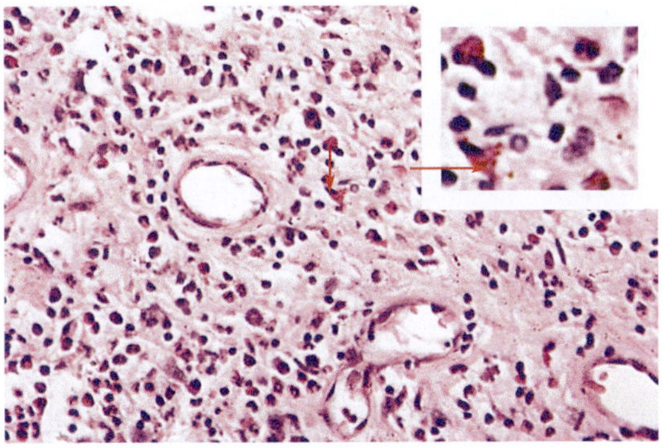

图 1-26-12　鼻息肉（HE，低倍）
红色箭头示嗜酸性粒细胞（插图 HE，高倍）

3. 淋巴细胞　多见于慢性炎症。

(1) 低倍镜观察：圆形，胞质极少。

(2) 高倍镜观察：核内染色质多，染色较深。核圆形深染，核周围浅染，核膜光滑，胞质蓝灰色（图 1-26-13）。

4. 浆细胞　多见于慢性炎症。

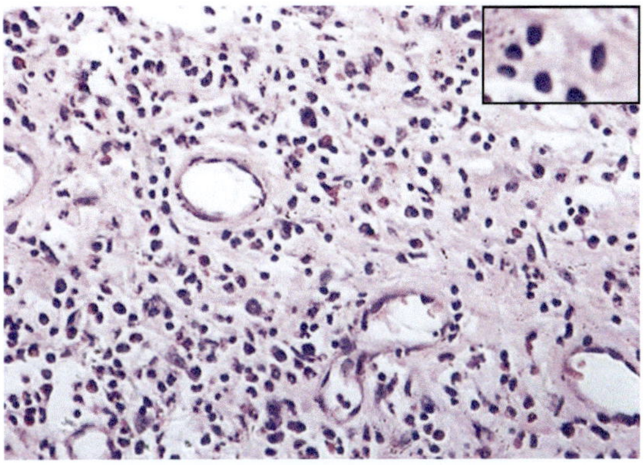

图 1-26-13　鼻息肉（HE，低倍）
淋巴细胞（插图 HE，高倍）

(1) 低倍镜观察：细胞卵圆形，细胞核常偏于细胞一侧。

(2) 高倍镜观察：核圆，染色质粗，沿核膜呈辐射状排列成车轮状，胞质较多，略嗜碱性，核周可见一条色较浅而透明的区域，即透明带（图 1-26-14）。

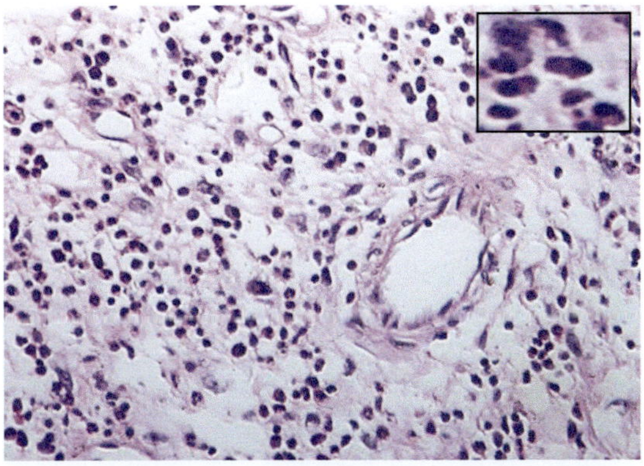

图 1-26-14　鼻息肉（HE，低倍）
浆细胞（插图 HE，高倍）

5. 单核细胞（巨噬细胞）　多见于结核、麻风、伤寒病等特殊性传染病以及炎症的修复期。

(1) 低倍镜观察：细胞体积大，圆形、卵圆形或不定形，细胞质丰富，淡红色。

(2) 高倍镜观察：细胞核为圆形、卵圆形或肾形（图 1-26-15）。

6. 多核巨细胞　见于慢性炎症。

(1) 低倍镜观察：细胞体积大，多角形或不规则形。胞质丰富，呈粉红色或淡红色。有多个细胞核。

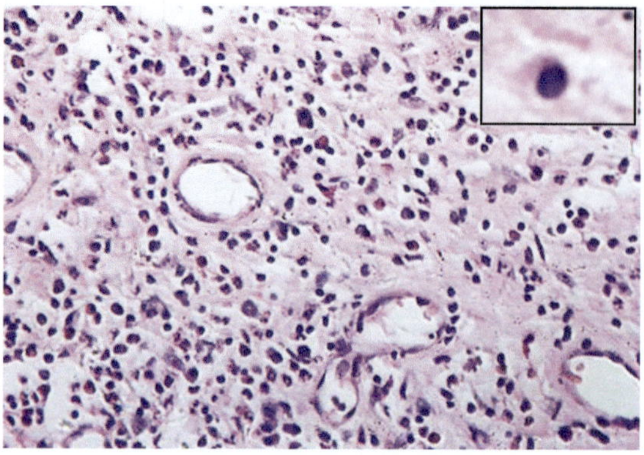

图 1-26-15　鼻息肉（HE，低倍）
巨噬细胞（插图 HE，高倍）

（2）高倍镜观察：核排列不规则，有时可呈马蹄形或花环状排列（图 1-26-16，图 1-26-17）。

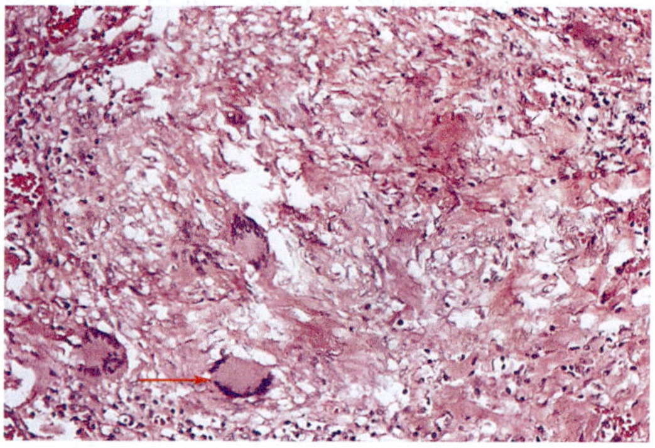

图 1-26-16　肺结核（HE，高倍）
红色箭头示 Langhans 巨细胞

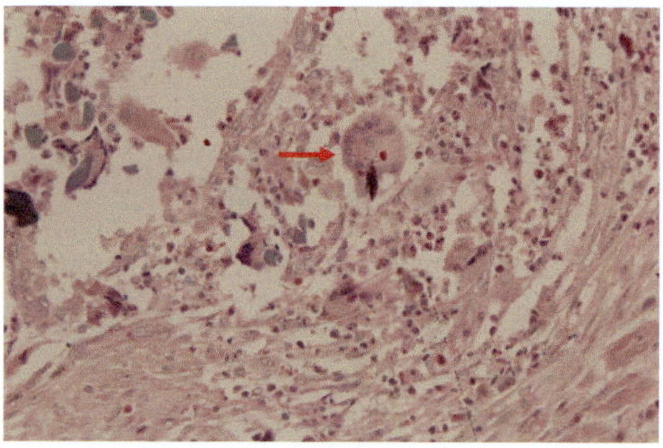

图 1-26-17　皮下异物肉芽肿（HE，低倍）
红色箭头示吞噬异物的异物巨细胞

（二）大叶性肺炎

1. 低倍镜观察　切片中肺泡腔内均充满渗出物，肺泡壁毛细血管充血不明显。

2. 高倍镜观察　肺泡腔内充满渗出的纤维素及中性粒细胞，其中含有单核细胞。相邻肺泡腔内纤维素可经肺泡间孔互相连接。（图 1-26-18，图 1-26-19）。

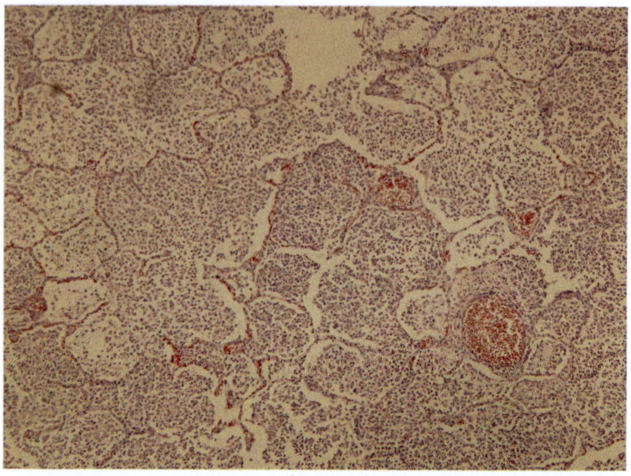

图 1-26-18　大叶性肺炎（灰色肝样变）(HE，低倍）

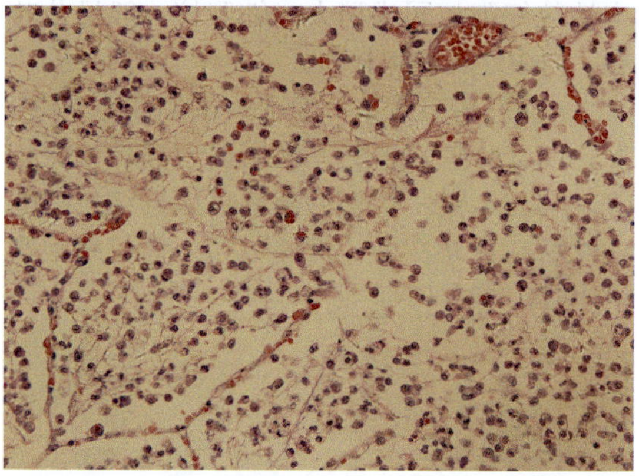

图 1-26-19　大叶性肺炎（灰色肝样变）(HE，中倍）

（三）纤维素性心包炎

1. 低倍镜观察　组织取自心包膜。见心脏组织表面心包膜增厚，充血、水肿及炎细胞浸润。心包膜表面见嗜伊红的带状物交织成网状，此即渗出的纤维蛋白。

2. 高倍镜观察　渗出物由大量嗜伊红的纤维蛋白互相交错构成网状结构，网状结构中含有少许中性粒细胞、淋巴细胞、坏死的细胞碎片等。心包膜表面原有的间皮细胞消失（图 1-26-20，图 1-26-21）。

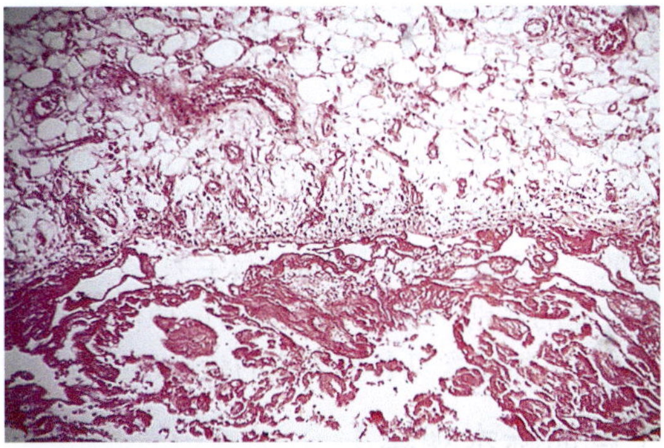

图 1-26-20　纤维素性心包炎（HE，低倍）

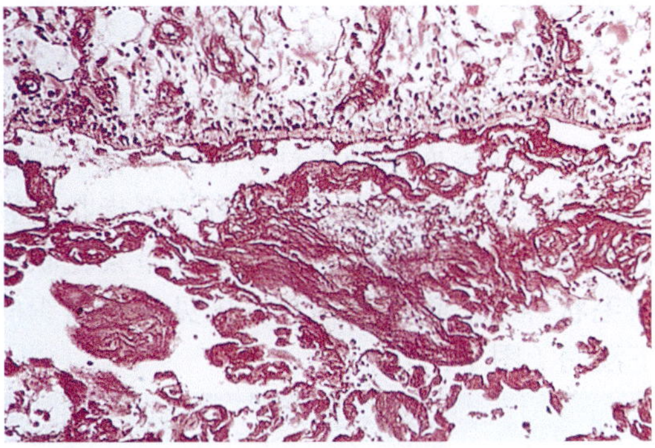

图 1-26-21　纤维素性心包炎（HE，中倍）

（四）急性化脓性阑尾炎

1. 低倍镜观察　阑尾壁增厚，各层组织中可见明显的血管扩张充血、水肿及大量炎细胞浸润。部分黏膜坏死脱落，管腔内有多少不等的脓性渗出物和坏死组织。浆膜表面可见渗出的纤维素和中性粒细胞等。

2. 高倍镜观察　阑尾壁各层皆为大量中性粒细胞弥漫浸润（图 1-26-22，图 1-26-23）。

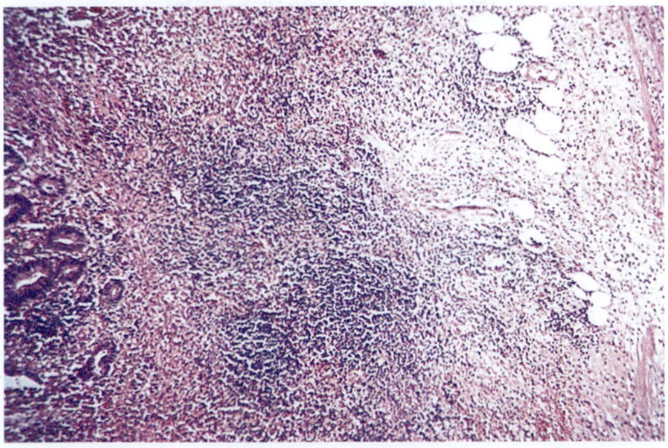

图 1-26-22　急性化脓性阑尾炎（HE，低倍）

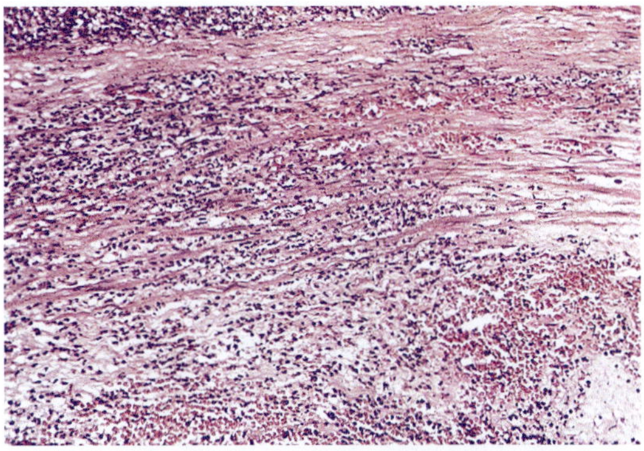

图 1-26-23　急性化脓性阑尾炎（HE，中倍）

（五）脓肿

组织取自肝或肾。

1. 低倍镜观察　脓肿病灶为椭圆形或圆形，可为单个或多个，界限较清楚。病灶周围组织充血、水肿、出血以及大量炎细胞浸润。部分病灶周围有较多的纤维组织增生，可形成肉芽组织。

2. 高倍镜观察　局部组织坏死，病灶中央充满大量变性坏死的中性粒细胞以及坏死组织碎片，其内可见蓝紫色的细菌菌落（图 1-26-24）。

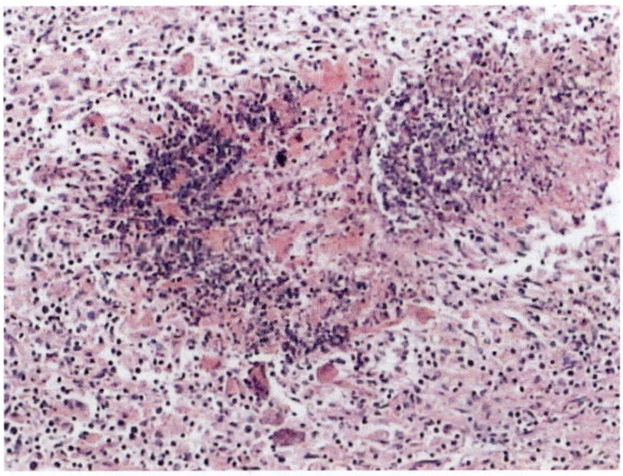

图 1-26-24　肝脓肿（HE，低倍）

（六）异物肉芽肿 (foreign body granuloma)

1. 低倍镜观察　异物肉芽肿的中心为异物，形成结节状病灶。

2. 高倍镜观察　在异物的周围有数量不等的巨噬细胞、异物多核巨细胞（细胞核多个，数目不等，分布不规则，常杂乱无章的分布于细胞内）和成纤维细胞、淋巴细胞等包绕（图 1-26-25）。

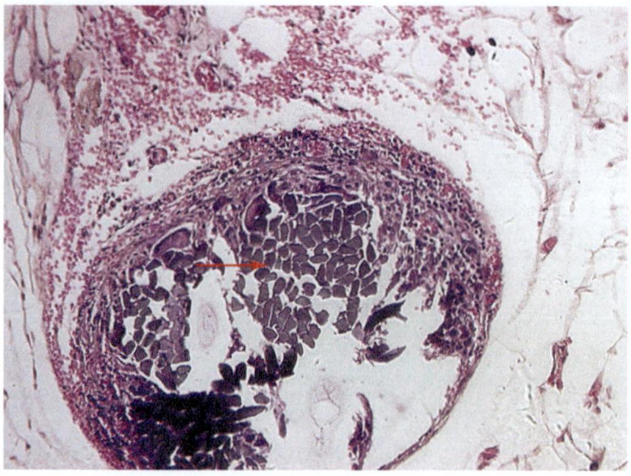

图 1-26-25　皮下异物肉芽肿（HE，低倍）

红色箭头示缝线

（七）结核性肉芽肿 (tuberculosis granuloma)

1. 低倍镜观察　组织取自肺。见多个结节状病灶，其中央部常有不同程度的干酪样坏死。

2. 高倍镜观察　肉芽肿的主要成分是上皮样细胞和 Langhans 巨细胞。上皮样细胞围绕干酪样坏死呈放射状排列，其胞质丰富，胞质呈淡粉色，胞质界限不清，细胞核呈圆形或长圆形，染色浅淡，有时核膜折叠，核内可有 1 ～ 2 个小核仁。Langhans 巨细胞由上皮样细胞融合而来，其细胞核排列于细胞周边呈马蹄形或花环状，胞质丰富（图 1-26-26）。上皮样细胞之间可见多少不等的淋巴细胞。

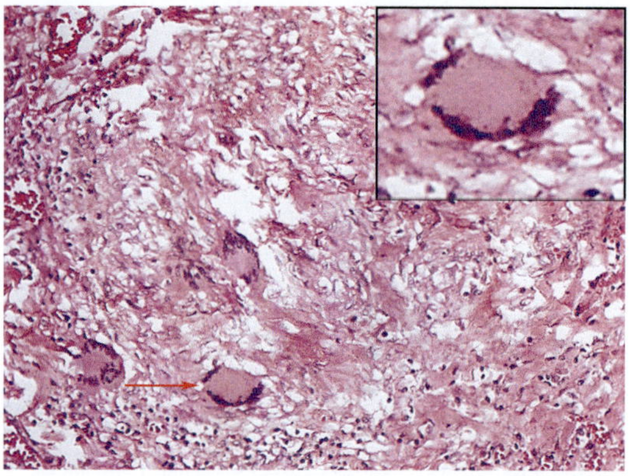

图 1-26-26　结核性肉芽肿（HE，低倍）

红色箭头示 Langhans 巨细胞（插图 HE，高倍）

（李雯雯　杨雅莹）

实验二十七　肿　瘤

【实验目的】

（1）掌握肿瘤的概念，一般形态，生长和扩散，命名和分类，肿瘤与宿主关系；良、恶性肿瘤的鉴别；癌和肉瘤的区别；原位癌特点。

（2）熟悉常见各型肿瘤的病理形态特点。

【巨体标本观察】

（一）乳头状瘤 (papilloma)

常见于皮肤和黏膜表面，此标本取自皮肤。

肿瘤向表面呈外生性生长，以较窄的蒂与周围正常组织相连。表面有许多指状或乳头状突起，有的乳头状瘤表面可呈菜花状或绒毛状外观。切面灰白色，未见肿瘤组织向下浸润（图 1-27-1）。

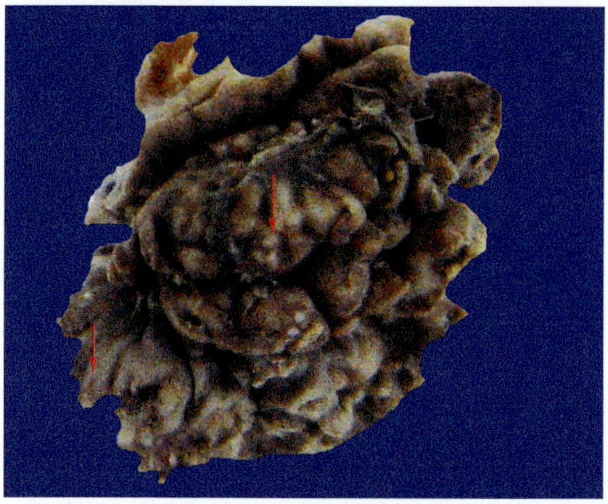

图 1-27-1　皮肤乳头状瘤

红色箭头示皮肤表面小突起

（二）鳞状细胞癌 (squamous cell carcinoma)

常见于皮肤、黏膜等，标本取自头皮。

皮肤表面有一溃疡性肿块，溃疡边缘隆起，底高于皮肤，中央凹凸不平，有时可见出血，坏死（图 1-27-2）。切面见肿瘤组织呈灰白色，向下浸润真皮及皮下组织。

另一标本取自阴茎。阴茎龟头处可见一灰白色菜花状肿块（图 1-27-3），切面见癌组织为灰白色，向外向内生长，并浸润深部组织。

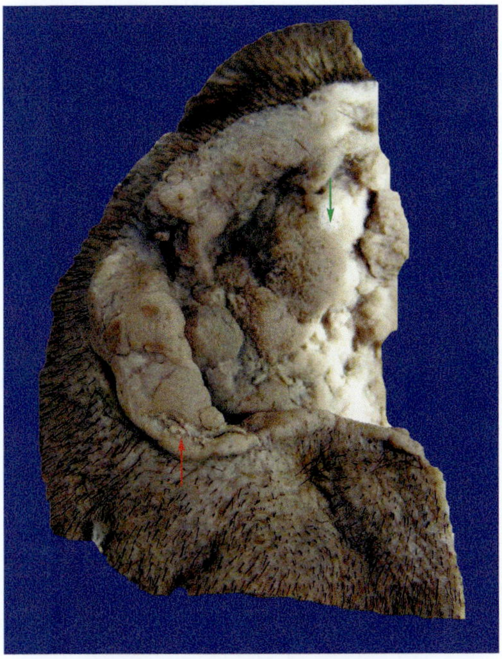

图 1-27-2　头皮鳞状细胞癌

红色箭头示溃疡边缘；绿色箭头示溃疡底

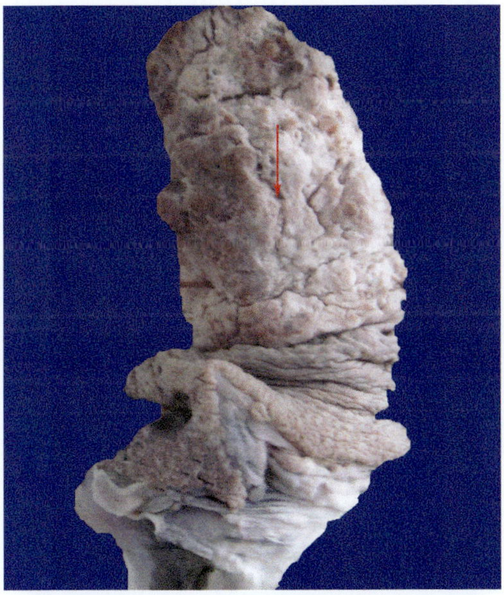

图 1-27-3　阴茎鳞状细胞癌

红色箭头示癌组织

（三）息肉状腺瘤（腺瘤性息肉，polypoid adenoma，adenomatous poly）

标本取自结肠。

肠黏膜面见一突出于肠腔的肿块，质软，灰白色，由细窄的蒂与周围肠组织相连（图 1-27-4）。有时腺瘤可为广基。切面见肿瘤组织由一细窄的蒂与周围肠黏膜相连，质软，未见浸润生长。

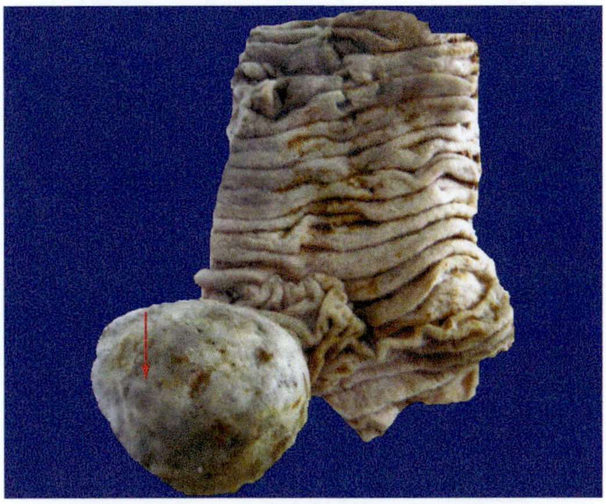

图 1-27-4　结肠息肉状腺瘤（单发）

红色箭头示腺瘤

（四）多发性肠息肉病 (polyposis coli)

标本取自结肠。

结肠黏膜表而布满大小不等的息肉样物（图 1-27-5）。切面未见浸润性生长。

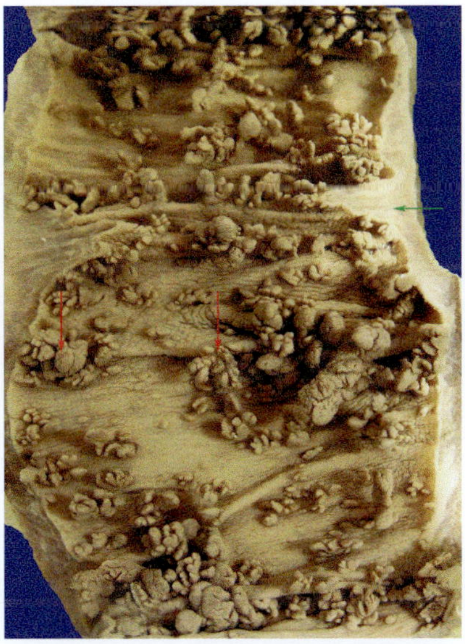

图 1-27-5　结肠多发性息肉病

红色箭头示息肉；绿色箭头指示肠壁切面无浸润

（五）腺癌 (adenocarcinoma)

标本取自直肠。

黏膜表面有一肿块。肿块呈溃疡状，溃疡边缘隆起，中央有时可见出血坏死。切面见肿瘤组织呈灰白色，质硬，向下浸润至肌层（图 1-27-6）。

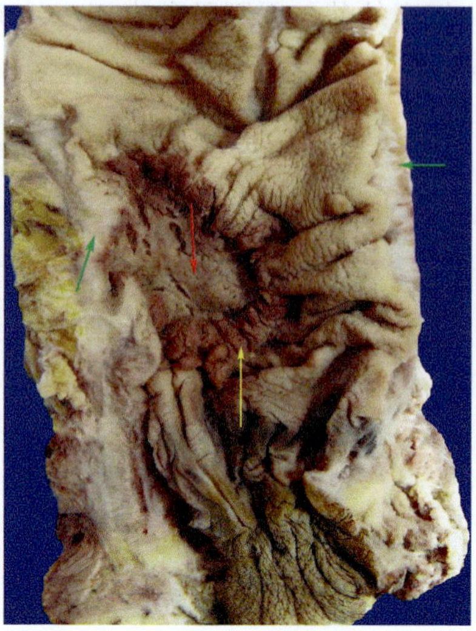

图 1-27-6　直肠腺癌

红色箭头示溃疡底；黄色箭头示溃疡边缘；绿色箭头示浸润生长的肿瘤组织

（六）黏液性囊腺瘤 (mucinous cystadenoma)

标本取自卵巢。肿瘤表面光滑，切面因多个大小不等的囊腔形成而呈多房状（有时呈单房），腔内含黏液，固定后呈胶冻状（图 1-27-7），多为单侧发病。

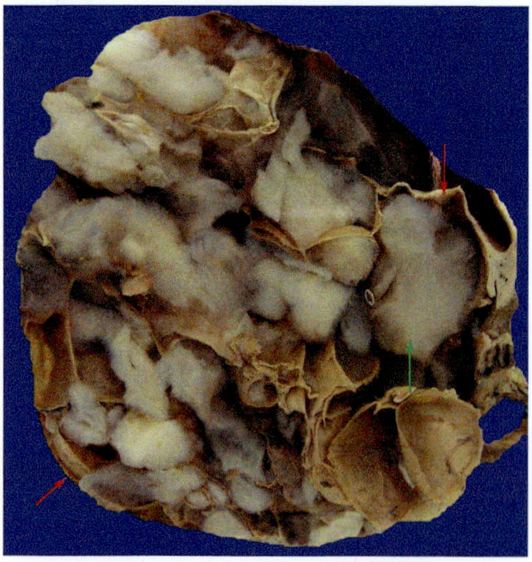

图 1-27-7　卵巢黏液性囊腺瘤

红色箭头示囊壁；绿色箭头示囊内容物

（七）平滑肌瘤 (leiomyoma)

标本取自子宫。

切面见多个大小不等的球形肿块位于子宫肌壁间。有时肿块也可见于内膜下和浆膜下，与周围组织分界清楚。肿瘤切面呈灰白色，漩涡或编织状，质韧（图 1-27-8）。部分标本为单发性子宫肌瘤。

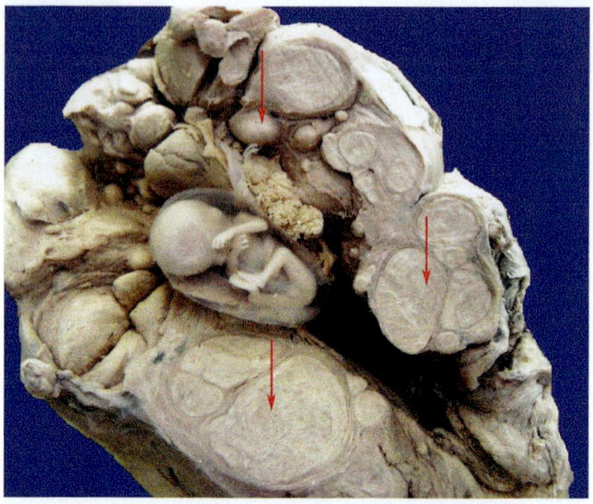

图 1-27-8　子宫多发性平滑肌瘤

红色箭头示肿瘤

（八）纤维瘤 (fibroma)

肿瘤呈结节状，边缘清楚，表面光滑。注意有无包膜。肿瘤切面呈灰白色，编织状，质韧（图 1-27-9）。

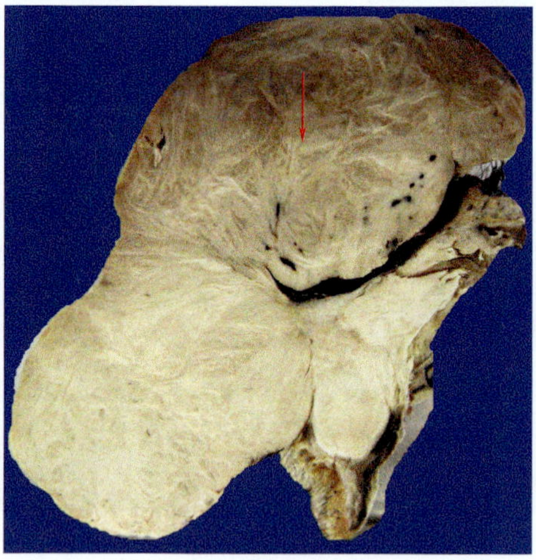

图 1-27-9　纤维瘤

红色箭头示切面灰白编织状

（九）纤维肉瘤 (fibrosarcoma)

肿瘤呈卵圆形（有的呈分叶状），似有包膜（假包膜），浸润周围组织，质软。肿瘤切面呈灰白色，鱼肉状。有的标本可见黏液样变性，有的标本因出血、坏死而呈灰褐色（图 1-27-10）。

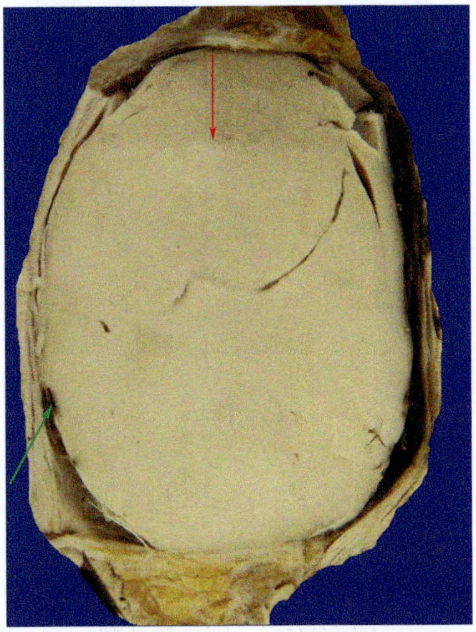

图 1-27-10 纤维肉瘤

红色箭头示切面灰白鱼肉状；绿色箭头示假包膜

（十）脂肪瘤 (lipoma)

肿瘤呈卵圆形或分叶状，淡黄色，质软，表面有薄的完整包膜。肿瘤切面呈淡黄色（图 1-27-11）。

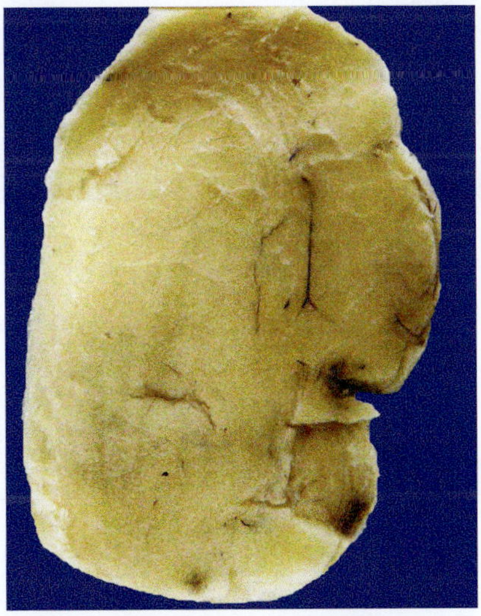

图 1-27-11 脂肪瘤

（十一）脂肪肉瘤 (liposarcoma)

肿瘤呈卵圆形或分叶状，似有包膜（假包膜）。肿瘤组织可与脂肪组织相似，呈淡黄色，质软。有时肿瘤可呈黏液样或鱼肉状，部分区域可见出血，呈暗褐色（图 1-27-12）。

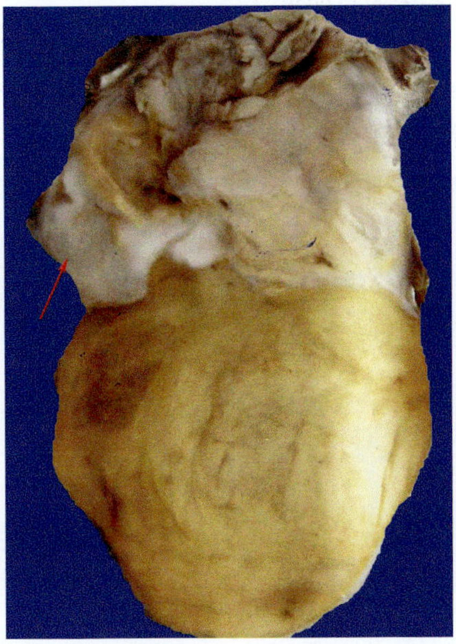

图 1-27-12 脂肪肉瘤

红色箭头示黏液样改变

（十二）黑色素瘤 (melanoma)

好发于皮肤，常呈黑褐色，肿瘤边界不规则，色素沉着不均匀（图 1-27-13）。

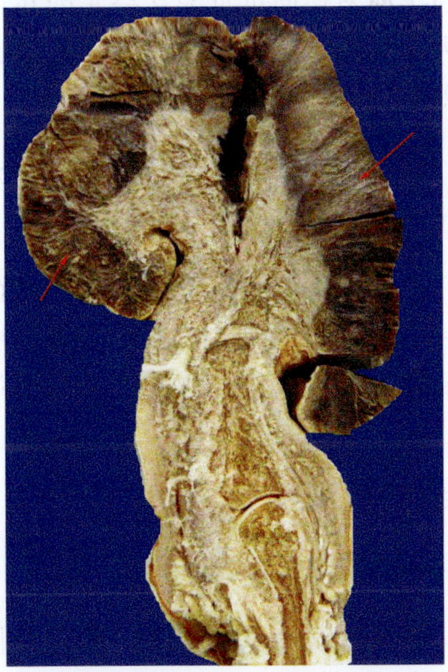

图 1-27-13 手指黑色素瘤

红色箭头示肿瘤呈黑褐色

（十三）成熟性囊性畸胎瘤 (mature cystic teratoma)

标本取自卵巢。

肿瘤呈囊性，表面光滑。切面囊内可见豆渣样皮脂及毛发，囊壁局部区域可见牙齿、骨和脂肪组织（图 1-27-14）。

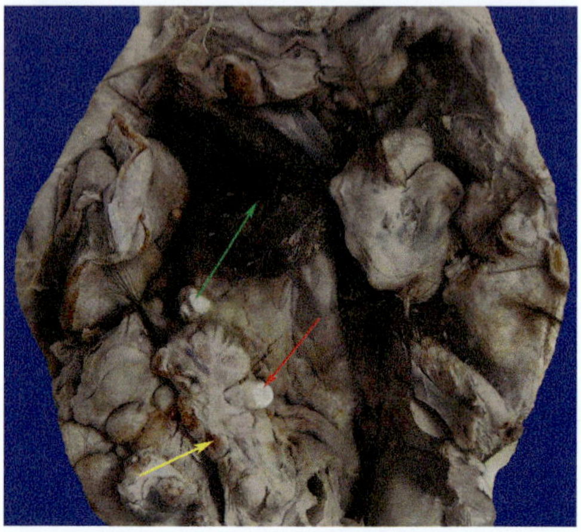

图 1-27-14　卵巢成熟性囊性畸胎瘤

红色箭头示牙齿；黄色箭头示橘红色脂肪组织（苏丹三染色）；绿色箭头示毛发

（十四）肺转移性癌 (secondary lung carcinoma)

肺表面及切面可见散在分布的灰白色结节，大小不等，与周围组织分界较清，无包膜（图 1-27-15）。

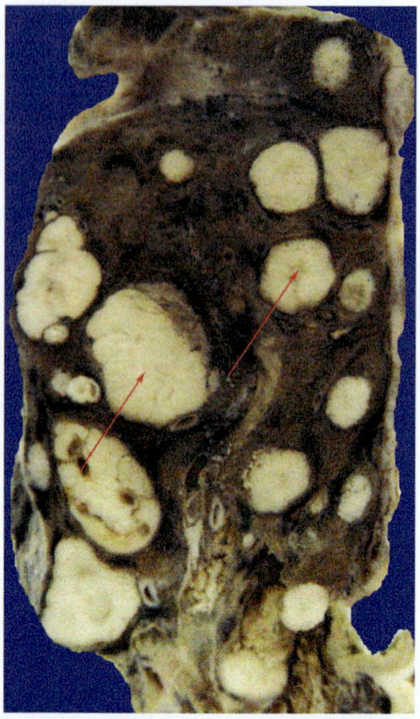

图 1-27-15　肺转移性癌

红色箭头示转移性癌结节

（十五）肝转移性癌 (secondary liver carcinoma)

肝脏切面可见散在分布的大小不等的结节（图 1-27-16），颜色灰白，有的肝转移性癌也可以是孤立性肿块，有的转移灶内可见出血、钙化。

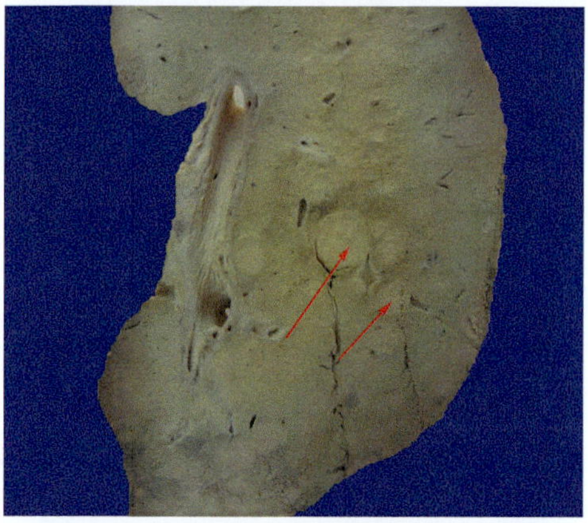

图 1-27-16　肝转移性癌

红色箭头示转移性癌结节

【组织切片观察】

（一）乳头状瘤

1. 低倍镜观察　标本为皮肤乳头状瘤。可见皮肤复层鳞状上皮增生并向表面突出，形成乳头状结构，基底膜完整。每个乳头中央均有由血管纤维组织构成的轴心（图 1-27-17）。

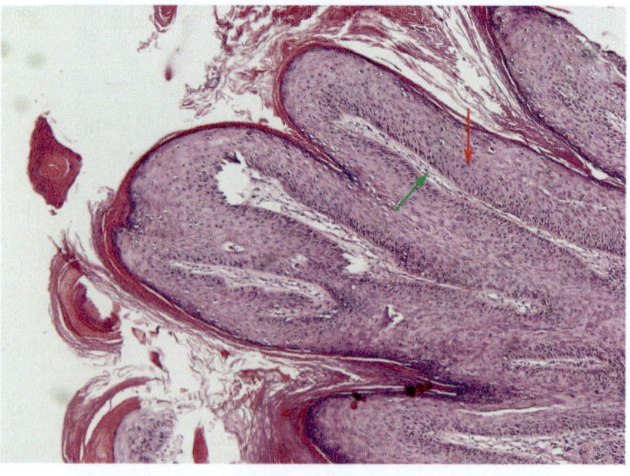

图 1-27-17　皮肤乳头状痛（HE，低倍）

红色箭头示肿瘤细胞；绿色箭头示纤维组织轴心

2. 高倍镜观察　构成乳头状瘤的肿瘤细胞为分化好的鳞状上皮细胞，与正常鳞状上皮相似。

（二）鳞状细胞癌

1. 低倍镜观察　组织取自食管。可见癌细胞排列成巢团状并突破基底膜，向下浸润性生长至肌层，甚至可突破食管外膜层。癌巢之间为由结缔组织组成的肿瘤间质。有时肿瘤组织中可见坏死。

2. 高倍镜观察　癌细胞可见不同程度的鳞状细胞分化特点，若见到大量细胞间桥，或癌巢中央发生角化（角化珠），提示高分化鳞状细胞癌；在低分化鳞状细胞癌中，癌细胞异型性明显，可见较多病理性核分裂象，无角化珠形成，无细胞间桥（图 1-27-18）。

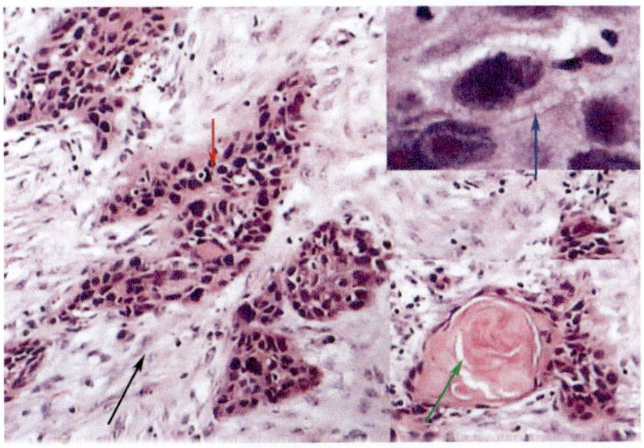

图 1-27-18　食管鳞状细胞癌（HE，低倍）

红色箭头示癌巢（肿瘤实质）；黑色箭头示肿瘤间质；蓝色箭头示细胞间桥（高倍）；绿色箭头示角化珠

（三）腺瘤

1. 低倍镜观察　组织取自结肠。瘤组织含腺体数量较正常肠黏膜增多，腺体大小不等，排列紊乱，腺体间为结缔组织间质，常伴有炎细胞浸润（图 1-27-19）。

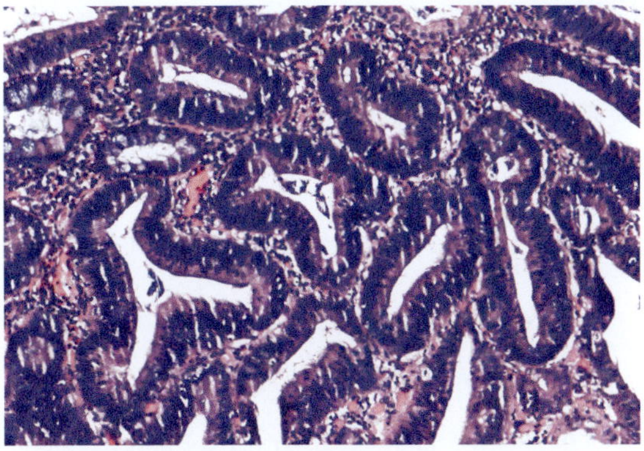

图 1-27-19　结肠腺瘤（HE，中倍）

2. 高倍镜观察　腺体上皮轻度异型，核体积增大呈杆状、深染。

（四）腺癌

1. 低倍镜观察　组织取自结肠，癌变区黏膜被腺癌组织替代，癌组织由异型的腺体组成，腺体间为纤维血管间质。癌组织向下浸润至肌层。

2. 高倍镜观察　癌细胞排列成不规则的腺体，腺腔内可见坏死物。癌细胞呈柱状或立方形，复层排列，核大、深染、缺乏极向，可见病理性核分裂象（图 1-27-20）。有的低分化或未分化的肿瘤可见癌细胞排列成条索状，缺乏腺样分化。

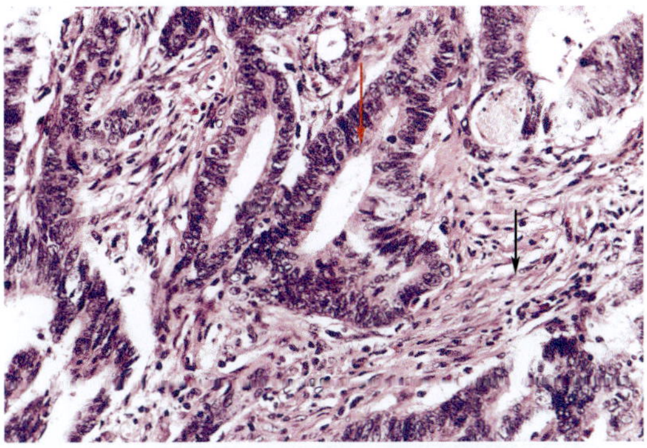

图 1-27-20　结肠腺癌（HE，低倍）

红色箭头示肿瘤细胞排列成腺样结构；黑色箭头示肿瘤间质

（五）纤维腺瘤 (fibroadenoma)

1. 低倍镜观察　组织取自乳腺。肿瘤组织中腺上皮和纤维组织均增生。腺体形态大小不等，增生的纤维组织围绕在增生的腺管周围，多较疏松，可伴有广泛的黏液变，肿瘤周围可见纤维包膜（图 1-27-21）。

2. 高倍镜观察　腺上皮细胞形态与正常乳腺导管上皮细胞相似，可见肌上皮细胞。

（六）纤维瘤

1. 低倍镜观察　肿瘤细胞与其周围的胶原纤维纵横交错、排列成束或呈车辐状。

2. 高倍镜观察 肿瘤细胞呈长梭形、形态较一致，核圆形或卵圆形，未见核分裂象，胞质淡染，胶原纤维均质红染（图 1-27-22）。

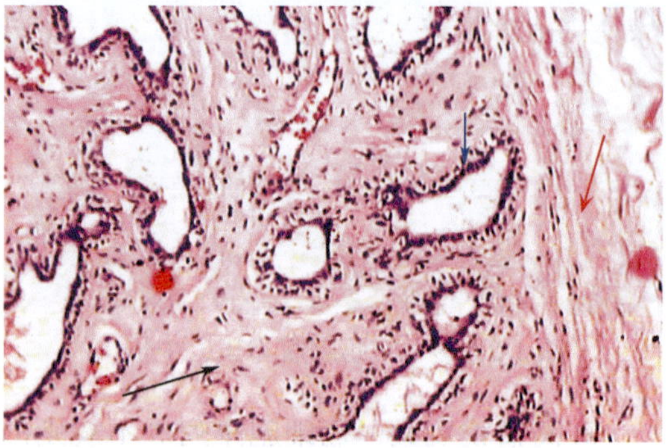

图 1-27-21 乳腺纤维腺瘤（HE，低倍）

蓝色箭头示增生的腺体；黑色箭头示增生的纤维组织；红色箭头示纤维组织包膜

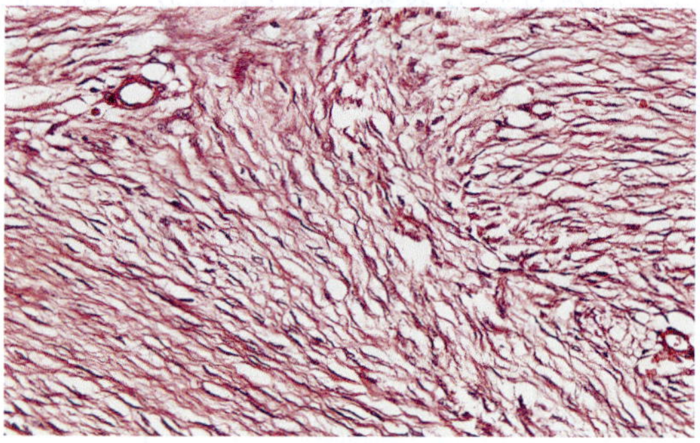

图 1-27-22 纤维瘤（HE，中倍）

（七）纤维肉瘤

1. 低倍镜观察 肿瘤组织由梭形肿瘤细胞组成，细胞排列呈鱼刺状，可见肿瘤细胞向周围组织浸润性生长。

2. 高倍镜观察 肿瘤细胞呈梭形或短梭形，核呈卵圆形、深染、大小不等、可见病理性核分裂（图 1-27-23）。

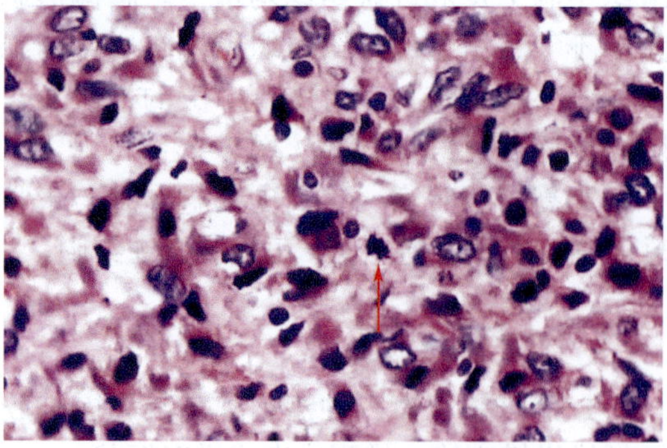

图 1-27-23 纤维肉瘤（HE，高倍）

红色箭头示病理性核分裂

（八）平滑肌瘤

1. 低倍镜观察 组织取自子宫。肿瘤与周围组织分界清楚。肿瘤细胞呈梭形，成束状或漩涡状排列。

2. 高倍镜观察 肿瘤细胞呈梭形，核呈长杆状，两端钝圆。形态较一致，核分裂象少见，胞质红染（图 1-27-24）。

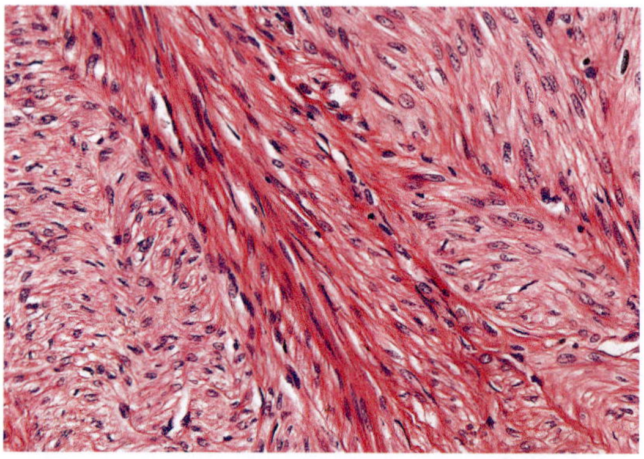

图 1-27-24 子宫平滑肌瘤（HE，高倍）

（九）平滑肌肉瘤 (leiomyosarcoma)

1. 低倍镜观察 组织取自子宫。肿瘤富于细胞，肿瘤细胞呈梭形、胞质红染，部分区域可见坏死，肿瘤细胞向周围组织浸润生长。

2. 高倍镜观察 肿瘤细胞核长杆状、两端钝圆、深染、核分裂象多见，并见病理性核分裂（图 1-27-25）。

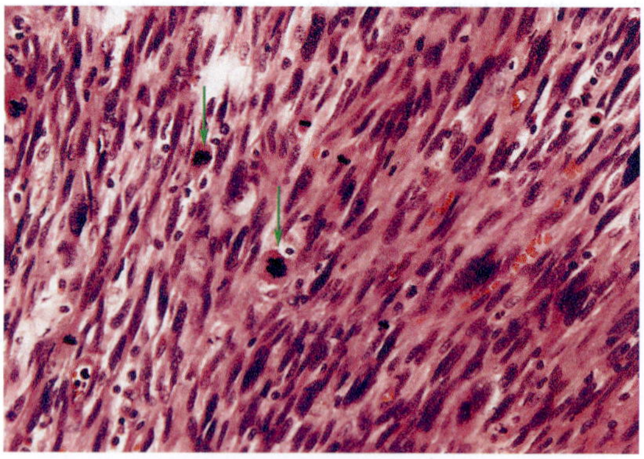

图 1-27-25 子宫平滑肌肉瘤（HE，高倍）

绿色箭头示病理性核分裂

（黎　明　杨雅莹）

第二部分　人体机能学实验

实验一　BL-420 生物信号采集分析系统介绍

【实验目的】

熟悉 BL-420 生物信号采集分析系统使用方法。

【BL-420 生物信号采集分析系统使用方法】

BL-420 生物信号采集、放大卡是一台程序可控的，带四通道生物信号采集与放大功能，并集成高精度、高可靠性以及宽适应范围的程控刺激器于一体的硬卡。TM-WAVE 生物信号显示与处理软件利用微机强大的图形显示与数据处理功能，可同时显示四道从生物体内或离体器官中探测到的生物电信号或张力、压力等生物非电信号的波形，并可对实验数据进行存贮、分析及打印。

一、启动 BL-420 生物信号采集系统

开机进入 Windows 系统，双击 BL-420 生物信号采集系统图标，即可进入软件主界面。TM-WAVE 生物信号采集与分析软件的主界面是用户与 BL-420 生物机能实验系统打交道的唯一手段，故首先需要掌握 TM-WAVE 软件的主界面，熟悉主界面上各个部分的用途。

二、TM-WAVE 生物信号采集与分析软件主界面介绍

（一）主界面

TM-WAVE 生物信号采集与分析软件的主界面如图 2-1-1 所示。主界面从上到下依次主要分为：标题条、菜单条、工具条、波形显示窗口、数据滚动条及反演按钮区、状态条等六个部分；从左到右主要分为：标尺调节区、波形显示窗口和分时复用区三个部分。在标尺调节区的上方是通道选择区，其下方则是 Mark 标记区。分时复用区包括：控制参数调节区、显示参数调节区、通用信息显示区和专用信息显示区四个分区，它们分时占用屏幕右边相同的一块显示区域，可以通过分时复用区顶端的五个切换按钮在这五个不同用途的区域之间进行切换。分时复用区的下方是特殊实验标记选择区。

TM-WAVE 软件主界面上各部分功能参见表 2-1-1。

表 2-1-1　TM-WAVE 软件主界面上各部分功能表

名称	功能	备注
标题条	显示 TM-WAVE 软件的名称及实验相关信息	软件标志
菜单条	显示所有的顶层菜单项，您可以选择其中的某一菜单项以弹出其子菜单。最底层的菜单项代表一条命令	菜单条中一共有 8 个顶层菜单项
工具条	一些最常用命令的图形表示集合，它们使常用命令的使用变得方便与直观	共有 22 个工具条命令
左、右视分隔条	用于分隔左、右视，也是调节左、右视大小的调节器	左、右视面积之和相等

续表

名称	功能	备注
特殊实验标记编辑	用于编辑特殊实验标记，选择特殊实验标记，然后将选择的特殊实验标记添加到波形曲线旁边	包括特殊标记选择列表和打开特殊标记编辑对话框按钮
标尺调节区	选择标尺单位及调节标尺基线位置	
波形显示窗口	显示生物信号的原始波形或数据处理后的波形，每一个显示窗口对应一个实验采样通道	
显示通道之间的分隔条	用于分隔不同的波形显示通道，也是调节波形显示通道高度的调节器	4/8 个显示通道的面积之和相等
分时复用区	包含硬件参数调节区、显示参数调节区、通用信息区、专用信息区和刺激参数调节区五个分时复用区域	这些区域占据屏幕右边相同的区域
Mark 标记区	用于存放 Mark 标记和选择 Mark 标记	Mark 标记在光标测量时使用
时间显示窗口	显示记录数据的时间	在数据记录和反演时显示
数据滚动条及反演按钮区	用于实时实验和反演时快速数据查找和定位，可同时调节四个通道的扫描速度	
切换按钮	用于在五个分时复用区中进行切换	
状态条	显示当前系统命令的执行状态或一些提示信息	

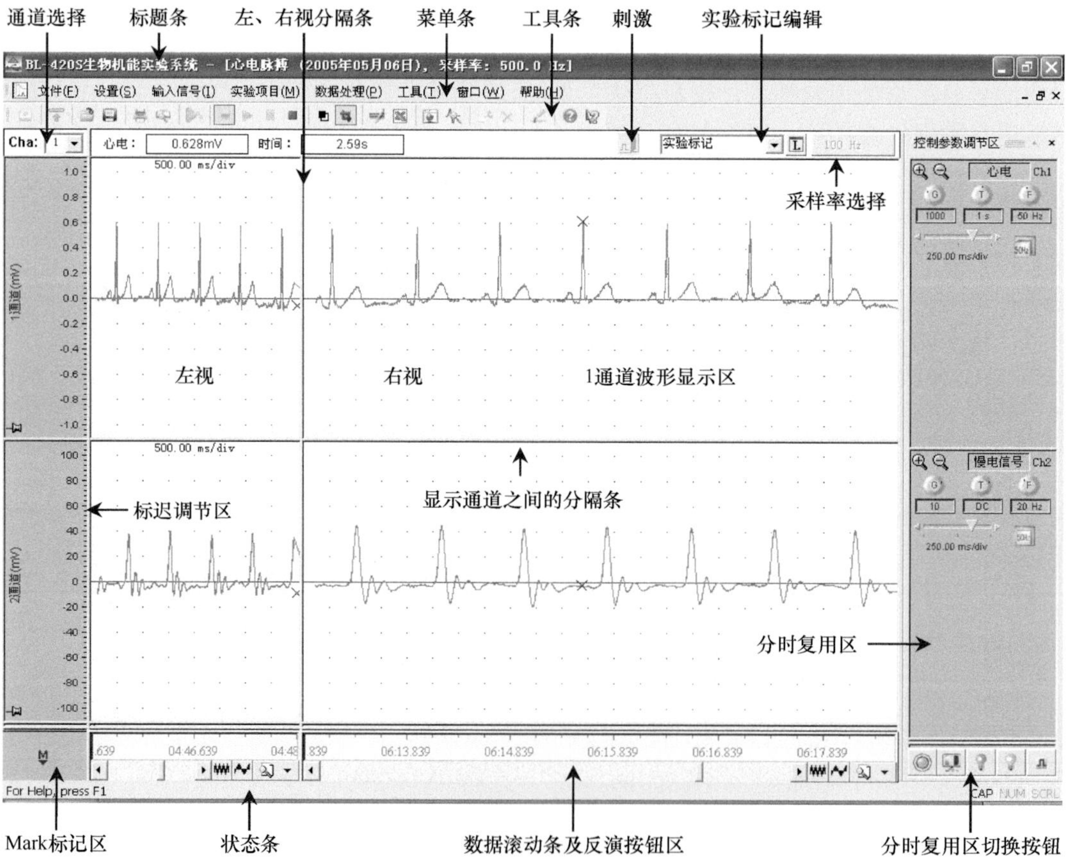

图 2-1-1　TM-WAVE 生物信号采集与分析软件的主界面

（二）通道显示窗口中所包含的快捷功能菜单介绍

在通道显示窗口如果单击鼠标右键，TM-WAVE 软件将会完成两项功能：①结束所有正在进行的选择操作和测量操作，包括两点测量、区间测量、细胞放电数测量以及心肌细胞动作电位测量等；②将弹出这个通道显示窗口中所包含的快捷功能菜单，参见图 2-1-2。

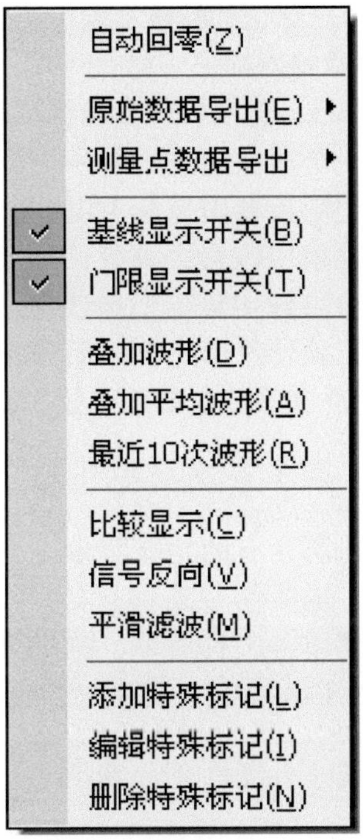

图 2-1-2　在信号显示窗口中点击右键引出的快捷菜单

在这个快捷功能菜单中包含的命令大部分与通道相关，所以如果需要对某个通道进行操作，就直接在那个通道的显示窗口上单击鼠标右键弹出与那个通道相关的快捷菜单。

下面将通道显示窗口中所包含的快捷功能菜单的功能作一简介。

1. 原始数据导出　数据导出是指将选择的一段反演实验波形的原始采样数据以文本形式提取出来，并存入到相应的文本文件中。

数据导出的具体操作步骤如下：

(1) 在整个反演数据中查找需要导出的实验波形段。

(2) 将需要导出的实验波形段进行区域选择。

(3) 在选择的区域上单击鼠标右键弹出通道显示窗口快捷菜单，然后选择数据导出命令，数据导出菜单中有两个子命令“本通道数据”和“所有通道数据”，选择其中一个完成数据导出。

执行数据导出命令后得到选择波形段的原始采样数据以文本形式存入到 data 子目录下以“datan.txt”命名的文本文件中，其中 n 代表通道号，例如，从 1 通道上选择的数据段导出到 data1.txt 文本文件中，从 2 通道上选择的数据段导出到 data2.txt 文件中，以此类推。

导出的原始数据采用文本格式的原因之一是为了方便地在 notepad 等文本编辑器中进行查看，另外文本类型这种中间格式可以被读入到很多其他的数据统计、分析软件，如 Excel、MatLab、SAS、SPSS 等中进行进一步的统计、分析处理。

2. 测量点数据导出　测量点数据导出功能可以将测量光标位置处的波形点数据直接导出到 Excel 中，也可以将无创血压测定中得到的收缩压、舒张压、心率等指标直接导出到 Excel 中进行统计分析，这个功能主要用于无创血压测量。

3. 基线显示开关　该命令用于打开或关闭标尺基线（参考 0 刻度线）显示。

4. 门限显示开关　该命令用于打开或关闭频率直方图或序列密度直方图中用于选择分析数据范围的上、下门限线的显示。

5. 叠加波形　该命令在刺激触发方式下有效。它用于打开或关闭在刺激触发方式时得到的波形曲线的叠加波形显示。

刺激触发的叠加波形以金黄色显示。当显示叠加波形时，在通道显示窗口的右上角将显示到目前为止刺激触发的总次数，也就是叠加次数。

6. 叠加平均波形开关　该命令在刺激触发方式下有效。它用于打开或关闭在刺激触发方式时得到的波形曲线的叠加平均波形显示。

7. 最近 10 次波形开关 该命令在刺激触发方式下有效。使用该命令可以打开或关闭最近 10 次刺激触发波形的显示。

8. 比较显示 该命令用于打开或关闭通道的比较显示方式。

比较显示是指将所有通道的波形一起显示在 1 通道的波形显示窗口中进行比较。这个功能主要在神经干动作电位传导速度的测定实验使用。

9. 信号反向 该命令用于将选择通道的波形曲线进行反向显示。

10. 平滑滤波 该命令用于对选择通道的显示波形进行平滑滤波。

11. 添加特殊标记 该命令用于在波形的指定位置添加一个特殊实验标记。

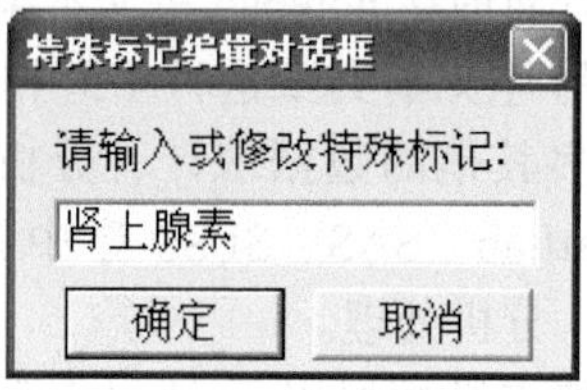

图 2-1-3 特殊标记编辑对话框

当在某一个实验通道的空白处（这里所指的空白处是指与其他特殊实验标记相隔一定距离的地方）单击鼠标右键，此时弹出的窗口快捷菜单中该命令有效，选择该命令，将弹出“特殊标记编辑”对话框，参见图 2-1-3。在这个对话框的编辑框中输入新添加的特殊实验标记内容，然后按下“确定”按钮，该特殊实验标记将添加在单击鼠标右键的地方；如果按下“取消”按钮，那么此次添加无效。

需要注意的是添加的特殊实验标记不能超过 30 个汉字。添加的内容将被存盘。

12. 编辑特殊标记 该命令用于编辑记录波形中一个已标记的特殊实验标记。

13. 删除特殊标记 该命令用于删除记录波形中一个已标记的特殊实验标记。

当在一个实验通道中某一个已显示的特殊实验标记附近单击鼠标右键，此时弹出的窗口快捷菜单中该命令有效，选择该命令，将弹出删除特殊实验标记确认框，按下“是(Y)”按钮，该特殊标记被删除；如果按下“否(N)”按钮，那么此次删除无效。

（三）菜单条及功能介绍

菜单条所含有的功能菜单有文件菜单、设置菜单、输入信号菜单、实验项目菜单、数据处理菜单、工具菜单、窗口菜单和帮助菜单（图 2-1-4）。

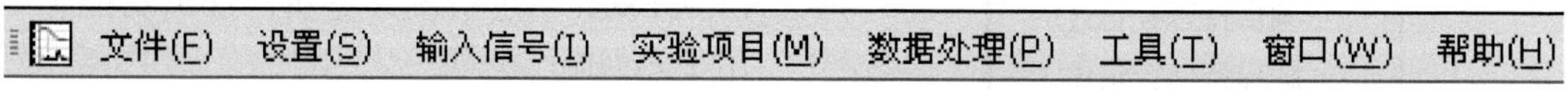

图 2-1-4 菜单条

下面仅介绍学生实验中最常用到的输入信号菜单和实验项目菜单。

1. 输入信号菜单 点击菜单条上的“输入信号”菜单项时，“输入信号”下拉式菜单将被弹出（图 2-1-5）。

信号输入菜单中包括有 1 通道、2 通道、3 通道、4 通道 4 个菜单项，每一个菜单项有一个输入信号选择子菜单。

当选择某通道后，会向右弹出一个输入信号选择子菜单，参见图 2-1-5，用于具体指定该通道的输入信号类型。

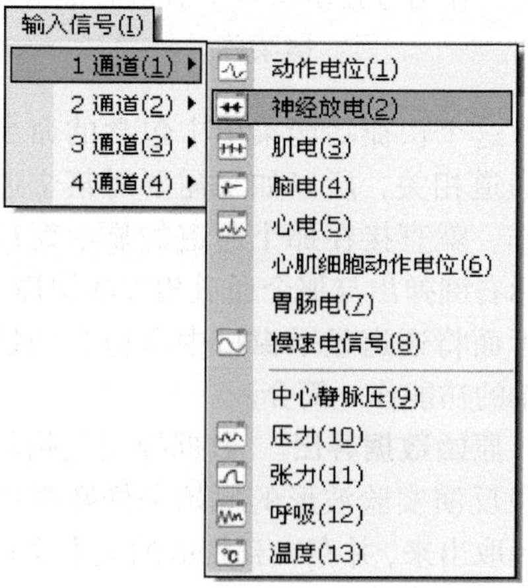

图 2-1-5 输入信号下拉式菜单

选定了该通道输入信号类型后，可以再通过“输入信号”菜单继续选择其他通道的输入信号，当选定所有通道输入信号类型之后，使用鼠标单击工具条上的“开始”命令按钮，就可以启动数据采样，观察生物信号的波形变化。

2. 实验项目菜单　当用鼠标单击顶级菜单条上的“实验项目”菜单项时，“实验项目”下拉式菜单将被弹出（图 2-1-6）。

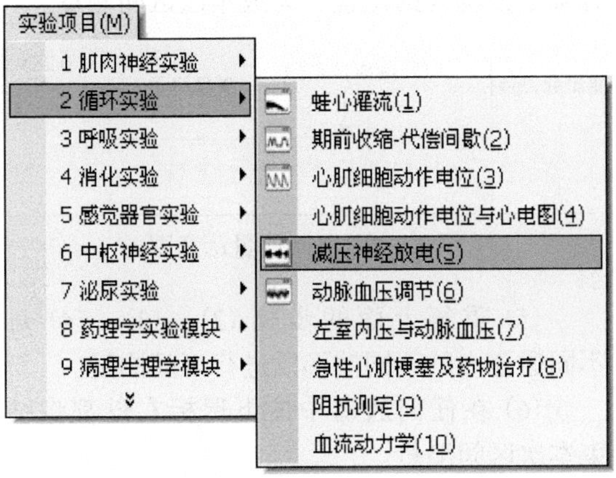

图 2-1-6　实验项目下拉式菜单

实验项目下拉式菜单中包含有 9 个菜单项，它们分别是肌肉神经实验、循环实验、呼吸实验、消化实验、感觉器官实验、中枢神经实验、泌尿实验、药理学实验模块和病理生理学模块。

这些实验项目组将生理及药理实验按性质分类，在每一组分类实验项目下又包含有若干个具体的实验模块，当选择某一类实验，如循环实验时，则会向右弹出一个包含该类中具体实验模块的子菜单，参见图 2-1-6。可以根据自己的需要从中选择一个实验模块，当选择了一个实验模块之后，系统将自动设置该实验所需的各项参数，包括信号采集通道、采样率、增益、时间常数、滤波以及刺激器参数等，并且将自动启动数据采样，使实验者直接进入到实验状态。当完成实验后，根据不同的实验模块，打印出的实验报告包含有不同的实验数据。

（四）工具条简介

工具条（图 2-1-7）是把一些常用的命令以方便、直观（图形形式）的方式直接呈现在使用者面前，它所包含的命令可以和命令菜单中的重复，也可以不同，但是它所包含的命令应该是常用的，这是图形化操作系统提供给用户的另一种命令操作方式。

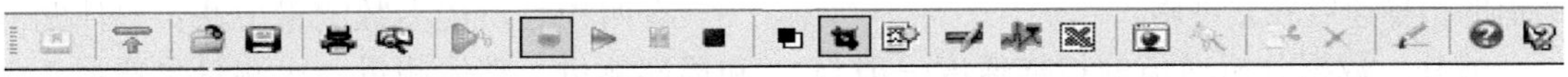

图 2-1-7　工具条

TM-WAVE 软件的工具条上一共有 24 个工具条按钮，下面详细介绍这些工具条按钮。

1. 系统复位　选择系统复位命令将对 BL-420 生物机能实验系统的所有硬件及软件参数进行复位，即将这些参数设置为默认值。

2. 拾取零值　该命令用于实现 BL-420 生物机能实验系统中的零速采样功能，即在扫描速度为零的情况下进行数据采集，并将新采集的数据显示在窗口的数据出现端。

3. 打开反演数据文件　该命令与“文件”菜单中的“打开”命令功能相同。

4. 另存为　该命令与“文件”菜单中的“另存为”命令功能相同。

5. 打印　该命令与“文件”菜单中的“打印”命令功能相同。

6. 打印预览　该命令与“文件”菜单中的“打印预览”命令功能相同。

7. 打开上一次实验设置　该命令与“文件”菜单中的“打开上一次实验设置”命令功能相同。

8. 记录　“记录”命令是一个双态命令，所谓双态命令是指每执行该命令一次，其所代表的状态就改变一次，这就好像是一盏电灯的开关，这种命令通过按钮标记的不同变化来表示两种不同的状态。当记录命令按钮的红色实心圆标记处于蓝色背景框内时，说明系统现在正处于记录状态，否则系统仅处于观察状态而不进行观察数据的记录。

9. 启动 选择该命令，将启动数据采集，并将采集到的实验数据显示在计算机屏幕上；如果数据采集处于暂停状态，选择该命令，将继续启动波形显示。

10. 暂停 选择该命令后，将暂停数据采集与波形动态显示。

11. 停止实验 选择该命令，将结束当前实验，同时发出“系统参数复位”命令，使整个系统处于开机时的默认状态，但该命令不复位您设置的屏幕参数，如通道背景颜色，基线显示开关等。

12. 切换背景颜色 选择该命令，显示通道的背景颜色将在黑色和白色这两种颜色中进行切换。

13. 格线显示 这是一个双态命令，当波形显示背景没有标尺格线时，单击此按钮可以添加背景标尺格线；当波形显示背景有标尺格线时，单击此按钮可以删除背景标尺格线。

14. 同步扫描 这是一个双态命令，当这个按钮按下时，所有通道的扫描速度同步调节，这时，只有第一通道的扫描速度调节杆起作用；当不选择同步扫描时，各个显示通道的扫描速度独立可调。

另外，数据分析通道的扫描速度一般与被分析通道的扫描速度同步调节。

15. 区间测量 该命令用于测量任意通道波形中选择波形段的时间差、频率、最大值、最小值、平均值、峰值、面积、最大上升速度（dmax/dt）及最大下降速度（dmin/dt）等参数，测量的结果显示在通用信息显示区中。

区间测量的具体操作步骤：

（1）选择本菜单命令项或选择工具条上的区间测量命令，此时将暂停波形扫描。

（2）将鼠标移动到任意通道中需要进行区间测量的波形段的起点位置，单击鼠标左键进行确定，此时将出现一条垂直直线，它代表您选择的区间测量起点。

（3）当移动鼠标时，另一条垂直直线出现并随着鼠标的左右移动而移动，这条直线用来确定区间测量的终点。当这条直线移动时，在通道显示窗口的右上角将动态地显示两条垂直直线之间的时间差，单击鼠标左键确定终点。

（4）此时，在两条垂直直线区间内将出现一条水平直线，该直线用来确定频率计数的基线（图 2-1-8），该水平基线将随着鼠标的上下移动而移动，并且该水平直线所在位置的值将显示在通道的右上角，按下鼠标左键确定该基线的位置，完成本次区间测量。

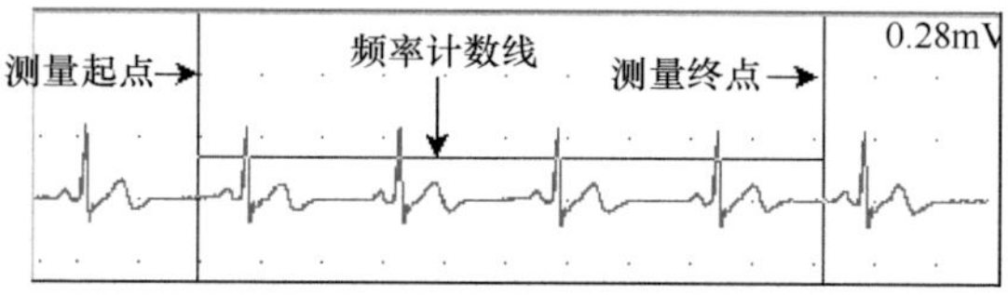

图 2-1-8 区间测量示意图

（5）重复上面的步骤（2）、（3）、（4）对不同通道内的不同波形段进行区间测量。

（6）在任何通道中按下鼠标右键都将结束本次区间测量。

16. 心功能参数测量 该命令用于手动测量一个心电波形上的各种参数，包括：心率、R 波幅度、ST 时段等 13 个参数。这是一个开关命令，只有在命令打开状态下方可测量。

有两种心功能参数测量方法：整体测量和局部测量。整体测量一次测量出选择心电的全部 13 个参数，局部测量则每次测量 1 个参数。如果在测量过程中已经通过工具条上的“打开 Excel”命令按钮打开了 Excel 电子表格，那么测量的数据将直接进入到 Excel 电子表格。

17. 打开 Excel 选择该命令，将打开 Excel 电子表格。使用这个命令打开 Excel 电子表格后，Excel 电子表格就和 TM-WAVE 软件之间建立了一种联系，以后的区间测量结果将会自动被写入到 Excel 电子表格中。

在使用此命令打开 Excel 电子表格之后，在关闭 TM-WAVE 软件之前，请不要先关闭 Excel 电子表格程序，因为这将意外中断两个程序之间的联系，而 TM-WAVE 软件又不能知道，会造成一些不好的结果。

18. X-Y 输入窗口　选择该功能后，X-Y 向量图对话框将出现（图 2-1-9）。

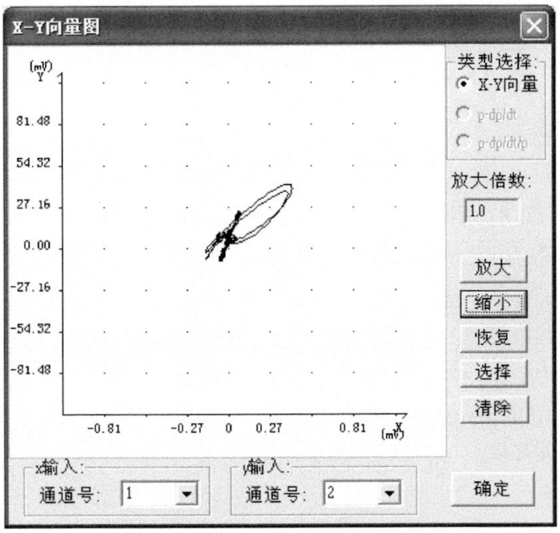

图 2-1-9　心电向量图显示窗

X-Y 向量图不仅可以做出心电向量环，还可以完成压力 - 变化率环（P-dp/dt），压力 - 速度环（P-dp/dt/p）等分析血压与血压变化速率关系的 X-Y 曲线。

X-Y 向量图对话框中的“类型选择”参数用来设定所描绘的 X-Y 向量图的类型，有 3 种类型可供用户选择：心电向量、p-dp/dt 和 p-dp/dt/p，其中后两种类型只有在用户对某一通道的实验数据进行了微分处理后才有效，因为 dp/dt 指的是微分；否则后两种选择将无效（变为灰色）。

“X 输入”指的是 X-Y 向量图中 X 轴方向所选择的输入通道，可以为 1，2，3 或 4 通道中的任意一个；“Y 输入”代表 Y 轴方向的输入通道。

X-Y 向量图对话框中有 5 个功能按钮，它们分别是：放大、缩小、恢复、选择和清除。“放大”按钮用于将 X-Y 向量图在原来的基础上放大一倍；“缩小”按钮的功能与“放大”按钮功能正相反；“恢复”按钮将放大或缩小的图形恢复到 1 倍大小；“选择”按钮用于在 X 轴的输入通道上选择一段波形完整 X-Y 向量图，选择波形段的方法与区间测量选择波形段的方法相同；“清除”按钮用于清除您不需要或不满意的 X-Y 向量图形。

19. 选择波形放大　在实时实验或波形反演时，如果你想查看某一段波形的细节，可以使用这个命令。具体的操作方法是：先从波形显示通道中选择您想放大的波形段，当您使用区域选择功能选择波形段后，这个命令变得可用，用鼠标单击此命令，将弹出波形放大对话框。

20. 数据剪辑　数据剪辑是指将您选择的一段或多段反演实验波形的原始采样数据按 BL-420 的数据格式提取出来，并存入到您指定名字的 BL-420 格式文件中。这个命令只有在您对某个通道的数据进行了区域选择之后才起作用。

数据剪辑的具体操作步骤如下：

(1) 在整个反演数据中查找您需要剪辑的实验波形。

(2) 将需要剪辑的实验波形进行区域选择。

(3) 按下工具条上的数据剪辑命令按钮就完成了一段波形的数据剪辑，剪辑后的波形在显示通道中以灰色作为背景显示，以区别于没有剪辑的原始数据。

另外，如果您从刺激触发数据文件中进行剪辑，比如剪辑神经干动作电位的数据，只能按照整帧进行剪辑，即使您选择很短一段数据，系统还是要选择整帧。整帧是指每次刺激触发采样得到的数据长度，可变，如 1024，2048 等。

(4) 重复以上 3 步对不同波形段进行数据剪辑。

(5) 在您停止反演时，一个以“cut.tme”命名的数据剪辑文件将自动生成，您可以为这个数据剪辑文件更改文件名。

21. 数据删除　数据删除命令与数据剪辑命令的功能相似，均是从原始数据文件中选取有用数据，然后将有用数据另存为一个与原始数据格式相同的其他文件。但他们选择数据的方法不同，数据剪辑利用选取的波形构成一个新的数据文件，是在大量的原始数据中选择少量的有用数据；数据删除则是将选取的波形全部从原始文件中剔除，用剩余的原始数据构成一个新的数据文件，适用于从原始数据文件中剔除少量的无用数据。

需要注意的是数据剪辑和数据删除命令不能同时使用，否则会造成混乱，因此，只要您先使用的数据剪辑命令，数据删除命令自动失效；反之亦然。

22. 添加通用标记 在实时实验过程中，当单击该命令，将在波形显示窗口的顶部添加一个通用实验标记，其形状为向下的箭头，箭头前面是该标记的数值编号，编号从 1 开始顺序进行，如 20 ↓，箭头后面则显示添加该标记的时间。

23. 关于 该命令用于打开软件的关于对话框，与“帮助”菜单中的“关于 TM-WAVE”命令功能相同。

24. 及时帮助 该工具条按钮的功能是提供及时帮助，当您选择该工具条命令后，鼠标指示将变成一个带问号的箭头，此时您用鼠标指向屏幕的不同部分，然后按下鼠标左键，将弹出关于指定部分的帮助信息。

（五）时间显示窗口介绍

时间显示窗口在工具条和通道显示窗口之间，用于显示记录波形的时间。如未进行数据记录，该窗口将不会显示时间变化；如进行实验波形记录，该窗口将显示记录波形的时间。这样，在反演时波形的时间显示就与实际实验中的时间相一致（图 2-1-10）。这里所指的时间是一个值，即相对于记录开始的时间，记录开始的时间为 0。

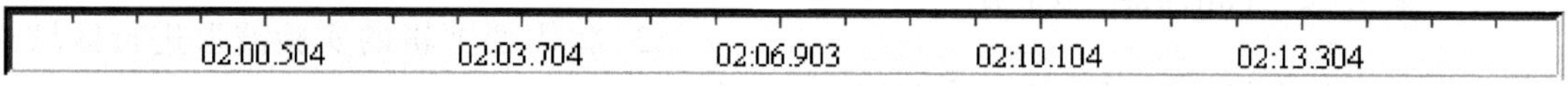

图 2-1-10 时间显示窗

时间显示窗口显示的时间格式为: 分: 秒: 毫秒。

时间显示窗口除具有时间显示功能外，还有区域选择的功能。有两种区域选择方法: ①在某个通道显示窗口中选择这个通道中的某一块区域；②在时间显示窗口中选择所有通道同一时间段的一块区域。在时间显示窗口上选择所有通道同一时间段区域的方法是：首先在选择区域的起始位置按下鼠标左键，其次在按住鼠标左键不放的情况下向右拖动鼠标以选择区域的结束位置，这时所有通道被选择区域均以反色显示，最后在确定结束位置后松开鼠标左键完成区域选择。

（六）标尺调节区简介

TM-WAVE 软件显示通道的最左边为标尺调节区（图 2-1-11）。每一个通道均有一个标尺调节区，用于实现调节标尺零点的位置以及选择标尺单位等功能。

如果想调节标尺基线（标尺的 0 刻度线）的位置，首先将鼠标移动到标尺上，这时鼠标光标会变成一个上下指示的蓝色箭头，此时在按住鼠标左键不放的情况下上下移动鼠标，这时整个标尺会随着鼠标的移动而上下移动，从而调节标尺 0 点的位置。如果将鼠标光标移动到标尺上，然后双击鼠标左键，系统会自动将标尺基线位置移动到窗口中央。

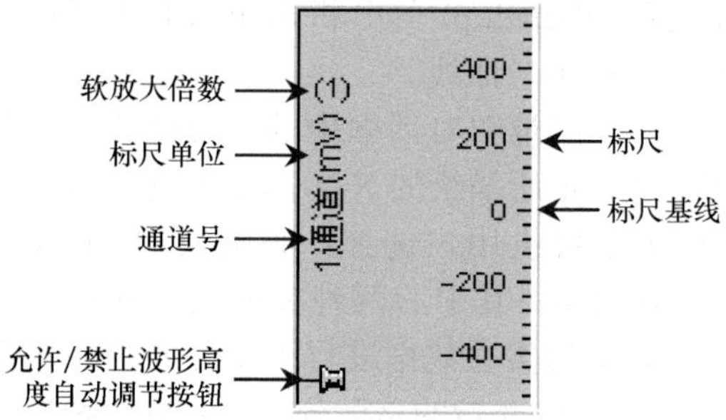

图 2-1-11 标尺调节区

（七）分时复用区介绍

在 TM-WAVE 软件主界面最右边是一个分时复用区，在该区域内包含有五个不同的分时复用区域：控制参数调节区、显示参数调节区、通用信息显示区、专用信息显示区及刺激参数调节区；它们通过分时复用区底部的切换按钮进行切换。按钮用于切换到控制参数调节区，按钮用于切换到显示参数调节区，按钮用于切换到通用信息显示区，按钮用于切换到专用信息显示区。按钮用于切换到刺激参数调节区。

（八）特殊实验标记选择区

位于工具条的下方，波形显示窗口的上面。特殊实验标记选择区中包含有一个特殊实验标记选择列表和一个打开特殊实验标记编辑框按钮（图 2-1-12）。

图 2-1-12　特殊实验标记选择

单击打开实验标记编辑对话框按钮，将弹出“实验标记编辑对话框”。您可以在这个对话框中对实验标记进行预编辑，包括增加新的实验标记组，增加或修改新的实验标记；也可以直接从中选择一个预先编辑好的实验标记组作为实验中添加标记的基础，选择标记组中所有的实验标记将自动添加到特殊实验标记编辑组合框中。

（九）刺激器设置介绍

1. 刺激器调节区　刺激器调节区位于 TM-WAVE 软件主界面右下角，点击符号可打开或关闭刺激器调节对话框。

2. 刺激器参数介绍　在介绍刺激器设置之前，先对刺激器的各个参数做以下简单介绍，以利于更好地理解后面关于刺激器设置的叙述（图 2-1-13）。

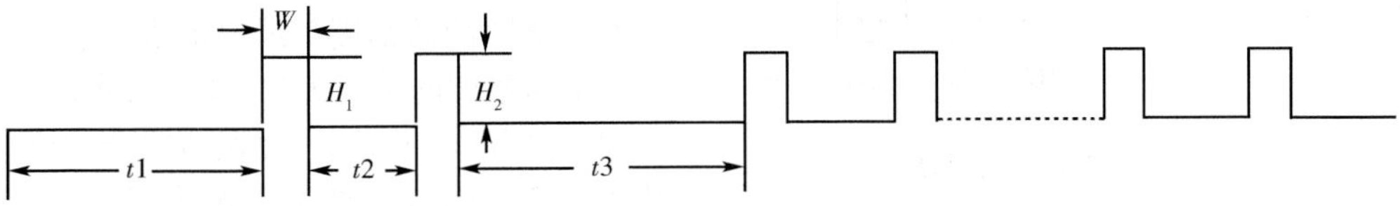

图 2-1-13　刺激器参数分析示意

(1) t1（延时）：刺激脉冲发出之前的初始延时（范围：0 ～ 6s，单位：ms）。

(2) t2（波间隔）：双刺激或串刺激中两个脉冲波之间的时间间隔（范围：0 ～ 6s，单位：ms）。

(3) t3（延时 2）：在连续刺激中，连续刺激脉冲之间的时间间隔，可与 t1 相等，也可以不等（范围：0 ～ 6s，单位：ms），在显示中，该参数将被换算为频率，换算公式如下：$F = 1/(t3 + w)$；其中 F 为频率（单位：Hz），t3 和 w 的单位是 s。

(4) W（波宽）：刺激脉冲的宽度（范围：0 ～ 2000ms，单位：ms）。

(5) H1（强度 1）：单刺激、串刺激中的刺激脉冲强度，或双刺激中第一个刺激脉冲的强度（范围 0 ～ 15V，单位：V）。如果选择的刺激模式为电流刺激，那么它表示第一个刺激脉冲的电流强度（范围 0 ～ 10mA，单位：mA）。

(6) H2（强度 2）：双刺激中第二个刺激脉冲的强度（范围 0 ～ 15V，单位：V）。如果选择的刺激模式为电流刺激，那么它表示第二个刺激脉冲的电流强度（范围 0 ～ 10mA，单位：mA）。

3. 刺激参数区　由上至下分为 3 个部分，包括：基本信息、程控信息、波形编辑，参见图 2-1-14。

(1) 基本信息区：基本信息是关于刺激的基本参数，对于每一个参数，均采用粗细两级的调节方法，每个参数加上一个调解机构叫做一个元素（图 2-1-15）。

当对话框元素的粗调按钮与微调按钮变为浮雕形式时，表明该参数此时无效，也不能被调节。某个参数当前的有效性主要由刺激器方式确定。

下面分别对各个参数作介绍。

1) 模式：有四种刺激器模式供选择，他们分别是粗电压、细电压、粗电流及细电流。

粗电压刺激模式的刺激范围为 0 ～ 100V，步长为 5mV；细电压刺激模式的刺激范围为 0 ～ 10V，步长为 5mV；粗电流刺激模式的刺激范围为 0 ～ 20mA，步长为 10μA；细电流刺激模式的刺激范围为 0 ～ 20mA，步长为 1μA。

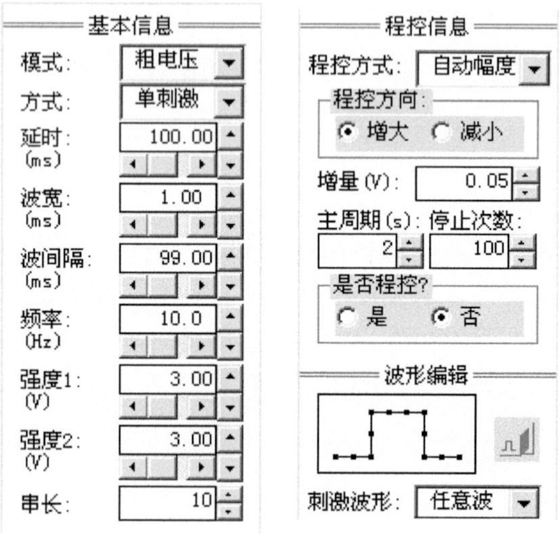

图 2-1-14　刺激的基本参数

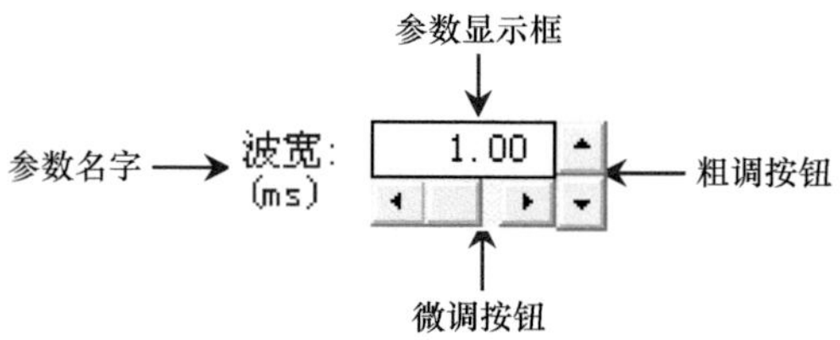

图 2-1-15　刺激器参数调节元素分解图

2）方式：调节刺激器的刺激方式。

有五种刺激方式可供选择，它们分别是：单刺激（为默认选择）、双刺激、串刺激、连续单刺激与连续双刺激。

3）延时：调节刺激器第一个刺激脉冲出现的延时。

延时的单位为 ms，其范围从 0 ～ 6s 可调。每调节粗调按钮一次，其值改变 5ms，调节微调按钮一次，其值改变 0.05ms。

4）波宽：调节刺激器脉冲的波宽。

波宽的单位为 ms，其范围从 0 ～ 2s 可调。每调节粗调按钮一次，其值改变 0.5ms，调节微调按钮一次，其值改变 0.05ms。

5）波间隔：调节刺激器脉冲之间的时间间隔（适用于双刺激和串刺激）。

波间隔的单位为 ms，其范围从 0 ～ 6s 可调。每调节粗调按钮一次，其值改变 0.5ms，调节微调按钮一次，其值改变 0.05ms。波间隔的有效范围还受到刺激频率的影响。

6）频率：调节刺激频率（适用于串刺激和连续刺激方式）。

频率的单位为 Hz，其范围从 0 ～ 2000Hz 可调。每调节粗调按钮一次，其值改变 10Hz，调节微调按钮一次，其值改变 0.1Hz，但刺激器的频率受到波宽和波间隔（在串刺激和连续双刺激时波间隔才起作用）的影响，因此如果调节的波宽较长，刺激频率将不能调节到 2000Hz，计算机会自动计算出当时可以调节的最高刺激频率。

7）强度 1：调节刺激器脉冲的电压幅度（当刺激类型为双刺激时，则是调节双脉冲中第一个脉冲的幅度）或电流强度。

电压幅度的单位为 V，其范围从 0 ～ 100V 可调。在粗电压模式下，每调节粗调按钮一次，其值改变 500mV，调节微调按钮一次，其值改变 50mV；在细电压模式下，每调节粗调按钮一次，其值改变 50mV，调节微调按钮一次，其值改变 5mV。

电流强度的单位为 mA，其范围从 0 ～ 20mA 可调。在粗电流模式下，每调节粗调按钮一次，其值改变 100μA，调节微调按钮一次，其值改变 10μA；在细电流模式下，每调节粗调按钮一次，其值改变 10μA，调节微调按钮一次，其值改变 1μA。

8）强度 2：当刺激类型为双刺激时，它用来调节双脉冲中第二个脉冲的幅度。当刺激器类型为串刺激时，它用来调节串刺激的脉冲个数。

强度 2 的电压幅度或电流强度的范围和调节方式与强度 1 完全相同。

9）串长：该参数用来调节串刺激的脉冲个数，脉冲个数的单位为个，其有效范围从 0 ～ 250 个可调。每调节粗调按钮一次，其值改变 10，调节微调按钮一次，其值改变 1。

(2) 程控信息区：程控属性页中包括：程控方式、程控刺激方向、增量、主周期、停止次数和程控刺激选择6个部分，下面分别加以介绍：

1）程控方式：该命令为程控刺激方式选择子菜单，包括：自动幅度、自动间隔、自动波宽、自动频率和连续串刺激等五种程控刺激方式。

2）程控刺激方向：程控刺激方向包括增大、减小两个选择按钮，它们控制着程控刺激器参数增大或减小的方向。如果程控刺激器的方向为增大，则如果参数增大到最大时，系统自动将其设定为初始值；如果程控刺激器的方向为减小，则如果参数减小到最小时，系统自动将其设定为初始值。

3）程控增量：程控刺激器在程控方式下每次发出刺激后程控参数的增量或减量。

4）主周期：程控刺激器的主周期，单位为s。主周期是指程控刺激两次刺激之间的时间间隔。

5）停止次数：停止次数是指停止程控刺激的次数，在程控刺激方式下，每发出一个刺激将计数一次，所发出的刺激数达到停止次数后，将自动停止程控刺激。也就是说在停止次数是停止程控刺激的一个条件。

6）程控刺激选择：程控刺激选择包括“程控”和“非程控”两个选择按钮，可以通过这个选择按钮的选择，在程控刺激器和非程控刺激器之间进行选择。在任何时候，都可以选择程控按钮来将刺激器设置为程控刺激器；也可以选择非程控按钮随时停止程控刺激器。

（陆　杰　余华荣）

实验二　常用实验动物的基础知识和操作技术

【实验目的】

（1）掌握常用实验动物操作技术。

（2）熟悉常用实验动物的基础知识。

【常用实验动物的基础知识】

由于以人体为对象的研究存在许多难以逾越的障碍，作为替代，某些动物品系常常被用于制作特定的疾病模型，以研究在正常和疾病状态下机体功能及组织结构出现的宏观和微观改变，研究药物对正常和疾病状态机体的作用及机体对药物的不同处置过程。

（一）实验动物的遗传学分类

在动物实验研究中，为了减少实验误差，通常要求所用动物能达到一定的纯度。这可以通过特殊的遗传育种和遗传监控达到。从遗传学的角度把实验动物分为近交系（inbred strain）、封闭系（closed colony）、突变系（mutant strain）和系统杂交动物（hybrid animal）四类。

1. 近交系　采用兄妹交配或亲子交配连续20代以上，获得群体基因高度纯合和稳定的动物种群。如小鼠中的C57BL和DBA均系近交系。近交系的优点在于所有个体的遗传特性高度相似；任何一个基因位点上的纯合概率均达到98.6%以上。缺点在于易导致不利于动物个体和群体发育的近交衰退。

2. 封闭群　封闭群又称远交原种（outbred stock）。一般指某个动物种群连续5年以上未从外部引种，而只在群体内随机交配育种的动物群。如昆明种小鼠、NIH小鼠、SD和Wistar大鼠等。封闭群动物具有较强的繁殖能力、活力和抗病力，但遗传基因的杂合性较高，个体间的变异较大。

3. 突变系　为正常染色体基因发生突变而成为携带遗传缺陷基因的动物品系。突变系动物常有特殊的研究用途。如裸小鼠、糖尿病小鼠、尿崩症大鼠等。

4. 系统杂交动物　为两个近交品系动物之间的杂交第一代（F1）动物。如C57BL和DBA小鼠之间的杂交第一代。

根据动物饲养环境中微生物的控制情况，又将动物分为：①无菌动物（germ free animals），体内外均无病原微生物的动物；②悉生动物（gnotobiotic animals），带有明确微生物丛的动物；③无特定病原体动物

(specific pathogen free animals)，不带有特定病原微生物或寄生虫的动物；④普通动物(conventional animals)，亦称清洁动物(clean animals)，带有一般微生物或寄生虫，但未带有人畜共患的或者致动物严重疾病的病原体。

（二）实验动物的选择和应用

在科学研究中，动物的选择是非常重要的。因为并非所有的动物都适合特定的实验研究。为了使实验结果尽可能与真实情况相符，必须对实验动物进行选择。其选择的主要原则如下：

1. 近似性 选择在组织结构方面、功能方面或疾病产生和进程方面与要研究对象近似的动物。如药物成瘾的行为学研究，采用灵长类动物，因为其行为更接近于人，而其他动物与人的行为相差较大。免疫、过敏和实验性结核病模型，一般选用豚鼠；血压、心血管调节研究选择猫和犬较为合适；动脉粥样硬化模型选择家兔和鹌鹑，而不用大鼠。

2. 简单性 科学研究中，希望把复杂的东西尽可能简单化，以便能更好地控制实验条件，减少实验误差。如研究神经反射弧，尽管蟾蜍或蛙的神经系统与人相差较大，但因其简单明了，使用非常方便。家兔颈部的交感神经、迷走神经和减压神经分别存在，独立走行，而人、猪、犬和猫的减压神经常常与之并行；因此研究减压神经对心脏的调节选用家兔就比较方便。

3. 经济实用性 动物实验研究常常需要考虑实验成本。其中动物的成本是非常高的。尽可能选择经济实用的动物非常重要。如进行离体心功能实验时人们常常选用蟾蜍而不用哺乳类动物心脏；因为前者条件要求低，易成活，而后者需要大量营养液、氧气和苛刻的温度和湿度控制。又如成瘾研究中，尽管灵长类最合适，但不易获得。所以在最初的研究中，一般采用大鼠或小鼠代替，可使成本降低。

【常用实验动物的基本操作技术】

（一）常用实验动物的捉拿

掌握正确的捉拿动物方法，可使受试动物迅速固定于合适的体位，防止动物过度挣扎或受到损伤，又可避免实验者被动物咬伤，以保证实验的顺利进行。

1. 蟾蜍或青蛙 进行捣毁蟾蜍的脑、脊髓操作时，通常实验者以左手的拇指压住动物脊柱，食指下压蟾蜍的头部，中指压住蟾蜍前肢，无名指和小指夹住蟾蜍双下肢（图2-2-1A）。右手进行捣毁蟾蜍的脑、脊髓操作。

进行注射操作时，将蟾蜍腹部朝外，实验者以左手拇指和食指夹住蟾蜍头及躯干交界处，左手其他三指握住其躯干及下肢（图2-2-1B）。

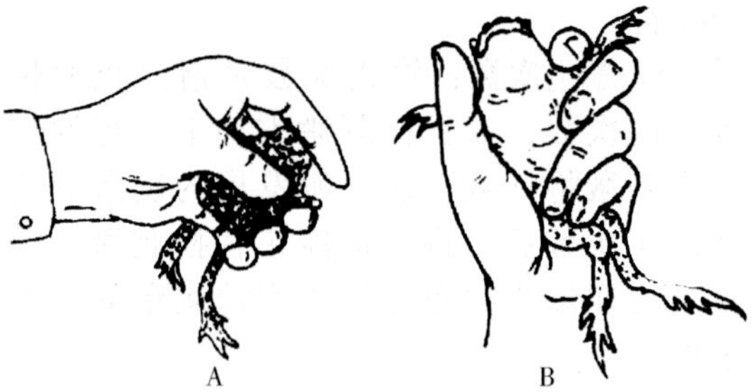

图2-2-1 蟾蜍（或青蛙）的捉拿法

在捉拿和操作时，禁忌挤压蟾蜍两侧耳部突起的耳后腺，以免毒液射入眼中。为避免此情况的发生，在捉拿和操作之前，最好先用蛙布破坏蟾蜍的耳后腺，再进行操作。

2. 小鼠 实验者以右手拇指和食指捏住鼠尾，将小鼠提起，放于鼠笼的铁丝网上或其他粗糙面上，轻轻向后上方拉鼠尾，此时小鼠前肢紧紧抓住粗糙面上，实验者以左手拇指及食指沿其背向前捏住鼠双耳之间的头部皮肤，右手向外拉住鼠尾，使鼠身拉直，左手中指抵住其背部，再翻转左手，使小鼠腹部向上，然后以左手无名指、小指固定其躯干下部和尾部。右手可进行其他简单实验操作（图2-2-2）。

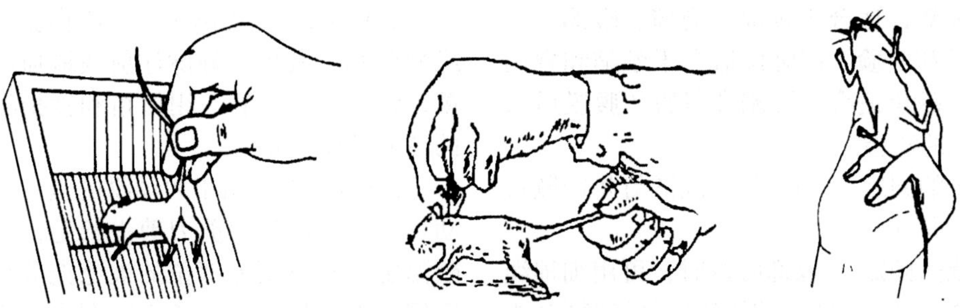

图 2-2-2　捉拿小鼠的方法

3. 大鼠　捉拿固定法基本上与小鼠相同。但大鼠被激怒后易咬人。为防被大鼠咬伤，实验者应戴帆布手套捉拿。右手抓住鼠尾，将大鼠放在鼠笼的铁丝网上或其他粗糙面上，向后轻拉其尾，使其爬伏不动，再用左手拇指、食指捏住头部皮肤，其余三指和手掌固定鼠体，使其头、颈、胸、腹呈一直线（图 2-2-3）。如果未抓紧，动物头部尚能转动，可用另一手帮助捏紧其头部皮肤重新固定。

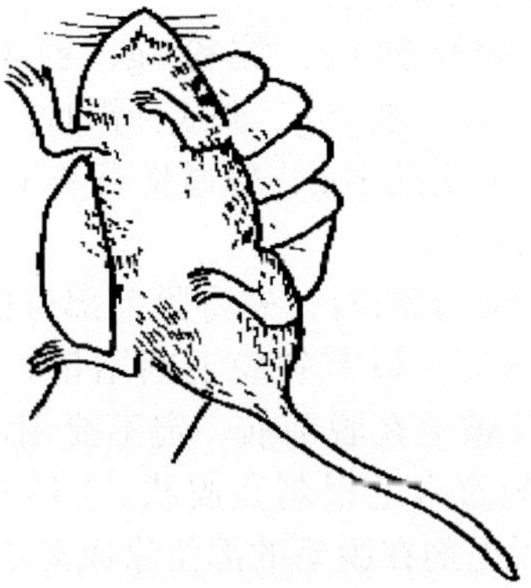

图 2-2-3　大鼠的捉拿法

4. 豚鼠　豚鼠性情温顺，胆小易惊，因此捉拿时要求快、稳、准。实验者以右手拇指和中指从豚鼠背部绕到腋下，一手即可抓起。对于个体特大者或妊娠者，可用另一手在臀部捏住其后腿，把豚鼠托起（图 2-2-4）。

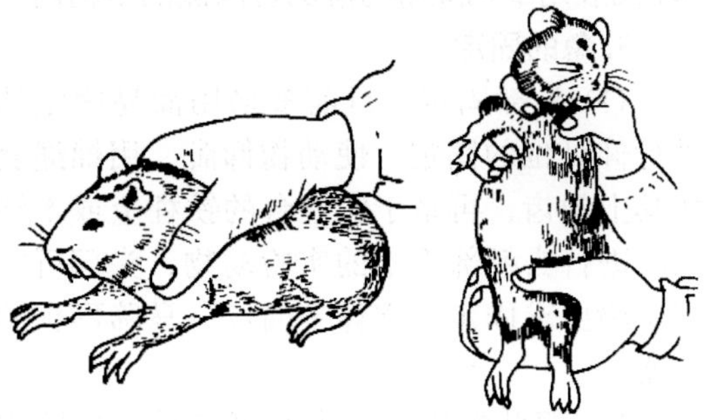

图 2-2-4　豚鼠的捉拿法

5. 家兔　家兔比较驯服，不会咬人，但脚爪较尖，捉拿时要避免被其抓伤。捕捉时，实验者以右手抓住家兔颈部皮肤，轻轻把家兔提起，迅速以左手托其臀部，使家兔体重主要落在实验者的左掌心上，以免损伤动物颈部（图 2-2-5）。此外，抓家兔的耳朵、腰部或四肢易造成家兔耳、颈椎或肾脏的损害。

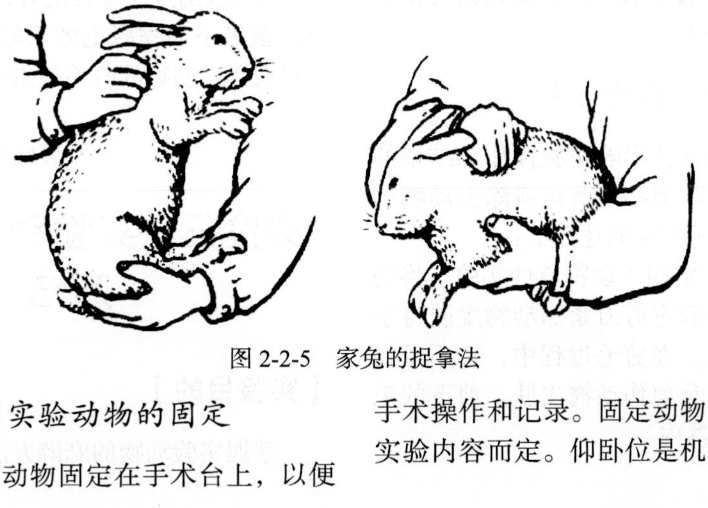

图 2-2-5　家兔的捉拿法

（二）常用实验动物的固定

麻醉后需将动物固定在手术台上，以便手术操作和记录。固定动物的方法和姿势依实验内容而定。仰卧位是机能实验中最常用的固定姿势，适合于颈部、胸部、腹部和股部的手术和实验。俯卧位适合于颅脑和脊髓实验。侧卧位适合于耳蜗和肾脏（腹膜后入路）部位的实验。

1. 蛙的固定 用蛙足钉或图钉将四肢钉在蛙板上即可。

2. 鼠的固定 取仰卧位时，可用细棉绳扣住动物的两上门齿，再固定于鼠解剖台头端的小钉上。四肢均用有活结细棉绳缚住，并固定在解剖台两侧的木槽内（绑缚两前肢细棉绳不需交叉）。

取俯卧位时，可用U形扣夹住动物的颈部，四肢用细棉绳缚与解剖台两侧的木槽内。

3. 兔的固定

(1) 头部固定：目前多采用简易固定法进行仰卧位的固定。使动物仰卧，用棉绳套住其上门齿，再系于实验台的铁柱上或木钩上。进行头颅部手术的实验动物，头部可根据实验要求固定于立体定向仪、马蹄形头固定器。

(2) 四肢的固定：头部固定后，再固定四肢。先用四根棉绳的一端分别打活结套在动物四肢腕、踝关节的上方，另一端缚于实验台两侧的木钩上。

若动物取仰卧位，绑缚左右两前肢的棉绳从动物背后交叉穿过，再压住对侧前肢（前肢须平直放在躯干两侧），分别缚于实验台两侧的木钩上。两后肢直接固定在同侧的木钩上。

若进行头颅部手术时，动物取俯卧位，再将四肢固定即可。

（三）实验动物的去毛

动物的被毛常会影响实验操作和结果的观察，因此，实验前必须剪短或除去动物的被毛。常用的去毛方法简述如下：

1. 剪毛法 常用于动物急性实验。将动物固定后，用一般弯剪刀紧贴动物皮肤将手术野的被毛剪去。在剪毛过程中，切不可提起动物被毛，以免剪伤动物皮肤。剪下的毛放入盛有水的容器内。

2. 拔毛法 适用于大、小白鼠或家兔耳缘静脉和后肢皮下静脉注射或取血。此法简单，将动物固定后，用拇指和食指将手术野的被毛轻轻拔去。

3. 剃毛法 用于大动物的慢性实验。将动物固定后，先用剪刀剪去长毛，再用刷子蘸温肥皂水将剃毛部位的被毛充分浸润，然后用剃毛刀顺被毛生长方向剃去被毛。若采用电动剃毛刀，逆被毛生长方向剃毛，比较方便。剃毛时用手绷紧动物皮肤，不要剃破动物皮肤。

4. 脱毛法 采用化学脱毛剂将动物被毛脱去。常用于动物无菌手术野备皮。

常用的脱毛剂配方有：

(1) 硫化钠8g溶于100ml水内，配成8%硫化钠水溶液。

(2) 硫化钠3份、肥皂粉1份、淀粉7份，加水调成糊状软膏。

(3) 硫化钠8g、淀粉7g、糖4g、甘油5g、硼砂1g、水75g，调成稀糊状。

(4) 硫化钠10g、普通生石灰15g，加水至100ml拌匀。

使用脱毛剂时，先将脱毛部位的被毛先用剪刀剪短，以节省脱毛剂用量。（注意：脱毛部位被毛在脱毛前一定不要用水洗，以免脱毛剂渗入毛根刺激皮肤。）用棉球或纱布块蘸脱毛剂在脱毛的部位涂成薄层，2～3分钟后用温水洗去该部位脱下的毛和脱毛剂，再用纱布将水擦干，涂上一薄层油脂。

采用上述1～3种配方，对家兔、大白鼠，小白鼠等小动物脱毛效果较满意。第4种配方对犬等大动物的脱毛效果很好。

（周岐新　余华荣）

实验三　实验动物的麻醉方法

【实验目的】

掌握实验动物的麻醉方法。

一、局部麻醉法

局部麻醉是指在动物清醒情况下，用局部麻醉药可逆性阻断感觉神经末梢发出的冲动并向中枢传导，使局部痛感觉暂时消失。一般在用药后几分钟内起效，药效维持 1 小时左右。

【实验方法】

局部麻醉法有局部皮下浸润注射法、神经干阻滞法和黏膜局部滴药或涂药麻醉法等。在进行皮下浸润麻醉时，先将动物捉拿固定好，在进行实验操作的局部皮肤区域手术切口线的一端进针，针的斜面向下刺入皮内，注药后则橘皮样隆起，称皮丘。将针拔出，在第一个皮丘的边缘再进针，如法操作行成第二个皮丘，如此在切口线上形成皮丘带。再经皮丘向皮下组织注射局麻药，即可切开皮肤和皮下组织。每次注药前都要回抽，以免将麻醉药误注入血管内。

常用的浸润麻醉药是 1% 盐酸普鲁卡因溶液，注射后 1 ～ 3 分钟内开始作用，可维持 30 ～ 45 分钟。

二、全身麻醉法

全身麻醉可使动物意识和感觉暂时消失，肌肉充分松弛、反射活动减弱。全身麻醉可分为吸入麻醉和注射麻醉两种。

【实验方法】

1. 吸入麻醉法　动物吸入麻醉常用药物是乙醚，使用方便，安全可靠，价格便宜，但麻醉维持时间短。其他临床常用的吸入麻醉药也可使用。

(1) 大鼠和小鼠：将动物扣在玻璃钟罩或烧杯内，然后把含有麻醉药的脱脂棉球或纱布放入其中，动物因吸入麻醉药蒸气而被麻醉。

(2) 兔、猫和犬：因动物形体大，操作不方便，易出现麻醉意外，较少使用吸入麻醉药麻醉，而一般采用注射麻醉法。

2. 注射麻醉法　注射麻醉法在动物实验中应用甚广，通过对动物进行肌内、腹腔或静脉注射非挥发性麻醉药，以达到麻醉目的。麻醉药的选择，可因动物、实验目的及手术时间长短等而不同。常用的给药方法是腹腔注射和静脉注射两种。腹腔注射操作方便，但麻醉作用发生慢，动物兴奋现象明显，麻醉深浅不易控制。腹腔注射麻醉时，若麻醉效果不理想，需追加用药的剂量不得超过计算总量的 1/5。此法多用于大鼠、小鼠和豚鼠等较小动物。

静脉注射的麻醉诱导时间短，麻醉速度快，麻醉深度比较容易控制。静脉注射的原则是：“一快、二慢、三观察”。也就是，麻醉用药计算总量的前 2/3 量注射宜快（但也不宜过快），使动物快速渡过兴奋期，后 1/3 量要缓慢注射，以防麻醉过量。在注射过程中，密切观察动物的呼吸、角膜反射、肌张力的变化等，以判断麻醉深浅，随时调整注射的速度和药量，以达到所需的麻醉状态。如果首次计算总量注射完，20 分钟内达不到满意的麻醉效果，可再缓慢给予 1/3 的首次计量。在实验延长过程中，若麻醉深度变浅，可按上法追加剂量。此法多用于兔等体型较大动物。

麻醉药配制的浓度取决于动物的用药量。通常大动物用药量为 1ml/kg，小动物用药量为 0.1ml/10g。常用的注射麻醉药的用法和用量见表 2-3-1。

表 2-3-1　常用注射麻醉药的用法与用量

麻醉药	动物	给药法	剂量（mg/kg）	维持时间（h）	备注
戊巴比妥钠（3% ～ 5%）	犬、猫、兔	iv	30	1 ～ 2	麻醉力强，镇痛不全，易抑制呼吸
		ip	30	1 ～ 2	
		sc	50	1 ～ 2	
	豚鼠	ip	45	1 ～ 2	
	大鼠	ip	45	1 ～ 2	
	小鼠	ip	45	1 ～ 2	

续表

麻醉药	动物	给药法	剂量（mg/kg）	维持时间（h）	备注
硫喷妥钠（5%）	犬、猫、兔	iv	15～20	1/4～1/2	麻醉力强，起效快，镇痛不全，易抑制呼吸
	大鼠	ip	40	1/4～1/2	
	小鼠	ip	15～20	1/4～1/2	
氨基甲酸乙酯（乌拉坦，20%）	犬、猫、兔	iv	750～1000	2～4	毒性小。主要适合于小动物麻醉
	大鼠、小鼠	sc，im	1350	2～4	
	大鼠、小鼠	ip	1000～1500	2～4	
	蛙	淋巴囊	2000	2～4	
氯醛糖（2%）	猫、兔	iv，ip	80	5～6	安全，肌肉松弛不全，抑制听觉不深
	大鼠	iv，ip	80	5～6	
氯-乌合剂（含氯醛糖1%，乌拉坦10%）	猫、兔、大鼠	iv，ip	（含氯醛糖50mg，乌拉坦500mg）	5～6	对神经反射及心血管的影响小

注：iv 静脉注射，ip 腹腔注射，im 肌内注射，sc 皮下注射

【注意事项】

(1) 使用麻醉药时，要根据实验目的、动物种类、健康状况和实验持续时间的长短来选择麻醉药物和麻醉方法。

(2) 乙醚是挥发性很强的液体，但易燃易爆，使用时应远离火源。平时应装在棕色玻璃瓶中，储存于阴凉干燥处，不宜放在冰箱内，以免遇到电火花时引起爆炸。乙醚一旦开瓶，即使未用完也应弃去。

(3) 静脉注射麻醉时，应注意给药速度，密切观察动物生命体征的变化，出现呼吸节律不整齐和心动过缓时，应立即停止给药。若麻醉剂量已给足，动物仍有挣扎、兴奋等表现时，应观察一段时间，确认动物是否已渡过兴奋期，切不可盲目追加麻醉药物。避免因麻醉过深，抑制心跳呼吸中枢而导致动物死亡。

(4) 动物麻醉后可出现体温下降，要注意保温。在寒冷季节，注射前应将麻醉剂加热至与动物体温相一致的水平。

(5) 麻醉意外问题的处理

1) 麻醉过量处理：一旦麻醉过量，应根据过量程度不同立即采取不同的处理方法。若实验动物呼吸停止但有心跳，注射呼吸兴奋剂并实行人工呼吸。若实验动物呼吸、心跳均停止，心内注射 1 ∶ 10 000 肾上腺素，实行人工呼吸，肌内注射呼吸兴奋剂。待恢复自主呼吸后，再进行后续操作。

常用呼吸兴奋剂：山梗菜碱（洛贝林，0.3～1.0mg/kg），尼可刹米（可拉明，2～5mg/kg），苯甲酸钠咖啡因（1.0mg/kg）。

2) 麻醉过浅的处理：麻醉过浅时，动物可能出现挣扎、尖叫等表现，需要及时地追加麻醉药物，但一次追加不宜超过总量 1/3，并密切观察动物是否已达到麻醉的基本状态。

（周岐新　余华荣）

实验四　动物实验的常用插管术

【实验目的】

掌握动物实验常用插管术。

一、气管插管术

气管插管的作用在于保证麻醉动物呼吸道通畅，清除气管内分泌物或异物，收集呼出气体进行实验分析等。

【实验方法】

将动物麻醉后仰卧位固定在实验台上，充分暴露颈部，剪去颈前区被毛，于喉部下缘至胸骨上缘之间沿正中切开皮肤（切口长度家兔约 5 ～ 6cm，犬约 8 ～ 10cm，大白鼠约 2 ～ 3cm）。用皮钳将皮肤向外侧牵拉，用止血钳钝性沿正中线纵向分离皮下组织，暴露颈前肌肉群。气管位于颈部正中，胸骨舌骨肌与胸骨甲状肌背侧。沿正中线顺肌肉走行方向用止血钳钝性分离肌肉，暴露气管。从甲状软骨以下分离气管两侧及其与食管之间的结缔组织，游离气管约 2 ～ 3cm，在其下方穿一丝线备用。实验者左手轻提丝线，右手持手术刀或手术剪于在 4、5 气管软骨环之间做一“⊥”（倒“T”形）切口，横切口约为气管圆周的 1/3，纵切口约为 0.5 ～ 0.7cm（约两个气管软骨环）。将气管插管由切口向肺端插入适当深度，以备好的丝线将插管与气管结扎在一起，然后将丝线绕于插管分叉处再作结扎固定，以防插管脱落。

【注意事项】

(1) 由于颈部大血管和重要神经均在中线两侧，而且愈往颈根部方向，愈向中线靠拢，因此颈部皮肤切口，皮下组织和颈前肌肉群的分离均一定要沿正中线进行。

(2) 分离肌肉时，要顺着肌肉的走向钝性分离，而且动作须轻柔，止血钳插入不宜过深，以防损伤深层的食管和血管。

(3) 插管之前先用蘸有生理盐水的棉球，挤尽水分后进行清理气管内的血液和分泌物，以保证气道通畅。4. 插管时动作轻柔，若见插管内有血，应取出插管擦净血液，再进行插管。

二、颈总动脉插管术

颈总动脉插管是将充满肝素或其他抗凝剂溶液的导管插入颈总动脉，多用于直接检测动脉血压的变化，采集动脉血样和放血，是机能实验最常用的技术。

【实验方法】

动物经麻醉、固定、颈部剪毛、切开颈部皮肤并进行气管插管等准备后，实验者以左手拇指和食指将一侧颈部皮肤及肌肉提起向外侧牵拉，其余三指从皮肤外面向上顶起，清晰暴露颈总动脉；右手持玻璃分针顺颈总动脉走行方向轻轻分开其周围的神经、结缔组织，游离所需动脉 2 ～ 3cm，在其下方穿两根丝线备用。

取直径适宜的动脉导管并将其连接三通管和压力换能器，检查其插口端是否光滑，确定无尖无钩，将导管和压力换能器一起充满肝素生理盐水，排尽压力换能器和导管内的空气，并将三通管置于“三不通”的位置。

用一根丝线结扎游离颈总动脉的远心端，用动脉夹夹闭其近心端，另一丝线置于结扎部位和动脉夹之间。实验者以左手拇指、中指提起结扎线，食指自下方托起血管，右手持眼科剪在靠近结扎处成 45° 角将颈总动脉剪一斜行剪口，剪口的大小约颈总动脉直径的 1/3 ～ 1/2，将动脉导管（斜面向下）顺血管切口向近心端插进约 1 ～ 1.5cm，用丝线结扎动脉与动脉导管，并固定导管，以防导管滑脱。剪除多余的丝线，打开三通置于导管和压力换能器相连的方向，放开动脉夹后，即可作动脉血压测定、放血、采血之实验操作。

【注意事项】

(1) 手术进行过程中，应常用生理盐水湿润并拭去周围的血液。

(2) 分离动脉时不要损伤动脉的小分支，以免造成出血。

(3) 颈总动脉剪口不宜过大或过小，过大易于使颈总动脉插断，过小导管不易插入。

(4) 如操作不慎将颈总动脉插断或刺破动脉壁，可将血管断口处结扎，再向心脏端分离一段颈总动脉，重新剪口插管，必要时改插对侧颈总动脉。

(5) 未扎紧动脉插管前不要松开动脉夹。

(6) 导管内肝素浓度不宜过低，以防导管内凝血，堵塞导管。如已出现凝血，可通过三通管向颈总动脉注入肝素生理盐水，冲出血凝块；必要时，先用动脉夹夹闭颈总动脉心脏端，再拨出导管，清除凝血块，冲洗后重新插管。

三、家兔、大鼠颈外静脉插管术

颈外静脉位于颈部左、右两侧皮下，颈外静脉可建立一个通道，用于给动物注射、输液，采集静脉血样和中心静脉压的检测。一般不用肝素。

【实验方法】

动物经麻醉、固定、颈部剪毛、切开颈部皮肤并进行气管插管等准备后，实验者以左手拇指、食指捏起一侧颈部切口皮缘，向外侧牵拉（但不要捏住肌肉），其余三指从皮肤外向上顶起稍微外翻，右手用玻璃分针将颈部肌肉推向内侧，即可清晰显露附着于皮肤的颈外静脉。沿血管走向，用玻璃分针或蚊式止血钳钝性分离颈外静脉周围皮下筋膜，游离颈外静脉 2 ～ 3cm，其下方穿两根丝线，一根结扎远心端，另一根置于近心端备用。实验者左手提起结扎线，右手用眼科剪在近远心端结扎处成 45° 角向心脏方向将颈外静脉剪一“V”行剪口，然后将充满生理盐水的静脉导管向心脏方向插入约 2cm（如检测中心静脉压，则宜插至上腔静脉，家兔约插入 5 ～ 6cm），并用另一丝将静脉和导管结扎并固定，以防导管滑脱。

【注意事项】

(1) 颈外静脉与皮肤粘连较紧密，血管壁薄，分离时应仔细、耐心，勿用力过猛，撕裂血管。

(2) 静脉导管的插入端不宜过尖，插管时动作轻柔，以防刺破血管壁。

四、家兔、大鼠股动脉、股静脉插管术

股动脉、股静脉插管也是机能实验的基本技术之一，而且由于颈总动脉插管过程中会不可避免地影响压力和化学感受性反射，而股动脉插管则无此缺点，故股动脉插管也可用于检测动脉血压、放血、采集动脉血样。股静脉插管也可用于给动物注射、输液，采取静脉血样。但导管直径应适合于股动脉和股静脉。

【实验方法】

将动物麻醉、仰卧固定、剪去腹股沟部位的被毛。实验者先用手指感触股动脉搏动，以明确股部血管的位置，然后沿血管走行方向切开皮肤 3 ～ 4cm。用蚊式止血钳顺血管走行方向钝性分离筋膜和肌肉，暴露股血管和股神经。股动脉粉红色，壁较厚，有搏动，可被股静脉掩盖；股静脉紫蓝色，壁较薄，较粗。股神经位于股动脉外侧。用玻璃分针顺血管方向轻轻划开神经和血管之间的结缔组织，游离股动脉或股静脉约 2 ～ 2.5cm，并在其下方穿两根丝线备用。然后如上述颈总动脉插管和颈外静脉插管的方法进行。因股动脉和股静脉的可分离段较短，再分离及再插管较为困难，故要求插管一次成功。

【注意事项】

(1) 股三角皮下组织筋膜较薄，故切口不宜深，以免损伤血管。

(2) 腹股沟区股动脉段常有分支，故分离不可盲目用力，以防撕裂血管，引起出血。如遇到分支时，不必处理，可继续分离下段血管。

(3) 股静脉壁较薄，容易撕裂出血，故分离时一定耐心、仔细、轻柔。

(4) 插管前一定检查导管的插入端是否光滑，是否过尖，以防刺破血管壁。

五、犬、家兔输尿管插管术

输尿管插管术是泌尿功能实验的基本技术。用于收集尿液，观察尿量，了解泌尿功能的变化。

【实验方法】

动物的麻醉和固定与前面所述相同。剪去下腹部正中被毛，在耻骨联合上缘处向上沿正中线切开皮肤约 4 ～ 5cm，显露腹白线。用手术剪或手术刀经腹白线剪一 1cm 小口，用止血钳夹住切口边缘并提起，用手术剪沿腹白线向上和向下剪开腹壁 4 ～ 5cm，直至耻骨联合上缘 0.5cm 处，暴露膀胱，将其移出腹外并向下翻转，暴露膀胱三角。仔细找出两侧输尿管，输尿管呈粉红色，自膀胱底部向腹腔深部延伸。在输尿管靠近膀胱处，用玻璃分针或蚊式止血钳将其与周围组织轻轻分离，游离一小段输尿管，在输尿管下方穿两根丝线备用。用一根备用丝线将输尿管近膀胱端结扎，稍等片刻，待其略充盈后，提起结扎线，用镊子柄托起输尿管（或用左手食指托起输尿管），持眼科剪在结扎端与输尿管表面呈 45° 角向肾脏方向将输尿管剪一“V”形斜口（剪口约为输尿管直径 1/3 ～ 1/2），把充满生理盐水的输尿管导管向肾脏方向插入输尿管 2 ～ 3cm，用另一根备用丝线结扎固定。再以同样方法插好另一侧输尿管。可看到尿液从输尿管导管中慢慢的逐滴流出。手术完毕后，用皮钳夹合腹部切口，温热的（38℃左右）生理盐水纱布覆盖腹部切口处，以保持腹腔的温度。

【注意事项】

(1) 因腹壁与腹腔内脏紧贴，作腹壁切口时一定提起腹壁，以免伤及腹腔内脏。

(2) 分离输尿管时，注意分清输精管，输精管为围绕输尿管横向走行的白色管，与膀胱无联系。

(3) 分离输尿管时不要伤及周围血管，以防出血模糊手术野。分离应尽量干净，以便剪口和插管时看得清楚。

(4) 插管时不要插入肌层与黏膜之间，插入方向应与输尿管方向一致，勿使输尿管扭结。

(5) 输尿管分离、插管操作应轻柔，勿过度牵拉输尿管，以免输尿管挛缩导致尿液排出受阻。

(6) 输尿管插管易引起输尿管出血，血凝块阻塞导管，可用肝素生理盐水冲洗，保持输尿管通畅。

六、家兔、大鼠膀胱插管

膀胱插管操作简单，是泌尿机能实验中最常用的技术。可用于收集尿液和观察尿量的变化。

【实验方法】

动物的麻醉、固定、耻骨联合上部切口、暴露膀胱并移出与前面所述相同。将膀胱上翻，先用丝线结扎尿道出口，以阻断其与尿道的通路，然后用止血钳将膀胱底部轻轻提起，用手术剪在膀胱顶部血管较少的部位纵向剪一小口，将蕈状膀胱插管插入膀胱，再将膀胱顶部与插管一起用丝线结扎固定。蕈状头应对着输尿管开口处，另一端下方接于计滴器（或量筒）。手术完毕后，将膀胱送回腹腔，用皮钳夹合腹部切口，以保持腹腔温度，并防止水分过多丢失。等待片刻，可见尿液从膀胱插管流出。

【注意事项】

(1) 手术前让动物多食青菜，以增加基础尿量。

(2) 膀胱移出、结扎尿道出口时，动作应轻柔，以免膀胱受刺激使膀胱收缩而尿液流失。

(3) 膀胱插管不要插入过深，不要紧贴膀胱壁而堵塞蕈状头。

（周岐新　余华荣）

实验五　样本采集和采血

【实验目的】

掌握样本采集和采血方法。

【实验方法】

（一）实验动物的采血法

1. 小鼠和大鼠的采血法

(1) 动脉采血：将麻醉大鼠仰卧位固定于鼠板上，手术暴露颈动脉、副动脉或股动脉，静将注射针沿血管平行向心脏方向刺入血管，抽取所需血量。体重 200 ～ 300g 的大鼠可取血 8ml 左右。

(2) 心脏采血：小鼠或大鼠麻醉后仰卧固定于鼠板上，剪去心前区被毛，消毒皮肤，在左胸第 3、4 肋间心尖搏动最强处，持注射器垂直刺入心脏，抽取所需血量。也可切开胸腔，直视下心脏采血。

(3) 眼眶动、静脉采血：先将小鼠或大鼠倒持压迫眼球使其突出充血后，以纹式镊迅速摘去眼球，血液即从眶内很快流出，一般可取动物体重的 4% ～ 5% 的血量，此法因动物取血后死亡，故只宜使用一次。

(4) 断头采血：持剪刀于颈部迅速剪掉鼠头，立即将鼠颈向下，血液即可流入已准备好的容器中。大鼠断头时，操作者应带帆布手套。

(5) 眼眶后静脉丛采血：用玻璃管制成长为 7 ～ 10cm 的取血管，其前端拉成内径 0.6mm，壁厚 0.3mm 的毛细管，预先将玻璃管浸入 1% 肝素溶液中，取出待干备用。左手抓住鼠两耳之间的头部皮肤使头固定，并轻压颈部两侧，使眼球充分外突，右手持取血管，将其尖端插入下眼睑与眼球之间后，轻轻向眼底部方向移动旋转，穿破静脉丛使血液流入取血管内。取血完毕拔出取血管同时放开左手，即可使出血停止。此法也适用于豚鼠、兔等动物，并可在数分钟后在同一穿刺孔重复取血。

(6) 剪尾采血：事先用热催风机将清醒大鼠鼠尾根部催热，使尾部血管充盈，酒精消毒后剪去尾尖，血液即从断端自然流出。采血结束时，用棉球压迫止血。此法每只鼠可采血 10 次以上，每次取血 0.3 ～ 0.5ml。

2. 豚鼠的采血法

(1) 耳缘切口采血：先豚鼠耳消毒，用刀片割破耳缘血管，血液会从血管流中流出。此法能采血约 0.5ml。

(2) 心脏采血：将豚鼠麻醉后仰卧位固定，剪去心前区被毛，消毒皮肤，在左胸第 3、4 肋间心脏搏动最强处将注射器垂直刺入心脏，血液随心脏跳动而进入注射器内。不能左右来回斜穿，以免造成气胸而致动物死亡。一周后，可重复穿刺采血。此法也适用于兔的心脏采血。

(3) 足背静脉采血：一人固定豚鼠，另一人将动物一侧足背面以酒精消毒，找出背中足静脉后，左手拉住豚鼠趾端，右手持注射器刺入静脉，拔针后即有血液流出，采血后用棉球压迫止血。此法采血量较少。若需反复取血时，两后肢可交替使用。

3. 家兔的采血法

(1) 耳缘静脉采血：将家兔固定，剪去拟采血耳廓上的被毛，消毒皮肤，用热吹风或手轻搓耳壳，使耳部静脉扩张。用粗针头（或三棱）针刺破耳缘静脉末端或用刀片在静脉末端上切一小口，让血液自然流出。采血完毕后用棉球压迫止血。一次可采血 0.5 ～ 1.0ml。此法可多次重复使用，也适用于豚鼠。

(2) 耳中央动脉采血：将家兔固定好，剪去拟采血耳廓上的被毛，消毒皮肤，用手轻搓或加热的方法使兔耳充血，在耳中央有一条较粗、颜色较鲜红的血管，即为使耳部耳中央动脉。动脉扩张后，用左手拇指和食指固定中央动脉远心端，右手持注射器穿刺采血。

(3) 心脏采血：操作方法类似豚鼠。

（二）实验动物的尿液采集

1. 代谢笼法　此法较常用，适用于小鼠和大鼠的尿液采集。代谢笼是能将尿液和粪便分开而达到收集动物尿液目的的一种特殊装置。收集尿液以 100g 体重排尿的毫升数表示。由于大鼠、小鼠尿量较少，收集中损失和蒸发，以及与膀胱排空不一致，误差较大，一般收集 5h 以上的尿液，取均值。为获得足够尿量，可在收集尿液前经胃给小动物灌入生理盐水，也可喂些青菜。

2. 导尿法　此法常用于家兔、犬等大型动物。将动物轻度麻醉，固定于手术台上，导尿管顶端涂有液状石蜡，由尿道旋转插入后，即可见尿液流出，此法可以采到未污染的尿液。

实验中已暴露动物的膀胱，可直视穿刺抽取尿液。

3. 膀胱瘘和输尿管瘘　行膀胱插管或输尿管插管，即可采集尿液。这种采尿法一般用于要精确计量单位时间内动物尿排量的实验。可将插管开口置于计量容器上。在整个观察过程中，要用 38℃生理盐水纱布覆盖好切口及膀胱。

（余华荣）

实验六　给药剂量换算和给药途径

【实验目的】

掌握药剂量换算和给药途径。

【实验方法】

（一）给药剂量换算

1. 动物给药量的确定　动物给药量的确定是实验开始时一个首要问题之一。剂量太小，作用不明显，剂量太大，又可能引起毒性反应，甚至导致死亡。通常可按下述方法确定剂量：

(1) 先粗略地探索小鼠的中毒剂量或致死剂量，然后用小于中毒量的剂量，或取致死量的若干分之一为初试剂量，一般可取 1/10 ～ 1/5。

(2) 根据动物或人的应用剂量进行动物之间或动物与人之间的剂量换算来确定初试量。

(3) 根据参考文献提供的相同药品的剂量确定初试量。化学药品可参考化学结构相似的已知药物，特别是化学结构和作用都相似的药物的剂量。植物药粗制剂的剂量则多按生药折算。

(4) 确定动物给药剂量时，给药途径不同，所用剂量也不同，以口服量为 100% 计算，通常在灌肠时的剂量应为 100% ～ 200%，皮下注射量则为 30% ～ 50%，肌内注射量为 25% ～ 30%，静脉注射量仅为 25%。

2. 实验动物用药量的计算方法

(1) 动物实验所用的药物剂量，一般按 mg/kg 体重或 g/kg 体重计算，给药时须从已知药液的浓度换算出相当于每 kg 体重应使用的药液量（ml），以便给药。

(2) 动物实验中有时需根据药物的剂量及该药物某一给药途径的药液容量配置相应的浓度以便于给药。例：给家兔静注硫喷妥钠 20mg/kg，注射量为 1ml/kg，应配制硫喷妥钠的浓度是多少？

计算方法：20mg/kg 硫喷妥钠相当于体积 1ml/kg，因此 1ml 药液中应含有硫喷妥钠 20mg，换算成百分比浓度 1 ∶ 20 = 100 ∶ X，X = 2000mg = 2g，即 100ml 中含有 2g 硫喷妥钠，应配成 2% 的硫喷妥钠。

3. 人与动物及几种常用实验动物间药物剂量的换算方法　人与动物对同一药物的耐受性相差很大。一般来说，动物的耐受性要比人大，也就是单位体重的用药量动物比人要大。人的各种药物的用量在很多书上可以查得，但动物用药量可查的书较少，因此，必须将人的用药量换算成动物的用药量。一般可按下列比例换算：按每公斤体重人用药量为 1，小白鼠、大白鼠为 25 ～ 50，兔、豚鼠为 15 ～ 20，犬、猫为 5 ～ 10。

以上为人与动物简单换算，而人与动物及各类动物间药物剂量的换算的方法通常按体重或体表面积进行：

(1) 按体重换算：已知 A 种动物每千克体重用药剂量，欲计算 B 种动物每千克体重用药剂量时，可先查表 2-6-1，找出折算系数，再按下面公式计算。

B 种动物剂量（mg/kg）＝折算系数 ×A 种动物剂量（mg/kg）

例：已知某药对小鼠的最大耐受量为 15mg/kg，推算 1.0kg 家兔的用药量。

查表 2-6-1 A 种动物为小鼠，B 种动物为兔，交叉点值为 0.37，家兔用药量为 0.37 × 15mg/kg ＝ 5.55mg/kg，1.0kg 家兔的用药量为 1.0 × 5.55mg/kg ＝ 5.55mg。

表 2-6-1　动物与人体的每公斤体重剂量折算系数表

折算系数 W		A 种动物或成人						
		小鼠（0.02kg）	大鼠（0.2kg）	豚鼠（0.4kg）	兔（1.5kg）	猫（2kg）	犬（12kg）	成人（60kg）
B 种动物或成人	小鼠（0.02kg）	1	1.6	1.6	2.7	3.2	4.8	9.01
	大鼠（0.2kg）	0.7	1	1.14	1.88	2.3	3.6	6.25
	豚鼠（0.4kg）	0.61	0.87	1	1.65	2.05	3	5.55
	兔（1.5kg）	0.37	0.52	0.6	1	1.23	1.76	2.3
	猫（2.0kg）	0.3	0.42	0.48	0.81	1	1.44	2.7
	犬（12kg）	0.21	0.28	0.34	0.56	0.068	1	1.88
	成人（60kg）	0.11	0.16	0.18	0.304	0.371	0.531	1

(2) 按体表面积换算：研究资料证明药物在不同种属动物体内的血浓度和作用与体表面积成平行关系，因此认为按体表面积换算剂量比体重折算更为精确。换算有多种方法，这里介绍一种比较常用，且简单易算的方法。即利用“人和动物间按体表面积折算的等效剂量比值表”进行计算。

例：某药用于大鼠灌胃给药时的剂量为 250mg/kg，试粗略估计犬灌胃给药时可试用的剂量。

解：查表 2-6-2 知，12kg 犬的体表面积为 200g 大白鼠的 17.8 倍。

大白鼠灌胃时的给药剂量为 250mg/kg，200g 的大白鼠的给药量为：250 × 0.2 ＝ 50mg

犬的适当试用剂量为

$$\frac{50\times 17.8}{12}=74.17\text{mg}/\text{kg}$$

表 2-6-2　常用动物与人的体表面积比值表

	小鼠（0.02kg）	大鼠（0.2kg）	豚鼠（0.4kg）	兔（1.5kg）	猫（2kg）	犬（12kg）	成人（70kg）
小鼠（0.02kg）	1.0	7.0	12.25	27.8	29.7	124.2	387.9
大鼠（0.2kg）	0.14	1.0	1.74	3.9	4.2	17.8	56.0
豚鼠（0.4kg）	0.08	0.57	1.0	2.25	2.4	10.2	21.5
兔（1.5kg）	0.04	0.25	0.44	1.0	1.08	4.5	14.2
猫（2.0kg）	0.03	0.23	0.41	0.92	1.0	4.1	13.0
犬（12kg）	0.008	0.06	0.10	0.22	0.24	1.0	3.1
成人（70kg）	0.0026	0.018	0.031	0.07	0.078	0.32	1.0

（二）给药途径

根据实验目的、所用实验动物种类及药物剂型的不同，采用的给药途径和方法亦不同，这对于保证实验的成功是十分重要的。动物实验的给药途径和方法多种多样，在机能学实验中，常用的给药途径和方法有皮下注射、肌内注射、静脉注射、腹腔注射和经口灌服等。

1. 皮下注射　注射时以左手拇指和食指轻轻提起皮肤，右手将装有 $5\frac{1}{2}$号针头的注射器刺入皮下，固定后即可注射药液。皮下注射部位一般取背部及后腿部。最适给药部位因实验动物不同而异。豚鼠在后腿的内侧或小腹部；大鼠和小鼠在背侧部；兔在背部或耳根部。

2. 肌内注射　肌内注射应选肌肉发达，无大血管通过的部位。如小鼠和大鼠肌内注射一般选用连有 $5\frac{1}{2}$针头的注射器，将针头刺入大腿外侧肌肉，将药液注入。

3. 腹腔注射　用大、小白鼠做实验时，以左手抓住动物，使腹部向上，右手将注射针头于左（或右，多选左侧，避免损伤肝脏）下腹部刺入皮下，以 45° 角穿过腹肌，此时有落空感，固定针头，回抽无尿液、肠液后，缓缓注入药液（图 2-6-1）。

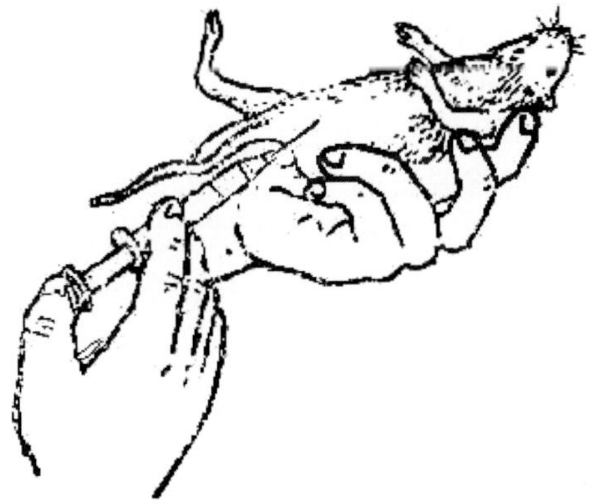

图 2-6-1　小鼠腹腔注射

4. 静脉注射

(1) 家兔：家兔耳部血管分布清晰，耳动脉在中央行走，静脉沿内外缘行走。一般选用外缘静脉，因为表浅易固定。拔去注射部位的被毛后，左手食指和中指夹住静脉的近端，拇指绷紧静脉远端，无名指及小指垫在下面，右手持注射器连针头尽量从静脉的远端刺入，以拇指和食指将针头连同兔耳一起固定，将药液注入（图 2-6-2）。

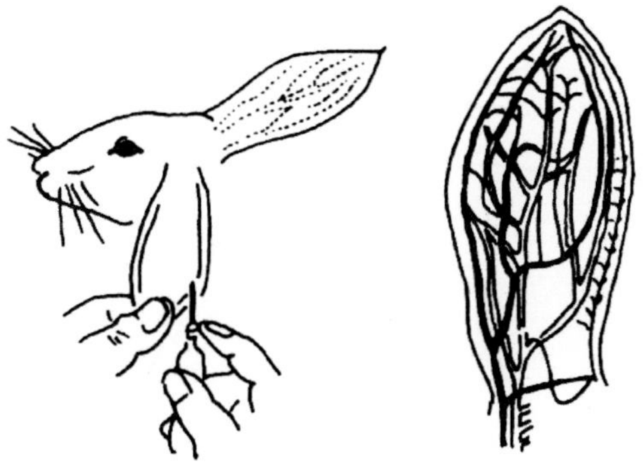

图 2-6-2　家兔耳缘静脉注射

(2) 小鼠和大鼠：一般采用尾静脉注射。鼠尾静脉有三条，左右两侧及背侧各 1 条，以左右两侧尾静脉比较容易固定，多采用。操作时先将动物固定在鼠筒内，露出鼠尾，尾部用 45 ～ 50℃的温水浸润半分钟或用 75% 乙醇溶液擦拭使血管充分扩张，表皮角质软化。然后以左手拇指和食指捏住鼠尾两侧，使静脉充盈，用中指从下面托起鼠尾，以无名指和小指夹住鼠尾末梢，右手持连接 $4\frac{1}{2}$号针头的注射器，使针头与静脉平行（小于 30°），从尾下四分之一处（约距尾尖 2 ～ 3cm）处进针；先缓注少量药液，如无阻力，并见沿静脉血管出现一条白线，表示针头已进入静脉，可继续注入（图 2-6-3）。

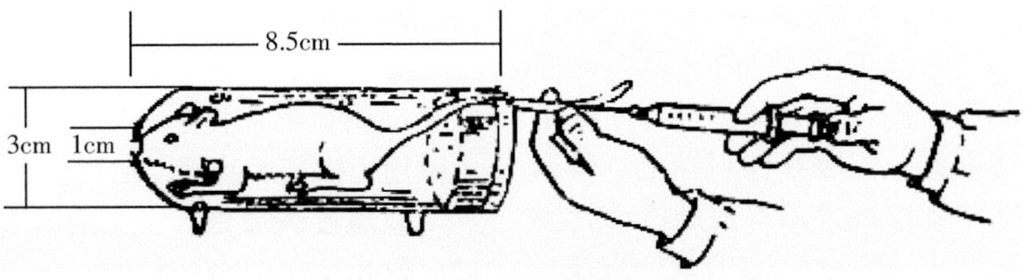

图 2-6-3　小鼠尾静脉注射

(3) 蛙（或蟾蜍）：采用腹壁静脉注射。将蛙或蟾蜍脑脊髓破坏后，仰卧固定于蛙板上，沿腹中线稍左剪开腹肌，可见腹壁静脉贴着腹壁肌肉下行。注射时用左手拇指和食指捏住腹壁肌肉，稍向下拉，中指再下方顶住腹壁肌肉，右手将注射针头沿血管平行方向刺入即可（图 2-6-4）。

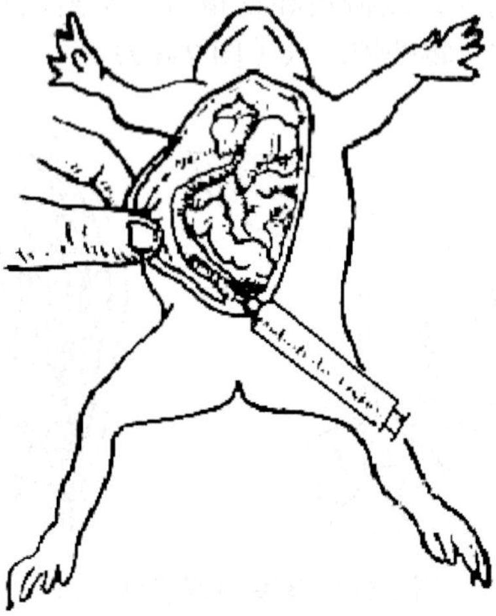

图 2-6-4　蛙腹壁静静注射

(4) 豚鼠：一般采用前肢皮下头静脉。豚鼠的静脉管壁较脆，注射时应特别注意。需两人配合，一人固定豚鼠，以拇指和食指环握豚鼠颈部，以中指和无名指固定给药的前肢，可以适当用力，使静脉充盈，另一只手托住豚鼠臀部并固定下肢。另一人注射，注射部位除毛，用 75% 乙醇溶液消毒。前肢皮下血管易滚动，以拇指按压固定，进针要浅，不能回针，以 $4\frac{1}{2}$号针头刺入血管后，见回血后推药。

5. 灌胃法给药　灌位给药适用于小鼠、大鼠和家兔。

(1) 小鼠和大鼠：灌胃器由注射器和特殊的灌胃针构成。小鼠的灌胃针长为 4 ～ 5cm，直径为 1mm，大鼠的灌胃针长为 6 ～ 8cm，直径约 1.2mm。灌胃针的尖端焊有一小圆中空的金属球。针头金属球端弯曲成 20° 左右的角度，以适应口腔、食管的生理弯曲度走向。灌胃时将灌胃针安装在注射器上，吸入药液。左手抓住鼠背部及颈部皮肤将动物固定，压迫鼠的头部，使口腔与食管成一直线，将灌胃针沿咽后壁慢慢插入食管，可感到轻微的阻力，此时可略改变一下灌胃针方向，顺势将药液注入。若感到明显阻力或动物挣扎时，应立即停止进针或将针拔出，以免损伤或穿破食管。一般灌胃针插入小鼠食管长度为 3 ～ 4cm，大鼠为 5 ～ 6cm。常用的灌胃量小鼠为 0.2 ～ 1ml，大鼠 1 ～ 4ml。

(2) 家兔：给家兔灌胃时，先将动物固定，再将特制的扩口器放入动物口中，灌胃时将扩口器放于上述动物上下门牙之后，将带有弹性的橡皮导管（如导尿管），经扩口器上的小圆孔插入，沿咽后壁而进入食管，检查导管是否正确插入食管时，可将导管外口置于一盛水的烧杯中，如不发生气泡，即认为此导管是在食管中，未误入气管，即可将药液灌入。家兔一次灌胃为 80 ～ 150ml。

（周岐新　余华荣）

实验七　实验后动物的处理

【实验目的】

掌握实验后动物的处理方法。

【实验方法】

实验后应将动物处死后置于指定地方，下面介绍几种常用实验动物的处死方法。

1. 脊椎脱臼法　适合于大鼠和小鼠。右手抓住鼠尾，将动物放在鼠笼盖或粗糙的表面上向后拉，用左手拇指和食指用力向下按住鼠头，使颈椎脱臼（脊髓与脑髓拉断），动物立即死亡。

2. 断头法　此法也适用于鼠类小动物。用剪刀在颈部将鼠头剪断，并使颈部对准容器，以免血液四溅。由于脑脊髓离断且大量出血，动物立即死亡。

3. 击打法　此法适用于大鼠、家兔等。抓住动物尾部，提起，用力摔击头部，或用木锤用力捶其后脑部，动物痉挛后即处死。

4. 急性失血法　常剪断动物的股动脉，放血致死。如果正在做手术性或解剖性实验，可剪断颈动脉，腹主动脉或剪破心脏放血。

可采用摘眼球法，右手取一眼科弯镊，在鼠右或左侧眼球根部将眼球摘去，并将鼠倒置；头向下，大量失血而致死。

5. 化学药物致死法　也适合于鼠类动物。在一密闭容器内，预先放有浸有全身麻醉作用的乙醚或氯仿的棉花，将动物投入容器内，使动物吸入麻醉药而致死。也可腹腔注射过量戊巴比妥钠抑制呼吸而致死亡。

6. 空气栓塞法　此法适用于较大动物的处死，特别是家兔；一般耳缘静脉注入 20～40ml 空气。本法的优点是处死方法简单、迅速。缺点是由于动物死于急性循环衰竭，各脏器淤血十分明显。

（陆　杰　余华荣）

实验八　电刺激与骨骼肌收缩反应的关系

【实验目的】

掌握坐骨神经 - 腓肠肌标本制备的方法；刺激强度和刺激频率与肌肉收缩之间的关系。

【实验原理】

活的肌肉组织具有兴奋性，能接受刺激发生反应，表现为骨骼肌收缩。刚能引起肌肉产生收缩反应的最小刺激强度称阈强度，所给予刺激称为阈刺激，此强度以下刺激称为阈下刺激，此强度以上刺激称为阈上刺激。能使肌肉发生最大反应的最小刺激称为最大刺激。就单条骨骼肌纤维而言，它对刺激的反应具有“全”或“无”性质。但蟾蜍的腓肠肌是由许多肌纤维组成的，由于每条肌纤维兴奋性的高低不同，其收缩力在一定范围内与刺激强度成正比。即兴奋性高的纤维首先发生兴奋，随刺激强度的增大，兴奋性较低的纤维也发生兴奋，肌肉的收缩逐渐增强，当整个肌肉的肌纤维均兴奋时，便出现最大收缩反应。

刺激频率不同，肌肉收缩形式也不同。多个同等强度阈上刺激，相继作用于神经 - 肌肉标本，如刺激间隔时间大于肌肉收缩收缩期和舒张期之和，可引起肌肉产生分隔的单收缩；逐渐增加刺激频率，使刺激间隔时间大于收缩期，而小于收缩期与舒张期之和时，则后一刺激引起肌肉收缩落在前一收缩过程的舒张期内，表现出收缩曲线呈锯齿状融合，称为不完全强直收缩，如刺激间隔时间小于收缩期，则后一刺激引起肌肉收缩落在前一收缩过程的收缩期内，表现出收缩曲线完全融合，肌肉处于持续的收缩状态，称为完全强直收缩。

【实验对象】

蟾蜍或蛙。

【实验材料】

任氏液、蛙类手术器械一套、张力换能器、刺激电极、BL-420 生物信号记录分析系统、铁支架、肌槽等。

【实验方法】

（一）坐骨神经 - 腓肠肌标本的制备

1. 破坏蟾蜍（或蛙）脑和脊髓　常用方法有三种。

(1) 俯式捣毁法：是最常用的方法。取蟾蜍一只，自来水冲洗干净。左手握住蟾蜍，将其腹面朝向手面，前肢夹在食指和中指之间，后肢夹在无名指和小指之间固定，并用拇指压住背部使其挺直，食指压住其头部前端使头前俯。右手持探针从枕骨大孔垂直刺入，再将针尖向前方刺入颅腔，左右搅动捣毁脑组织。然后将针退出至进针处，但不拔出而是转向后方刺入脊椎椎管捣毁脊髓（图 2-8-1）。

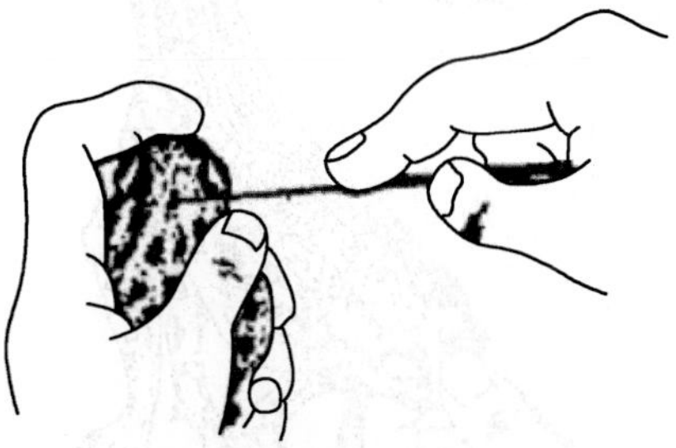

图 2-8-1　破坏脑脊髓

(2) 仰式捣毁法：将蟾蜍仰卧于蛙板上，拉开下颌，探针在颅底两眼之间向前下刺入颅腔，捣毁脑组织，然后将探针退至刺入点，针尖向后平行刺入椎管内以破坏脊髓。

(3) 横断脊柱后捣毁法：左手持蟾蜍，右手持粗剪刀，在两腋窝稍下横断脊髓，然后在脊柱断面处，向上插入探针破坏大脑，再向下插入探针破坏脊髓。

以上方法破坏脑和脊髓成功后，蟾蜍出现四肢（尤其是后肢）完全松软，呼吸消失，表示脑脊髓已完全破坏，否则应按上法再行捣毁。

2. 剪除躯干上部及内脏 两侧腋窝稍下（或在骶髂关节水平以上约 1.5 ～ 2cm 处）剪断脊柱，左手在皮肤外提起脊柱，使蟾蜍头与内脏自然下垂，右手持粗剪刀，分别沿脊柱左右侧剪开皮肤肌肉，并剪除全部内脏及头胸部（注意：勿损伤坐骨神经），仅留下后肢、骶骨、脊柱及由它发出的坐骨神经（图 2-8-2，图 2-8-3）。

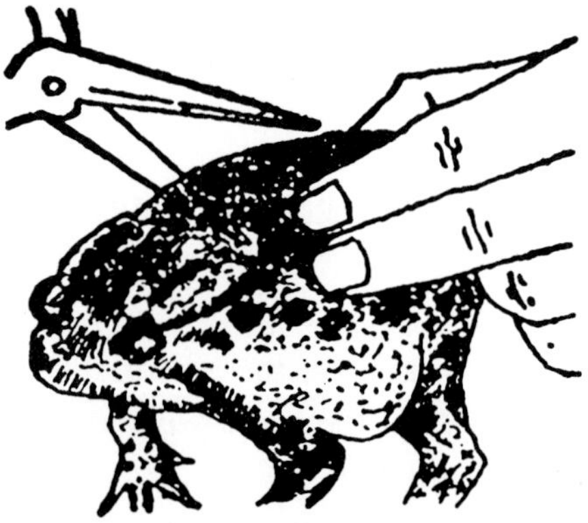

图 2-8-2 剪断脊柱

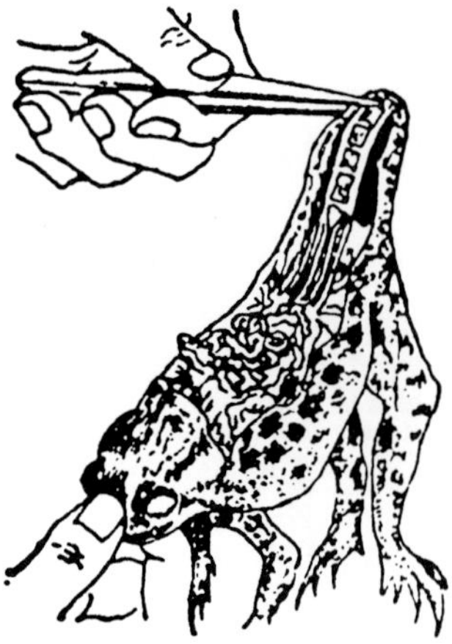

图 2-8-3 去掉躯干和内脏

3. 剥皮 左手握住脊柱断端（注意：不要握住或接触神经），右手捏住其上的皮肤边缘，向下剥掉全部后肢皮肤，将标本放在盛有任氏液的培养皿中，洗净手及用过的器械后，进行下述操作（图 2-8-4）。

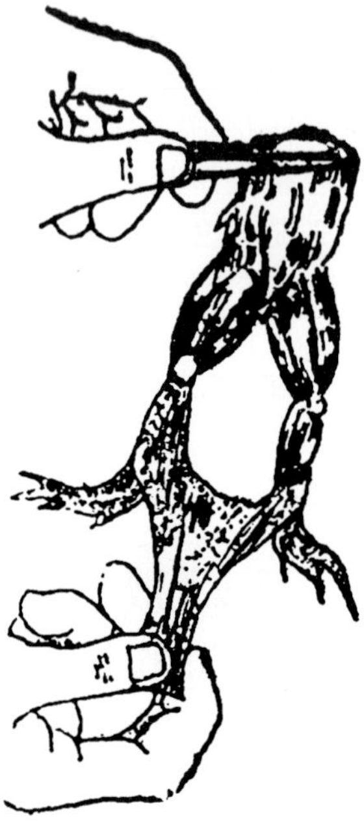

图 2-8-4 剥去下肢皮肤

4. 游离坐骨神经 将标本腹侧向上用蛙钉固定于蛙板上。沿脊柱一侧用玻璃分针游离坐骨神经，并于近脊柱处用线结扎并在靠脊柱侧剪断坐骨神经，然后将标本背部向上放置、固定，循坐骨神经沟（股二头肌及半膜肌之间的肌缝处）找出坐骨神经的大腿部分，用玻璃分针顺神经走行方向小心分离至梨状肌下孔，用镊子夹住结扎线，将坐骨神经干从梨状肌下孔穿出至背侧，用镊子轻提起坐骨神经，游离并剪断坐骨神经的所有分支，将神经一直游离至腘窝处。

5. 制成坐骨神经 - 腓肠肌标本 分离腓肠肌的跟腱，在跟腱处穿线结扎并在结扎线远端剪断跟腱，提起跟腱将腓肠肌游离至膝关节处；然后将坐骨神经搭在腓肠肌上，用粗剪刀剪去股骨上的肌肉，刮净骨膜，于膝关节上约 1cm 处斜行剪断股骨，然后沿膝关节下将胫骨全部剪掉。至此，坐骨神经腓肠肌标本制备完毕。

6. 检查标本的兴奋性　用经任氏液湿润的锌铜弓迅速接触坐骨神经，如腓肠肌有明显而灵敏的收缩，表示标本兴奋性良好，将标本放入盛有任氏液小搪瓷杯内约 10 ～ 20min，待其兴奋性稳定后即可进行实验。若无锌铜弓，可用中等强度单个电脉冲刺激代替。

（二）固定标本

将标本的股骨头固定在肌槽的股骨固定孔内。肌腱上的结扎线与张力换能器相连。将神经置于肌槽的电极上。

（三）仪器连接

张力换能器的插头插入生物信号记录分析系统的信号输入插孔，刺激电极的接头与其刺激信号输出孔相连。

（四）BL-420 的操作

打开 BL-420 →实验项目→肌肉神经实验→刺激强度与反应的关系→引导出肌肉收缩。

（五）实验观察

1. 改变刺激强度，记录肌肉的收缩张力曲线（图 2-8-5）前述刚能引起腓肠肌收缩的刺激强度为阈强度（阈值），强度为阈值的刺激为阈刺激。刺激强度继续增大，可记录到收缩曲线逐步升高的曲线图，直到最后收缩曲线的幅度不再随刺激强度的升高而升高。刚好使收缩曲线达到最高的最小刺激强度的刺激称为最大刺激强度。

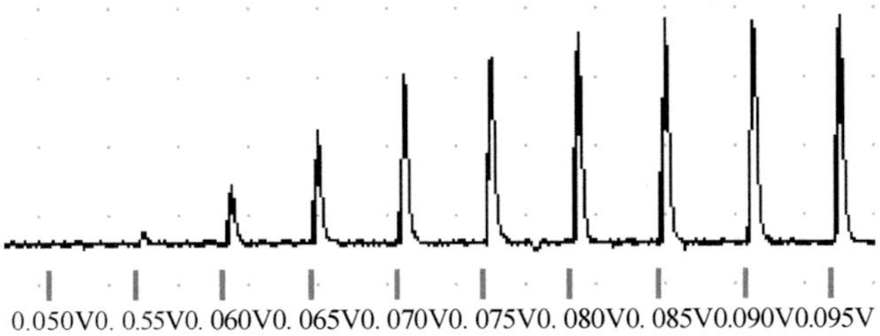

图 2-8-5　刺激强度与肌肉收缩之间的关系

2. 改变刺激频率，记录肌肉的单收缩和复合收缩张力曲线（图 2-8-6）刺激强度固定（最大刺激），采用连续串刺激。当刺激间隔时间长于肌肉的收缩总时程时，可记录到肌肉的单收缩张力曲线。当刺激间隔时间小于肌肉的收缩总时程时，可记录到肌肉收缩的融合，即复合收缩曲线。若刺激间隔时间大于收缩期而小于肌肉的收缩总时程时，曲线顶部呈锯齿状，为不完全强直收缩。若刺激间隔时间小于收缩期，则曲线顶端平滑，为完全强直收缩。

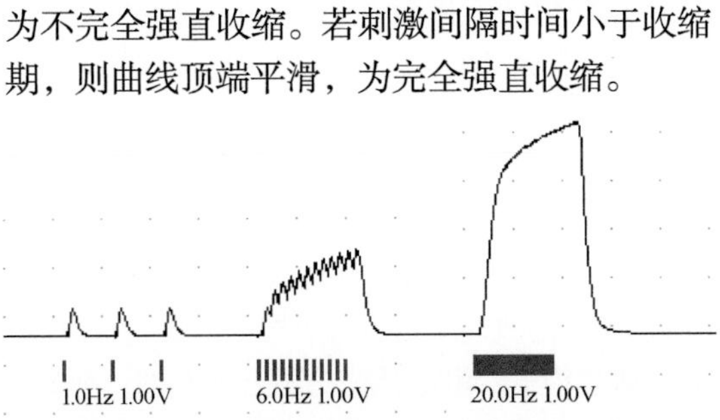

图 2-8-6　刺激频率与肌肉收缩之间的关系

【注意事项】

(1) 实验中每次肌肉收缩后必须间隔一定时间 (0.5 ～ 1.0min) 再给刺激，以确保肌肉的收缩力和兴奋性。

(2) 经常用任氏液湿润标本，以保持标本活性。

(3) 频率选择由低频率开始逐渐增大，每种频率的刺激持续时间不宜过长，出现理想的收缩曲线即可。

(4) 若肌肉在未给刺激时即出现挛缩，可能是仪器漏电所致，应检查接地是否良好。

（余华荣）

实验九　蟾蜍坐骨神经干动作电位的引导

【实验目的】

(1) 掌握蟾蜍离体坐骨神经干标本的制备方法；神经干动作电位的引导方法。

(2) 熟悉蟾蜍坐骨神经干动作电位的波形及其潜伏期、幅值、时程的测量方法。

(3) 了解神经干动作电位产生、动作电位传导及兴奋性不应期产生原理。

【实验原理】

神经动作电位是神经兴奋的客观标志。当神经受到有效刺激时，处于兴奋部位的膜外电位负于静息部位；当动作电位通过后，兴奋处的膜外电位又恢复到静息时水平。神经干兴奋过程所发生的这种膜电位变化称神经复合动作电位。如果将两个引导电极置于神经干表面时（双极引导），动作电位将先后通过两个引导电极处，可记录到两个相反的电位偏转波形，称为双向动作电位。

【实验对象】

蟾蜍。

【实验材料】

蛙类手术器械、BL-420 生物信号记录分析系统、神经屏蔽盒、任氏液等。

【实验方法】

（一）制备蟾蜍坐骨神经 - 腓神经标本

1. 破坏脑脊髓　左手握住蟾蜍，用食指压住头部前端使头前俯，右手持探针从枕骨大孔处垂直刺入，横断脑脊髓，然后向前通过枕骨大孔刺入颅腔，捣毁脑组织。将探针抽出再向后刺入脊椎管捣毁脊髓。此时如蟾蜍的四肢松软，呼吸消失，表示脑脊髓已完全破坏，否则应按上述方法再行捣毁。

2. 剪除躯干上部及内脏，剥去皮肤　从前肢根部剪开皮肤，并剪断脊柱，将其头、前肢和内脏一并弃去，保留脊柱及后肢。剥去皮肤，将标本置于盛有任氏液的烧杯中。将用过的器械洗净并洗手。

3. 游离坐骨神经干　将标本仰卧位固定于蛙板上。沿脊柱两侧用玻璃分针分离一侧坐骨神经，在靠近脊柱处穿线、结扎并剪断。轻轻提起结扎线，逐一剪去神经分支，游离坐骨神经后将蛙俯卧固定于蛙板上。沿坐骨神经沟分离坐骨神经的大腿部分，用玻璃分针将腹部的坐骨神经小心勾出，手执结扎神经的线，剪断坐骨神经的所有分支一直游离至膝关节处。

4. 游离腓神经，完成坐骨神经 - 腓神经标本制备　在膝关节处找到坐骨神经分支——胫、腓神经，剪断胫神经，沿腓肠肌内侧游离腓神经至踝关节处，用线结扎，在结扎远端剪断腓神经。在制作神经标本时，动作要轻，切勿强力牵拉和损伤神经。

（二）仪器连接

将刺激电极、接地电极及引导电极的导线分别连接到神经屏蔽盒的接线柱上，将分离的神经干标本置于神经屏蔽盒中（注：刺激电极端为神经干的中枢端），与刺激电极、接地电极及引导电极均接触良好。

（三）实验观察

1. 双相动作电位

(1) 打开 BL-420→实验项目→神经肌肉实验→神经干动作电位引导→记录双相动作电位。

(2) 点击右下角的“刺激参数区”按钮→由小到大逐渐改变刺激强度，观察动作电位幅度的改变，记录阈强度和最大刺激强度（刺激模式: 粗电压; 方式: 单刺激; 延时: 5ms; 波宽: 0.1ms; 强度: 0.1V 开始逐渐增加）。

（3）观察双相动作电位波形（图 2-9-1）：点击区间测量（屏幕上方斜梯状标志按钮）→测量最适刺激强度时潜伏期、时程和波幅。

1）测量潜伏期　在测的起始点出单击，出现竖线后，将鼠标移至测定终点，直接在显示屏右上角读数。

2）测量时程　步骤同潜伏期。

3）测量波幅　在时程测完后，点击左键，屏幕上出现横线，上下移动鼠标至所测点，在右上角读数→ 停止实验→保存实验结果。

（4）保存实验图形：点击保存按钮→自己输入文件名，保存文件。

（5）根据自行输入的文件名，打开文件→ 裁剪、编辑图形。

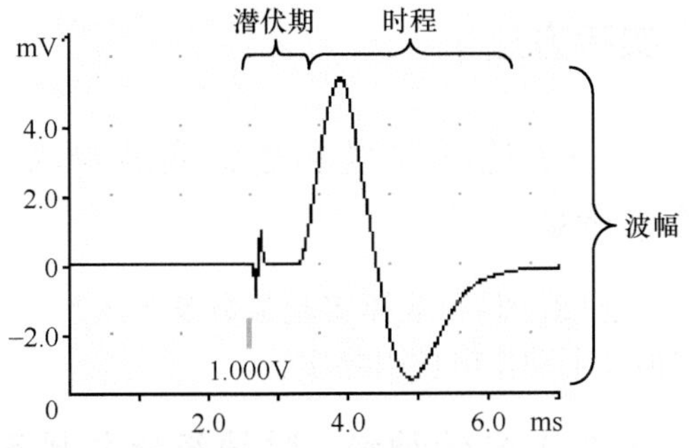

图 2-9-1　刺激坐骨神经时诱发产生的动作电位

2. 单相动作电位

（1）用镊子将两个引导电极之间的神经夹伤，动作电位的第二相便消失，在荧光屏上呈现单相动作电位。

（2）测量最适刺激强度时单相动作电位的潜伏期、时程和波幅。

（3）裁剪、编辑图形。

【注意事项】

（1）分离神经标本应尽量减少对神经干的损伤，并且尽量分离长一些。

（2）刺激伪迹不能不要，但又不宜过大，可以通过改变标本盒中接地电极的位置来减小伪迹大小。

（余华荣）

实验十　蟾蜍坐骨神经干动作电位传导速度的测定

【实验目的】

掌握测定神经干动作电位传导速度的方法。

【实验原理】

神经纤维兴奋的标志是产生一个可传播的动作电位。测定神经干上动作电位的传导速度，可以了解神经的兴奋状态。在示波器上测量动作电位传导一定距离所耗费的时间，便可计算出兴奋的传导速度。

【实验对象】

蟾蜍。

【实验材料】

同神经干动作电位引导实验。

【实验方法】

（一）仪器与选择实验参数

同神经干动作电位引导实验。

（二）制备坐骨神经 - 腓神经标本

方法同神经干动作电位引导实验。制备好后，放入神经屏蔽盒内（注：刺激电极端为神经干的中枢端）。

（三）引导出最大刺激强度时的动作电位波形

BL-420 仪器操作　打开 BL-420 →实验项目→神经肌肉实验→神经干动作电位传导速度测定→输入两电极之间的距离，用下列方法测定其传导速度。

（1）潜伏期法：测量第一个通道动作电位潜伏期（t）的时间，输入刺激电极到第一个引导电极间的距离（S），屏幕右上角显示传导速度和根据速度的公式计算传导速度：$v = S/t$。

(2) 潜峰法：测量两个通道的动作电位波峰间的时间差（单击右键→弹出对话框→选比较显示→测量），为 (t_2-t_1)，测量并输入两对引导电极中第一根引导电极间的距离为 (S_2-S_1)，然后根据利用公式计算出动作电位的传导速度：$v = (S_2-S_1)/(t_2-t_1)$（图 2-10-1）。

(3) 保存、裁剪、编辑图形：方法同上。

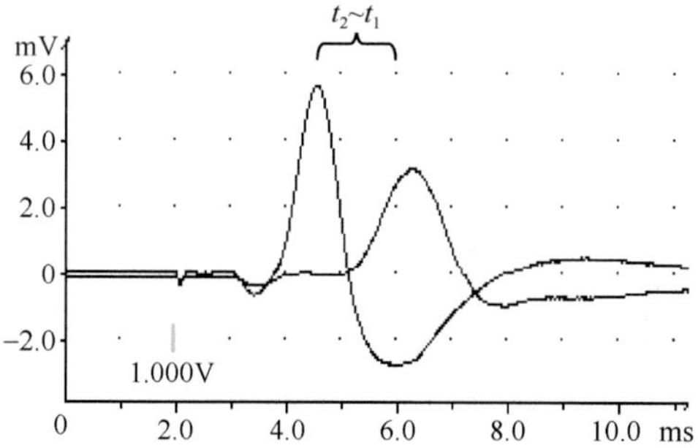

图 2-10-1　潜峰法测定蟾蜍坐骨神经干动作电位的传导速度

【注意事项】

(1) 神经标本尽可能分长些。

(2) 在计算传导速度 v 时的单位，t 以秒计，S 以米计。

（余华荣）

实验十一　蟾蜍坐骨神经干兴奋性的不应期测定

【实验目的】

(1) 掌握可兴奋组织兴奋后兴奋性变化的过程及分期。

(2) 熟悉神经干不应期的测定方法及原理。

【实验原理】

神经与肌肉等可兴奋组织兴奋性在一次兴奋过程中可发生规律性的时相变化，即绝对不应期、相对不应期、超常期和低常期，组织的兴奋性才逐渐恢复。为了测定神经干在兴奋过程中的兴奋性变化，可先给一个条件刺激以引起神经兴奋，然后再用另一检验性刺激在前一兴奋的不同时相给予刺激，检测神经对检验性刺激反应的兴奋阈值以及所引起的动作电位（AP）幅度，即可观察到神经组织兴奋性的变化过程。在本实验中，主要观察的是不应期的变化，而非整个兴奋性的周期性变化。

【实验对象】

蟾蜍。

【实验材料】

同神经干动作电位引导实验。

【实验方法】

（一）连接仪器和选择实验参数及手术步骤

连接仪器和选择实验参数及手术步骤均同神经干动作电位引导实验。

（二）坐骨神经 - 腓神经标本制备

方法同神经干动作电位引导实验。将制备好的坐骨神经 - 腓神经标本放置在标本盒内。

（三）观察并测量神经干兴奋性的不应期

1. BL-420 操作　打开 BL-420 →实验项目→神经肌肉实验→神经干不应期实验→实验参数设置（起始波间隔：15ms，波间隔减量：0.1 ～ 0.2ms，刺激时间间隔：1 ～ 2 s，实验方式：程控）。

2. 神经干兴奋性不应期的观察　按程序连续输出双脉冲刺激，两个刺激之间的间隔时间逐渐缩短，使第二个动作电位（AP）逐渐向第一个 AP 靠近（注意波形变化）。当第二个刺激引起的 AP 幅度刚好开始降低时，表明此时第二个刺激已落入第一次兴奋的相对不应期。此时两个刺激伪迹之间间隔时间为总不应期（图 2-11-1）。继续缩短两个刺激之间间隔时间，这期间第二个 AP 波形越来越小，当第二个 AP 刚好完全消失时，表明此时从第二个刺激开始落入第一次兴奋后的绝对不应期，此时两个刺激伪迹之间的间隔时间为绝对不应期。总不应期与绝对不应期之差为相对不应期。

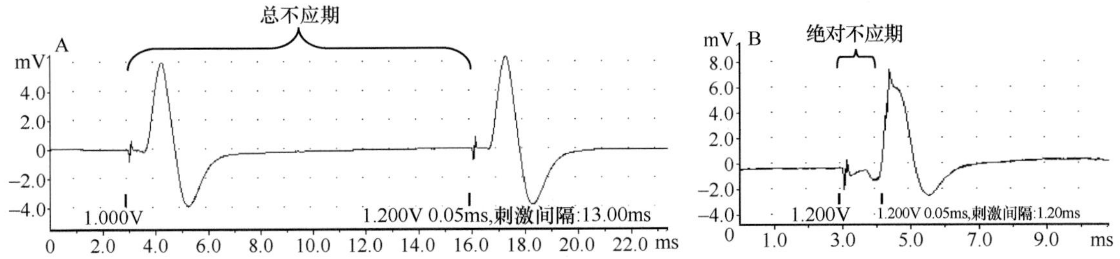

图 2-11-1　蟾蜍坐骨神经兴奋性的不应期测定

A. 两刺激的间隔时间为总不应期；B. 两刺激的间隔时间为绝对不应期

【注意事项】

在实验刺激参数最终的确定中，可按照实验当时的情况进行调整。在本次实验中，主要观察的是不应期的变化，而非整个兴奋性的周期性变化。

（余华荣）

实验十二　实验性缺氧和影响缺氧耐受性的因素

【实验目的】

(1) 掌握复制低张性缺氧和血液性缺氧动物模型的方法及各型缺氧的特点及对机体的影响。

(2) 熟悉影响机体缺氧耐受性的因素。

(3) 了解缺氧的正确抢救原则。

一、低张性缺氧及影响缺氧耐受性的因素

【实验原理】

导致低张性缺氧最常见的原因包括吸入气氧分压过低和外呼吸功能障碍。本实验将小鼠放置于加入钠石灰的密闭广口瓶内，随着小鼠的呼吸消耗，广口瓶中氧气含量逐渐降低，模拟外环境氧分压过低引起的低张性缺氧。

影响机体对缺氧耐受性的因素很多，除缺氧时间、速度、类型和程度外，还与缺氧时中枢功能状态、年龄等因素有关。本实验通过选择不同年龄动物、应用药物改变动物的中枢兴奋状态，观察不同条件下缺氧动物的一般状况及存活时间。

【实验对象】

成年小鼠（性别、年龄、体重近似）、新生小鼠。

【实验材料】

10% 可拉明、10% 乌拉坦、生理盐水、钠石灰。

小鼠缺氧瓶、1 ml 注射器、粗天平。

【实验方法】

(1) 取体重接近的成年小鼠 4 只，编号 A、B、C、D，其中，C 鼠腹腔注射 10% 可拉明溶液 5 ml/kg；D 鼠腹腔注射 10% 乌拉坦溶液 10 ml/kg；另取新生幼鼠一只，编号 E。5 只小鼠分别放入盛有钠石灰（大约 4 ～ 5 g，以

双层纱布包裹）的 5 个广口瓶（A-E）中，A 瓶暴露于空气中，B、C、D、E 瓶以胶塞塞紧瓶口（图 2-12-1）。

(2) 对比观察 A、B 瓶中 2 只动物的一般状况、口唇黏膜及耳、尾、足皮肤颜色、呼吸频率（次 /10 s）及深度。每 5min 重复观察上述指标，直至 B 瓶中小鼠死亡。将 A 瓶中小鼠断颈处死后，剖开 2 只小鼠腹腔，分别取出 2 只小鼠的肝脏组织，置于分区标记的白色滤纸上，观察比较肝脏及血液颜色（表 2-12-1）。

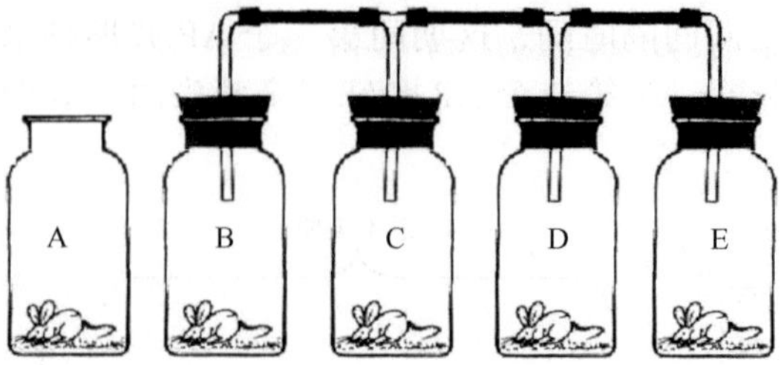

图 2-12-1　低张性缺氧

表 2-12-1　低张性缺氧指标记录

缺氧类型	一般状况	口唇黏膜及耳尾足皮肤颜色	呼吸深度及频率	抽搐出现时间	肝脏颜色
正常对照（A）					
低张性缺氧（B）					
5 min					
10 min					
15 min					
20 min					
⋮					

(3) 观察 B、E 瓶中动物一般表现（呼吸、唇色、活动），每 10min 观察一次，准确记录各鼠死亡时间（表 2-12-2），比较不同年龄小鼠对低张性缺氧的耐受性差异。

(4) 观察 B、C、D 瓶中动物一般表现（呼吸、唇色、活动），每 10min 观察一次，准确记录各鼠死亡时间（表 2-12-3），比较不同中枢兴奋状态小鼠对低张性缺氧的耐受性差异。

表 2-12-2　不同年龄对低张性缺氧耐受性的差异

	存活时间
成年小鼠（A）	
新生幼鼠（B）	

表 2-12-3　不同中枢状态对低张性缺氧耐受性的影响

	缺氧前一般状况（呼吸、唇色、活动）	缺氧时一般状况	存活时间
正常对照（B）		10 min 20 min 30 min ⋮	
中枢兴奋（C）		10 min 20 min 30 min ⋮	
中枢抑制（D）		10 min 20 min 30 min ⋮	

【注意事项】

各组实验小鼠的性别、体重、年龄应尽量相近。

二、血液性缺氧

【实验原理】

血液性缺氧是由于血红蛋白的数量减少或性质改变从而降低血液携氧能力或血红蛋白结合的氧不易释出所引起的缺氧。本实验将复制两种常见血液性缺氧模型：一氧化碳中毒和亚硝酸盐中毒引起的血液性缺氧。一氧化碳可与血红蛋白结合，形成碳氧血红蛋白而失去结合氧的能力，从而导致血液携氧能力降低而引起机体缺氧。亚硝酸钠是强氧化剂，可使血红蛋白分子内二价 Fe^{2+} 氧化成为三价 Fe^{3+} 而形成高铁血红蛋白，高铁血红蛋白同样失去携氧能力而引起血液性缺氧。

【实验对象】

小鼠，体重 18 ～ 22g，雌雄不限。

【实验材料】

5% 亚硝酸钠、钠石灰、浓硫酸、甲酸、5% 氢氧化钠。

小鼠缺氧瓶（125 ml 带塞广口瓶），CO 发生装置（图 2-12-2），广口瓶、1 ml 注射器，酒精灯，镊子，组织剪，白色滤纸。

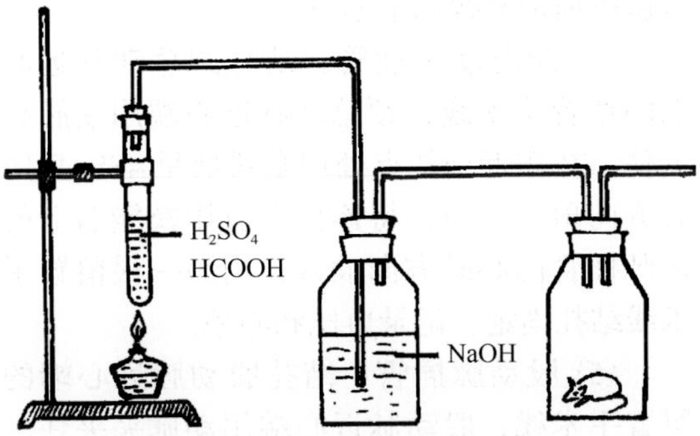

图 2-12-2 CO 发生装置

【实验方法】

1. CO 中毒性缺氧

(1) 取小鼠 1 只按低张性缺氧指标观察记录后将小鼠放入 CO 发生装置广口瓶中，盖紧瓶塞。

(2) 取甲酸 3ml 加入 CO 发生装置试管内，再加入浓硫酸 2 ～ 3ml，塞紧试管。点燃酒精灯置试管下缓慢加热可见试管内有气泡产生即可，切忌不要加热过度使管内液体沸腾，使 CO 产生过多过快而致小鼠迅速死亡，影响结果的观察。

(3) 随时观察上述指标变化，当小鼠出现抽搐时熄灭酒精灯。立即取出动物置通风处，观察动物指标是否恢复。若动物恢复，继续上述实验直至死亡。

2. 亚硝酸钠中毒性缺氧

(1) 取小鼠 1 只，称重。

(2) 腹腔注射 5% 亚硝酸钠溶液 10ml/kg。

(3) 观察小鼠指标变化，记录存活时间。

待完成上述各组实验后，对不同缺氧类型死亡小鼠进行尸体解剖，取出肝脏置于分区标记的白色滤纸上，观察比较肝脏及血液颜色（表 2-12-4）。

表 2-12-4 不同类型血液性缺氧肝脏颜色的差异

	肝脏颜色
CO 中毒	
亚硝酸钠中毒	

【注意事项】

(1) 给小鼠作腹腔注射时应从左下腹斜向上进针，以免导致肝损伤。同时也可避免将药液注入肠管、膀胱和血管内。

(2) 复制 CO 中毒性缺氧时 CO 的产生不宜过多过快，以免动物迅速死亡而致血液颜色变化不明显，影响结果观察。

(3) CO 是毒性较强的气体，实验过程中要注意防护。建议将出气口接长胶管放于窗外。

附：

1. CO 产生原理　实验中应用 CO 发生装置产生 CO 是向甲酸中加入一定比例的硫酸后，经适当加热而产生的。其反应原理如下：

$$HCOOH \xrightarrow[\triangle]{H_2SO_4} CO + H_2O$$

2. 钠石灰的作用　缺氧瓶内加入钠石灰的目的是吸收小鼠呼出的 CO_2，使瓶内环境为单纯性低张性缺氧。试剂型钠石灰为粉红色颗粒状物质，其吸收 CO_2 的反应式如下：

$$NaOH \cdot CaO + CO_2 \rightarrow Na_2CO_3 + H_2O$$

（张　力）

实验十三　实验性酸中毒

【实验目的】

(1) 掌握复制代谢性酸中毒动物模型的方法和酸中毒对机体的影响以及血气指标的变化和酸中毒时机体的适应代偿能力。

(2) 熟悉血气分析的常用指标。

(3) 了解酸中毒的治疗原则。

【实验原理】

机体通过血液缓冲作用、细胞内外离子交换以及肺和肾的调节作用等，使人体血液 pH 维持在 7.35 ～ 7.45 正常范围内。多种致病因子可以引起体内酸性物质或碱性物质的数量发生改变，或损伤机体对酸碱平衡的调节能力，从而造成酸碱平衡紊乱。各种原因引起原发性 HCO_3^- 减少而导致血液 pH 下降的病理过程，称为代谢性酸中毒。本实验通过注入外源性物质，增加细胞外液中的 H^+ 浓度，使 HCO_3^- 因缓冲消耗出现原发性减少，从而导致代谢性酸中毒发生。注入 3% 乳酸溶液复制轻度代谢性酸中毒模型，注入 25%NaH_2PO_4 溶液复制重度代谢性酸中毒模型。

【实验对象】

健康家兔，体重大于 2kg。

【实验材料】

实验器材：婴儿磅秤，兔手术台，兔头夹，手术器械，动脉插管，动脉夹，生理盐水纱布，多种型号注射器和针头，BL-410 生物机能实验系统。

实验药品：1% 普鲁卡因，1% 肝素，生理盐水，3% 乳酸溶液，25%NaH_2PO_4 溶液。

【实验方法】

(1) 取健康家兔一只，称重后仰卧位将四肢固定于手术台上，头部用兔头夹固定。剪去颈部毛发，皮下注射 1% 普鲁卡因行颈部浸润麻醉。沿颈正中线剪开皮肤，用止血钳逐层钝性分离皮下组织及肌肉。暴露气管后，翻开气管两侧肌肉层，查找包裹在血管神经鞘内的颈总动脉。分离一侧颈总动脉（长约 3 ～ 4cm），在其下放置两根手术线备用。

(2) 于家兔股三角区动脉搏动明显部位剪毛，皮下注射 1% 普鲁卡因行浸润麻醉。用手术刀沿血管走行方向切开皮肤，钝性分离皮下组织及肌肉。查找血管神经鞘内由外而内分布的股神经、股动脉和股静脉，用止血钳小心将股动脉与股神经和股静脉分离开，在其下放置两根手术线备用。

(3) 从耳缘静脉注射 1% 肝素行全身抗凝，剂量为 1ml/kg。从血压换能器上的三通活塞处注射生理盐水，排尽血压换能器内及其上连接的动脉插管内的空气。打开 BL-410 生物机能实验系统，在“输入信号”菜单中将血压描记基线调至零位。

(4) 颈总动脉插管：结扎颈总动脉远心端的留置手术线，颈总动脉近心端用动脉夹夹住。在靠近结扎点处用眼科剪呈 45° 角向心方向剪一小口，将连接在血压换能器上的动脉插管向心脏方向插入，用另一根留置手术线结扎固定。记录血压和心率。

(5) 股动脉插管：结扎股动脉远心端的留置手术线，股动脉近心端用动脉夹夹住。剪口后将细塑料管向心脏方向插入股动脉，用另一根留置手术线结扎固定。塑料管末端用止血钳夹住，收集血液标本时打开止血钳。

(6) 胸骨剑突处剪毛，用张力换能器上的小钩钩住剑突处皮肤，连接 BL-410 生物机能实验系统，描记呼吸。

(7) 观察机体正常时的各项指标并记录。从股动脉处收集血液标本 1ml。

(8) 从耳缘静脉快速注入 3% 乳酸溶液 1.5 ml/kg，观察上述指标的变化并记录。10 min 后从股动脉处收集血液标本 1ml。

(9) 待家兔呼吸和血压稳定后，从耳缘静脉快速注入 25%NaH_2PO_4 6 ～ 8 ml/ 只，观察上述指标的变化并记录。10 min 后从股动脉处收集血液标本 1ml。

(10) 利用血气分析仪测定各血液标本的 pH、$PaCO_2$、PaO_2、BB 和 BE。

【实验结果】

按表 2-13-1 记录各项指标的变化。

表 2-13-1　实验性酸中毒时各项指标变化

	正常	3% 乳酸	25%NaH_2PO_4
血压（kPa）			
呼吸（次 / 分）			
心率（次 / 分）			
pH			
$PaCO_2$			
PaO_2			
BB			
BE			

（唐　俐）

实验十四　有机磷酸酯类中毒及解救

【实验目的】

(1) 掌握有机磷酸酯类中毒机理；有机磷酸酯类中毒的解毒剂 - 解磷啶和阿托品的作用原理、适应证及其用法用量。

(2) 熟悉有机磷酸酯类美曲膦酯（敌百虫）中毒的解救方法。

(3) 了解有机磷酸酯类中毒的途径。

【实验原理】

有机磷酸酯类抑制胆碱酯酶活性，使乙酰胆碱不能水解，在体内堆积，而过度激动 M 和 N 受体。根据中毒的程度不同，依次产生 M 样、N 样和中枢中毒症状。阿托品为 M 胆碱受体拮抗药，能解除有机磷酸酯类中毒的 M 样症状；解磷定为胆碱酯酶复活药，能恢复胆碱酯酶水解乙酰胆碱的能力，对 $N_m(N_2)$ 样症状特别有效。

【实验对象】

家兔，体重 2.5 ～ 3.0kg，雌雄兼用。

【实验材料】

1. 实验药品　0.05% 硫酸阿托品溶液、5% 美曲膦酯（敌百虫）溶液、2.5% 碘解磷定溶液。

2. 实验器材　注射器（1ml、5ml、10ml、20ml），测瞳孔尺，棉球。

【实验方法】

(1) 取家兔 1 只，称重、标记，观察并记录活动情况、呼吸（频率，有无呼吸困难，呼吸道有无分泌等）、瞳孔大小、唾液分泌、大小便、肌张力及有无肌震颤等。

(2) 耳缘静脉注射 5% 美曲膦酯溶液 2ml/kg，密切观察并记录各项指标，一般 10 ～ 15 min 出现明显中毒症状。

(3) 待中毒症状明显时，立即静脉注射 0.05% 硫酸阿托品 2ml/kg（1mg/kg），观察并记录给药后中毒家兔症状的改善情况，5 ～ 10min 后，静脉注射 2.5% 解磷定溶液 2ml/kg（50mg/kg），继续观察并记录给药后家兔中毒症状的改善情况，观察结果汇总于下表（表 2-14-1）。

【实验结果】

表 2-14-1　有机磷酸酯类中毒症状及解救观察

观察指标	美曲膦酯前	美曲膦酯后	阿托品或解磷定后	阿托品＋解磷定后
活动情况				
瞳孔				
唾液				
大小便				
肌震颤				

【注意事项】

(1) 耳缘静脉注射美曲膦酯时应小心谨慎，因其刺激性强，家兔易动，故需稳妥固定。美曲膦酯易腐蚀血管，注射美曲膦酯后应再推注生理盐水 1 ml，减轻血管损伤。

(2) 在注射美曲膦酯的同时应准备好相应剂量解救药物，家兔出现瞳孔极度缩小或后肢震颤时应积极解救。如给予美曲膦酯 10min 后家兔症状不明显，可酌情补充剂量。

(3) 解磷定注射不能过快，以免造成家兔猝死。

（王　红　杨俊卿）

实验十五　拟胆碱药和抗胆碱药对蟾蜍腹直肌的作用

【实验目的】

(1) 掌握拟胆碱药氯化乙酰胆碱以及抗胆碱酯酶药物加兰他敏的药理作用机制；肌松剂维库溴铵对骨骼肌的作用。

(2) 熟悉蟾蜍腹直肌标本的制备方法；药物量效曲线绘制。

(3) 了解最低有效剂量的含义；受体激动剂 pD2 和拮抗剂 pA2 测定公式推导。

【实验原理】

乙酰胆碱能激动腹直肌上的 N_m 受体，使腹直肌收缩；加兰他敏抑制胆碱脂酶，阻遏乙酰胆碱水解，从而增强乙酰胆碱对腹直肌的收缩作用；维库溴铵是竞争性 N_m 受体拮抗剂，与乙酰胆碱竞争 N_m 受体，阻遏乙酰胆碱对腹直肌的收缩作用。

【实验对象】

蟾蜍。

【实验材料】

1. 实验药品　任氏溶液，10^{-5} ～ 10^{-1} mol/L 浓度的氯化乙酰胆碱溶液，0.5% 加兰他敏溶液、6.27×10^{-9} mol/L 维库溴铵溶液。

2. 实验器材　恒温离体器官实验仪，铁支架，离体器官灌流浴槽，生物信号处理系统，张力换能器，蛙板，探针，剪刀，镊子，棉球，丝线。

【实验方法】

(1) 连接好实验装置，保证水浴管任氏液容积为 10 ml。

(2) 捣毁蟾蜍脑及脊髓，仰位固定于蛙板上，剪开胸腹部皮肤，自耻骨上端沿腹白线向上将左右腹直肌与皮肤分离，腹直肌两端结扎并于结扎的上、下方剪断肌肉（约 2～3 cm），取出置于盛有任氏液的培养皿中，备用。

(3) 将腹直肌制备一端系于 L 形标本钩，另一端固定于与张力换能器，然后置于水浴管中，调整线的松紧度（适当），并通入适量空气（每秒 1 ～ 2 个气泡）。调节生物信号采集系统，进入肌张力测定状态，立即换液 1 次，再给腹直肌标本加负荷 2g，平衡 30min，记录腹直肌正常收缩曲线。

(4) 给药

1) 按累加量效法，依次向浴管中加入氯化乙酰胆碱溶液 10^{-5} mol/L 0.1ml、0.2 ml，10^{-4} mol/L 0.07 ml、0.2 ml，10^{-3} mol/L 0.07 ml、0.2 ml，10^{-2} mol/L 0.07 ml、0.2 ml，10^{-1} mol/L 0.07 ml、0.2 ml，使浴管中氯化乙酰胆碱的终浓度分别为 10^{-7} mol/L、3×10^{-7} mol/L、10^{-6} mol/L、3×10^{-6} mol/L、10^{-5} mol/L 和 3×10^{-5} mol/L、10^{-4} mol/L 和 3×10^{-4} mol/L、10^{-3} mol/L 和 3×10^{-3} mol/L。记录各浓度乙酰胆碱对腹直肌的收缩作用。完毕，用任氏液冲洗 2～3 次，待腹直肌标本重新恢复至基线（约 20～40min）后，进行下述实验。

2) 加入 0.5% 加兰他敏溶液 0.1 ml，10 min 后按 1) 步骤和方法加入乙酰胆碱溶液，观察并记录加兰他敏对乙酰胆碱作用的影响。完毕，用任氏液冲洗 2～3 次，待曲线恢复正常。

3) 加入 6.27×10^{-9} mol/L 维库溴铵溶液 0.1 ml，10 min 后按 1) 步骤和方法加入乙酰胆碱溶液，观察并记录维库溴铵对乙酰胆碱作用的影响。

【实验结果】

以效应为纵坐标，氯化乙酰胆碱负对数浓度值为横坐标，绘制量效曲线图。以目测法或公式法求出量效曲线的 KD 值和 pD2 值。

【注意事项】

(1) 分离腹直肌标本时，应注意避免剪断腹壁内侧的腹壁静脉。

(2) 腹直肌制备不要贴到水浴管或 L 形标本钩上。

(3) 加药时不要碰到 L 形标本钩和张力换能器之间的连接线。

(4) 如果不测定受体激动剂 pD2 和拮抗剂 pA2 值，则乙酰胆碱的浓度为 10^{-5}～10^{-3} mol/L 即可，并且给药操作的第二和第三步可不做量效关系。

（王　红　杨俊卿）

实验十六　传出神经系统药物对家兔血压的影响

【实验目的】

(1) 掌握拟肾上腺素药代表药肾上腺素、去甲肾上腺素、异丙肾上腺素等对心血管系统的作用；肾上腺素与麻黄碱作用的不同；拟胆碱药代表药 Ach 对心血管系统的作用。

(2) 熟悉抗肾上腺素药代表药酚妥拉明、普萘洛尔等对心血管系统的作用；抗胆碱药代表药阿托品对心血管系统的作用。

(3) 了解常用动物血压记录方法及特点。

【实验原理】

动脉血压和心率变化综合反映了心血管活动状态。在体情况下，其高低除受神经和激素调节外，还取决于对外周血管阻力、心输出量、循环血量与血管容积等因素。传出神经系统药物通过激动或拮抗血管和心脏的 α 和（或）β 受体，影响心脏和血管功能，改变心输出量和血管外周阻力，调节动脉血压和心率。因此，可通过记录动脉血压和（或）心率等指标，观察、分析不同的传出神经系统受体激动剂和拮抗剂对心血管系统的作用。

【实验对象】

家兔。

【实验材料】

1. 实验药品　1% 肝素溶液，生理盐水，25% 氨基甲酸乙酯（乌拉坦）溶液，1% 盐酸普鲁卡因注射液，1 ∶ 10 000 盐酸肾上腺素溶液和重酒石酸去甲肾上腺素溶液，1 ∶ 100 000 硫酸异丙肾上腺素溶液，1 ∶ 200 盐酸麻黄碱溶液，10 mg/ml 甲磺酸酚妥拉明，1 mg/ml 盐酸普萘洛尔溶液，1 ∶ 100 000 氯化乙酰胆碱溶液，1 ∶ 2000 硫酸阿托品溶液。

2. 实验器材　生物信号处理系统，压力换能器，家兔手术台，缚腿带，动脉套管，动脉夹，手术刀，眼科剪，普通剪刀，止血钳，眼科摄，头皮针，纱布，弹簧夹，螺旋三通管，1ml 注射器（5 支）、20ml 注射器（1 支）。

【实验方法】

(1) 取兔 1 只，称重，以 4ml/kg 的剂量静脉注射 25% 乌拉坦麻醉家兔，并将兔仰缚于兔板上。

(2) 将压力换能器上连接的三通管用肝素溶液充满，并排除里面的空气，关闭三通管与压力换能器的连通。

(3) 剪去家兔颈部兔毛，用 1% 普鲁卡因行局部麻醉，分离一侧颈总动脉，在动脉下穿两根线，远心端结扎，近心端用动脉夹夹住，用眼科剪在紧靠远心端动脉结扎处下方剪一"V"形口，将连有压力换能器的充满肝素生理盐水的动脉套管插入"V"形口中，用线结扎。检查无误后，打开三通管与压力换能器的连通，以备描记血压。

(4) 开通生物信号采集系统，选择"记录通道"，进入压力测定状态，记录血压变化。

(5) 兔耳缘静脉置入头皮针，固定以备给药。描记一段正常血压后，开始给药。经耳缘静脉依次注射下列药物，药物反应指标：血压变化（升至最高点或降至最低点的高度及其时间），心率改变（心率增快或减慢及其时间）。待前面一个药物作用基本消失后，再注射下一个药物。每次给药后立即用生理盐水 0.5 ml 将药液冲入静脉内。

(6) 给药和实验观察记录

1) 作用于 α 与 β 受体的药物

盐酸肾上腺素: 10μg/kg（1 ∶ 10 000 溶液，0.1 ml/kg）。

重酒石酸去甲肾上腺素：10 μg/kg（1 ∶ 10 000 溶液，0.1 ml/kg）。

盐酸麻黄碱：0.5 mg/kg（1 ∶ 200 溶液，0.1 ml/kg）。

甲磺酸酚妥拉明：1.0 ～ 2. 0 mg/kg（10 mg/ml，0.1 ～ 0.2 ml/kg）。

盐酸肾上腺素：10 μg/kg（1 ∶ 10 000 溶液，0.1 ml/kg）。

2) 作用于 β 受体药物

硫酸异丙肾上腺素：1 μg/kg（1 ∶ 100 000 溶液，0.1 ml/kg）。

盐酸普萘洛尔: 0.2 mg/kg（1 mg/ml，0.2 ml/kg）。

硫酸异丙肾上腺素：1 μg/kg（1 ∶ 100 000 溶液，0.1 ml/kg）。

3) 作用于 M 受体药物

氯化乙酰胆碱：1 μg/kg（1 ∶ 100 000 溶液，0.1 ml/kg）。

硫酸阿托品：0.05mg/kg（1 ∶ 2000 溶液，0.1 ml/kg）。

氯化乙酰胆碱：1 μg/kg（1 ∶ 100 000 溶液，0.1 ml/kg）。

【实验结果】

描记血压和心率变化的曲线，标记所用药物。

【注意事项】

(1) 乌拉坦麻醉易导致呼吸抑制，不能过量。

(2) 乌拉坦麻醉时镇痛效果较差，可加用局部麻醉药以便完成手术操作。

(3) 手术时，宜用止血钳进行钝性分离，防止血管破裂出血。

（余丽娟　杨俊卿）

实验十七　吗啡的镇痛作用观察

【实验目的】

(1) 掌握热板法测定药物镇痛作用的原理及方法。

(2) 熟悉药物的 PK/PD 模型特点。

(3) 了解常用动物疼痛模型及特点。

【实验原理】

将小鼠置于恒温的热板上，以热刺激小鼠足部产生疼痛反应，通过测定小鼠痛阈值，比较给药组与对照组小鼠痛阈值变化的差异，判定药物有无镇痛作用。

【实验对象】

小鼠，雌性，体重 18 ～ 22g。

【实验材料】

1. 实验药品　0.15% 吗啡生理盐水溶液、生理盐水溶液。

2. 实验器材　1ml 注射器，天平，电热恒温热板仪。

【实验方法】

(1) 接通电热恒温热板仪电源使之加热，使温度恒定于 (55 ± 0.5) ℃。

(2) 取 18 ～ 22g 雌性小鼠，依次放入电热恒温热板仪箱内，立即启动热板仪“启动 / 停止”键，记录自小鼠放入至出现舔后足所需的时间作为该鼠的痛阈值（秒）。凡在 30s 内不舔后足或逃避者弃之不用。每实验组选取合格的小鼠 2 ～ 4 只，随机分为 2 组，各鼠编号后重复测其正常痛阈值 1 次，将所测两次正常痛阈平均值作为该鼠给药前痛阈值。

(3) 按 0.1ml/10g 腹腔注射给药，第 1 组给予吗啡溶液，第 2 组给予生理盐水作为对照。于给药后第 5min、10min、20min、40min 和 60min 各测小鼠痛阈值 1 次。若小鼠痛阈值等于 60s 仍无反应，应将小鼠取出，以免把足底烫伤，痛阈值计为 60s。

(4) 实验完毕后，按下列公式计算不同时间的痛阈提高百分率：

痛阈提高百分率 =（给药后痛阈值 − 给药前痛阈值）/ 给药前痛阈值 ×100%

【实验结果】

(1) 将药物对小鼠的镇痛作用结果填入表 2-17-1。

表 2-17-1　小鼠痛阈值改变

分组		药前	5min		10min		20min		40min		60min	
			痛阈值 (s)	痛阈提高 (%)	痛阈值 (s)	痛阈提高 (%)	痛阈值 (s)	痛阈提高 (%)	痛阈值 (s)	痛阈提高 (%)	痛阈值 (s)	痛阈提高 (%)
1	NS											
	吗啡											
2	NS											
	吗啡											
3	NS											
	吗啡											
4	NS											
	吗啡											
X												

(2) 以痛阈提高百分率为纵坐标，时间为横坐标，绘制每组小鼠痛阈值提高百分率及全班平均值与时间关系图。

【注意事项】

(1) 实验前应进行动物筛选，将痛阈值小于 5s 或大于 30s 的动物剔除。

(2) 小鼠一般要求雌性小鼠，因雄性小鼠受热后阴囊松弛触及热板，易致痛敏感过高反应。

(3) 注意随时清除电热恒温热板仪箱内的小鼠排泄物，以免影响实验结果准确性。

(4) 小鼠放入热板后易出现不安、举前肢、舔前足、抖后肢等现象，这些动作不能作为疼痛指标，如果反复出现这些指标，建议舍去此动物。

（余丽娟　杨俊卿）

实验十八　药物药动学参数测定

【实验目的】

(1) 掌握药物药代动力学参数测定及计算方法。

(2) 熟悉家兔颈静脉取血，以及水杨酸钠浓度测定方法。

(3) 了解药动学参数计算原理。

【实验原理】

药物经给药部位进入血液循环后，经过机体的转运、分布、代谢，并最终排出体外。通过测定给药后不同时间的血液或其他体液以及组织中药物浓度变化，可以获得药物在体内不同部位的动力学过程特征。

【实验材料】

1. 实验药品　1% 普鲁卡因溶液，10% 及 0.04% 水杨酸钠溶液，三氯化铁和三氯乙酸混合液（5 g 三氯化铁加 10% 三氯乙酸溶解至 100 ml），100 U/ml 肝素生理盐水。

2. 实验器材　试管（10 ml × 9）、离心管（10 ml × 11）、刻度吸管（10 ml × 2，2 ml 及 5 ml × 1）、注射器（1 ml × 2，2 ml 及 5 ml × 1）、小玻棒、试管架、玻璃蜡笔、加样瓶、普通剪刀与手术刀（各 1）、弯曲管钳、坐标纸、线与棉花少许、天平、分光光度计、电脑。

【实验对象】

家兔。

【实验方法】

（一）比色法测定全血水杨酸钠浓度

(1) 取 10 ml 离心管 11 支，编 0 ～ 10 号，每管均加入三氯化铁和三氯乙酸混合试液 2ml，9 号管再加 0.04% 水杨酸钠标准液 0.6ml，10 号管再加蒸馏水 0.6 ml。取兔 1 只，称体重，仰缚兔板上，于兔颈部皮下注射 1% 盐酸普鲁卡因溶液 1 ～ 2 ml，局麻后分离一侧颈外静脉并在其下方横穿一根细线，供采血时固定静脉用。

(2) 以 100 U / ml 肝素生理盐水润湿 1ml 注射器，从该侧颈外静脉采血 0.6 ml 加入 0 号管中，用干棉球轻压针孔处以防止出血。从已分离出的颈外静脉的对侧耳缘静脉推注 10% 水杨酸钠溶液 2ml/kg。准确记录给药完毕时间，在给药完毕后的第 1min、3min、5min、10min、20min、40min、60min 和 80min 从颈外静脉分别采血 0.6 ml，依次加入第 1 ～ 8 号管中（每次采血后要洗净注射器，以肝素生理盐水润湿备用）。

(3) 用小玻棒搅拌 0 ～ 8 管各 1min，分别加入蒸馏水 5ml 再搅拌 1min，过滤取滤液备用。9 和 10 两管加蒸馏水 5ml，摇匀待用。

(4) 在分光光度计上，用波长 510nm，1cm 光径比色杯，以蒸馏水调零，测 0 ～ 10 号管光密度得 d_0-d_{10}。各测试管水杨酸钠光密度与水杨酸钠浓度按下列公式计算：

标准管水杨酸钠光密度 $D_9=d_9-d_{10}$；

测定管水杨酸钠光密度 $D_n=d_n-d_0$；

测定管水杨酸钠浓度 $C_n=(D_n/D_9)\times 400\mu g/ml$。

【注意事项】

(1) 采血量要准确。

(2) 以开始采血时间作为血样本时间，若未能按时采血，则以实际采血时间参加计算。

(3) 注射水杨酸钠溶液时，动物会挣扎，注意固定兔头，注射要一次成功，否则影响分布相结果。

（二）二室模型药动力学参数计算

残差图解法，即将测得的血中水杨酸钠浓度取对数，以对数浓度为纵坐标，对应时间为横坐标作点图，或直接以浓度对时间在半对数纸上作图。可见首段对数血药浓度下降很快（分布相，或称 α- 相），血药浓度下降与时间不呈直线关系；后段下降缓慢（消除相或称 β- 相），且呈直线，可能符合二室模型，可用两项指数方程表示血药浓度和时间的关系：

$$C = A_e^{-at} + B_e^{-\beta t} \qquad (2\text{-}18\text{-}1)$$

$$A = \frac{X_0(\alpha - K_{21})}{V_C(\alpha - \beta)} \qquad (2\text{-}18\text{-}2)$$

$$B = \frac{V_0(K_{21} - \beta)}{V_C(\alpha - \beta)} \qquad (2\text{-}18\text{-}3)$$

t 为时间，A、B 分别表示 t=0 时 α 相和 β 相的起始血药浓度。α、β 为主要反映分布与消除的复合速率常数，e 为自然对数的底数，因 $\alpha > \beta$，$A_e^{-\alpha t}$ 值趋于 0 比 $B_e^{-\beta t}$ 值趋于 0 更快，当 $t \geqslant 5t_{\frac{1}{2}\alpha}$ 时（t 足够大），则 $A_e^{\omega t}$ 趋于 0，则 (2-18-1) 式为

$$C=B_e^{-\beta t} \qquad (2\text{-}18\text{-}4)$$

式 (2-18-4) 取对数

$$\log C=\log B-\frac{\beta}{2.3026}t \qquad (2\text{-}18\text{-}5)$$

式 (2-18-5) 表明消除相的对数血药浓度与时间呈直线关系，直线斜率 b=$-\beta$/2.3026，截距 a=log$B$。以 β 相实测的 3 ～ 4 个血药浓度的对数对相应测定时间点进行回归分析，可求出回归方程，进而求出回归方程的截距和斜率，再求出消除速率常数 β。

式 (2-18-5) 可写成

$$\log B-\log C=\beta \times t/2.303$$

当血药浓度 C 为 ½B 时，即血药浓度降低一半，此时 t 即为药物消除半衰期（$t_{\frac{1}{2}\beta}$）。

$t_{\frac{1}{2}\beta}$ 由下式算出

$$t_{\frac{1}{2}\beta} = 0.693/\beta（分） \qquad (2\text{-}18\text{-}6)$$

解得消除相方程 (2-18-5) 后，以此方程求得该回归直线外推至相应分布相各时点在 β 相的理论值；以实测的分布相（前 4 点）血浓度减去消除相外推线上相对应时间的浓度（注意：是真数相减）得一组残差浓度 Cr，即：

$$Cr=A_e^{-at} \qquad (2\text{-}18\text{-}7)$$

式 (2-18-7) 两边取对数

$$\text{Log}Cr=\log A-\frac{\alpha}{2.3026} \qquad (2\text{-}18\text{-}8)$$

式 (2-18-8) 表明残差浓度的对数与时间 t 为直线关系。以残差浓度的对数和对应的时间作图，并进行直线回归，求出截距 Log$A$ 和斜率，进而求出分布速率常数 α，再求出药物的分布半衰期 ($t_{\frac{1}{2}\alpha}$)。

$$t_{\frac{1}{2}\alpha} = \frac{0.693}{\alpha}（分） \qquad (2\text{-}18\text{-}9)$$

当 t=0 时，式 (2-18-1) C=A+B，药物既未分布也未消除，静注药量 (X_0) 全部在中央室，故中央室的分布容积下式求出：

$$V_C = \frac{X_0}{A+B}\ (\text{ml}) \qquad (2\text{-}18\text{-}10)$$

式 (2-18-10) 可变为 $A+B=X_0/V_C$ 代入式 (2-18-3)，可算出药物由周边室向中央室转运的速率常数 K_{21}：

$$K_{21} = \frac{A\beta + B\alpha}{A+B}（分^{-1}） \qquad (2\text{-}18\text{-}11)$$

经中央室消除的速率常数为

$$K_{10} = \frac{\alpha \cdot \beta}{K_{21}}（分^{-1}） \qquad (2\text{-}18\text{-}12)$$

由中央室向周边室转运的速率常数

$$K_{12}=\alpha+\beta-K_{21}-K_{10}（分^{-1}） \qquad (2\text{-}18\text{-}13)$$

药时曲线下的面积 (t=0 ～ ∞)

$$\text{AUC} = \frac{A}{\alpha}+\frac{B}{\beta}\ (\mu\text{g·分/ml}) \qquad (2\text{-}18\text{-}14)$$

总的表观分布容积

$$V_{\text{d}}=X_0/\beta\cdot\text{AUC}\ (\text{ml}) \qquad (2\text{-}18\text{-}15)$$

总清除率

$$\text{TBCL}=\beta\cdot V_{\text{d}}\ (\text{ml/分}) \qquad (2\text{-}18\text{-}16)$$

中央室药物清除率

$$CL = K_{10}\cdot V_C = \frac{\alpha\cdot\beta}{K_{21}}\cdot V_{\text{c}}\ (\text{ml/分}) \qquad (2\text{-}18\text{-}17)$$

此外，可采用生物信号采集分析系统上

安装的药理模块，“量效曲线”回归分析程序，将数据输入；或者利用电脑自带的 Excel 表，以对数浓度（或者残差浓度对数）- 时间作图，分别得到消除相和分布相的点图，均能解出回归方程的系数 B、截距 A 和相关系数 r。

（罗　映　杨俊卿）

实验十九　肝药酶诱导剂及抑制剂对药物作用的影响

【实验目的】

(1) 掌握肝药酶诱导剂和肝药酶抑制剂的药理作用机制。

(2) 熟悉小白鼠腹腔注射的正确操作方法。

(3) 了解肝脏对戊巴比妥钠的代谢特点。

【实验原理】

肝脏是药物代谢的重要器官，肝功能不全时主要经肝代谢的药物易受其影响。肝药酶诱导剂能够增强细胞色素 P450 酶的作用，而肝药酶抑制剂能够降低细胞色素 P450 酶的作用，使经细胞色素 P450 酶催化代谢的药物作用强度发生改变。

【实验对象】

小鼠，体重 18 ～ 22g。

【实验材料】

1. 实验药品　0.4% 苯巴比妥钠溶液，0.4% 戊巴比妥钠溶液，0.8% 氯霉素溶液。

2. 实验器材　1ml 注射器，玻璃钟罩。

【实验方法】

取体重相近的小鼠 3 只，称重、编号。在实验前 48h，1 到 3 号鼠分别依次腹腔注射 0.1ml/10g 体重的 0.4% 苯巴比妥钠溶液，生理盐水；实验前 1h，第 3 号鼠腹腔注射 0.8% 氯霉素溶液 0.1ml/10g 体重。实验时，每鼠分别腹腔注射 0.4% 戊巴比妥钠溶液 0.1ml/10g 体重。记录各鼠翻正反射消失和恢复时间，由此算出麻醉诱导时间和麻醉维持时间。

【实验结果】

将实验结果填入表 2-19-1。

表 2-19-1　不同肝脏功能状态对戊巴比妥钠作用的影响

组别	麻醉诱导时间（分）	麻醉维持时间（分）
生理盐水组		
苯巴比妥钠组		
氯霉素组		

【实验注意事项】

(1) 氯霉素溶液宜用花生油、玉米油或橄榄油配制。

(2) 处于麻醉状态下的小鼠失去对体温调节的能力，易受外界环境温度的影响，当室内温度低于 20℃时，小鼠体温明显下降、麻醉加深，麻醉时间延长，要注意保温。

(3) 结果分析宜用全班各组平均值。

（罗　映　杨俊卿）

第三部分　机体免疫防御与病原实验

实验一　玻片凝集试验

【实验目的】

(1) 掌握玻片凝集实验的原理及应用。

(2) 熟悉凝集实验的定义、类型及ABO血型的鉴定方法。

【实验原理】

细菌、螺旋体、红细胞等天然颗粒性抗原或者吸附于与免疫反应无关的载体颗粒上的可溶性抗原，在适当条件下（适宜的温度、酸碱度、电解质等）与相应抗体相互作用，当两者比例适当时，形成肉眼可见的凝集物的现象称为凝集反应（agglutination reaction）。参与凝集反应的抗原称为凝集原（agglutinogen），抗体称为凝集素（agglutinin）。根据参与凝集反应的抗原性质，凝集反应分为直接凝集反应和间接凝集反应。

细菌、红细胞等天然颗粒性抗原，在适当条件下直接与相应的抗体相互作用，出现肉眼可见的凝集物，称为直接凝集反应。直接凝集反应常用的方法有玻片法和试管法。玻片凝集试验（slide agglutination test）是在玻片上将天然颗粒性抗原（如红细胞、细菌等）与相应抗体混合，在适当条件下，如两者发生特异性结合，形成肉眼可见的凝集物，即为阳性；反之无凝集物出现，即为阴性。此法用已知抗体检测未知抗原，属定性试验，主要用于细菌鉴定和分型、人类ABO血型的鉴定等。现以人类ABO血型的鉴定为例介绍玻片凝集试验。

【实验材料】

(1) 抗A标准血清、抗B标准血清。

(2) 载玻片、标记笔、一次性采血针、碘伏与酒精棉球、消毒棉签、牙签、生理盐水、小试管、毛细吸管等。

【实验方法】

1. 标记玻片　取洁净载玻片一张，用记号笔划为两格，在其两端分别注明A、B字样。

2. 制备红细胞悬液　用碘伏与酒精棉球消毒左手无名指指端，用一次性采血针刺破皮肤，用无菌棉签擦取血液1滴（20～50μl），洗入盛有1ml生理盐水的小试管中，混匀，制成浓度约为2%～5%的红细胞悬液。用消毒干棉签压迫止血。

3. 加样　在载玻片上的A、B格内分别滴加抗A、抗B血清1滴；用毛细吸管吸取红细胞悬液，分别滴加1滴于A、B两格的血清中，用牙签分别搅拌混匀，静置5～10min后观察结果。

【实验结果】

置载玻片于白色背景下观察，混合液由均匀红色混浊状逐渐变为透明，并出现大小不等的红色凝集颗粒者，即为红细胞凝集阳性；若混合液仍然呈均匀混浊状，无凝集颗粒出现，则表明红细胞未发生凝集，即为红细胞凝集阴性。血型鉴定试验结果判定见表3-1-1。

表3-1-1　血型鉴定试验结果判定

	血型			
	A型	B型	AB型	O型
红细胞表面血型抗原	A	B	A、B	－
血清天然血型抗体	抗B	抗A	－	抗A、抗B
红细胞与抗A标准血清反应	＋	－	＋	－
红细胞与抗B标准血清反应	－	＋	＋	－

【注意事项】

(1) 试验用载玻片要洁净无尘。由于抗A和抗B血清为不同颜色，因此载玻片上也可不注明 A 和 B 字样。

(2) 待检红细胞悬液不宜过稀或过浓。

(3) 所用抗 A、抗 B 标准血清必须在有效期内使用。

(4) 用牙签混匀标准血清和红细胞混合物时，要分别用不同牙签或牙签不同端混匀 A、B 两侧，以免因混淆血清而产生错误结果。

(5) 判定结果时最好以白色为背景、且边摇晃玻片边观察效果为佳。

(6) 判定结果时要注意区分红细胞凝集现象与红细胞沉降现象。

(7) 肉眼看不清凝集现象时，也可在低倍显微镜下观察是否存在凝集。

（杨晓燕）

实验二　间接乳胶凝集试验

【实验目的】

(1) 掌握间接乳胶凝集试验的原理及应用。

(2) 熟悉类风湿因子检测试验的方法及结果判定。

【实验原理】

将可溶性抗原与相应抗体进行直接凝集试验时，不出现凝集现象。将可溶性抗原（或抗体）吸附或偶联在与免疫反应无关的载体颗粒表面，使其成为致敏颗粒，然后再与相应抗体（或抗原）结合，在适当条件下，载体颗粒因为抗原 - 抗体反应而被动地发生凝集，出现肉眼可见的凝集物，称为间接凝集反应（图 3-2-1）。常用的载体颗粒有正常人 O 型红细胞、绵羊红细胞及乳胶颗粒等。根据致敏载体特性的不同，间接凝集反应可分为正向间接凝集试验、反向间接凝集试验、间接凝集抑制试验和协同凝集试验等。

在间接凝集反应中，若载体颗粒为乳胶颗粒，则称为间接乳胶凝集试验（indirect latex agglutination test）。现以类风湿因子（rheumatoid factor，RF）检测为例介绍该试验。类风湿性关节炎患者可产生自身抗体，即类风湿因子，该因子是一种抗变性 IgG 的 IgM 类抗体。利用人变性 IgG 致敏的乳胶颗粒与患者血清反应，若标本中含有类风湿因子，则与 IgG 致敏的乳胶颗粒作用，出现凝集；相反，若标本中没有类风湿因子，则不会出现凝集。检测类风湿因子可辅助诊断类风湿性关节炎。

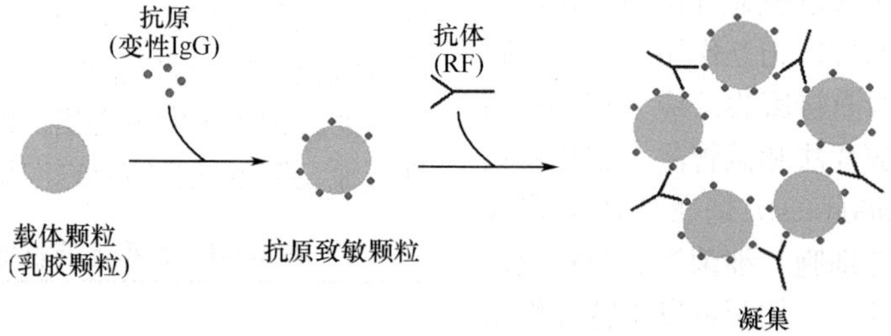

图 3-2-1　间接乳胶凝集反应原理示意图

【实验材料】

(1) 类风湿乳胶诊断试剂（致敏乳胶颗粒，即吸附有变性 IgG 的乳胶颗粒）。

(2) 待检血清、类风湿因子阳性对照血清、类风湿因子阴性对照血清。

(3) 载玻片（或乳胶凝集反应纸板）、毛细吸管、牙签等。

【实验方法】

(1) 取洁净载玻片（或乳胶凝集反应纸板）一张，用毛细管分别滴加待检血清、阳性对照血清、阴性对照血清各 1 滴。

(2) 分别向上述血清内滴加 IgG 致敏乳胶试剂 1 滴，用牙签充分混匀，2 ～ 3min 后，观察结果。

【实验结果】

在黑色背景下肉眼观察，阳性对照出现白色凝集颗粒，且液体澄清；阴性对照仍为均匀浑浊的白色乳胶状液体，无白色凝集颗粒出现。待检血清和对照血清比对后判定试验结果。

【注意事项】

(1) 试剂应保存于4℃，切勿冻存；使用前应使试剂接近室温并摇匀。

(2) 牙签和毛细吸管均不能混用，以免出现错误结果。

(3) 加样不宜过多，以免溢流相混。

(4) 观察结果时，边观察边摇晃效果为佳；反应时间越长，凝集现象越明显。

(5) 该法为定性测定，也可以用试管法做半定量检测，测定类风湿因子的滴度。

（杨晓燕）

实验三　双向琼脂扩散试验

【实验目的】

(1) 掌握双向琼脂扩散试验的原理和应用。

(2) 熟悉双向琼脂扩散试验的基本操作方法。

【实验原理】

双向琼脂扩散试验（double agar diffusion test），简称“双扩”，是将可溶性抗原和抗体分别加入含适量电解质的琼脂凝胶板上不同小孔中，抗原和抗体各自向四周顺浓度差自由扩散，如果抗原和抗体相对应，两者在比例适当处发生特异性结合反应，即可形成肉眼可见的白色沉淀线。如果同时存在多对抗原抗体系统，由于其扩散速度不同，可在琼脂板上出现多条沉淀线，根据沉淀线的位置、数量、形状以及各沉淀线间的关系，可对抗原或抗体进行定性或半定量分析（图3-3-1）。例如，双扩用于抗原或抗体的纯度分析、比较抗原间的异同等，此为定性试验；用已知的抗原（或抗体）检测未知的抗体（或抗原），以抗体的效价（或抗原的相对稀释度）反映其相对含量，此为半定量实验。现以检测血清甲胎蛋白（alpha-fetoprotein，AFP）为例介绍该试验。

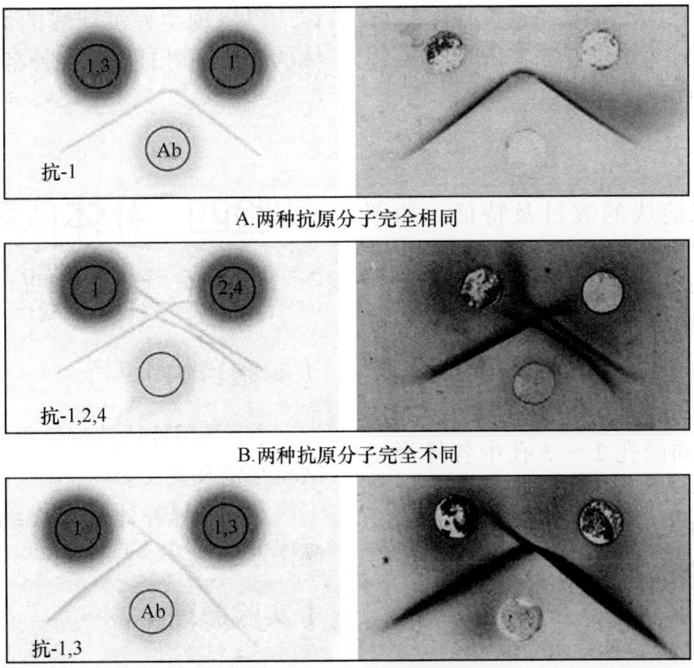

A.两种抗原分子完全相同

B.两种抗原分子完全不同

C.两种抗原分子部分相同

图3-3-1　双向琼脂扩散实验

【实验材料】

1. 抗体 抗 AFP 抗体。

2. 抗原 AFP 阳性血清。

3. 待检血清 按 1 ∶ 2、1 ∶ 4、1 ∶ 8、1 ∶ 16 稀释。

4. 生理盐水（NS）

5. 其他 1.2% 琼脂盐水、载玻片、直径 3mm 打孔器、微量移液器、吸头等。

【实验方法】

1. 琼脂板的制备 将载玻片置于水平台面上，用吸管吸取加热溶化的 1.2% 琼脂盐水 4ml，均匀浇注在载玻片上，注意勿产生气泡。

2. 打孔 待琼脂凝固后，将琼脂板置于图样上（图 3-3-2，梅花形排列，中央 1 孔，周围 6 孔），用打孔器打孔，孔径 3mm，孔间距 5mm，挑出孔内琼脂。

3. 加样 用微量移液器于中央孔加入一定量抗 AFP 抗体，周围孔 1 加入已知 AFP 阳性血清作为阳性对照，周围孔 2 ～ 5 孔分别加入 1 ∶ 2、1 ∶ 4、1 ∶ 8、1 ∶ 16 稀释的待检血清，周围孔 6 加入生理盐水作为阴性对照。加样时以加满小孔为度，避免出现气泡和溢出孔外。

4. 反应 将琼脂板放入湿盒内置 37℃恒温箱中，24h 后取出观察结果。

【实验结果】

观察孔间沉淀线的数目及特征。如图 3-3-2 所示，本试验周围孔 1（AFP 阳性血清）与中央孔（抗 AFP 抗体）之间应出现清晰的白色沉淀线，周围孔 6（生理盐水），为阴性对照，与中央孔间无白色沉淀线。其余各孔则根据与中央孔之间有无沉淀线及沉淀线的特征判断结果。周围孔 2 ～ 5 孔中各稀释度待检血清标本与中央孔已知抗体间产生沉淀线，并随抗原浓度减低，沉淀线由近中央孔逐渐转为接近周围孔。

【注意事项】

（1）加样时不要划破琼脂，以免影响沉淀线的形状。

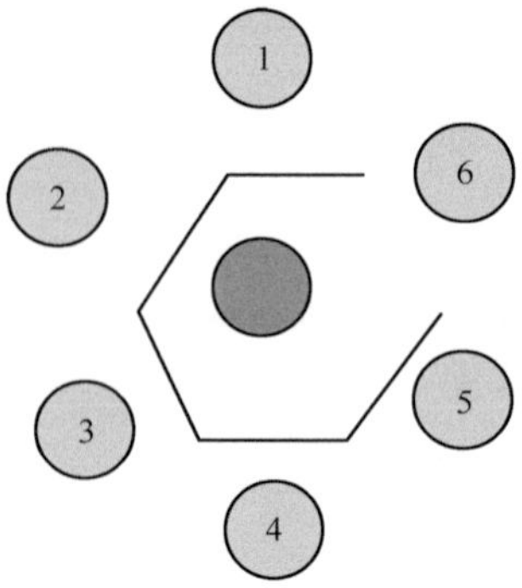

图 3-3-2 双向琼脂扩散试验结果示意图

（2）反应时间要适宜，时间过长，沉淀线可解离而导致假阴性；时间过短，则沉淀线不出现或不清楚。

（3）加样时抗体、阳性血清及各稀释度待检标本应各用 1 支吸头，以免混淆，影响试验结果。

（4）该试验在中央孔中加入的是已知抗体，在外围孔中加入的是不同稀释度的待测抗原，以出现明显沉淀线的最高稀释度为该抗原的最高稀释度，可对抗原进行定性和半定量分析；如果该试验在中央孔中加入已知抗原，在外围孔中加入不同稀释度的待测抗体，以出现明显沉淀线的最高稀释度为该抗体的效价，可对抗体进行半定量分析。

（杨晓燕）

实验四 补体依赖性细胞毒试验

【实验目的】

（1）掌握补体依赖性细胞毒试验的原理、结果判定及意义。

（2）了解补体依赖性细胞毒试验的基本操作方法。

【实验原理】

带有特异抗原的靶细胞（如正常细胞、肿瘤细胞、病毒感染细胞）与特异性抗体

（IgG1、IgG2、IgG3 或 IgM）结合后，通过补体活化的经典途径激活补体，引起靶细胞膜损伤，导致细胞膜的通透性增加，使细胞外低渗的液体进入细胞，导致细胞肿胀、死亡。采用染料（如伊红 -Y、台盼蓝等）染色细胞时，染料可通过受损的细胞膜进入细胞内使细胞着色，细胞失去正常的折光性，可用于指示死细胞或濒死细胞。因染料无法通过未受损的细胞膜而进入正常活细胞，所以活细胞不着色。根据显微镜计数的被染色细胞的百分比，可判定补体依赖的细胞毒活性。补体依赖性细胞毒试验可用于检测细胞表面的特异性抗原，也可用于检测所制备的抗体是否为特异性“细胞毒抗体”，例如细胞性抗原的测定、淋巴细胞亚群的鉴定、组织相容性抗原的检查与分型、选择性去除某一细胞亚群以及单克隆抗体的筛选与鉴定等。

Thy-1 抗原是小鼠 T 细胞的一个重要的表面抗原，同时又是区分小鼠 T 和 B 淋巴细胞的特异表面标记。在体外利用抗小鼠 Thy-1 的单克隆抗体与其发生特异性结合，通过激活补体对小鼠 T 细胞进行杀伤，从而鉴定并推算出小鼠脾脏或胸腺 T 细胞亚群的比例。

【实验材料】

1. 补体　新鲜豚鼠混合血清，分装后保存于 -20℃，临用时用 Hank’s 液稀释至最佳浓度。

2. 抗小鼠 Thy-1 的单克隆抗体（最佳稀释度）。

3. Hank’s 液

4. 小鼠

5. 0.5% 台盼蓝染色

6. 其他　解剖器械（眼科剪、眼科镊）、平皿、试管、吸管、移液器、吸头、载玻片、盖玻片、显微镜、水浴箱等。

【实验方法】

1. 靶细胞的制备　脱颈处死小鼠，取出脾脏（左侧腹部）或胸腺（胸骨柄处）分别放入已加入约 3ml 冷 Hank’s 液的平皿中，将 3 ～ 4 层纱布覆盖到组织上，用直头镊子固定组织，用弯头镊子轻压组织，将其研磨成单细胞悬液，然后用吸管隔着纱布将细胞悬液吸出，放入试管，1000r/min 离心 5min，用 Hank’s 液洗两次。将沉淀的细胞重悬于 Hank’s 液中，配成 1×10^7/ml 细胞悬液。

2. 加样　取试管 3 支，编号，按表 3-4-1 依次加入 1×10^7/ml 细胞悬液、抗小鼠 Thy-1 的单克隆抗体（最适稀释度）、Hank’s 液放入 37℃水浴 30min。

表 3-4-1　补体依赖性细胞毒试验加样方案

实验材料	试验管	补体对照管	细胞对照管
1×10^7/ml 细胞悬液	0.1ml	0.1ml	0.1ml
Thy-1 单克隆抗体	0.1ml	—	—
Hank’s 液	—	0.1ml	0.2ml
1 ∶ 3 补体	0.1ml	0.1ml	—

3. 观察　细胞孵育后，取出试管，于每管中各加入 50μl 台盼蓝染液，振摇混匀后，立即取染色的细胞悬液 1 滴于载玻片上，盖上盖玻片，镜检。先在低倍镜下观察，再用高倍镜观察，比较 3 管中细胞着色情况。

【实验结果】

（1）死细胞呈蓝色，肿胀变大且失去折光性；活细胞体积较小，形态正常，不着色，透亮且有折光性。

（2）结果判定：按以下公式计算细胞毒百分率。

细胞毒百分率（%）=（对照管活细胞数 - 试验管活细胞数）/ 对照管活细胞数 ×100%。

【注意事项】

（1）不同的实验小组分别取胸腺或脾脏进行实验，然后比较其结果。

（2）小鼠脱颈处死要迅速、彻底，以免小鼠挣扎过程中出血过多，不利于胸腺的分离。

(3) 制备靶细胞速度要尽可能快些，且需在冰上操作，以保持细胞活力；靶细胞浓度要适中，过高或过低均会影响试验结果。

(4) 补体要新鲜采集，需 3 只以上豚鼠血清混合。

(5) 抗 Thy-1 的单克隆抗体和补体的效价要在预试验中确定。

(6) 台盼蓝染色时间及计数时间不要太长，因台盼蓝本身对细胞有一定的毒性，可导致细胞死亡。细胞滴加到载玻片上后长时间放置不检测，也可导致假阳性反应。

(7) 在对照管中，补体对照管和细胞对照管的活细胞数目按原理不会出现显著性差异，可取两管平均值用于计算细胞毒百分率。如果补体对照管或细胞对照管的死细胞数超过 5%，则需分析其原因并重新检测。

（陈　全）

实验五　酶联免疫吸附试验

【实验目的】

(1) 掌握酶联免疫吸附实验的类型、特点及应用。

(2) 熟悉酶免疫技术的基本原理、特点、类型及应用；双抗夹心 ELISA 法检测 HBsAg 的基本步骤及结果判定。

(3) 了解免疫标记技术的基本原理、种类、特点及应用；间接 ELISA 法检测 HBsAb 的基本步骤及结果判定。

【实验原理】

免疫标记技术 (immunolabeling technique) 是指用荧光素、放射性核素、酶、发光剂或电子致密物质（胶体金、铁蛋白）等作为示踪剂标记抗体或抗原而进行的抗原 - 抗体反应。该方法具有高灵敏度、高特异性、快速等优点，能进行定性、定量和定位测定，易于观察结果并适合自动化检测，广泛用于各种微量生物活性物质的分析鉴定、定性或定量检测。根据实验中使用标记物与检测方法不同，免疫标记技术可分为免疫酶技术、免疫荧光技术、放射免疫技术、金免疫技术和免疫发光技术等。

酶免疫技术是一种用酶标记抗体（或抗原）以检测特异性抗原（或抗体）的方法。本法将抗原 - 抗体反应的高度特异性与酶对底物的高效催化作用有效地结合起来，借助酶作用于底物的显色反应判断结果，用酶标测定仪测定光密度 (OD) 值可反映待测抗原或抗体的含量。本法灵敏度高（可达 ng/ml，甚至 pg/ml)，可检测可溶性抗原或抗体，也可检测组织或细胞表面特异性抗原。常用作标记物的酶有辣根过氧化物酶 (horseradish peroxidase，HRP) 和碱性磷酸酶 (alkaline phosphatase，AP) 等。HRP 对应的底物为邻苯二胺 (o-pheny-lenediamine，OPD)、四甲基联苯胺 (tetramethyl benzidine，TMB)，AP 对应的底物为对硝基苯磷酸酯 (p-nitrophenyl phosphate，p-NPP)。常用的方法有酶联免疫吸附试验 (enzyme linked immunosorbent assay，ELISA) 和酶免疫组织化学技术，前者常用于检测可溶性抗原和抗体，如细胞因子、免疫球蛋白、激素、药物半抗原等的检测，后者常用于检测组织或细胞表面的特异性抗原。

ELISA 是酶免疫测定中应用最广的技术，其基本原理是：将已知抗原或抗体吸附在固相载体（聚苯乙烯微量反应板）表面（抗原、抗体吸附到固相上的过程称为包被），使抗原 - 抗体反应在固相表面进行，通过洗涤将固相上的抗原 - 抗体复合物与液相中未结合的游离成分分离，通过抗原 - 抗体反应而结合在固相上的标记酶催化底物产生显色反应，以此反映固相上抗原 - 抗体复合物形成的量。ELISA 检测通常分为直接法、间接法、双抗体夹心法和竞争抑制法，其中双抗体夹心法和间接法最常用（图 3-5-1）。

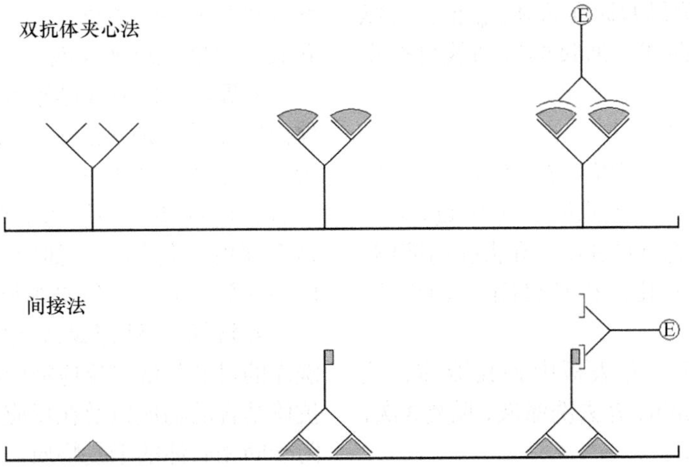

图 3-5-1　双抗体夹心 ELISA 和间接 ELISA 原理示意图

双抗体夹心法适用于检测血清、脑脊液、胸水、腹水等各种液相中的可溶性抗原。其原理为：将已知抗体包被在固相上，加入待检标本，标本中的抗原与固相上已知抗体特异性结合，再加入酶标抗体，通过洗涤去除未吸附的抗体、未结合的抗原及酶标抗体，加底物后，标记酶分解底物发生呈色反应。包被抗体和酶标抗体可为针对抗原分子中相同或不同表位的单克隆抗体；间接法适用于各种抗体的检测，其原理为：将已知抗原包被于塑料板或微球上，然后加待检标本，如果标本中有相应的特异性抗体（一抗），即与固相上的抗原结合，形成抗原 - 抗体复合物，然后加酶标记的二抗（如羊抗人 IgG）或酶标记的葡萄球菌蛋白 A（staphylococcal protein A），并加底物显色。

【实验材料】

1. 包被缓冲液　0.1mol/L pH9.5 碳酸盐缓冲液。

2. 封闭液　5% 脱脂乳 -PBS 溶液，pH7.4。

3. 洗涤液　0.02mol/L pH7.2 PBS-0.05% Tween20。

4. 样本稀释液　0.02mol/L pH7.4 PBS-0.1% 白明胶。

5. 底物溶液　20mmol/L 邻苯二胺溶液（pH5.0 磷酸盐 - 柠檬酸缓冲液稀释）。

6. 终止液　2mol/L H_2SO_4。

7. 辣根过氧化物酶（HRP）标记的抗体

8. 待测抗原或抗体样品

9. 微量移液器、酶标反应板等

10. 其他　酶标仪、37℃恒温箱、冰箱。

【实验方法】

1. 双抗夹心法

（1）抗体包被：取 1 块 96 孔酶标板，加入与待检抗原相应的已知抗体（用 pH9.5 碳酸盐缓冲液适当稀释），每孔 100μl，置湿盒 4℃过夜。弃去孔内液体，洗涤液洗 1 次；加入封闭液 200μl/ 孔，37℃封闭 1h（或置 4℃过夜）。

（2）洗酶标板：弃去板中各孔液体，注满洗涤液，放置 1min，弃去洗涤液，重复 3 次，末次在滤纸上拍干。

（3）加入样品：将已包被孔编号，再将经样品稀释液稀释的样品、标准品及阴性对照液分别加入相应酶标板孔中，每孔 100μl。

（4）加入酶标抗体：取最适稀释度的酶标抗体每孔加 100μl。轻摇混匀后，置湿盒 37℃，30min。

（5）洗酶标板：同（2），末次在滤纸上拍干。

（6）加底物溶液：每孔加新配制的邻苯二胺底物溶液 100μl，避光室温 5 ～ 10min。

（7）加终止液：每孔加 2mol/L H_2SO_4 50μl，终止反应。

（8）结果观察：目测法或酶标仪检测。在 492nm 处测定 A 值（A_{492nm}），以标准品浓度作为横坐标，测得的标准品 A_{492nm} 值作为纵坐标，绘制标准曲线，通过标准曲线可查得待测抗原的浓度。

2. 间接法

(1) 抗原包被：将经包被液稀释的抗原加入 96 孔酶标板中（抗原量 1 ～ 10μg/ml），每孔 100μl，置湿盒 4℃过夜。弃去孔内液体，加入封闭液 200μl/ 孔，37℃封闭 1h（或 4℃过夜）。

(2) 洗酶标板：弃去板中各孔液体，注满洗涤液，放置 1min，弃去洗涤液，反复 3 次，末次在滤纸上拍干。

(3) 加入样品：将不同稀释度的抗体加入酶标板中，同时加入阴性、阳性对照液，每孔加 100μl，置湿盒 37℃，45min。洗酶标板，方法同 (2)，末次在滤纸上拍干。

(4) 加入酶标抗体：取最适稀释度的酶标抗体，每孔加 100μl，置湿盒 37℃，30min。洗酶标板，方法同 (2)，末次在滤纸上拍干。

(5) 加底物溶液：每孔加新配制的底物溶液 100μl，室温避光显色 5 ～ 10min。

(6) 加终止剂：每孔加 2mol/L H_2SO_4 50μl，终止反应。

(7) 结果观察：用酶标仪测定 A_{492nm} 值，以抗体稀释倍数作为横坐标，测得的 A_{492nm} 值作为纵坐标，绘制抗体稀释曲线，以最大显色至阳性显色孔 50% 反应孔的抗体稀释倍数为抗体效价。

【实验结果】

空白对照孔应无色，阳性孔呈棕黄色，标准系列各孔颜色由低浓度到高浓度逐渐变深。

【注意事项】

1. 液体　包被缓冲液、洗涤液、标本稀释液等可提前配制，于冰箱中短期保存，使用前观察是否变质。OPD 底物液需新鲜配制并在 1h 内使用，且具有致癌性。封闭液也可用 1% ~ 2% 的牛血清白蛋白 (BSA)，效果优于 5% 脱脂乳。

2. 加样　ELISA 操作中需多次加样，定量实验加样量力求准确。标本和酶标抗体的稀释液应按规定配制。加样时应将液体加在孔底，并避免出现气泡。

3. 保温　ELISA 操作需要一定温度孵育，保温容器最好是水浴箱，可使温度迅速平衡。为避免蒸发，酶标板上应加盖，或将酶标板平放在底部垫有湿纱布的湿盒中。湿盒应该是金属的，传热快。如应用保温箱，空湿盒应预先放在其中，以平衡温度。

4. 洗涤　洗涤是决定实验成败的关键。洗涤的目的是洗去反应液中没有与固相抗原或抗体结合的物质以及在反应过程中非特异性吸附于固相载体的干扰物质。聚苯乙烯塑料对蛋白质的吸附作用是普遍的，在 ELISA 测定过程中应尽量避免非特异性吸附，洗涤液中加入 Tween20 就是为了尽可能彻底地将非特异性吸附的干扰物质洗涤下来。洗涤如果不彻底，尤其是最后一次洗涤，如有酶标抗体的非特异吸附，将使空白值升高。在间接法中，如果血清标本内的非特异性 IgG 吸附在固相上而未被洗净，将与酶标抗体作用而产生干扰。

5. 对照的设立

(1) 空白对照：用 PBS 替代样品，检验实验系统中是否有非特异分解底物的作用，避免出现假阳性，无色说明实验可靠。

(2) 阳性对照：标准品作系列稀释，以对应的 A_{492nm} 值求出回归方程或作标准曲线并避免出现假阳性。

(3) 阴性对照：反映的是非处理组的非特异性 A_{492nm} 值。处理组 A_{492nm} 值减去非处理组 A_{492nm} 值（阴性对照），即可去除本底。

（陈　全）

实验六　免疫斑点试验

【实验目的】

(1) 掌握免疫斑点试验的基本原理、特点及用途。

(2) 熟悉免疫斑点试验检测微量抗原的方法及步骤。

(3) 了解免疫斑点试验结果的定量分析。

【实验原理】

免疫斑点试验，又称为斑点酶联免疫吸附试验（dot enzyme linked immunosorbent assay，Dot-ELISA）、抗原斑点试验（antigen-spot test）、斑点免疫结合试验（dot-immunobinding assay，DIBA）及斑点免疫测定（spot immunodetection）等，是20世纪70年代末由Western blot演变而来的、利用纤维素膜（硝酸纤维素膜或醋酸纤维素膜）作为固相支持物进行抗原抗体反应的免疫学检测方法。它不仅具有简单、快速、特异性强、敏感度高等优点，而且可以检测微量抗原。目前已广泛应用于微量抗原检测、单克隆抗体的筛选及多种病原体感染的血清学诊断等方面。

硝酸纤维素膜（nitrocellulose membrane，NC膜）和醋酸纤维素膜等纤维素膜具有很强的静电吸附力，在中性条件下即可有效地吸附蛋白质等生物大分子，其结合蛋白质的能力为80～90μg/cm^2，大于常规ELISA或RIA所用的聚苯乙烯微量板或琼脂糖小珠等一般固相吸附材料。将抗原吸附于纤维素膜后，就可利用纤维素膜作为固相载体进行抗原抗体反应。当加入抗体后，即可与膜上的抗原结合；再加入带有标记物的二抗，使标记物通过二抗与相应抗体的结合间接地交联于纤维素膜上。加入标记物相应的底物后，标记物即可与底物作用形成不溶性产物，在纤维素膜上呈现斑点状着色，从而判定结果，此为Dot-ELISA间接法。如果标记物是直接标记在特异性抗体上（即标记在一抗上）以检测膜上的待测抗原，则为Dot-ELISA直接法。常用的标记物有辣根过氧化物酶、碱性磷酸酶和胶体金等。下面以辣根过氧化物酶作为标记物来介绍免疫斑点试验（直接法）。

【实验材料】

1. 硝酸纤维素膜　浸泡于0.01mol/L pH7.4 PBS溶液中，以平衡膜电荷。

2. 封闭液　5%脱脂牛奶（0.01mol/L pH7.4 PBS稀释），以防止纤维素膜对蛋白质的非特异性吸附。

3. 洗涤液　含0.05% Tween20的0.01mol/L pH7.4 PBS。

4. 抗原　IL-2阳性对照溶液、IL-2阴性对照溶液及待测抗原（0.01mol/L pH7.4 PBS稀释）。

5. 酶标抗体　辣根过氧化物酶标记的兔抗人IL-2抗体，用0.01mol/L pH7.4 PBS稀释至合适浓度。

6. 底物液　用底物稀释液配制邻苯二胺（OPD）溶液（临用前配制）。

7. 其他　脱色摇床、吸水滤纸、镊子、微量移液器等。

【实验方法】

（1）用镊子取出浸泡于PBS溶液中的硝酸纤维素膜片，置于吸水滤纸上吸干水分，用铅笔在一端做好标记。

（2）取2～5μl已稀释的抗原液点于硝酸纤维素膜上，室温自然干燥。在同一膜片上，设置一阴性对照。

（3）将膜片放入封闭液中震荡封闭15min。

（4）将膜片用洗涤液震荡洗涤3次，每次1min，末次洗涤后用滤纸吸干。

（5）将膜片放入稀释好的酶标抗体溶液中，震荡反应15min。

（6）将膜片放入洗涤液中，同4洗涤3次，末次洗涤后用滤纸吸干。

（7）将膜片放入底物液震荡反应5～10min，将膜片取出，用自来水冲洗以终止反应，肉眼观察结果。

【实验结果】

（1）阳性对照处出现棕色斑点、阴性对照处无棕色斑点。

（2）如果待测标本与阳性对照均出现棕色斑点，即为阳性，说明标本中含有相应抗原；如果待测标本与阴性对照一样，无棕色斑点，即为阴性，说明标本中无相应抗原。

（3）半定量分析：将已显色膜片扫描后，用图像分析软件，通过分析膜片上“斑点”灰度值，从而半定量分析待测抗原。

【注意事项】

(1) 在纤维素膜上滴加标本时，不宜过多，一般 2 ～ 5μl 即可。

(2) 在纤维素膜上滴加标本后，必须待其自然干燥后再进行封闭，否则标本中的抗原会因未结合至膜上而被封闭液洗掉。

(3) 在洗去未结合的酶标抗体时，洗涤应彻底，否则会导致本底着色加深，影响观察和检测。

(4) 显色时间一般以 5 ～ 10min 较好。显色时间过长也可导致本底着色加深。

（陶　崑）

实验七　胶体金斑点层析技术检测早期妊娠

【实验目的】

(1) 掌握胶体金斑点层析试验检测早期妊娠的原理及方法。

(2) 熟悉免疫金标技术的基本原理。

【实验原理】

当受精卵着床 1 周后，孕妇尿液即可出现绒毛膜促性腺激素 (human chorionic gonadotropin, HCG)。胶体金斑点层析技术首先将鼠抗人 HCG 的单克隆抗体吸附在胶体金微粒上（常用的胶体金微粒直径为 5 ～ 50nm，分散状态的胶体金微粒一般肉眼不可见，但是大量胶体金微粒因抗原抗体反应而被聚集后，便可呈现明显紫红色），将此携带有抗体的胶体金微粒（称为抗体致敏胶体金）松弛地附着在玻璃纤维滤纸上。鼠抗人 HCG（一抗）及羊抗鼠 IgG（二抗）分别吸附在硝酸纤维素膜上的检测线处及阳性对照线处。当尿液通过吸水垫料的毛细管作用上行时，尿液中的 HCG 与玻璃纤维上的胶体金标记的鼠抗人 HCG（抗体致敏胶体金）结合，形成 HCG- 抗 HCG- 胶体金免疫复合物，该复合物继续上行至检测线处，并与固定于该处的鼠抗人 HCG（一抗）发生特异性结合反应，形成双抗体夹心免疫复合物，因抗体 Fc 段标记有胶体金，胶体金便随此双抗体夹心复合物的形成而聚集于检测线处，便可在检测线处呈现出清晰的紫红色条带。未结合 HCG 或已结合 HCG 但未形成双抗夹心结构的抗体致敏胶体金会继续上行，与阳性对照线处的羊抗鼠 IgG（二抗）发生结合，固定致敏胶体金微粒，形成一清晰的紫红色条带，即无论尿液中有无 HCG，在阳性对照线处均应出现清晰的紫红色条带（图 3-7-1）。该法简便、快速、灵敏，可用于早期妊娠的检测。

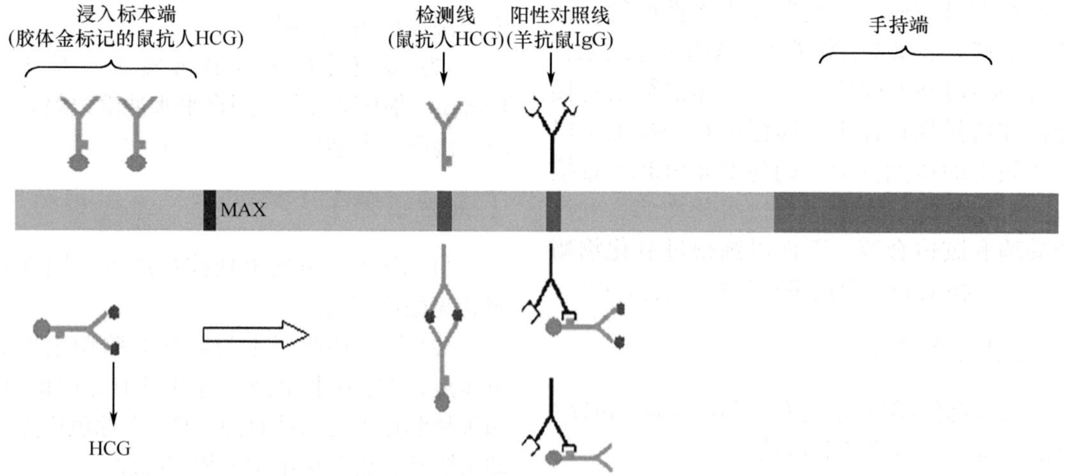

图 3-7-1　胶体金斑点层析技术原理

注：胶体金标记的鼠抗人 HCG 松弛地附着在玻璃纤维滤纸上（可移动），已知鼠抗人 HCG（一抗）固相化在硝酸纤维素膜的检测线处（固定，不可移动）；羊抗鼠 IgG（二抗）固相化在硝酸纤维素膜阳性对照线处（固定，不可移动）

【实验材料】

(1) 待检尿液 1 号和 2 号。

(2) 胶体金早孕检测试纸。

【实验方法】

(1) 将胶体金早孕检测试纸的箭头一端插入尿中，注意尿液不要超过 MAX 线。

(2) 5 ～ 10s 取出试纸条，并在 3min 内读取结果。

【实验结果】

阳性结果：测试纸条出现两条紫红色条带，说明尿液中有 HCG。

阴性结果：测试纸条仅在阳性对照线处出现一条紫红色条带，说明尿液中无 HCG。

无效：测试纸条上阳性对照线处无紫红色条带出现，说明试纸条失效或其他原因导致试验失败，需重新测试。

【注意事项】

(1) 试纸条单条密封包装，室温保存，但大批暂时不用的试纸条应于 4℃保存备用，以免抗体失效。从冰箱中刚取出的试纸条应待其恢复至室温，然后才打开其包装，可避免反应线模糊不清。

(2) 试纸条打开密封包装后，极易受潮，受潮的试纸不可使用。已使用过的试纸条，即使是阴性结果，也不可重复使用。

（陶　崑）

实验八　细菌计数法检测中性粒细胞吞噬功能

【实验目的】

(1) 掌握细菌计数法测定中性粒细胞吞噬功能试验的原理、方法及用途。

(2) 了解中性粒细胞生物学特性及意义；中性粒细胞吞噬功能检测试验的种类、原理及方法。

【实验原理】

相对于巨噬细胞而言，中性粒细胞常被称为小吞噬细胞。成年人外周血中的中性粒细胞的数量约占白细胞总数的 60% ～ 70%，是数量最多的一种白细胞。中性粒细胞来源于骨髓的造血干细胞，产生速率快（约为 10^7 个 / 分钟），但生命周期短（为 2 ～ 3 天）。中性粒细胞胞核呈多叶状，属多形核白细胞，细胞质内分布着不能被苏木紫、伊红等染色的颗粒而得名。该颗粒内含有髓过氧化物酶、防御素、溶菌酶及组织蛋白酶 G 等，其中，髓过氧化物酶是中性粒细胞所特有，巨噬细胞没有这种酶，为中性粒细胞在细胞化学上的标志。

中性粒细胞是机体发生急性炎症时的主要反应细胞，它具有很强的变形运动能力，中性粒细胞可通过趋化、调理、吞入和杀菌等步骤，吞噬和消化细菌及机体本身的坏死组织和衰老、死亡的细胞等异物，参与抗化脓性细菌感染、急性炎症反应及Ⅲ型超敏反应等多种重要的生理和病理过程，是机体固有免疫的重要组成部分。

中性粒细胞吞噬功能的检测，又被称为“小吞噬实验”。在体外将新鲜血液与细菌混合，经适当时间孵育后涂片染色，在显微镜下可观察到被吞噬到中性粒细胞内但还未被消化的细菌。计算吞噬有细菌的中性粒细胞数占中性粒细胞总数的百分率和每个中性粒细胞平均吞噬的细菌数，可反映中性粒细胞的吞噬功能，可作为辅助判断机体非特异性免疫力的指标之一。本试验用白色葡萄球菌作为中性粒细胞的吞噬物。

【实验材料】

(1) 白色葡萄球菌孵育 18h 的肉汤培养物。

(2) 肝素抗凝试管、碘伏、无菌棉签、压脉带、采血针、吸管、EP 管、载玻片、水浴箱或孵箱。

(3) 瑞氏染液、pH6.8 PBS 缓冲液、蒸馏水、显微镜、香柏油。

【实验方法】

1. 制备细菌悬液 取白色葡萄球菌 18h 肉汤培养物，经 McFarland 比浊法测定细菌数后，用生理盐水调整至 (6 ～ 9) $\times 10^9$ 个 /ml，100℃加热 15min 杀死，4℃保存备用。

2. 准备血液样本 用碘伏消毒手臂皮肤后，静脉采血 2ml，收集于含肝素 (50U/ml) 的抗凝管中，轻轻混匀。

3. 孵育 将血液和菌液按体积比 2 ∶ 1 的比例混合，轻柔混匀后，置 37℃孵箱或水浴箱孵育 20min，中间隔 10min 混匀一次。

4. 制作血涂片 用吸管将“血液 - 细菌混合液”轻轻吹打均匀，取一小滴置于洁净的载玻片的一端，然后用另一载玻片推成血涂片，使血细胞呈薄层分布，空气中自然晾干。

5. 瑞氏染色 瑞氏染液数滴覆盖血膜，染 1min，再加等量 pH6.8 PBS 与染液混合，染 10 ～ 15min，注意勿使染液干涸。倾去染液，斜持玻片，用蒸馏水冲洗玻片一端，用细水流将染料“漂”走，空气中自然干燥。

6. 显微镜观察 先用低倍镜观察染色整体效果，再用油镜观察中性粒细胞及其吞噬的白色葡萄球菌。可见中性粒细胞分叶状的细胞核及吞噬的细菌染成蓝紫色，而中性粒细胞胞浆染为淡红色。

【实验结果】

观察 100 个中性粒细胞，分别记录吞噬细菌的中性粒细胞数和每个中性粒细胞吞入的细菌数。按以下公式计算吞噬百分率和吞噬指数：

$$\text{吞噬百分率}=\frac{\text{100 个中性粒细胞中吞噬细菌的中性粒细胞数}}{\text{100（中性粒细胞）}}\times 100\%$$

$$\text{吞噬指数}=\frac{\text{100 个中性粒细胞中吞噬的细菌总数}}{\text{100（中性粒细胞）}}$$

一般情况下，人中性粒细胞吞噬百分率正常参考值为 62% ～ 76%，吞噬指数正常参考值为 1.32 ～ 1.72。

【注意事项】

(1) 中性粒细胞的吞噬活性在 37℃时最好，温度过高或过低均会使其吞噬能力减低。

(2) 个体差异、年龄、健康状况的不同，其吞噬能力亦不同。

(3) 掌握好细菌与中性粒细胞的作用时间。中性粒细胞对细菌的吞噬是一个非常迅速的过程，吞噬 5min 时吞噬率达 45%，10min 时接近 80%，20min 即达到平台。

(4) 取“细菌 - 全血”混合液涂片时，应混匀后再取。

(5) 血涂片不宜太厚或过薄，要求推出尾部。越接近推片末梢，白细胞数越多。计数时应取载玻片前、中、后三段计数，以提高准确率。

（陈　全）

实验九　Western blot

【实验目的】

(1) 掌握 Western blot 技术的检测原理。

(2) 熟悉 Western blot 检测方法。

(3) 了解 Western blot 的应用。

【实验原理】

Western blot 又称免疫印迹试验 (immunoblot test，IBT) 或酶联免疫电转移印迹法 (enzyme linked immunoelectrotransfer blot，EITB)，是一种将高分辨率凝胶电泳与抗原抗体反应特异性相结合的技术，具有分析容量大、敏感性高、特异性强等优点，是检测蛋白质特性、表达与分布的一种最常用方法。

聚丙烯酰胺经过亚甲双丙烯酰胺交联后形成具有筛分功能的聚丙烯酰胺凝胶，凝胶的筛分特性取决于其孔径，而孔径又随双丙烯酰胺与丙烯酰胺比率的增加而变小，比率接近 1 ： 20 时孔径达到最小值。蛋白样品经过加热变性后与 SDS 结合而带负电荷，在聚丙烯酰胺凝胶中从负极向正极泳动，蛋白质结合 SDS 的量与蛋白质分子量成正比而与其序列无关，因此 SDS 蛋白质复合物在聚丙烯酰胺凝胶电泳中的迁移率只与蛋白质分子量大小相关，分子量越小，泳动速度就越快，从而将蛋白质样品按分子量不同而分离，借助已知蛋白质分子量的标准参照物（蛋白质 Marker），即可初步估计样品中各蛋白质组分的分子量。通过 SDS-PAGE 电泳将蛋白质复合物按分子量大小分开为不同条带后，再通过电场或虹吸作用将凝胶中已经分离的蛋白质条带转移至硝酸纤维膜等固相载体上，固相载体以非共价键形式吸附蛋白质，且能使电泳分离的蛋白质或多肽与特异性抗体结合等生物学活性保持不变。以固相载体上的蛋白质或多肽作为抗原，与相应抗体发生特异性结合，再与酶或放射性核素标记的二抗结合，经底物显色或放射自显影以检测电泳分离的特异性目的蛋白成分（图 3-9-1）。本实验以检测宫颈癌细胞系 Hela 细胞表达的微管蛋白 γ 为例介绍 Western blot 法。

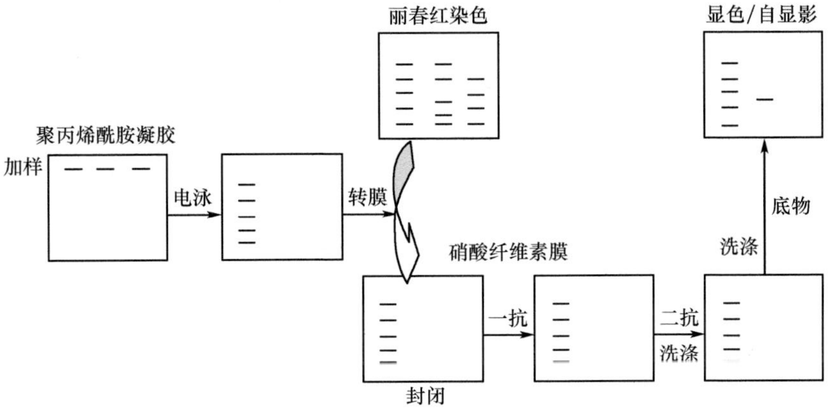

图 3-9-1　Western blot 原理示意图

【实验材料】

1. 试剂与细胞

(1) 小鼠抗人微管蛋白 γ（γ-tubulin）的单克隆抗体（一抗）。

(2) 辣根过氧化物酶标记的抗小鼠 IgG（二抗）。

(3) 已知分子量的预染蛋白质标准参照物（预染蛋白质 Marker）。

(4) 30% 丙烯酰胺溶液：29%（*W*/*V*）丙烯酰胺、1%（*W*/*V*）N，N- 亚甲双丙烯酰胺，置棕色瓶中储存于室温。

(5) 单去污剂细胞裂解缓冲液的配制：其中含 50mmol/L Tris-HCl（pH8.0）、150mmol/L NaCl、0.02% 叠氮钠、100μg/mL PMSF、1μg/mL Aprotinin、1% Triton X-100 或 NP-40。

(6) 化学发光底物液：多为商品化的试剂盒，主要含有鲁米诺和 H_2O_2，在碱性条件下辣根过氧化物酶催化鲁米诺产生吖啶酯，吖啶酯与 H_2O_2 反应而发光，从而使 X 线片感光、显影。

(7) DAB 显色液：在 9ml 0.01mol/L Tris-HCl（pH7.6）溶液中溶解 6.0mg 二氨基联苯胺（DAB），加入 1ml 的 0.3%（*W*/*V*）的 $NiCl_2$，用前加入 30% 的 H_2O_2 10μl。

(8) 细胞：培养的宫颈癌细胞系 Hela 细胞。

2. 材料与仪器

(1) 实验材料：硝酸纤维素膜（NC 膜），滤纸，EP 管，Tip 头，大小方盘等。

(2) 仪器：电泳仪、垂直平板电泳装置、半干转移仪、超声粉碎仪、水浴箱、摇床、离心机、分光光度计等。

【实验方法】

1. 蛋白质样品制备

（1）细胞裂解：收集培养 Hela 细胞，按照 1×10^6 细胞加入细胞裂解液 100μl，混匀后置冰上，用超声粉碎仪 10W 作用 5 ～ 10s，共 3 次。然后 4℃，12 000r/min 离心 20min，将上清液转移至干净 EP 管，紫外分光光度计测定蛋白浓度，-70℃保存备用。

（2）蛋白变性：取适量蛋白样品（在厚 0.75mm 的 SDS-PAGE 凝胶上，每个泳道约可加样 100μg），加入等体积的 2×SDS 凝胶加样缓冲液，混匀后置 100℃水浴煮沸 10min 使蛋白变性。

2. 电泳

（1）γ -tubulin 分子量大小在 48kDa 左右，推荐使用 10% 的分离胶。

（2）清洁电泳玻璃板，根据说明书安装垂直电泳装置。

（3）根据垂直电泳装置厂家给出的数据，确定灌注该装置所需凝胶溶液的体积（7.5cm×8.5cm，厚 0.75mm 的垂直电泳装置大约需要 5ml），按照表 3-9-1 配制 10% 的分离胶。

表 3-9-1　不同浓度分离胶的配制方案（单位：ml；总体积：10ml）

溶液成分 / 分离胶浓度	6%	8%	10%	12%	15%
水	5.3	4.6	4.0	3.3	2.3
30% 丙烯酰胺溶液	2.0	2.7	3.3	4.0	5.0
1.5mol/L Tris（pH8.8）	2.5	2.5	2.5	2.5	2.5
10% SDS	0.1	0.1	0.1	0.1	0.1
10% 过硫酸铵	0.1 ～ 0.2	0.1 ～ 0.2	0.1 ～ 0.2	0.1 ～ 0.2	0.1 ～ 0.2
TEMED	0.008	0.006	0.004	0.004	0.004
可分离蛋白的分子大小范围（kDa）	55 ～ 175	40 ～ 150	20 ～ 100	15 ～ 80	8 ～ 50

（4）依次加入各成分，当最后加入 TEMED 后，小心混匀，避免产生气泡，迅速用刻度吸管或 1ml 加样器在两玻璃板的间歇中灌注丙烯酰胺溶液（避免产生气泡），留出灌注积层胶所需的空间（梳子的齿长再加 1cm），再在丙烯酰胺上覆盖一层异丙醇，垂直放置于室温。

（5）分离胶完全聚合后（约 30min），倾出覆盖层液体，用去离子水洗涤凝胶顶部数次，倾出液体，用滤纸条尽可能除去凝胶上的液体和尚未聚合的凝胶。

（6）根据垂直电泳装置厂家给出的数据，按照表 3-9-2 配制积层胶（7.5cm×8.5cm，厚 0.75mm 的垂直电泳装置大约需要 2ml），混匀后直接灌注于分离胶上，立即插入干净的梳子，将凝胶垂直放置于室温。

表 3-9-2　5% 积层胶的配备方案（单位：ml）

溶液成分 / 不同体积积层胶	3	4	5	6
水	2.1	2.7	3.4	4.1
30% 丙烯酰胺溶液	0.5	0.67	0.83	1.0
1.0mol/L Tris（pH 6.8）	0.38	0.5	0.63	0.75
10% SDS	0.03	0.04	0.05	0.06
10% 过硫酸铵	0.03	0.04	0.05	0.06
TEMED	0.003	0.004	0.005	0.006

(7) 积层胶完全聚合后（约 30min），把凝胶固定于电泳装置上，小心向上垂直移出梳子，上、下槽各加入 Tris- 甘氨酸电泳缓冲液，上槽加满，下槽加至 1/3 左右。

(8) 根据梳齿的大小和多少确定加样量，在厚 0.75mm 的 7.5cm × 8.5cm SDS 聚丙烯酰胺凝胶上，10 孔梳齿最多可加 50μl，15 孔梳齿最多可加 30μl。

(9) 按预定顺序加样，依次加入预染蛋白质 Marker 和经过处理的蛋白样品。最后在所有未加样品的孔中加上等体积的 1 × SDS 凝胶加样缓冲液。

(10) 电泳：开始用 8V/cm 电压（或 20mA），当溴酚蓝迁移至分离胶时，用 15V/cm 电压（或 40mA），直至溴酚蓝迁移至距分离胶底部 1cm 处。

3. 转移（半干式转移）

(1) 电泳结束后取出凝胶，用转移缓冲液浸泡平衡 5min，共 3 次。

(2) 膜处理：预先裁好与凝胶同样大小的滤纸和 NC 膜，浸入转移缓冲液中浸泡 5min。

(3) 转膜：转膜装置从下至上依次按阳极碳板、滤纸（不少于 6 层）、NC 膜（滤膜）、凝胶、滤纸（不少于 6 层）、阴极碳板的顺序放好，滤纸、凝胶、NC 膜精确对齐，每一步均要去除气泡，加盖上方电极板，接通电源，根据凝胶面积，按 0.65mA/cm^2，电转移 1.5 ～ 2h。

4. 免疫学检测

(1) 小心取出滤膜，用铅笔标记蛋白质 Marker 条带，可防止后续洗涤过程中条带的消失，也可用以区分滤膜的正反面。

(2) 在一个大小合适的方盘中加入适量的封闭液（以能覆盖滤膜为宜），将滤膜正面向下置于封闭液中，平放在平缓摇动的摇床上，室温封闭 1h。

(3) 根据产品说明用封闭液稀释一抗（抗 γ-tubulin）至工作浓度，一抗的量取决于滤膜的大小，7.5cm × 8.5cm 滤膜需要 3ml。

(4) 根据滤膜的大小，剪取一张大于滤膜的石蜡膜平铺于一个玻璃或金属方盘的底部，滴加一抗于石蜡膜上，将滤膜正面朝下反扣于抗体上，避免产生气泡，将方盘四周放上湿巾纸，上方用洁净保鲜膜覆盖，置于 4℃孵育过夜或室温 2h。

(5) 取出滤膜，正面朝下置于一小方盘中，用 TBST 冲洗 3 次，再加 TBST 置摇床上漂洗滤膜 3 次，每次 15min。

(6) 用封闭液稀释辣根过氧化物酶标记的抗小鼠 IgG（二抗）至工作浓度（15ml 左右，以能覆盖滤膜为宜），加入一有盖小方盘中，将滤膜正面朝下浸入其中，置摇床上缓慢平稳摇动，室温孵育 1h。

(7) 取出滤膜，正面朝下置于一小方盘中，用 TBST 冲洗 3 次，再加 TBST 置摇床上漂洗滤膜 3 次，每次 15min。

5. 显色或化学发光检测免疫反应结果

(1) 显色：将滤膜浸入 DAB 显色液（用前配制）中，避光显色至出现条带时（2 ～ 3min），再将滤膜浸入去离子水中略微漂洗，最后将滤膜转移至磷酸盐缓冲液（PBS）中终止反应。

(2) 化学发光检测：根据产品说明，将试剂盒的 A、B 液按照 40 ∶ 1（如 2ml A 液＋50μl B 液）配制适量的底物工作液（最终体积 0.1ml/cm^2），将 NC 膜放入底物液中浸泡 5min，用保鲜膜包裹后固定于暗盒中，于暗室中进行 X 线片曝光、显影和定影。

【实验结果】

根据标记的蛋白质 Marker 各条带的分子量大小和每一泳道蛋白样品的名称，观察在相应靶蛋白分子量大小位置处有无显色条带或显影条带。如果用化学发光底物检测，条带为黑色；用二氨基联苯胺（DAB）显色，条带则呈棕黄色。γ-tubulin 的大小约为 48kDa，对照蛋白质分子量标准，可于相应分子量大小位置看到一条黑色或棕色条带，表明所检测的样本中含有该蛋白（图 3-9-2）。

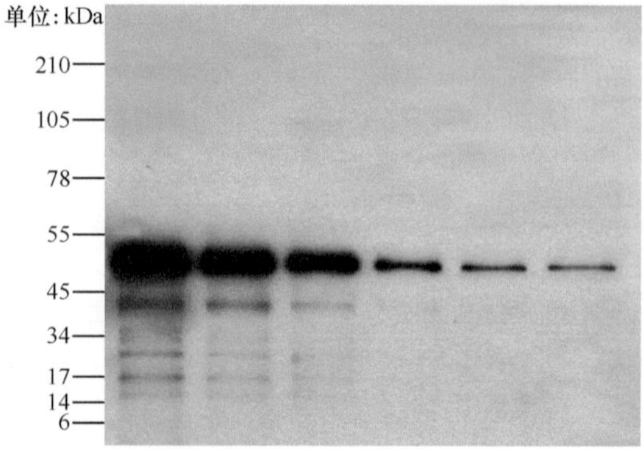

图 3-9-2　Western blot 法检测人 γ-tubulin 的结果（化学发光法）

【注意事项】

(1) 配制胶液时，最后加过硫酸铵和 TEMED，加入后应即刻使胶液充分混合、制胶，同时防止剧烈摇晃而产生气泡。

(2) 凝胶的聚合受温度影响，天气较冷时，应延长凝胶聚合时间，待凝胶充分聚合后方可使用。

(3) 丙烯酰胺、双丙烯酰胺具有神经毒性，DAB 有潜在的致癌作用，实验操作中应戴手套。

(4) 在转膜时，滤纸和滤膜的大小应与凝胶大小完全吻合，以避免造成电流短路而使蛋白质不能从凝胶向滤膜转移。

(5) DAB 显色时，显色液必须新鲜配制使用，最后加入 H_2O_2，一旦特异性蛋白质条带清晰可见即终止显色反应，化学发光显影可通过调整曝光时间来达到最佳效果。

（陶　崑）

实验十　淋巴细胞转化试验

【实验目的】

(1) 掌握淋巴细胞转化试验的原理。

(2) 熟悉 MTT 法淋巴细胞转化试验的方法。

【实验原理】

T、B 淋巴细胞在体外培养时，当受到 PHA、ConA 等有丝分裂原或特异性抗原刺激时，可发生克隆性增殖和分化，成为能进行分裂和增殖的淋巴母细胞。淋巴母细胞代谢旺盛、细胞内核酸和蛋白质合成增加，体积明显增大，染色质疏松，胞质丰富，核仁清晰可见。淋巴细胞转化试验是基于淋巴细胞对有丝分裂原和特异性抗原的反应性，体外检测淋巴细胞增殖水平的试验。淋巴细胞转化试验测定的方法有形态学检测法、^{3}H- 胸腺嘧啶核苷（TdR）同位素掺入法、MTT 法等。淋巴细胞增殖反应能力的强弱可在一定程度上反映淋巴细胞对外来抗原刺激反应能力的水平，淋巴细胞转化试验常用于患者细胞免疫功能检测、器官移植中组织相容性检测及免疫制剂的免疫调节功能评价等。

MTT 法，即四甲基偶氮唑盐微量酶反应比色法。淋巴细胞受到 ConA、抗原等作用后发生活化、增殖，其胞内线粒体琥珀酸脱氢酶活性相应升高，该酶可将外源性 MTT 还原为水不溶性的蓝紫色甲臜（formazan）结晶并沉积于细胞内，而死细胞和线粒体无琥珀酸脱氢酶的细胞（如红细胞）均不能转化 MTT 产生甲臜。二甲基亚砜（DMSO）能溶解细胞中的甲臜，形成蓝色溶液。溶液的蓝色深浅与细胞增殖程度呈正比。活化增殖细胞和增殖旺盛的肿瘤细胞代谢活跃，琥珀酸脱氢酶活性高，形成的甲臜量多，蓝色就较深，而非增殖的脾细胞的琥珀酸脱氢酶活性低，产生的甲臜量少，蓝色就较浅。用酶标测定仪测定细胞培养物于 570nm 波长的 OD 值，OD 值的大小可反映体系中细胞的相对增殖程度。该法简便、快速，无同位素放射性污染，但敏感性较差。

【实验材料】

1. 小鼠　健康 6 ～ 8 周龄 BALB/c 小鼠。

2. 刀豆蛋白 A（ConA）　根据 ConA 的纯度，用 RPMI-1640 培养液配制成最适浓度，用 0.22μm 微孔滤膜过滤除菌。ConA 刺激小鼠 T 细胞增殖的最适刺激浓度一般为 1.25 ～ 5μg/ml。

3. 淋巴细胞分层液、Hank’s 液、RPMI-

1640 培养液、胎牛血清。

4. 四甲基偶氮唑盐（MTT）　PBS 配制 5mg/ml 的 MTT 储存液，0.22μm 微孔滤膜过滤除菌、分装，4℃避光保存。

5. ACK 红细胞裂解液、DMSO。

6. 器材　注射器内芯、培养皿、试管、吸管。

7. 仪器设备　37℃恒温 CO_2 培养箱、酶标仪。

【实验方法】

1. 淋巴细胞的分离与培养

(1) 无菌取小鼠脾脏，置于预先加入 5ml Hank's 液的平皿中的 100 目钢网上，用注射器内芯将脾压碎后，将细胞液移至离心管内，用 PBS 洗涤一次，1000r/min 离心 5min，去上清。

(2) 用 2ml ACK 红细胞裂解液重悬细胞，室温 2min。

(3) 用 10ml PBS 洗涤一次，1000r/min 离心 5min，去上清。

(4) 用 5ml 含 10% 胎牛血清的 RPMI-1640 培养液重新悬浮细胞，计数细胞后，用该培养液调整细胞浓度为 5×10^6/ml，加入 96 孔培养板中，每孔 100μl 细胞悬液。

(5) 加入最适剂量的 ConA，100μl/ 孔，同时设只加含 10% 胎牛血清的 RPMI-1640 培养液阴性对照，每组设三复孔。

(6) 将细胞置于细胞培养箱内，37℃、5% CO_2 条件下培养 48 ～ 72h。

2.MTT 比色法检测淋巴细胞增殖水平

(1) 在上述培养细胞的 96 孔培养板中，每孔加入 5mg/ml MTT 10μl，继续培养 4h。

(2) 1000r/min 离心 5min，小心吸弃上清，再加入二甲基亚砜（DMSO）100μl/ 孔，于微量振荡器上轻轻振荡 10min，待甲臜完全溶解。

(3) 用配标仪测定细胞培养孔 570nm 波长的 OD 值。

【实验结果】

根据有丝分裂原刺激组和对照组各自的 OD 均值，计算出刺激指数（SI）。

SI = ConA 刺激孔 OD 均值 / 对照孔 OD 均值。

【注意事项】

(1) 淋巴细胞要新鲜制备，否则会影响实验结果。

(2) ConA 剂量应合适。其浓度过高对细胞有毒性，浓度过低不足以刺激淋巴细胞发生母细胞化。

(3) MTT 比色法最后吸弃上清时，要小心操作，在尽量吸弃上清的同时，注意不要将甲臜颗粒吸出，以免影响结果。同时，加入 DMSO 溶剂后要等甲臜颗粒充分溶解后，才能进行比色检测。

(4) 如果用特异性抗原刺激淋巴细胞，ConA 刺激孔可作为阳性对照孔。

（陈　全）

实验十一　病原微生物实验室生物安全及常用仪器设备和试剂

【实验目的】

(1) 熟悉病原微生物实验室生物安全。

(2) 了解常用仪器设备和试剂。

【病原微生物实验室生物安全】

病原微生物学实验室涉及实验室生物安全（biosafety for laboratories）。根据中华人民共和国国务院第 424 号令公布施行的《病原微生物实验室生物安全管理条例》和《实验室生物安全通用要求》GB19489-2008，WHO《实验室生物安全手册》第三版要求，为避免病原微生物对操作者和相关人员造成实验室相关感染，防止实验室污染泄漏对环境和公众的健康造成危害及保护试验材料免受污染，以保证实验的科学性，在实验教学中应严格遵守实验室生物安全的规范。

（一）建立有菌观念

病原微生物学教师、实验工作人员和进行实验的学生必须建立严格的有菌观念，掌握熟练的无菌操作技术。有菌观念是指细菌等微生物广泛分布于自然界，如，人或动物的皮肤、黏膜、排泄物，室内外的空气、尘埃及所有未消毒灭菌的物品上都可能存在各种微生物，在实验过程以及相关医疗活动中都要防止这些微生物的污染。具体要求如下：

(1) 从事病原生物学实验教学工作的人员必须身体健康，经过生物安全培训，具有生物安全意识、技术水平和业务能力。

(2) 实验教学活动一般仅涉及无或低致病性病原微生物，尽量避免涉及高致病性病原微生物。建议学生实验室应具备一级生物安全防护水平（BSL-1），并配置生物安全柜；教学准备室应具备二级生物安全防护水平（BSL-2）。

(3) 建立生物安全的规章制度。菌种、毒种应有专人管理。

(4) 非实验室工作人员和上课教师、学生，不得进入实验室。

(5) 实验教学应严格按照生物安全实验室操作技术规范进行，根据实验教学内容采取相应的个人防护措施。

（二）掌握无菌操作技术

无菌操作技术是指在实验教学中防止自然界的微生物污染实验材料，防止具有感染性的实验材料传染人和污染环境的操作技术规范。具体要求如下：

(1) 进入病原微生物学实验室应佩戴相应级别的个人防护装备，即防护服、防护口罩、防护帽、防护眼镜、手套等。实验完后按规范操作脱下，放到指定地点，进行适当消毒处理。

(2) 用于无菌操作的器皿，应适当包装，吸管吹吸端应塞有棉花，严格消毒灭菌。无菌吸管应使用橡皮球吹吸，不能用口吹吸，以免吹吸液经口感染或口腔内杂菌污染实验材料。

(3) 经消毒灭菌的物品在使用过程中不得与未经消毒灭菌的物品接触，如不慎接触，应立即更换无菌物品。凡使用后有菌污染的物品，必须存放在规定的容器内，经过灭菌后才能洗涤。

(4) 生物安全柜外的无菌操作，应在酒精灯旁进行。因酒精灯旁的操作不能避免感染性气溶胶的产生和传播，涉及含有危害程度较高的病原微生物的操作，应在生物安全柜内进行。

(5) 接种环（针）于每次使用前后，应彻底烧灼灭菌。无菌试管或烧瓶于开塞后及塞回前，管口或瓶口应通过火焰烧灼，以杀死可能附着在管口或瓶口的细菌。开塞后的管口及瓶口应尽量靠近火焰，试管及烧瓶应尽量平放，切忌口部向上和长时间暴露于空气中。试管塞或烧瓶塞应握在手中，不能放在桌上。

(6) 保持无菌的实验用品的制备，如倾注琼脂平板等应在无菌室、超净工作台或生物安全柜内进行操作。病原微生物的接种，动物试验应根据其危害程度，在相应防护级别的条件下进行。

(7) 无菌室、超净工作台或生物安全柜在使用前后，应用紫外线灯照射（30～60min）或用5%石炭酸或5%甲酸喷雾消毒，定期检测染菌程度。

(8) 离开实验室前，要浸泡消毒清洗手。

（三）生物安全实验室（BSL-1和BSL-2）规范操作注意事项

(1) 所有的实验操作应按尽量减少气溶胶和微小液滴形成的方式进行。

(2) 实验室应制订并执行处理溢出物的标准操作程序，出现溢出、事故以及明显或可能暴露于感染性物质时，必须向实验室负责人报告。实验室应如实记录有关暴露和处理的情况，保存相关记录。实验室中要张贴如何处理溢出物的实验室操作规则，每一位使用实验室的成员都要阅读并理解这些规程。

(3) 所有受到污染的材料、标本和培养

物在废弃或清洁再利用之前，必须先严格消毒灭菌处理。

(4) 污染的液体在排放到生活污水管道以前必须采用化学或物理学方法清除污染，根据所处理的微生物因子的危险度评估结果准备专门的污水处理系统。

(5) 只有保证在实验室内没有受到污染的文件纸张才能带出实验室。

（四）学生实验室规则

(1) 进入实验室前必须穿好实验室配备的工作服，离室时脱下，不得穿着工作服离开实验区。

(2) 进入实验室后，必需的实验讲义、笔记本、文具等应放在指定的位置。其他非实验用品一律不准带入实验室。禁止在实验室内进食、饮水、吸烟、化妆和处理隐形眼镜，以免引起实验室相关感染。实验室内应保持安静，遵守秩序，不准打闹嬉笑，以免引起意外事故的发生。

(3) 在实验过程中，应在教师指导下严格按照生物安全实验室操作技术规范进行实验，若发生意外事故，如划破手指、打破菌种管、培养物外溢等，应立即报告教师，及时进行相应的处理，并报告实验室生物安全员，记录备案。

(4) 实验完毕应将所用器材归还原处，整理好实验用品。需要培养的标本及时放入培养箱，需消毒处理的物品放到指定位置。未经许可，不得将任何实验材料，特别是菌种带出实验室。实验课结束前应清点实验物品，清点菌种管，若有缺失，应立即报告任课教师，查清后方能离开实验室。

(5) 实验课结束后，应及时清除杂物、垃圾，做好实验室清洁卫生。离开实验室前应洗手，必要时用消毒液泡手。关好门窗、水电方可离开实验室。

【常用实验器材的准备】

病原生物学实验的主要任务之一就是分离培养和观察各种病原微生物，因此各种器材在使用前后需要作相应的处理，否则易造成实验误差和实验环境的污染。常用的病原微生物实验器材有玻璃器皿、橡胶类物品、金属器械、塑料及有机玻璃类器皿等，其准备过程大致为清洗、干燥、包装、消毒四个步骤。

（一）清洗

1. 玻璃器皿 玻璃器皿种类较多，如吸管、试管、烧瓶、培养皿、培养瓶、毛细吸管、载玻片、盖玻片、涂菌棒等，清洗后要求玻璃器皿透明干净、无油迹，不能残留任何有害物质及化学药品。

(1) 新购入的玻璃器皿：因常附有游离碱质，需先在2%盐酸溶液中浸泡数小时，以中和器皿上附着的游离碱质，然后用肥皂水或洗衣粉洗刷玻璃器皿之内外，再以清水反复冲洗数次，以除去遗留的酸质，最后用蒸馏水冲洗。

(2) 使用过的玻璃器皿：凡被病原微生物污染的玻璃器皿，必须先进行严格的消毒；一般玻璃器皿可用高压蒸气灭菌；载玻片、盖玻片、吸管及滴管可浸泡于2%来苏或5%石炭酸溶液中24h，然后高压蒸气灭菌。灭菌后用肥皂水或洗衣粉洗刷玻璃器皿，再浸泡于由重铬酸钾与浓硫酸配制的清洁液中24h，清水反复冲洗数次，最后用蒸馏水冲洗。

2. 橡胶类物品 先用清水将物品冲洗干净，然后用2%盐酸煮沸15min，再以清水反复冲洗数 次，最后用蒸馏水冲洗。

3. 金属器械 新购置的金属器械常涂有防锈油，先用沾有汽油的纱布擦去油脂，再用清水洗净，最后用酒精棉球擦拭。用过的金属器械应先以清水煮沸消毒，再用酒精棉球擦拭干净。

4. 塑料及有机玻璃类器皿 这类器皿通常为一次性商品，若需反复使用，其清洗方法是：使用后立即浸泡以防干涸，流水冲洗，然后浸泡于2%氢氧化钠溶液中24h，清水冲洗后再用2%盐酸浸泡30min，清水反复冲洗数次，最后用蒸馏水冲洗。

（二）干燥

器皿可放在实验室通风处自然晾干；玻璃器械还可以放入烤箱中 80 ～ 120℃加速烘干，当烤箱温度下降到 60℃以下再打开取出器皿。

（三）包装

经清洗、干燥后的器皿必须在灭菌前进行包装，以避免使用前的再次污染。培养皿常用牛皮纸包裹；吸管和移液管首先在管口塞入棉花少许（不得过紧或过松），再用纸包裹后放入铝饭盒内灭菌。其他器皿如金属器械，涂菌棒、加塞的试管可直接装入铝饭盒内灭菌。

（四）消毒灭菌

严格的消毒灭菌对微生物的分离培养至关重要。金属类、玻璃器皿、橡胶类、布料类等耐高温高压的器材，均可采用高压蒸气法灭菌。对于不耐高温高压的器皿，可用消毒液浸泡或 ^{60}Co 照射消毒。灭菌后的器皿须在 1 周内用完，过期应重新灭菌后使用。

【常用仪器设备的使用】

（一）高压蒸气灭菌器

高压蒸气灭菌法是一种最有效的灭菌方法，广泛应用于医院和实验室。该法所用的专用设备为高压蒸气灭菌器，是生物安全实验室的必备设备。常用于一般培养基、生理盐水、手术器械和敷料等耐高温、耐湿物品的灭菌，也用于污物和排泄物等的灭菌。

1. 结构 有卧式和立式（包括手提式）两种，均由双层金属圆桶构成，两层之间为隔套间。外桶坚厚，用于盛水，加热后产生蒸气；桶口嵌有耐热的橡胶圈。外桶上方（立式）或前方（卧式）的外壁附有螺丝杆和螺帽，其上方（立式）或前方（卧式）有金属厚盖，盖边有螺丝口，通过扭紧的螺丝和橡胶圈将圆桶密封，不让蒸气外溢。内桶呈放需要消毒的物品。高压蒸气灭菌器上装有排气阀、安全阀，以调节器内压力；盖上装有温度计及压力表以表示内部温度和压力。有的高压蒸气灭菌器桶底装有加热器，可自行加热。目前使用的高压蒸气灭菌器多为全自动装置，设定后，自动控制加热，恒温，恒压，定时，使用方便，但价格昂贵（图 3-11-1、图 3-11-2）。

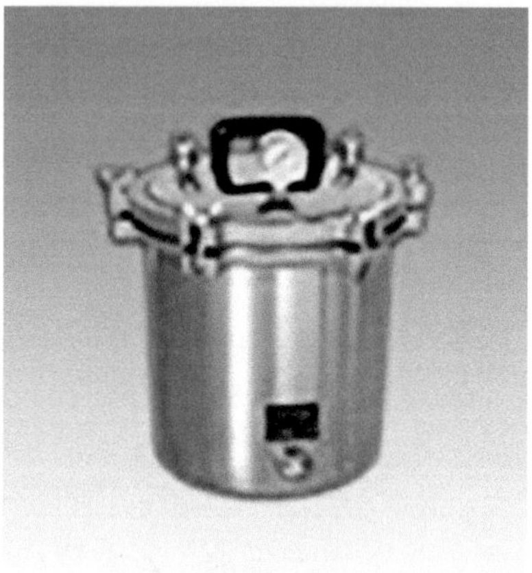

图 3-11-1 YXQ-SG46-280S 手提式高压蒸汽消毒锅灭菌器

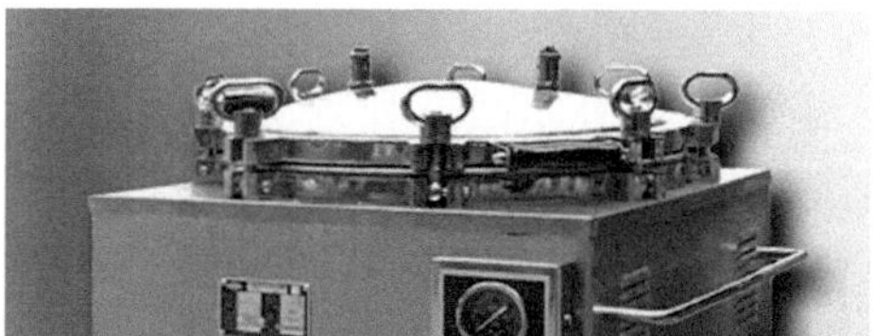

图 3-11-2 全自动灭菌高压锅 LS-120LD

2. 灭菌原理 通过加热，隔套间的水沸腾而产生蒸气，随着蒸气压力升高，内桶的压力也会增高。高压蒸气灭菌器通过使容器内压力升高，从而使沸点增高，高于100℃的温度，导致菌体蛋白质凝固变性而达到灭菌目的。在同一温度下，湿热的杀菌效力比干热大。原理如下：湿热中细菌菌体蛋白质容易凝固变性；湿热的穿透力比干热大；湿热的蒸气有潜热存在，当水蒸气变为液态时可释放一定的热量，这种热量能迅速提高被灭菌物体的温度，从而增加灭菌效果。该法可以杀灭包括细菌芽孢在内的一切微生物。

3. 使用方法

(1) 先在高压蒸气灭菌器的隔套间加水至规定水平面，然后往内层圆桶中放入欲灭菌物品，加盖时将盖上的排气管插入内层锅的排气槽内。再把桶盖按对称的螺旋位置盖好，将对称的螺旋用力扭紧，使桶盖均匀密闭，切忌单个依次扭紧螺旋。

(2) 加热后，当压力表指示为约 0.35kPa/cm^2 时，打开排气阀，排出冷空气，待压力表指示回复为“0”时，则冷空气完全排尽，关上排气阀。

(3) 排出冷空气后继续加热，按所需条件维持压力、温度和时间。

(4) 灭菌时间到达后，停止加热，让器内温度自然下降，当压力表显示“0”时方可打开排气阀，排尽余气。将桶盖的螺旋按对称方式用力扭松，打开桶盖，取出灭菌物品。

4. 注意事项

(1) 注意检查排气阀、安全阀、压力表的性能是否正常，以保证器内温度和压力与表的指示一致。若不能正确指示桶内压力和当压力过高时自动放气，桶内压力持续升高可引起爆炸。

(2) 往隔套间加水时，加水量不可过少，以防水烧干损坏加热器和外桶。

(3) 加热时一定要排出冷空气，否则器内空气冷热不均，达不到灭菌效果。

(4) 桶中放置的灭菌物品不能过紧，需有缝隙，以利蒸气流通。

(5) 灭菌后，必须待压力表指示降至“0”时才可开盖取物，否则内外压力不平衡或冷空气突然进入，使玻璃炸裂或瓶塞冲出瓶口，导致培养基污染或灼烧取物者。

(6) 高压蒸气灭菌器必须定期进行安全和灭菌效果的检验，若不合格，则应报废。

（二）普通培养箱

普通培养箱是病原生物学实验室的基础设备，用于各种病原生物的人工培养（图 3-11-3）。

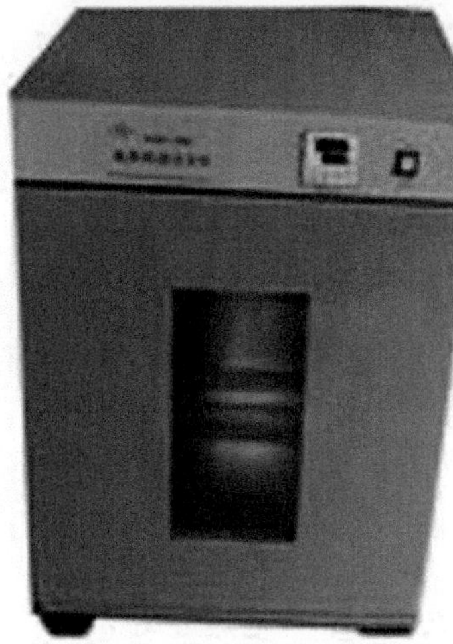

图 3-11-3　电热恒温培养箱 BPH-9082

1. 结构　由外壳、内胆、二者间的隔热材料、发热器和自动温控装置组成。

2. 原理及应用　通过底部电热丝的加热使箱内温度升高，再通过自动温控装置使培养箱内的温度恒定。一般培养箱的恒温范围从略高于室温起至 60℃。

3. 使用注意事项

(1) 箱内不应放置过冷或过热的物品，以免影响箱内温度的调节。

(2) 箱内物品不宜放置过挤，以便空气流动保持箱内温度的均衡。

(3) 取放物品后，应随手关闭箱门，以免影响箱内温度。

(4) 箱内可放一盛有水的容器，以减少培养物中水分的蒸发和维持箱内湿度。

(5) 定期消毒清洁箱内，可用甲醛熏蒸法；也可用 3% 来苏溶液擦拭内壁。擦拭前应先切断电源。

（三）电热鼓风干燥箱

电热鼓风干燥箱是实验室的常用设备（图 3-11-4），在病原生物学实验中主要用于干燥清洗的和高压蒸气灭菌后的器皿，对耐高温的玻璃器皿和瓷器进行干热灭菌。

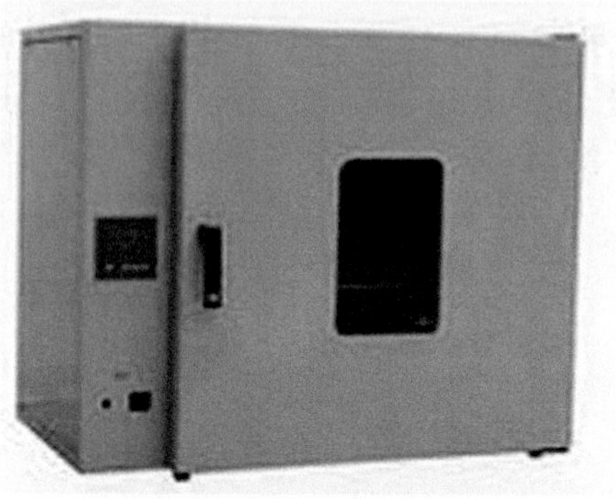

图 3-11-4　电热鼓风干燥箱 DHG-9053A

1. 构造　电热鼓风干燥箱的基本构造由经防锈处理冷扎喷漆的外壳钢板、不锈钢内胆、外壳与内胆之间填充的玻璃棉或其他隔热材料、加热器（镍铬合金电热丝）、温控装置和鼓风机组成。

2. 原理及应用　电热鼓风干燥箱又称为烤箱，它的工作范围一般在 50 ～ 300℃，可以根据需要选择适宜的工作温度。高温可以使物品水分蒸发，加之鼓风机的鼓风作用能使箱内气体流动增快，提高水分蒸发的速度，故可以用来烤干物品。高温可使微生物细胞内的蛋白质凝固变性从而达到灭菌的目的，故可用于物品的干热灭菌。

3. 使用注意事项

(1) 该箱应放置在室内干燥及水平处。

(2) 装入待灭菌物品后应关好箱门，切忌将易燃挥发物品放入该箱内，以免发生爆炸。

(3) 打开加热器和鼓风机开关，应同时打开排气阀，以便将潮气排出箱外。箱内物品不要摆得太挤以影响空气流通，而且不得使物品与箱内壁接触，以防包装纸烤焦燃烧。

(4) 升温和恒温时，根据箱顶温度计指数进行调节。当温度升至所需数值时，旋动恒温调节器至绿灯亮，表示箱内停止加温；如果温度还未达到所需温度时，则需转动调节器使红灯亮，表示箱内开始加温；如此反复调节，直到达到所需温度。

(5) 由于干热灭菌或干烤使用的温度较高，升温和恒温时，必须时时监控箱内温度，严防恒温调节器的自动调控失灵而造成安全事故。

(6) 干热灭菌时，温度不能超过 170℃，否则纸包裹或棉塞等即被烤焦甚至燃烧。

(7) 当箱内温度较高时，不能立即开箱门，否则玻璃器皿等可因温度骤降而炸裂。必须在箱内温度降至 70℃以下时才可开箱取物。

（四）生物安全柜

生物安全柜（biological safety cabinet，BSC）是为操作操作原代培养物、菌毒株以及诊断性标本等具有感染性的实验材料时，用以保护操作者本人、实验材料和实验室环境，避免操作过程可能产生的感染性气溶胶和溅出物污染的负压过滤排风柜，是Ⅱ级以上生物安全实验室的必备设备。生物安全柜分为Ⅰ级、Ⅱ级、Ⅲ级 3 种类型，根据实验室要求配置相应级别的生物安全柜。

1. 结构　生物安全柜由带工作台的特制金属柜、过滤装置、排风装置、照明系统等组成。这些装置根据生物安全柜的级别不同而异（图 3-11-5）。

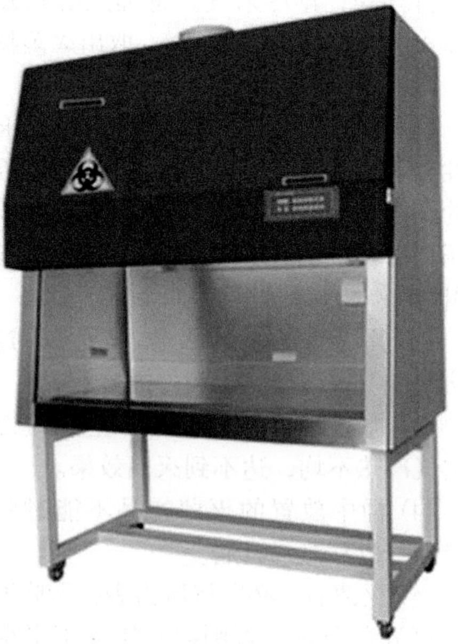

图 3-11-5　Ⅱ级双人生物安全柜 BHC-1300IIA2

2. 工作原理　在一级生物安全柜内操作时，排除的气体先经过废气通道到达高效粒子空气过滤器（high-efficiency particulate air filters，HEPA），再排除到环境中。HEPA 可以捕捉 99.97% 的直径在 0.3μm 的粒子，对于大于 0.3μm 的粒子其捕捉率可达 99.9%，这就使已知的感染因子均被有效的捕获，保证排除的气体中不含微生物。二级生物安全柜与一级生物安全柜的区别是，进入空气也需经过 HEPA 过滤器，保证覆盖在台面上的空气是无菌的，不仅提供个人防护，还保护样品不受污染。二级生物安全柜是目前应用最为广泛的柜型。三级生物安全柜中整个环境是完全密闭的，进入空气经 HEPA 过滤器，排出的气体经 2 层 HEPA 过滤。三级生物安全柜是为4级实验室生物安全等级而设计的，是目前世界上最高安全防护等级的安全柜。生物安全柜的作用是有效地降低实验室获得性感染的机会，减少人与样品或样品之间交叉污染的机会，保护操作人员、保护实验室周围环境的生物安全，也保护操作材料不受污染（图 3-11-6，图 3-11-7）。

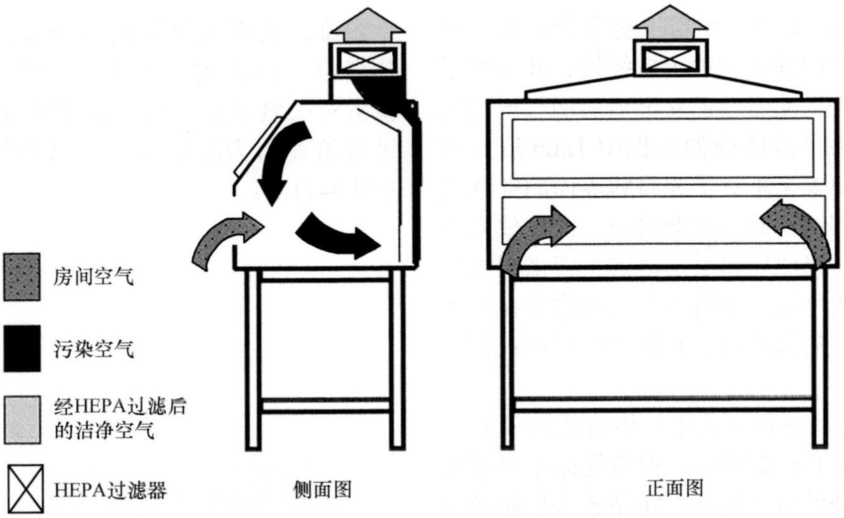

图 3-11-6　Ⅰ级生物安全柜气流形式

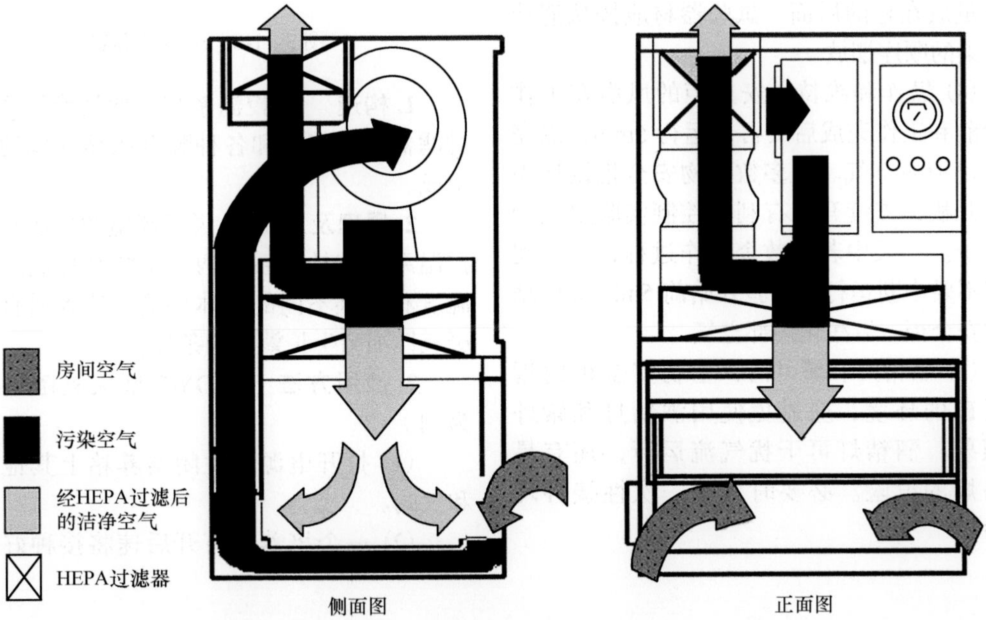

图 3-11-7　Ⅱ级生物安全柜气流形式

3. 使用注意事项

（1）安放：从生物安全柜前的开口流入柜内的气流速度约为 0.45m/s。这一单向流的风速，很容易被安全柜附近人员的走动、开窗、送风配风器、门的开关所干扰。理想的布置，应放在远离活动及可能有干扰气流的地方。应尽量在安全柜的后侧及两侧留下 30cm 的空间，便于维护作业。柜子上方留下 30 ～ 35cm 的高度，以便对排风过滤器的风速进行精确测量，并为排风过滤器的更换留下足够空间。安全柜前的玻璃观察窗不得在安全柜使用状态时打开。

(2) 操作人员：使用生物安全柜时，操作人员手臂的伸入或取出应缓慢，并垂直于前端开口处，从而保证安全柜前端气流的完整性。应在手或胳膊伸入柜中 1min 后开始操作，以便安全柜对手或胳膊表面的空气进行净化处理。实验所需器材应一次性放入生物安全柜，以便操作手不会因手臂来回进出柜子，干扰气流。柜内所有的操作要在工作面的中部或后部进行，并能通过玻璃观察窗看到。

(3) 仪器材料的放置：柜内的仪器和材料必须保持在最低数量，摆放物品不要阻塞后面气口处的空气流通。物品放入生物安全柜前，表面要用 70% 乙醇溶液消毒。试验材料尽量放在柜的后面，试验器材应按从清洁到污染的顺序摆放。

(4) 操作和维持：安全柜的风扇在工作开始前和工作完成后要再各运行 5min，以完全净化柜内空气。大多数生物安全柜设计为全天开机，连续开机有利于控制实验室灰尘和粒子。一天中若有数个操作过程，建议间隙期不要中断运行；实验开始前 5min 应启动生物安全柜，以净化局部空气。

(5) 酒精灯和紫外灯：生物安全柜内近似无菌的环境，应避免使用酒精灯和紫外线照射。酒精灯可干扰气流运行，还有易燃易爆的危险。必要时可用一次性接种环代替。

(6) 清洁消毒：一天工作结束`时，用漂白粉液或 70% 乙醇溶液等消毒剂擦拭工作台表面和各个内壁面及玻璃内面；如使用漂白粉液这种有腐蚀性的消毒剂，则要用灭菌水进行二次擦拭。建议工作柜在清洁、消毒时处在工作状态，以便在安全柜关闭前将其中的气体清除掉。生物安全柜内的所有物品，包括设备，都应在工作前后进行表面的去污处理和消毒。生物安全柜在移动以及更换过滤器之前，必须清除污染。

（五）厌氧培养箱

随着临床厌氧菌的不断发现，厌氧菌分离鉴定越来越受到重视，病原微生物实验室对厌氧菌分离培养的工作也逐渐开展。厌氧培养箱为厌氧菌分离培养的基础设备（图 3-11-8）。

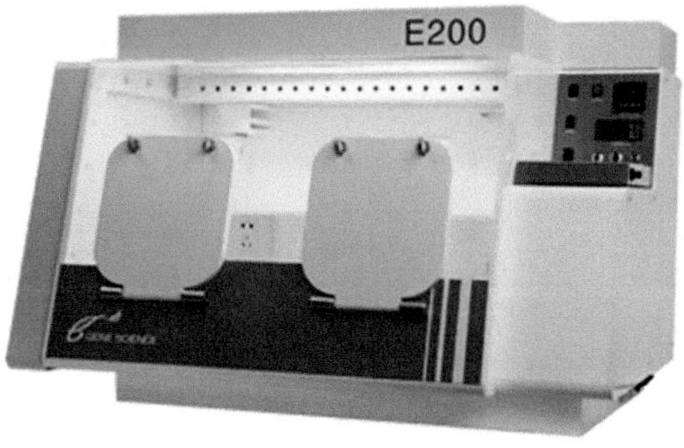

图 3-11-8　厌氧培养箱

1. 构造　由控温系统、抽气换气系统、过滤器、培养罐和各种装有压缩气体的钢瓶组成。

2. 原理及应用　厌氧环境的形成是通过控温系统和抽空系统两大系统来控制适当的温度和提供不同的气体环境，达到适宜各种厌氧性细菌生长繁殖的条件。

3. 使用方法（以 DY-2 型厌氧菌培养箱为例）

(1) 打开电源，关闭培养箱上其他开关和气阀。

(2) 一个培养罐打开后速将接种好的培

养皿和催化剂、干燥剂、亚甲蓝指示剂同时放入，随即关闭罐盖。

(3) 同时打开电磁阀和真空阀进行抽气，当真空指针达到93.3 kPa/cm^{2}时，关闭真空阀;

(4) 开启 N_2 输气阀，再打开 N_2 钢瓶阀和减压阀。当真空指针由 93.3kPa/cm^2 回降至零位时，说明罐内已充满 N_2，关闭 N_2 全部气阀。

(5) 再次打开真空阀抽气，然后按上述方法再充气 N_2 一次。

(6) 第三次打开真空阀抽气，然后按 80% N_2、10%H_2 和 10%CO_2 充气；当真空指针回复至零位时，先关输气阀，后关减压阀和电磁阀等，并保证除电源外，其他开关和气阀都处于关闭状态。

(7) 开启恒温调节器，选择所需温度。

4. 注意事项

(1) 充气完成后，要检查真空指针，如未恢复至零位，说明气体未充足，罐内有负压，外界空气则可进入，破坏无氧环境，不利于厌氧菌生长。此时应稍开启输气阀，待真空指针回复零位为止。

(2) 在培养过程中若需观察细菌培养物的生长情况时，最好不要打开培养罐，以免破坏无氧环境，可通过玻璃门观察。

（六）菌落计数器

现在随着科技的进步，菌落计数技术日趋完善。主要体现在配置越来越高，功能越来越全。计数的速度越来越快，准确性也越来越高。

1. 结构和原理 菌落计数器是一种数字显示式自动细菌检验仪器（图 3-11-9）。由计数器、探笔、计数池等部分组成，计数器采用 CMOS 集成电路精心设计，LED 数码管显示，字高 13mm，清晰明亮，配合专用探笔，计数灵敏准确。黑色背景式记数池内，荧光灯照明，菌落对比清楚，便于观察。是防疫站、环境监测站、食品卫生监督检验所、医院及大专院校、科研单位实验室的必备仪器。

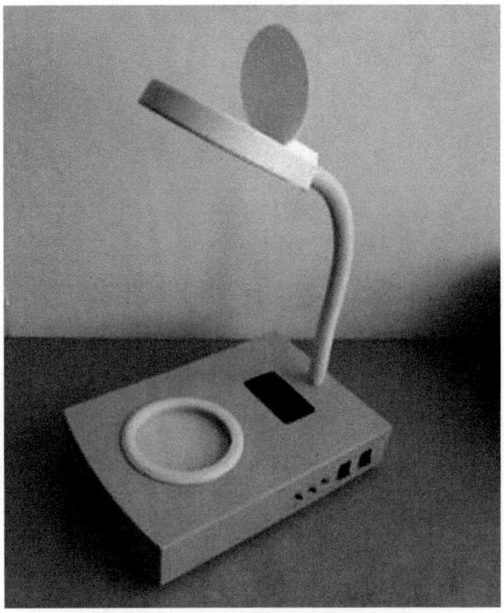

图 3-11-9 菌落计数器

2. 使用方法

(1) 将电源插头插入 220V 电源插座内。将探笔插入仪器上的探笔插孔内。

(2) 将电源开关拨向开，计数池内灯亮。同时显示窗内显示明亮的，表示允许进行计数。

(3) 将待检的培养皿底朝上放入计数池内。用探笔在培养皿底面对所有的菌落逐个点数。此时，菌落处被标上颜色，显示窗内数字自动累加。

(4) 用放大镜仔细检查，确认点数无遗漏，计数即已完毕。显示窗内的数字即为该培养皿内的菌落数。

(5) 记录数字后取出培养皿。按复按钮，显示恢复，为另一培养皿的计数做好准备。

3. 注意事项

将电源开关拨向“开”，计数池内灯亮。同时显示窗内显示明亮的“0000”，表示允许进行计数，如第二次开有数字，证明上次计数未清零。

将待检的培养皿皿底朝上放入计数池内。用探笔在培养皿底面对所有的菌落逐个点数。此时，菌落处被标上颜色，显示窗内数字自动累加。

【医学微生物学实验相关试剂的配制】

（一）常用消毒液的配制

1.75% 乙醇溶液

(1) 配制方法：95% 乙醇 75ml，加蒸馏水至 95ml；或无水乙醇 70ml，加蒸馏水至 100ml。配制后必须密闭保存以免乙醇挥发。

(2) 用途：用于皮肤、工具、设备、容器、房间表面的消毒，与碘伏、氯己定（洗必泰）等消毒液有增效和协同作用。由于不能杀死芽孢，一般进入体内的器械等物品不宜用乙醇浸泡消毒。

2. 碘酊与碘伏

(1) 配制方法：①碘酊的配制：先将碘化钾 15g 溶于 20ml 蒸馏水中，然后加入碘 20g、95% 乙醇 500ml，加蒸馏水至 1000ml 混匀，存放于密闭的棕色玻璃瓶中。②碘伏的配制：将 1g 聚烯吡咯烷酮 - 碘（PVP-I）溶于蒸馏水中混匀并加蒸馏水至 100ml。

(2) 用途：系广谱杀菌剂，可杀死细菌、芽孢、真菌、病毒等，且杀菌速度快，常用于皮肤消毒及表面化脓性感染的治疗。皮肤经碘酒涂抹后，需用 75% 乙醇脱碘；而碘伏消毒后可不脱碘。碘伏也可用于手术器械的浸泡或擦拭消毒，以及物体表面的喷雾或擦拭消毒。

3. 0.1%(0.3%) 新洁尔灭（苯扎氯铵）消毒液

(1) 配制方法：新洁尔灭 1ml(5ml)，加蒸馏水至 1000ml。

(2) 用途：用于皮肤、工具、设备、容器、房间，具有清洁、消毒的作用。新洁尔灭溶液与肥皂等阴离子表面活性剂有配伍禁忌，易失去杀菌效力，所以用肥皂洗手后必须冲洗干净，才用新洁尔灭消毒。

4. 0.5% 过氧乙酸

(1) 配制方法：过氧乙酸 5ml，加蒸馏水至 1000ml。

(2) 用途：用于地面的喷雾消毒和物品的浸泡消毒，其消毒能力强，可杀死芽孢。

5. 3%(5%) 来苏儿（甲酚皂）消毒液

(1) 配制方法：取 3(5)ml 煤酚皂液原液，加蒸馏水 97(95)ml，搅拌均匀。

(2) 用途：消毒皮肤、工作台面及用具等，也可用稍高浓度清洁地面。

6. 甲醛

(1) 使用方法：以浓度为 37% ～ 40% 甲醛原液与高锰酸钾放在同一容器中混合熏蒸，用量为每立方米空间 10ml 加高锰酸钾 5g 左右；或直接倒入蒸发皿中加热蒸发。

(2) 用途：HEPA 滤器、物体表面消毒；室内空气熏蒸。

7. 2% 碱性戊二醛

(1) 配制方法：在 2%(*V*/*V*) 戊二醛水溶液中加入 0.3%(*W*/*V*) 碳酸氢钠，调 pH 至 7.5 ～ 8.5，另加入 0.5% 亚硝酸钠可防腐和增效。

(2) 用途：对精密仪器、内镜、橡皮、塑料管、塑料塞等浸泡灭菌。

8. 0.2% 氯己定（洗必泰）

(1) 配制方法：取 0.2g 氯己定（洗必泰）即 1，6- 双（正 - 对氯苯双胍）乙烷，溶于蒸馏水中混匀，并加入蒸馏水至 1000ml。

(2) 用途：用于皮肤、黏膜物体表面的消毒。

（二）常用细菌染色液的配制

1. 革兰染色液

(1) 碱性结晶紫液：将结晶紫 2.5g 在研钵中先用少量之蒸馏水研磨，使之溶解，待溶后，再加入蒸馏水，并将研钵中剩余之染液尽量洗入所加蒸馏水中，补足总量为 1000ml。

(2) 碳酸氢钠液：将碳酸氢钠 12.5g 加入 1000ml 蒸馏水中混匀。

(3) 碱性碘液：先将碘 2g 在 10ml 1mol/L 氢氧化钠液中研磨，使完全溶解后，加入蒸馏水 90ml。

(4) 丙酮乙醇：将丙酮 25ml 加入 75ml 95% 乙醇中混匀。

(5) 稀释石炭酸复红染液：取碱性复红 10g 溶于 95% 乙醇 100ml 中，配成碱性复红乙醇饱和液；取此饱和液 10ml 与 5% 石炭酸水溶液 90ml 混匀，配成石炭酸复红原液；取此原液 10ml 加入蒸馏水 90ml 中混匀，即为稀释石炭酸复红染液。

2. 抗酸染色液

(1) 石炭酸复红染液：见革兰染色液。

(2) 3% 盐酸乙醇：取浓盐酸 3ml 加入 95% 乙醇 97ml 中混匀。

(3) 碱性亚甲蓝染液：取亚甲蓝 2g，溶于 95% 乙醇 100ml 中配成亚甲蓝乙醇饱和溶液。取此饱和溶液 30ml 与 10% 氢氧化钾 0.1ml，加蒸馏水 100ml 混匀。

3. Albert 染色液

(1) 甲液：甲苯胺蓝 0.15g，孔雀绿 0.2g，冰乙酸 1ml，95% 乙醇 2ml，蒸馏水 100ml。先将甲苯胺蓝和孔雀绿放在研钵内加 95% 乙醇研磨，使其溶解，然后边研边加入水与冰乙酸的混合液，充分混匀。储入瓶内，室温下静置 24h 后用滤纸过滤备用。

(2) 乙液：碘 2g，碘化钾 3g，蒸馏水 300ml。先将碘化钾加少许蒸馏水（约 2ml），充分振摇，待完全溶解；再加入碘，使完全溶解后，加蒸馏水至 300ml。

4. 特殊染色液

(1) 鞭毛染色液：①甲液：20% 鞣酸 10ml、蒸馏水 10ml、95% 乙醇 15ml、碱性复红乙醇饱和溶液 3ml，依次混合，边加边搅动摇匀，滤纸过滤后备用；②乙液：亚甲蓝 0.1g、硼砂 1.0g、蒸馏水 160ml，将三者混合，溶解后备用。

(2) Fontanan 镀银染色液：①固定液：冰乙酸 1ml，40% 甲醛 20ml，蒸馏水 100ml。②媒染液：鞣酸 5g，蒸馏水 100ml；③染液：Fontanan 液硝酸银 1g，蒸馏水 50ml，10% 碳酸氢钠少量。

(3) 盖梅尼次染色法：①碱性复红原液：取碱性复红乙醇溶液（见革兰染色液中）10ml，4% 碳酸溶液 25ml，加蒸馏水 65ml，临用前置于 37℃ 48h。②碱性复红应用液：原液 4ml 加 0.1mol/L 磷酸盐缓冲液 (pH7.4) 10ml（此缓冲液为 0.2mol/L 磷酸二氢钠 3.5ml，0.2mol/L 磷酸氢二钠 15.5ml 及蒸馏水 19ml 混合而成），立即过滤。配好后，48h 内使用效果最佳，如果时间太久，则产生大量沉淀，须重配。③ 0.8% 孔雀绿溶液。

（徐 蕾 杨 春）

实验十二 细菌形态结构的观察

【实验目的】

掌握细菌培养物涂片的制作和细菌革兰染色法；掌握细菌特殊结构的形态特征。

一、细菌培养物涂片的制作

【实验原理】

细菌典型的形态、排列及染色性有助于细菌鉴别。培养物中的细菌数量繁多，不易观察。通过无菌操作，将适量的细菌取到透光的载玻片上，经涂片适当分散制作成细菌涂片，经后续染色后，有利于观察细菌典型的形态、排列和染色性。

【实验材料】

1. 细菌 葡萄球菌液体培养基或琼脂斜面 18 ～ 24h 培养物，大肠埃希菌液体培养基或琼脂斜面 18 ～ 24h 培养物。

2. 其他 载玻片、接种环、酒精灯、生理盐水、记号笔等。

【实验方法】

1. 涂片 取洁净载玻片一张，用记号笔将其划分为 2 格，在每一小格中央放置 1 接种环生理盐水。左手握菌种管，右手握笔样持接种环，先在酒精灯火焰上烧灼接种环，冷却后，分别挑取葡萄球菌、大肠埃希菌斜面培养物少许，在生理盐水中磨匀，涂成直径约 1cm 大小的区域。在第一小格中放置葡萄球菌，第二小格中放置大肠埃希菌。若为液体培养基物，可直接涂布于载玻片上，不用加生理盐水（图 3-12-1，图 3-12-2，图 3-12-3）。

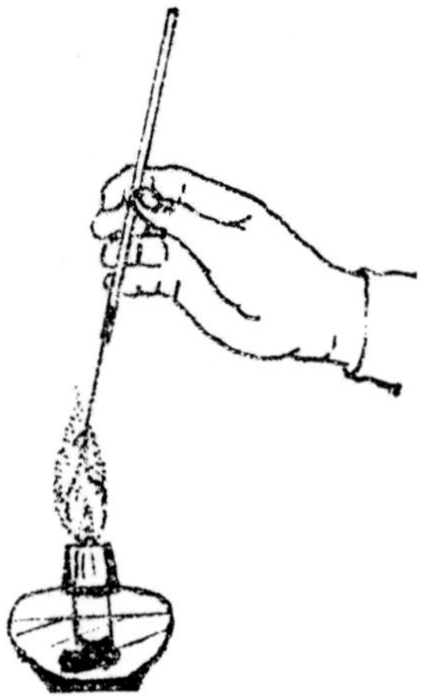

图 3-12-1　接种环灭菌

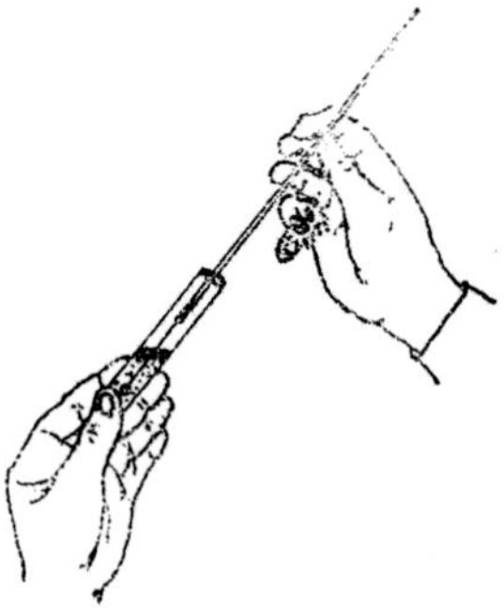

图 3-12-2　采取菌法

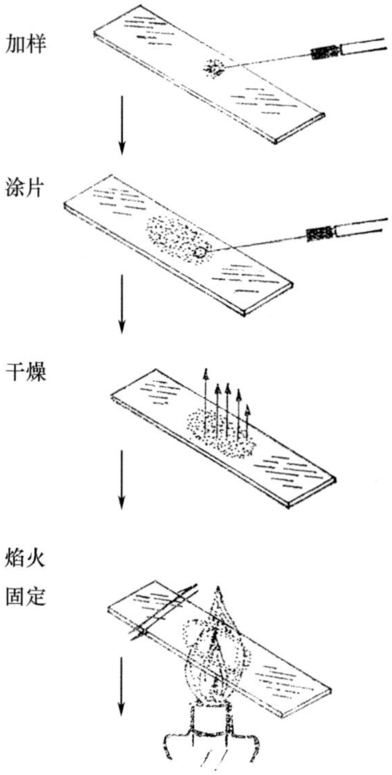

图 3-12-3　涂片的制作

2. 干燥　涂片最好在室温下自然干燥，或将标本片接种面向上，置酒精灯火焰约 20cm 高处慢慢烘干，切不可直接放在火焰上烤干。

3. 固定　将干燥后的标本片匀速通过酒精灯火焰来回 3 次，这样既可以杀菌，又能将细菌固定在玻片上，以免玻片上的细菌在染色过程中被水冲洗掉污染环境，同时还可增强细菌的着色性。

【实验结果】

细菌培养物薄而均匀贴附在载玻片中央。

【注意事项】

取菌量宜少，涂片要薄而均匀。

二、细菌革兰染色法

革兰染色法（Gram stain）是细菌学中最常用的鉴别染色法，首先由丹麦细菌学家 Gram1884 年创用而取名。染色结果将细菌分为两大类，即革兰阳性菌和革兰阴性菌。革兰染色可帮助鉴别细菌，了解细菌的致病性和指导临床选用抗菌药物。

【实验原理】

革兰阳性菌等电点（pI 2 ～ 3）较革兰阴性菌低，在相同 pH 条件下，革兰阳性菌所带负电荷比革兰阴性菌多，故与带正电荷的结晶紫染料结合较牢固；革兰阳性菌细胞壁结构较致密，肽聚糖层厚，脂质含量少，乙醇不易透入；且含大量核糖核酸镁盐，可与碘、结晶紫牢固结合，使已经着色的细菌不易被乙醇脱色，而呈现先染上的结晶紫的蓝紫色。革兰阴性菌等电点（pI 4 ～ 5）较革兰阳性菌高，菌体含核糖核酸镁盐少，细胞壁结构较疏松，肽聚糖层薄，含大量脂质，乙醇易渗入，故易脱去结晶紫而呈现后染上的复红的红色。

【实验材料】

1. 菌种　柠檬色葡萄球菌、大肠埃希菌斜面培养物。

2. 试剂　革兰染色液。

3. 其他　生理盐水、载玻片、酒精灯、接种环、显微镜、香柏油、二甲苯等。

【实验方法】

1. 标本涂片的制作　按细菌涂片的制作方法，取洁净载玻片一张，用记号笔将其划分为 2 格，分别挑取葡萄球菌、大肠埃希菌斜面培养物少许，在第一小格中放置葡萄球菌，第二小格中放置大肠埃希菌，第三小格中放置葡萄球菌和大肠埃希菌，混匀。

2. 革兰染色

(1) 初染：滴加结晶紫和碳酸氢钠各 2 ～ 3 滴于涂布细菌处，染色 3 ～ 5s 后，用细流水冲净，甩干。

(2) 媒染：滴加碘液数滴，染色 3 ～ 5s 后，用细流水冲净，甩干。

(3) 脱色：滴加丙酮乙醇数滴，轻轻晃动玻片，使玻片上流下的乙醇溶液淡紫色或无紫色为止，5 ～ 10s，用细流水冲净，甩干。

(4) 复染：滴加稀释石炭酸复红液数滴，染色 10 ～ 15s 后，用细流水冲净，甩干。待标本片自然干燥或在酒精灯火焰上烤干后，在涂菌处滴加 1 滴香柏油，油镜下观察。

【实验结果】

革兰阳性菌染成紫色，革兰阴性菌染成红色。葡萄球菌为革兰阳性球菌，成堆或呈葡萄状排列（图 3-12-4 A）；大肠埃希菌为革兰阴性杆菌，不规则分散排列（图 3-12-4 B）。在葡萄球菌和大肠埃希菌混合的涂片中可见染成紫色的葡萄球菌和染成红色的大肠埃希菌，证明革兰染色可将细菌分为革兰阳性菌和革兰阴性菌。

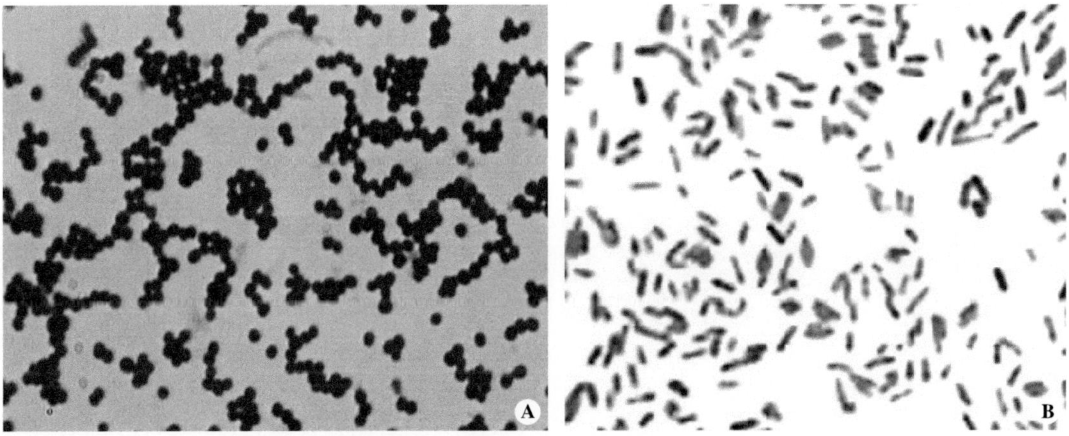

图 3-12-4　葡萄球菌（A）和大肠埃希菌（B）（革兰染色 ×1000）

【影响因素】

1. 操作因素　取菌量不可太多，使盐水磨成灰白色为宜。涂片太厚或太薄，菌体分散不均匀，可影响染色结果。固定时应避免菌体过分受热而破坏其形态。

2. 染色因素　染色的关键步骤是脱色，需根据标本的厚薄灵活掌握脱色时间。脱色用的乙醇以 95% 浓度为宜，若试剂瓶密封不良或涂片上积水过多，可使乙醇浓度降低而增强脱色能力。所有染液应防止水分蒸发而影响浓度，特别是碘液久存或受光作用后易失去媒染作用。

3. 细菌因素　不同培养时间的细菌培养物，染色结果有差异，如葡萄球菌幼龄菌染成紫色，而老龄菌染成红色。细菌染色一般用 18 ～ 24h 的细菌培养物。

三、细菌特殊结构观察

【实验材料】

示教标本片：芽孢（破伤风梭菌）、鞭

毛（变形杆菌）、荚膜（肺炎链球菌）。

【实验方法】

在油浸镜下观察，注意观察芽孢、鞭毛、荚膜的形态特征，将观察到的结果绘于记录本上，并加以适当的叙述。

【实验结果】

芽孢（破伤风梭菌）：菌体（浅蓝色）细长呈杆状，芽孢（红色）正圆形，位于菌体顶端，比菌体宽（图 3-12-5）。

鞭毛（变形杆菌）：菌体呈杆状，长短不一致，菌体周围附着细长柔软的丝状物即为鞭毛（图 3-12-6）。

荚膜（肺炎链球菌）：菌体（黑色）呈双排列，周围未着色的空泡即为荚膜（图 3-12-7）。

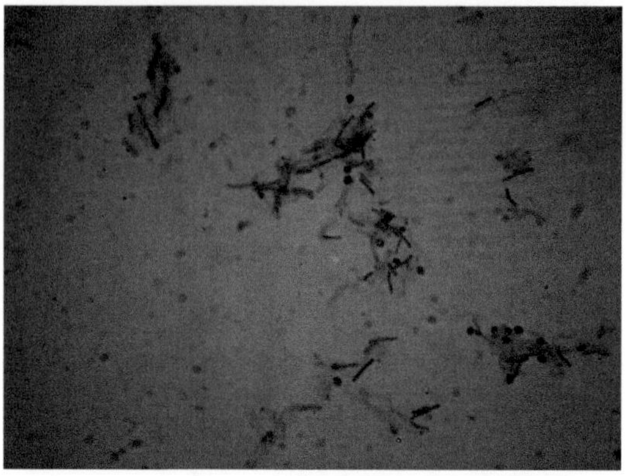

图 3-12-5 芽孢（破伤风梭菌）纯培养涂片
（芽孢染色 ×1000）

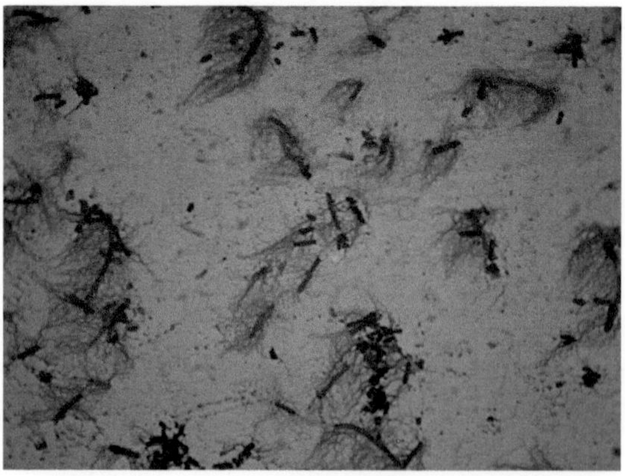

图 3-12-6 鞭毛（变形杆菌）纯培养涂片
（鞭毛染色 ×1000）

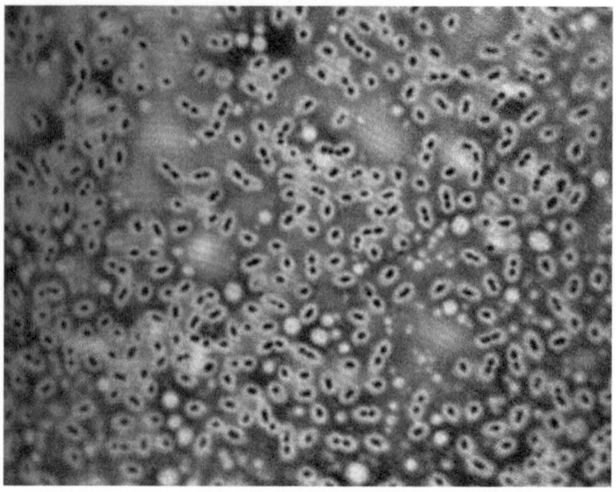

图 3-12-7 荚膜（肺炎链球菌）纯培养涂片
（荚膜负染色 ×1000）

（何永林 杨 春）

实验十三 细菌的人工培养与消毒灭菌

【实验目的】

(1) 掌握细菌在固体培养基、液体培养基及半固体培养基中的生长现象；掌握单糖发酵试验、硫化氢试验、靛基质试验的基本原理、方法和结果判断。

(2) 熟悉琼脂平板培养基分区划线和平行划线接种法；琼脂斜面培养基接种方法；液体培养基接种方法；穿刺接种方法；细菌的普通培养法。熟悉常用消毒灭菌的方法及主要用途。

(3) 了解培养基种类和制备。

一、培养基种类和制备

培养基 (culture medium)，是由人工方法配制而成的，专供微生物生长繁殖使用的混合营养物制品。培养基一般 pH 为 7.2 ～ 7.6，少数的细菌按生长要求调整 pH 偏酸或偏碱。许多细菌在代谢过程中分解糖类产酸，故常在培养基中加入缓冲剂，以保持稳定的 pH。培养基制成后必须经灭菌处理后才能使用。

某些细菌对培养条件要求不同，需要制备不同的培养基。

1. 按照培养基的物理状态不同分类

（1）液体培养基（liquid medium）：指呈液体状态的培养基。这种培养基的成分均匀，微生物能充分接触和利用培养基中的营养成分。常用于大量繁殖细菌，但必需接种纯种细菌。

（2）固体营养基（solid medium）：指在液体培养基中加入一定量凝固剂而呈固体状态的培养基。琼脂是最常用的凝固剂，加热至 96℃时即可熔化，冷却至 42 ～ 45℃时可凝固。一般固体培养基中琼脂添加量为 1.5% ～ 2.0%。固体培养基常用于细菌分离、纯化、鉴定、菌落计数等方面的研究。可依据使用目的不同而制成斜面、平板等形式。

（3）半固体培养基（semi-solid medium）：指在液体培养基中加入少量凝固剂（如 0.3% ～ 0.6% 的琼脂）而制成的半固体状态的培养基。半固体培养基主要用于观察细菌动力和短期保存菌种。

2. 按照培养基的营养组成和用途不同分类

（1）基础培养基（minimal medium）：只含有基本营养物质，用于满足普通细菌生长繁殖的培养基。如牛肉膏蛋白胨培养基，其组成为牛肉膏、蛋白胨、氯化钠和水。

（2）营养培养基（enrichment medium）：在基础培养基中加入一些特殊的营养物质，以满足营养要求比较苛刻的某些细菌的生长。常见的特殊营养物质有血液、血清、酵母浸膏、动植物组织提取液等。如肺炎链球菌和溶血性链球菌必须在血琼脂培养基上才能生长良好。

（3）选择培养基（selective medium）：在培养基中加入某种化学物质，使其抑制某些细菌生长，而有利于另一些细菌生长，从而将后者从混杂的标本中分离出来，这种培养基称为选择培养基。如，用于分离培养肠道致病菌的 SS 琼脂培养基中的胆盐能抑制革兰阳性菌，枸橼酸钠和煌绿能抑制大肠埃希菌，而使致病的沙门菌和志贺菌容易分离。

（4）鉴别培养基（differential medium）：是指在基础培养基中加入某种试剂或化学药品，用于培养和区分不同细菌种类的培养基称为鉴别培养基。这类培养基是利用各种细菌分解糖类和蛋白质的能力及其代谢产物不同，在培养基中加入特定的作用底物和指示剂，观察细菌生长后对底物的作用从而鉴别细菌。如常用的糖发酵管、双糖铁培养基、伊红 - 美蓝琼脂等。也有一些培养基将选择和鉴别功能结合在一起，在选择的同时，起一定的鉴别作用，称为鉴别选择培养基。

（5）厌氧培养基（anaerobic medium）：是专门用于培养专性厌氧菌的分离、培养和鉴别用的培养基。这种培养基营养成分丰富，含有特殊生长因子，氧化还原电势低，并加入美蓝作为氧化还原指示剂。常用的有庖肉培养基、心、脑浸液培养基和硫乙醇酸盐肉汤等，在液体培养基表面加入凡士林或液状石蜡以隔绝空气。

3. 细菌培养基制备的一般程序　培养基种类虽多，营养成分各异，但其制备程序基本相似，可分为调配、溶化、调整 pH、过滤澄清、分装、灭菌、鉴定及保存等步骤。

（1）调配：按培养基的配方准确称取各种成分，混悬于蒸馏水中。可先在三角烧瓶中加入少量蒸馏水，再加入蛋白胨等成分，溶化后，再加剩余的水，振摇混合，便于混匀。需注意有些物品（如琼脂、染料、指示剂及胆盐等）应在调整 pH 后方可加入。

（2）融化：为将各种成分混匀于水中，常需加热融化，最好以流通蒸气溶化半小时，如在电炉上融化，应随时搅拌，融化完毕，应注意补足失去的水分。

（3）调整 pH：常用 pH 比色计根据所培养的目的菌调整 pH。培养大多数细菌的培养基 pH 为 7.2 ～ 7.6，亦有需要酸性或碱性的培养基。加热融化的培养基应冷却后调整 pH；培养基经高压灭菌后，其 pH 约降低 0.1 ～ 0.2，故在调整时应比实际需要的 pH 高 0.1 ～ 0.2。

（4）过滤澄清：培养基融化、调整 pH 后常可出现沉淀，需过滤澄清使其清晰透明，有利于培养物的观察。液体培养基常用滤纸过滤，即将调整 pH 后的培养基置沸水中加热 5 ～ 10min，然后用滤纸过滤。固体培养基经加热融化后，要趁热以绒布或纱布过滤。

(5) 分装：根据需要将培养基分装于不同容积的三角烧瓶、试管、平皿等容器内。用于储存的基础培养基，一般分装于三角烧瓶或盐水瓶内，分装量不宜超过容器的 2/3，以免灭菌时外溢。分装于试管的培养基，一般约占试管长度的 1/3。倾注琼脂平板时，应待灭菌或加热融化后的培养基冷至 50℃左右，方可倾注。倾注的培养基应有一定的厚度，若平皿内径为 9cm，倾注的培养基 13 ～ 15ml；若平皿的内径为 7.5cm，应倾注 7 ～ 8ml，倾注时轻摇平皿底，使培养基铺满平皿底部。分装已灭菌的培养基，应严格无菌操作，以防污染。

(6) 灭菌：灭菌的方法和条件应根据培养基的成分及性质而定。常用的灭菌方法有以下几种：①高压蒸气灭菌法：多数培养基可采用高压蒸气灭菌法，灭菌的温度与时间随培养基的营养成分不同而异，常以 103.43kPa/cm^2，20min 灭菌。若培养基内含有不耐高温的营养成分，如糖类、维生素等，可以 68.95kPa/cm^2 高压蒸气灭菌 20 ～ 30min。也能达到灭菌效果；②流动蒸气灭菌法：含有不耐高温的营养成分，如糖类、明胶、牛乳、血清及鸡蛋白等的培养基，可用流动蒸气灭菌法灭菌，使温度达 80 ～ 100℃，维持 30min，每天一次，连续 3 次，间歇期间置 37℃中培养，既可杀死细菌的繁殖体，也可间接杀死芽孢；③ 滤过除菌法：可用于不耐高温的营养成分，如糖溶液，尿素液、血清、腹水及其他加热易破坏成分的除菌。

(7) 鉴定：培养基制成后须经质量检查合格后方可使用，主要是无菌试验和生长试验。可将制备好的培养基置 37℃孵箱内过夜，观察无菌生长，即判定灭菌合格。用已知标准菌种，定量接种于制备的培养基，按相应的温度和时间培养，观察生长量，符合要求者为合格。

(8) 保存：培养基的储存主要是防止干涸、变质和污染，应置于冰箱或冷暗处储存，且不宜储存过久。制备好的培养基应标明名称、配制日期等。

二、细菌的接种方法

无论是对细菌感染性疾病的病原学诊断，还是对细菌进行科学研究，都需要人工培养细菌。人工培养细菌的基本技术之一就是接种、分离培养细菌。就细菌学诊断而言，其目的是从患者的粪便、痰、脓汁、血液等标本中分离培养出病原菌，并对其进行鉴别、分型、药物敏感性测定等，以辅助临床诊断和治疗。

接种细菌的方法可因分离培养鉴定细菌的目的和标本的来源不同而异，常用的接种方法有划线接种法、穿刺接种法、乳磨接种法等。在接种细菌时应严格进行无菌操作，避免操作过程的其他细菌污染，影响试验结果，同时还需防止实验室相关感染。

Ⅰ. 琼脂平板培养基划线接种法

在待检标本中，常常含有多种细菌，将标本或培养物划线接种在固体培养基的表面，因划线的分散作用，使许多原混杂的细菌在固体培养基表面上散开，称为分离培养。一般经过 18 ～ 24 h 培养后，单个细菌分裂繁殖形成一堆肉眼可见的细菌集团，称为菌落（colony）。从单个菌落取菌进一步培养，即可获得纯培养的细菌，再对纯培养的细菌进行生物学特性的检测、鉴定。划线接种分离培养纯种细菌的方法通常有两种：分区划线接种法和平行划线接种法。

【实验材料】

1. 菌种　葡萄球菌、大肠埃希菌混合菌液。

2. 培养基　普通琼脂平板。

3. 其他　37℃孵箱、接种环、酒精灯等。

【实验方法】

(1) 在琼脂平板培养基皿底玻璃上用记号笔做好标记（标本名、接种者姓名或学号、日期）。

(2) 将接种环在酒精灯火焰上烧灼灭菌、待冷却后，用接种环蘸取少许菌液。

(3) 左手抓握琼脂平板，可将平皿盖顶朝上放在实验台上，抓握中的平板应尽量直立并靠近酒精灯火焰周围（图 3-13-1），以减少空气中的细菌掉入琼脂平板培养基表面。右手握笔样持蘸菌的接种环，在琼脂平板上端顶部作来回重复划线，以涂成一小区薄膜，约占琼脂平板面积的 1/10。在划线时，接种环与琼脂平板培养基表面应成 30° ～ 40° 的角度（图 3-13-2）轻轻与琼脂面接触，以腕力摆动接种环使之在琼脂平板培养基表面作来回轻轻地滑动。用力不宜过大，以免接种环嵌进培养基内划破琼脂。

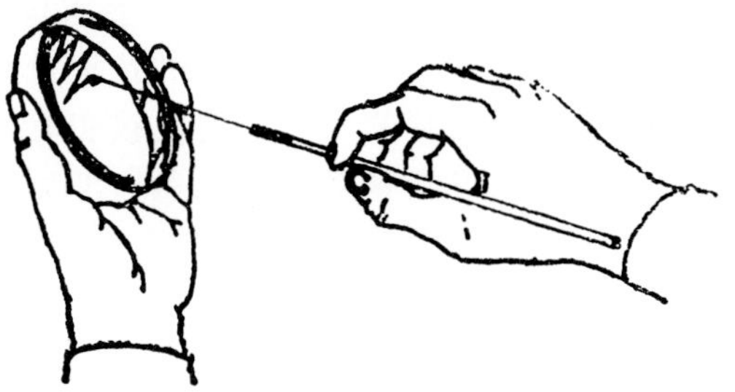

图 3-13-1　琼脂平板分区划线接种

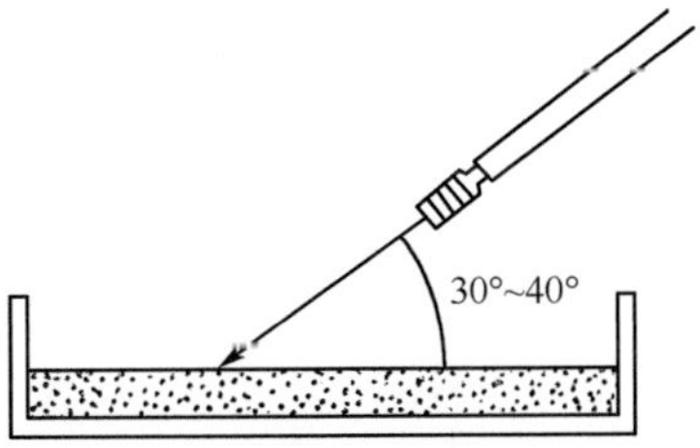

图 3-13-2　接种环与琼脂平板面之夹角

(4) 将接种环置酒精灯火焰上烧灼灭菌，待接种环冷却后，转动培养皿 60° ～ 80° ，将接种环通过已涂菌的薄膜处作连续“之”字形划线，划线面积为琼脂面的 1/4 ～ 1/5。划毕将接种环烧灼灭菌，待其冷却后，转动平板约 70° ，将接种环通过前一划线区划出，随后在未接种区作同样的划线。如此共计 4 ～ 5 次（分区划线方法及培养后菌落散布情况见图 3-13-3、图 3-13-4）。平行划线接种法从琼脂平板的上端顶部处开始作连续“之”字形划线，直至划完琼脂平板为止。接种方法及培养后菌落散布情况见图 3-13-5、图 3-13-6。

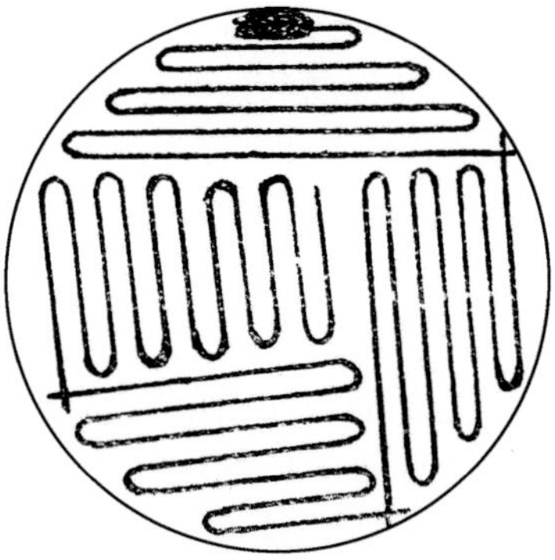

图 3-13-3　分区划线接种法

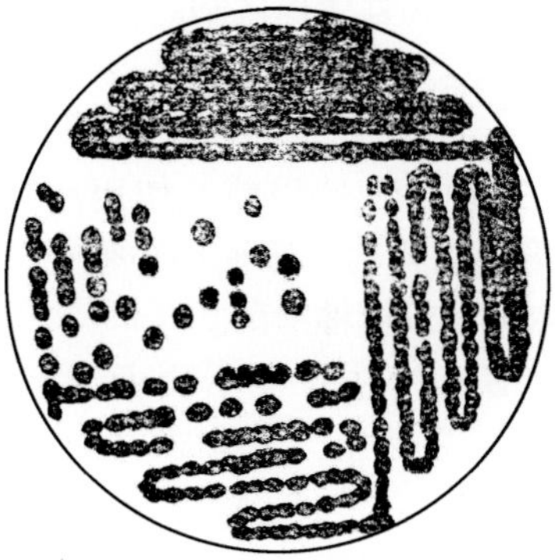

图 3-13-4　分区划线接种培养后菌落分布情况

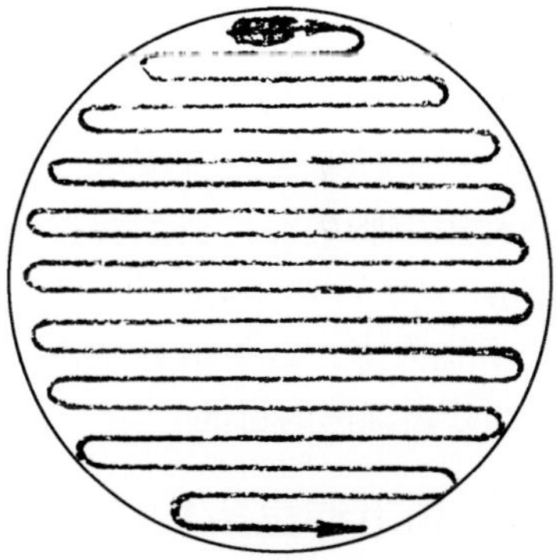

图 3-13-5　平行划线接种法

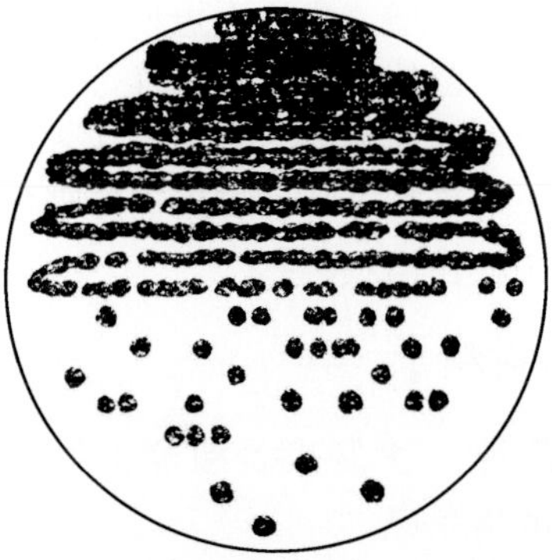

图 3-13-6　平行划线接种培养后菌落分布情况

(5) 划线接种完毕将接种环烧灼灭菌。并将已划线接种细菌的琼脂平板倒扣放入皿盖（即接种表面朝下），置 35 ～ 37℃孵箱中培养 18 ～ 24h 后观察结果。

【实验结果】

观察琼脂平板表面细菌生长情况，找出分散的、单个菌落。仔细观察菌落的大小、形状、边缘、表面、湿润度、透明度、颜色等特征。比较葡萄球菌和大肠埃希菌菌落特征的差异，并据此予以区别。

【注意事项】

(1) 接种环在使用前及使用后都要经酒精灯火焰烧灼灭菌，接种环必须充分冷却后方可蘸取细菌或接种细菌。

(2) 在接种过程中不要面对培养基说话、咳嗽，避免空气和口腔中的细菌污染平板。

(3) 分区划线为将逐渐减少的菌量接种到琼脂平板上，每一区划线接种后需将接种环上的细菌烧灼杀灭，以达到菌量逐渐减少的效果，否则无单个菌落生长。

(4) 作平行划线时，划线不宜过分稀疏而未充分利用琼脂表面，或划线过密而分不出单个菌落。供平行划线接种之标本材料中，细菌数量不宜太多，或挑取标本不宜太多，以免达不到分离细菌的目的。

Ⅱ. 琼脂斜面培养基接种法

斜面培养基常用于培养纯种细菌，即供纯种细菌的扩增，或作为短期保存菌种、或用以观察细菌的某些生化特性等。其接种方法多采用蛇形划线法。此外，尿素培养基、枸橼酸盐培养基等凡具有斜面外形的固体培养基均可采用本法接种。

【实验材料】

1. 菌种　大肠埃希菌琼脂斜面培养基 18 ～ 24h 培养物。

2. 培养基　琼脂斜面培养基。

3. 其他　37℃孵箱、接种环、酒精灯等。

【实验方法】

(1) 取琼脂斜面培养基一支，并在培养基管壁上做好标记。

(2) 右手持接种环烧灼灭菌，待冷却后使用。

(3) 用左手拇指、食指、中指及无名指握持菌种管和待接种细菌的琼脂斜面培养基，菌种管位于左侧、待接种斜面培养基位于右侧，培养基的斜面均向上。

(4) 右手持接种环，并用右手手掌与无名指、小指与无名指分别挟持并拔取菌种管、待接种细菌管的管塞，将已拔去管塞的两试管口通过酒精灯火焰灭菌。然后将接种环伸入菌种管挑取少许菌苔，退出接种环并仍持于手中。再伸入待接种的培养基管，自斜面底部向斜面顶端轻轻作蜿蜒划线，或在斜面上作上下涂布，要尽量避免划破培养基表面。蘸菌的接种环进出试管时，均不应触及试管内壁（图 3-13-7、图 3-13-8）。

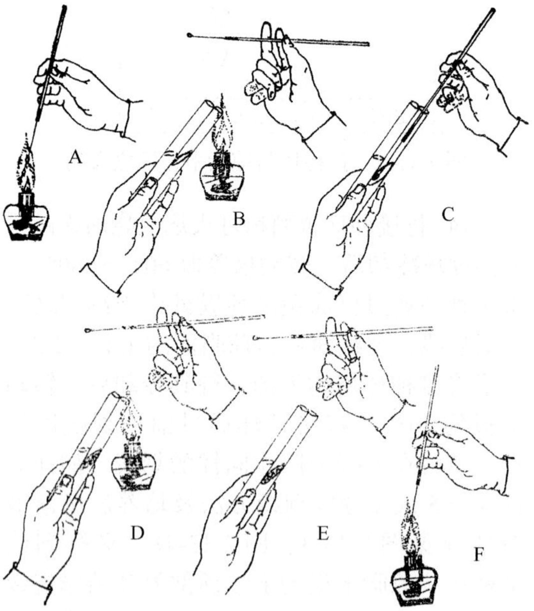

图 3-13-7　琼脂斜面接种法

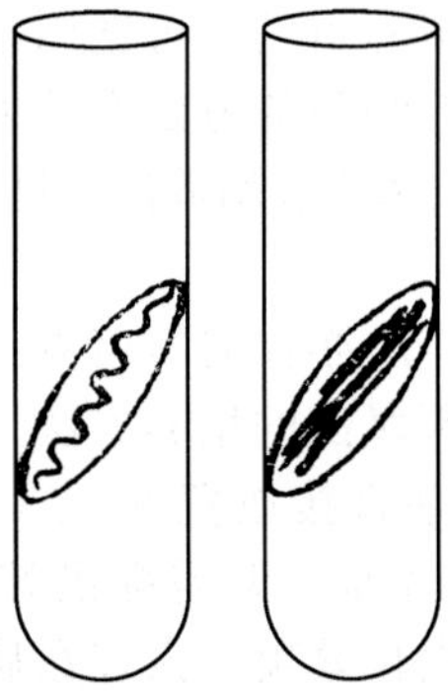

图 3-13-8　琼脂斜面蛇形划线法

(5) 划线接结束后，退出接种环，两试管口经酒精灯火焰烧灼灭菌后塞上试管塞，并放回试管架上。接种环经烧灼灭菌后放置于试验架上或指定的地方。

(6) 将已接种细菌的琼脂斜面培养管置 35 ～ 37℃孵育箱内，培养 18 ～ 24h 后观察细菌的生长情况。

【实验结果】

在琼脂斜面培养基表面细菌沿接种线密集生长，形成一层连成一片的细菌膜称为菌苔，一般不能分离出单个菌落。

Ⅲ. 液体培养基接种法

牛肉浸液培养基、蛋白胨水、各种单糖发酵管等液体培养基均采用此接种法。接种细菌并经培养后，可观察到细菌的不同生长现象。有的液体培养基则用于测定细菌的代谢产物，或观察细菌的生化反应特性。

【实验材料】

1. 菌种　大肠埃希菌 18 ～ 24h 琼脂斜面培养物。

2. 培养基　牛肉浸液培养基或蛋白胨水培养基。

3. 其他　37℃孵箱、接种环、酒精灯等。

【实验方法】

(1) 同琼脂斜面培养基接种法握持菌种管和待接种的牛肉浸液培养基或蛋白胨水培养基管。

(2) 接种环灭菌并冷却后，伸入菌种管挑取少量菌苔，取出后再伸入液体培养基管中，在接近液体表面的管壁上轻轻研磨，然后蘸取少许液体调和，使细菌混合于液体培养基中。退出接种环并烧灼灭菌后置试管架上或指定的地方（图 3-13-9）。

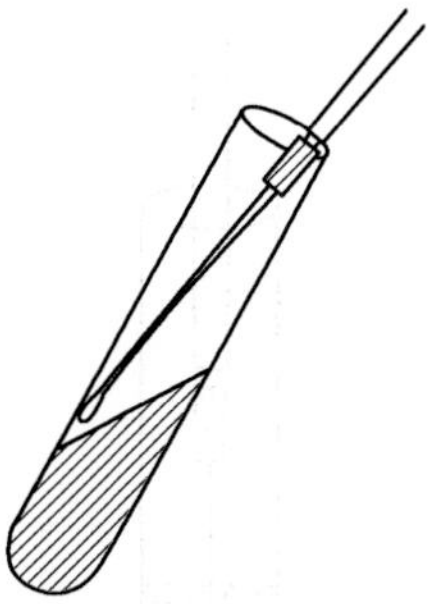

图 3-13-9　液体培养基接种法

(3) 将已接种细菌的培养基管口经火焰烧灼灭菌后塞上管塞，置 35 ～ 37℃孵箱培养 18 ～ 24h 后，取出观察结果。

【实验结果】

大肠埃希菌在液体培养基中均呈混浊生长。

Ⅳ. 半固体琼脂培养基接种法

半固体琼脂培养基常采用穿刺接种法。用于肠道杆菌生化鉴定的双糖铁培养基为双层培养基，上层为固体，下层为半固体，常用穿刺接种法用于检测细菌有无动力。

【实验材料】

1. 菌种　葡萄球菌、大肠埃希菌琼脂斜面培养物。

2. 培养基　半固体琼脂培养基。

3. 其他　37℃孵箱、接种环、酒精灯等。

【实验方法】

(1) 取半固体琼脂培养基管一支，并用记号笔做好标记。

(2) 同斜面培养基接种法握持菌种管及待接种细菌的半固体琼脂培养基管。

(3) 右手握持接种针，经酒精灯火焰灭

菌并冷却后，用接种针挑取少量菌苔，伸入半固体琼脂培养基管，于培养基表面中央垂直刺入半固体琼脂培养基中，穿刺的深度一般为培养基高度的 4/5，然后循原路退出接种针（图 3-13-10）。接种针灭菌后放置于试管架上或指定地方。

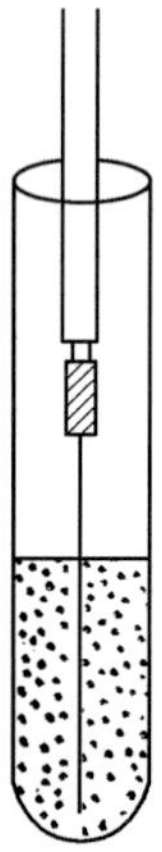

图 3-13-10　穿刺接种法

(4) 将已接种细菌的培养基管口灭菌后塞好海绵塞，置 35 ～ 37℃孵箱中培养 18 ～ 24h。

【实验结果】

大肠埃希菌有鞭毛，能运动，即有动力，故细菌既在接种线处生长，还向周围扩散生长而使培养基呈混浊状。葡萄球菌无鞭毛，不能运动，仅在培养基中心的穿刺接种部位沿穿刺线生长，使接种线呈乳白色，周围培养基清晰。

【注意事项】

实验用的半固体培养基必须澄清。接种时接种针不能在培养基内左右摆动，也不要插到管底。

三、细菌的培养方法

人工培养细菌，除需要提供充足的营养物质使细菌获得生长繁殖所需的原料和能量外，尚需有适宜的环境条件，如酸碱度、渗透压、温度和必要的气体等。临床根据不同标本及不同培养目的，可选用不同的培养方法。常用培养细菌的方法有普通培养法、二氧化碳培养法和厌氧培养法（见厌氧菌实验）三类。

普通培养法亦称需氧培养法，即培养需氧菌和兼性厌氧菌的培养方法，可将已接种细菌的培养基直接放置在 37℃孵育箱内或 37℃温室中培养，无需提供特殊的气体环境细菌即可生长繁殖。大多数病原菌属于需氧或兼性厌氧菌，可用需氧培养法进行分离培养。

【实验材料】

1. 培养基　已接种细菌的普通琼脂平板、琼脂斜面培养基、液体培养基、血琼脂平板等。

2. 其他　恒温培养箱、记号笔等。

【实验方法】

将已接种细菌的培养物贴好标签，放置 37℃恒温培养箱中培养，18 ～ 24h 后取出观察细菌生长情况。

【实验结果】

大多数细菌培养 18 ～ 24h 即可见细菌生长的现象，即琼脂平板上的菌落，琼脂斜面上的菌苔，液体培养基变混浊（有的细菌沉淀于管底，或生长在液面呈菌膜状）等，在血琼脂平板上，尚可观察菌落四周有无溶血现象。但生长缓慢的细菌如结核分枝杆菌，则需要培养 4 ～ 8 周后才能观察到细菌典型菌落。

四、细菌生长现象的观察

将细菌通过一定的方法接种到合适的培养基中，在适宜的条件下培养一定时间即可观察到细菌的生长现象，不同细菌在不同培养基上有不同的生长现象。

【实验材料】

各种人工培养基（液体培养基、半固体培养基、琼脂斜面培养基、琼脂平板培养基）

及各种细菌生长物。接种环等。

【实验方法】

按细菌接种方法将各种细菌接种于不同要求的人工培养基中，置37℃温箱培养18～24h，观察结果。

【实验结果】

1. 观察细菌在液体培养基中的生长现象

(1) 浊度（培养基是否变混浊）。

(2) 有无沉淀，沉淀性质（絮状、黏液状或颗粒状）。

(3) 有无菌膜及菌膜厚度、是否易乳化。

(4) 有无气味和颜色。

若液体培养基呈均匀混浊，称为混浊生长，如葡萄球菌；若液体培养基未混浊，但细菌生长物沉于液体底部，称为沉淀生长，如乙型溶血性链球菌；有的细菌培养物在培养液的表面形成薄膜，称为菌膜生长或表面生长，如枯草杆菌。细菌在液体培养基中的生长现象与细菌对氧的需求和细菌自身的比重有关。

2. 细菌在半固体培养基中的生长现象 无鞭毛的细菌，沿穿刺线生长，穿刺线清晰，周围培养基透明；有鞭毛的细菌，沿穿刺线呈羽毛状或云雾状混浊生长，穿刺线模糊，周围培养基呈混浊状态。

3. 细菌在琼脂斜面培养基上的生长现象 接种于斜面培养基上的细菌可形成均匀一致湿润的菌苔。注意斜面上纯培养菌苔的颜色、形态、光泽及透明度等。

4. 细菌在琼脂平板培养基中的生长现象 将标本或培养物划线接种在琼脂平板培养基表面，经一定时间培养后，可见单个散在的菌落。由于细菌的种类不同，以及培养基成分的差异，菌落特点也不尽相同，有助于识别和鉴别细菌。细菌菌落特征可从以下几方面观察：

(1) 大小直径：＜1mm为小菌落，1～2mm为中等菌落，2mm以上为大菌落。

(2) 性状：描述菌落性状包括：形状，圆形或不规则形；表面，湿润或干燥、光滑或粗糙、凸起或扁平；边缘，整齐或不整齐、锯齿状、毛发状等；颜色，有无色素及颜色；透明度，透明或半透明或不透明。

(3) 溶血性：菌落周围是否有溶血环，溶血环的大小、颜色等。

五、细菌的生化反应

不同的细菌具有的酶不完全相同，对营养物质的分解能力亦不一致，代谢产物也不相同，根据此特点，利用生物化学方法来鉴别不同细菌称为生化反应试验。常见的有：单糖发酵试验、双糖发酵试验、硫化氢试验、靛基质试验。

Ⅰ. 单糖发酵试验

【实验原理】

不同细菌含有酶不同，分解糖（葡萄糖、乳糖、麦芽糖、甘露醇和蔗糖等）的能力不一样，并形成不同的代谢产物。有的细菌分解某种糖后能同时产酸产气，以符号“⊕”表示；有细菌的仅能产酸，以符号“+”表示；有的细菌不分解，以符号“－”表示。通过观察反应产物的不同，常用于鉴别肠道细菌。

【实验材料】

1. 菌种　大肠埃希菌、葡萄球菌、产碱杆菌18～24h斜面琼脂培养物。

2. 培养基　乳糖发酵管。

3. 其他　恒温培养箱、接种环、酒精灯等。

【实验方法】

用灭菌接种环分别刮取大肠埃希菌、葡萄球菌和产碱杆菌培养物少许，分别接种于乳糖发酵管中，置37℃培养箱中培养18～24h，观察结果。

【实验结果】

首先观察是否有细菌生长，若液体出现

浑浊，再观察液体颜色变化来反映是否产酸，观察小导管内是否有气泡来反应是否产气。溴甲酚紫指示剂或酚红指示剂在偏碱条件下呈现紫色或红色，酸性时变为黄色。若见单糖发酵管紫色或红色未变，指示该菌不分解糖，若变为黄色，指示分解糖产酸，若培养基变黄且小导管内有气泡，指示分解糖产酸产气。

实验结果为大肠埃希菌分解乳糖产酸产气，记录为“⊕”；葡萄球菌分解乳糖产酸，不产气，记录为“+”；产碱杆菌不分解乳糖，记录为“－”。

Ⅱ. 硫化氢试验

【实验原理】

某些细菌能分解利用培养基中的含硫氨基酸（胱氨酸、半胱氨酸）而产生硫化氢（H_2S），它可与培养基中的亚铁盐（如硫酸亚铁）或醋酸铅反应而生成黑色的硫化亚铁或硫化铅沉淀。硫化氢实验用的醋酸铅培养基中含有硫代硫酸钠，是一种还原剂，可避免生成的 H_2S 被氧化。

【实验材料】

1. 菌种 大肠埃希菌和变形杆菌 18～24h 斜面琼脂培养物。

2. 培养基 醋酸铅培养基。

3. 其他 恒温培养箱、接种环、酒精灯等。

【实验方法】

采用穿刺法分别接种大肠埃希菌和变形杆菌于两支醋酸铅培养基中，置 37℃温箱中培养 18～24h，观察结果。

【实验结果】

1. 结果判断 如果穿刺线部位培养基不变色，表示试验阴性，记为“－”；如果穿刺线部位培养基变为黑色，表示试验阳性，记为“+”。

2. 实验结果 大肠埃希菌硫化氢试验（－），变形杆菌硫化氢试验（+）。

Ⅲ. 靛基质（吲哚，indol）试验

【实验原理】

某些细菌具有分解色氨酸的酶系统，能分解培养基中的色氨酸产生吲哚。吲哚是一种无色产物，通过向培养液中滴加靛基质试剂（对二甲基氨基苯甲醛），则反应生成玫瑰吲哚，呈玫瑰红色。相反，无色氨酸分解酶的细菌则不产生吲哚和玫瑰吲哚。可用于细菌的鉴别。

【实验材料】

1. 菌种 大肠埃希菌和产气杆菌 18～24h 斜面琼脂培养物。

2. 培养基 蛋白胨水培养基。

3. 试剂 靛基质试剂（柯氏试剂）：将 5g 对二甲基氨基苯甲醛、75ml 戊醇（或丁醇）、25ml 浓盐酸混合溶解即成靛基质试剂。

4. 其他 恒温培养箱、接种环、酒精灯、吸管等。

【实验方法】

用灭菌接种环分别接种大肠埃希菌和产气杆菌于两支含蛋白胨水培养基的试管中，置 37℃温箱中培养 18～24h，取出后滴加 5～10 滴于培养基表面，轻轻摇动试管，然后观察结果。

【实验结果】

1. 结果判断 若培养基表面出现玫瑰红色液体为阳性，记录为（+）；若培养基表面呈黄色为阴性，记录为（－）。若效果不明显，可在培养基中加入 2～3 滴乙醚震摇，使吲哚上升至液面。

2. 实验结果 大肠埃希菌吲哚试验（+），产气杆菌吲哚试验（－）。

六、消毒灭菌

细菌为单细胞生物，极易受外界环境中各种因素的影响。环境适宜时，生长繁殖；若环境条件不适宜或剧烈变化时，细菌因生长代谢障碍，

使生长受到抑制，甚至死亡。利用理化因素对微生物的影响进行消毒灭菌，来抑制或杀死物体表面、外环境中及人体体表的微生物，是防止微生物污染或病原微生物传播的重要措施。

常用的消毒灭菌法包括物理消毒灭菌法和化学消毒灭菌法，物理消毒灭菌的因素有热力、辐射、滤过、干燥和低温等。化学消毒灭菌法是利用化学药品杀灭微生物的消毒灭菌方法，用于消毒灭菌的化学药品称为消毒剂。

【实验方法】

通过观看消毒灭菌的电视录像，熟悉常用的物理消毒灭菌法和化学消毒灭菌法的使用方法及主要用途。

（何永林　杨　春）

实验十四　化脓性球菌

【实验目的】

(1) 掌握细菌液体培养基（沉淀生长）的革兰染色；链球菌的形态、染色及排列；血浆凝固酶试验的原理、方法和用途。

(2) 熟悉三种葡萄球菌和三型链球菌的菌落特征；病原性球菌的分离与鉴定方法。

(3) 了解临床标本病原性球菌的分离、鉴定程序。

一、革兰染色观察链球菌的形态和染色性

【实验材料】

1. 菌种　乙型溶血性链球菌液体培养物。

2. 试剂　革兰染色液。

3. 其他　生理盐水、载玻片、酒精灯、接种环、显微镜、香柏油、二甲苯等。

【实验方法】

革兰染色方法（参见实验十二）。乙型溶血性链球菌在液体培养基中呈沉淀生长，取细菌标本时，取管底沉淀物。

【实验结果】

乙型溶血性链球菌为革兰染色阳性菌，呈球形，典型排列呈链状排列。

【注意事项】

液体培养物的细菌量偏少，可取 2 ～ 3 环细菌标本，利于观察。

二、三种葡萄球菌和三型链球菌的菌落特征观察

【实验原理】

在固体培养基上，各种细菌形成的菌落，在大小、形状、颜色、表面光滑或粗糙、湿润或干燥，边缘是否整齐、黏稠度及在血琼脂平板上的溶血情况等均有不相同，有助于鉴定细菌。

【实验材料】

金黄色葡萄球菌、白色葡萄球菌和柠檬色葡萄球菌琼脂平板培养物；甲型溶血性链球菌、乙型溶血性链球菌和丙型链球菌的血平板培养物。

【实验结果】

金黄色葡萄球菌、白色葡萄球菌和柠檬色葡萄球菌三种葡萄球菌为中等大小、光滑型菌落，在普通培养基上未见溶血环。金黄色葡萄球菌、白色葡萄球菌和柠檬色葡萄球菌分别产生金黄色、白色和柠檬色的脂溶性色素（图 3-14-1）。

甲型溶血性链球菌、乙型溶血性链球菌和丙型链球菌在血平板上生长为细小型光滑型菌落，甲型溶血性链球菌产生甲型溶血环（α 溶血环），乙型溶血性链球菌产生乙型溶血环（β 溶血环），丙型链球菌无溶血环（图 3-14-2）。

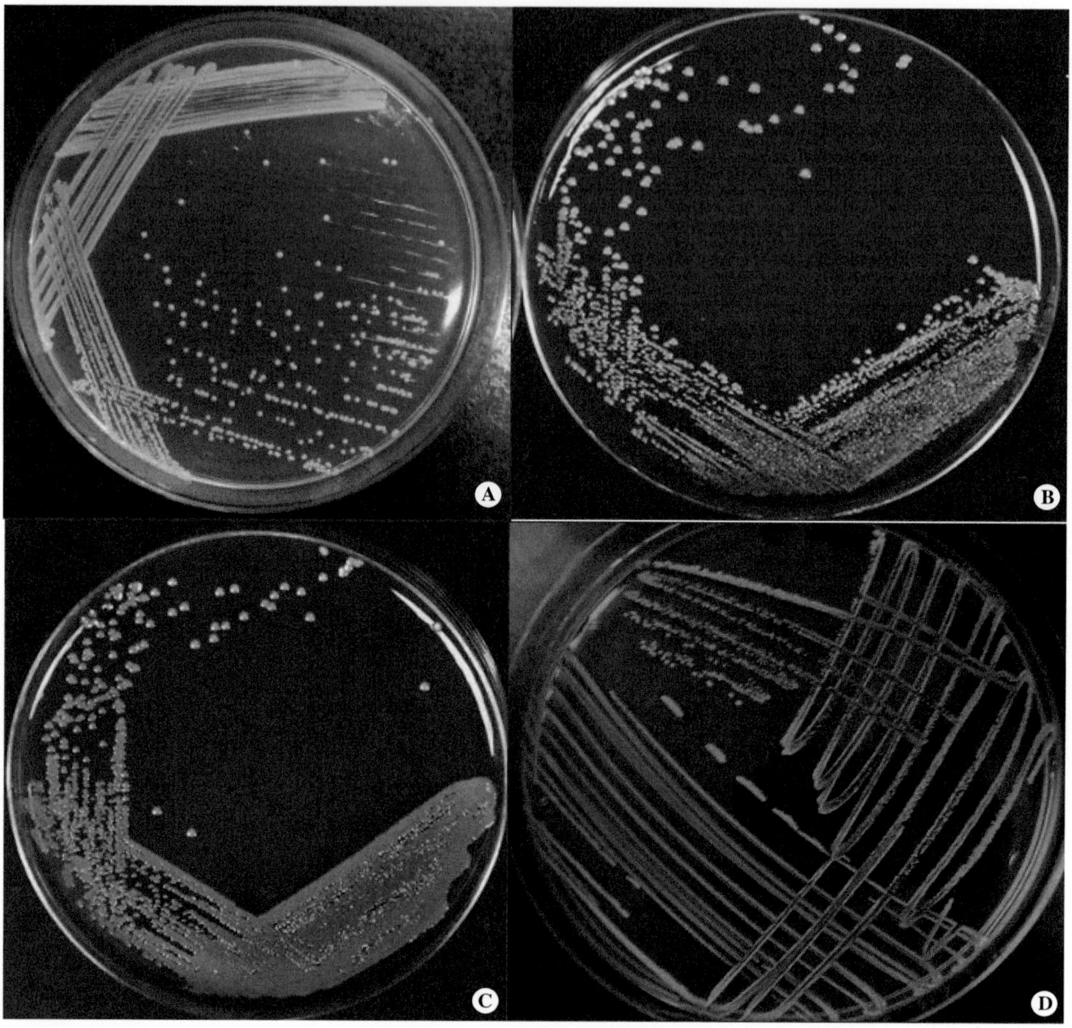

图 3-14-1　三种葡萄球菌色素观察

A. 对照；B. 白色；C. 金黄色；D. 柠檬色

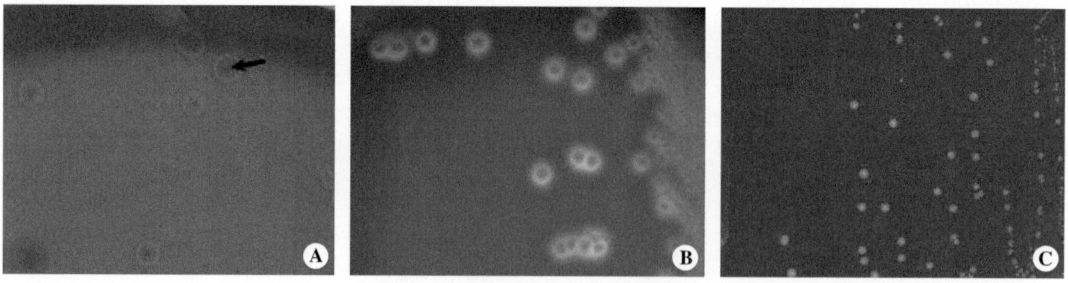

图 3-14-2　三型链球菌的溶血现象观察

A. α 溶血环；B. β 溶血环；C. 无溶血环

【注意事项】

不要打开平板观察菌落特征，以防杂菌污染，同时避免潜在的实验室感染。

三、血浆凝固酶试验

血浆凝固酶是由金黄色葡萄球菌产生的，能使含有枸橼酸钠或肝素抗凝剂的人或兔血浆发生凝固的一种侵袭性酶，与该菌的致病力密切相关。血浆凝固酶试验是鉴定葡萄球菌致病性的重要依据。

【实验原理】

金黄色葡萄球菌能产生血浆凝固酶，分为游离凝固酶和结合凝固酶。游离凝固酶是分泌到菌体外的凝固酶（凝血酶样物质），能使液态的纤维蛋白原变成固态的纤维蛋白，从而使血浆凝固，可用试管法检测。结合凝固酶是结合于菌体表面的凝固酶，并不释放至菌体外（纤维蛋白原受体），血浆中的纤维蛋白原与细菌上的该受体交联而使细菌凝聚，可用玻片法检测。表皮葡萄球菌和腐生葡萄球菌不产生此酶，因而不能凝固血浆。

【实验材料】

1. 菌种　金黄色葡萄球菌和表皮葡萄球菌琼脂平板培养物；金黄色葡萄球菌和待检葡萄球菌的肉汤培养物。

2. 试剂　生理盐水、兔血浆、无菌肉汤。

3. 其他　试管、吸管、载玻片等。

【实验方法】

1. 玻片法

(1) 取未稀释的新鲜兔血浆和生理盐水各 1 滴，分别置于洁净载玻片上（位置为兔血浆、生理盐水、兔血浆）。

(2) 用灭菌接种环挑取琼脂平板上的金黄色葡萄球菌菌落少许，分别与生理盐水和兔血浆充分乳磨混匀；用灭菌接种环挑取琼脂平板上的表皮葡萄球菌菌落少许，与兔血浆充分乳磨混匀，立即观察结果。

2. 试管法

(1) 准备试管 3 支，按表 3-14-1 分别加入 1 ∶ 4 稀释的新鲜兔血浆及葡萄球菌肉汤培养物。

(2) 将各管摇匀后置 37℃水浴中，每隔 30min 取出试管 1 次，观察有无凝固现象。

表 3-14-1　血浆凝固酶试验（试管法）

试管号	稀释兔血浆（1 ∶ 4）	待检葡萄球菌肉汤培养物	金黄色葡萄球菌肉汤培养物	无菌肉汤	结果
1	0.5ml	0.5ml	—	—	
2	0.5ml	—	0.5ml	—	
3	0.5ml	—	—	0.5ml	

【实验结果】

1. 玻片法　金黄色葡萄球菌在生理盐水中呈均匀混浊，而在兔血浆中呈团块状或无法混匀，为血浆凝固酶试验阳性；表皮葡萄球菌在血浆中呈均匀混浊，则为阴性。

2. 试管法　细菌使试管内血浆凝固呈胶冻状，为血浆凝固酶试验阳性；反之，试管内血浆不凝固仍流动，则为阴性。

首先观察第 2 管（阳性对照管）和第 3 管（阴性对照管）。若将试管倾斜时液体不流动，呈乳胶状为阳性；将试管倾斜时液体呈流动状，无凝固现象为阴性。然后再观察第 1 管（试验管）的结果。

【注意事项】

(1) 用玻片法检测血浆凝固酶时，细菌培养物在生理盐水或血浆中一定要乳磨均匀，否则影响结果的观察。

(2) 血浆凝固酶阴性的葡萄球菌可引起菌血症、尿路感染和心内膜炎等多种临床感染，已成为医院感染的重要病原菌。因此对临床标本中分离的凝固酶阴性葡萄球菌，不能轻率判断为非致病性葡萄球菌或污染菌的结论。

(3) 在接种环挑取琼脂平板上的金黄色葡萄球菌时，要注意实验室生物安全，应在 P2 实验室进行。

四、病原性球菌的分离与鉴定

病原性球菌是临床化脓性炎症的常见病原菌，其形态、排列、染色性各不相同；菌落也各有其特征，有助于鉴别。

【实验材料】

脓汁标本、革兰染色液、肉汤增菌液、血琼脂平板、生化反应和致病性鉴定的相应器材、普通培养箱。

【实验方法】

1. 标本采集

(1) 脓液：用无菌棉拭子挑取患部深处脓液或分泌物，放入无菌试管内。

(2) 痰液：用消毒过的容器收集患者的痰液，以无菌棉拭子挑取脓稠痰块，放入无菌试管内。

(3) 咽部分泌物：嘱患者张开口，用压舌板轻压舌根部，以无菌棉拭子从鼻咽部位擦拭取材，然后将其放入无菌试管内。

(4) 脑脊液：对疑患流脑的患者作腰椎穿刺取脑脊液（CSF），脑脊液取出后盛于无菌容器中，立即送检。

(5) 尿道、阴道分泌物：对可疑淋病患者，男性可从尿道取材，取材时应进入尿道 1 ～ 2cm，如刚排尿，应等待 1h 左右。女性则可从宫颈口取分泌物，当棉拭子插入宫颈口后应稍等片刻，再旋转 1 ～ 2min 取出。取材后应立即送检，不可放置冰箱中。

2. 培养基和培养方法 由于病原性球菌的培养特性各异，疑为不同病原菌感染的标本，需接种相应的培养基和培养方法，才能获得更高的阳性率。其中，疑为脑膜炎奈瑟菌或淋病奈瑟菌感染的标本，需接种巧克力色培养基，置 CO_2 条件下培养。疑为 L 型细菌感染的标本，需接种 L 型细菌专用培养基，置 CO_2 条件下培养。含菌量少的标本，如血液、脑脊液，需先接种肉汤培养基增菌培养，待长菌后，再接种血琼脂平板分离培养。

3. 分离鉴定步骤 待检标本可直接涂片染色检查鉴定，必要时可作分离培养及生化反应，致病性鉴定。常见病原性球菌的检查程序如图 3-14-3 所示。

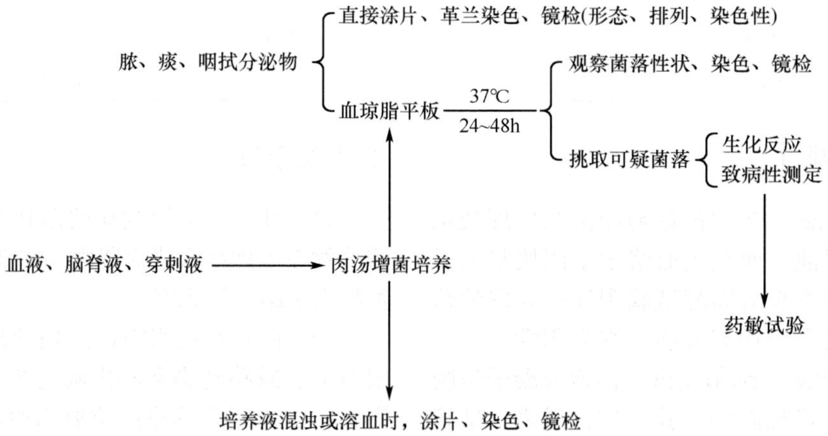

图 3-14-3 病原性球菌的检查程序

【实验结果】

(1) 若镜检为革兰阳性球菌，葡萄状排列，菌落中等大小，白色或柠檬色，则为条件致病性或非致病性葡萄球菌；菌落为金黄色，则为金黄色葡萄球菌。可用血浆凝固酶试验鉴定其致病性。

(2) 若镜检为革兰阳性球菌，链状排列，小菌落，则根据溶血情况判定为甲型溶血性链球菌（α 溶血环），或乙型溶血性链球菌（β 溶血环）。

(3) 肺炎链球菌镜检可为革兰阳性球菌，典型排列为成双排列，菌落产生 α 溶血。可通过胆汁溶菌试验与其他链球菌鉴别。

(4) 若镜检为革兰阴性球菌，成双排列，应考虑脑膜炎奈瑟菌或淋病奈瑟菌，可根据标本来源初步判断，脑脊液标本判断为脑膜炎奈瑟菌，如泌尿生殖道标本，考虑淋病奈瑟菌。

（杨　春）

实验十五　肠道杆菌

【实验目的】

(1) 掌握肠道杆菌在常见选择 / 鉴别培养基上的生长现象。

(2) 熟悉细菌药物敏感性试验（液体培养基连续稀释法、琼脂扩散实验纸片法）的试验方法、结果判定及意义。

(3) 了解粪便标本致病菌分离鉴定的检验程序和方法。

一、肠道杆菌在选择 / 鉴别培养基上生长现象观察

【实验原理】

选择培养基是在培养基中加入某种化学物质，使其抑制某些细菌生长，而有利于另一些细菌生长，从而将后者从混杂的标本中分离出来。而鉴别培养基是在基础培养基中加入某种试剂或化学药品，用于培养和区分不同细菌种类。这类培养基是利用各种细菌分解糖类和蛋白质的能力及其代谢产物不同，在培养基中加入特定的作用底物和指示剂，观察细菌生长后对底物的作用从而鉴别细菌。伊红 - 美蓝琼脂、S.S 琼脂平板及双糖铁培养基等将选择和鉴别功能结合在一起，在选择的同时，起一定的鉴别作用，称为鉴别选择培养基。

乳糖发酵试验可以用来初步鉴别肠道致病菌及非致病菌，能发酵乳糖产酸的为非致病菌，不能发酵乳糖的为致病菌。

【实验材料】

大肠埃希菌和伤寒沙门菌在伊红 - 美兰琼脂平板和 S.S 琼脂平板的培养物；大肠埃希菌、痢疾杆菌、乙型副伤寒沙门菌和伤寒沙门菌在双糖特铁培养基的培养物。

【实验结果】

1. 伊红 - 美兰琼脂平板（Eosin-methylene blue agar plate，EMB）　EMB 培养基成分主要含基础培养基成分，底物为乳糖，伊红和美兰两种抑菌剂和指示剂。大肠埃希菌为紫色或紫黑色带金属光泽的光滑型菌落，伤寒沙门菌为无色光滑型菌落（图 3-15-1 A）。

2. S.S 琼脂平板（Salmonella & Shigella agar plate）　S.S 琼脂平板培养基成分主要含基础培养基成分，底物为乳糖，指示剂为中性红，抑菌剂为胆盐和煌绿等。大肠埃希菌为红色的光滑型菌落，伤寒沙门菌为无色光滑型菌落（图 3-15-1 B）。

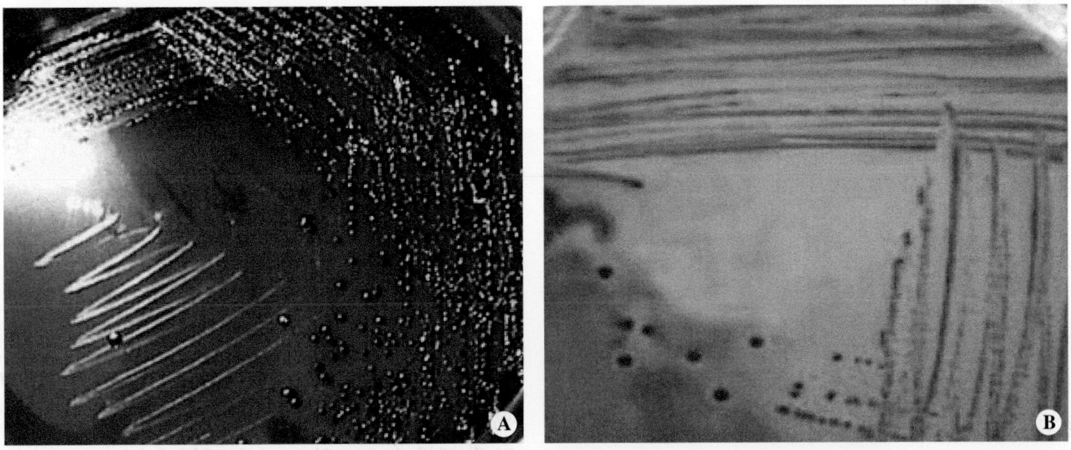

图 3-15-1　大肠埃希菌在 EMB（A）和 S.S 琼脂平板（B）的生长现象

3. 双糖铁培养基 (Double Sugar Iron Agar) 双糖铁培养基成分主要含基础培养基外，上层：含乳糖（乳糖发酵试验）、酚红指示剂、硫酸亚铁铵、硫代硫酸钠（硫化氢试验）等的固体斜面培养基，细菌划线接种。下层：葡萄糖（葡萄糖发酵试验）、酚红指示剂的半固体培养基、细菌穿刺接种（动力实验）。大肠埃希菌、痢疾杆菌、乙型副伤寒沙门菌和伤寒沙门菌在双糖特铁培养基的生长现象见表 3-15-1。

表 3-15-1　肠道杆菌在双糖铁培养基的生长现象

培养基	观察内容	大肠埃希菌	痢疾杆菌	伤寒沙门菌	乙型副伤寒杆菌
上层（固体）	乳糖发酵试验	+	-	-	-
	硫化氢试验	-	-	-/+	++
下层（半固体）	葡萄糖发酵试验	⊕	+	+	⊕
	动力试验	+	-	+	+

二、细菌的药物敏感性实验

不同抗生素对细菌的杀菌或抑菌能力不同，不同细菌对同一抗菌药物的敏感性也不尽相同。通过药物敏感试验测定细菌对药物的敏感度，对临床治疗中选用抗菌药物、提高临床治疗效果具有重要意义。测定细菌对药物敏感性的常用方法有连续稀释法和琼脂扩散法。连续稀释法可用于测定药物的最低抑菌浓度 (minimal inhibitory concentration，MIC) 和最低杀菌浓度 (minimal bactericidalconcentration，MBC)，而琼脂扩散法是临床常用的药物敏感性定性测定方法，其中纸片法是琼脂扩散法中最常用和最简便的方法。

Ⅰ. 液体培养基连续稀释法

【实验材料】

1. 菌种　葡萄球菌菌液。

2. 培养基　普通肉汤培养基。

3. 其他　50U/ml 青霉素溶液，无菌小试管，无菌吸管，酒精灯，恒温箱等。

【实验方法】

(1) 取 10 支无菌小试管，编号，除第 1 管外其他每管加入肉汤培养基 1ml。

(2) 在第 1、2 管中各加入 50U/ml 青霉素溶液 1ml，混匀。

(3) 从第 2 管中吸取 1ml 青霉素肉汤溶液加入第 3 管，混匀，然后按上法进行倍比稀释至第 9 管，最后从第 9 管中取出 1ml 混合液弃去。第 10 管不加青霉素作为对照管。

(4) 每管中加入葡萄球菌菌液各 0.1ml，混匀。置 37℃恒温箱培养 24h 后观察结果。

【实验结果】

以培养基的混浊程度来判断葡萄球菌对青霉素的敏感程度，最高稀释度的抗菌药物仍能抑制细菌生长者为该药物的最低抑菌浓度。

Ⅱ. 琼脂扩散试验（纸片法）

【实验材料】

1. 菌种　葡萄球菌和大肠埃希菌 18 ～ 24h 肉汤培养物各一支。

2. 培养基　普通琼脂平板一个。

3. 其他　100U/ml 青霉素液浸透的滤纸片，1000μg/ml 链霉素液浸透的滤纸片（或商品青霉素，链霉素滤纸片），镊子，无菌棉签。

【实验方法】

(1) 用记号笔于琼脂平板底面划一横线，将平板分为两半。

(2) 用无菌棉签蘸取葡萄球菌肉汤培养物，密集涂布接种于琼脂平板之一半（可交叉重复涂布），并于皿底面做上标记。

(3) 取另一棉签，用同法取大肠埃希菌培养物接种于琼脂平板的另一半，并标记。

(4) 分别用镊子夹取青霉素、链霉素滤纸片，放置于琼脂面上适当的部位，注意滤纸片之间的距离要大致相等（图 3-15-2）。在放置滤纸片时，应先确定好放置的位置，然后再将滤纸片准确地放置于所选定的部位，并用镊子轻压滤纸片，使之贴紧。若不慎已将滤纸片掉到未选定的琼脂面上，切勿再移动滤纸片，以免影响试验效果。

(5) 将放有滤纸片的琼脂平板，送 37℃培养 18 ～ 24h。

【实验结果】

观察在滤纸片周围有无没有细菌生长的抑菌环，并测量其直径大小，再根据所测数值来判定细菌的敏感度。注意对比两种细菌对

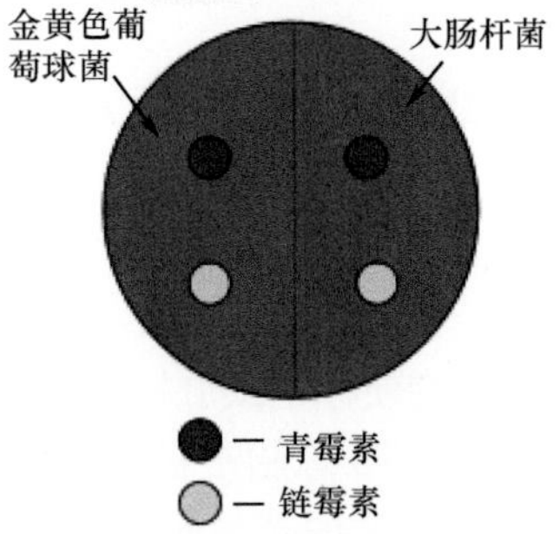

图 3-15-2　琼脂扩散试验（纸片法）

同一种抗生素敏感性的差异；一种细菌对两种抗生素敏感性的差异。细菌对常用抗生素的敏感度判定参考标准见表 3-15-2。

表 3-15-2　常见药敏试验纸片判断标准与其相应的 MIC 近似值

抗菌药物	纸片含药量					
抑菌圈直径 (mm)						
耐药	中度敏感	敏感				
最低抑菌浓度 (μg/ml)						
耐药	敏感					
青霉素（葡萄球菌）	10U	≤ 20	21 ～ 28	≥ 29	≥ 0.2U	≤ 0.1
青霉素（其他细菌）	10U	≤ 11	12 ～ 21	≥ 22	≥ 32	≤ 1.5
链霉素	10μg	≤ 11	12 ～ 14	≥ 15	≥ 15	≤ 6
氯霉素	30μg	≤ 12	13 ～ 17	≥ 18	≥ 25	≤ 12.5
红霉素	15μg	≤ 13	14 ～ 17	≥ 1	≥ 8	≤ 2
庆大霉素	10μg	≤ 12	13 ～ 14	≥ 15	≥ 8	≤ 4
抗菌药物	纸片含药量					
抑菌圈直径 (mm)						
耐药	中度敏感	敏感				
最低抑菌浓度 (μg/ml)						
耐药	敏感					
卡那霉素	30μg	≤ 13	14 ～ 17	≥ 18	≥ 25	≤ 6
四环素	30μg	≤ 14	15 ～ 18	≥ 19	≥ 12	≤ 4
多黏菌素 B	300U	≤ 8	9 ～ 11	≥ 12	≥ 50U	—
磺胺	300μg	≤ 12	13 ～ 16	≥ 17	≥ 350	≤ 100
甲氧苯青霉素	5μg	≤ 9	10 ～ 13	≥ 14	—	≤ 3
萘啶酸	30μg	≤ 13	14 ～ 18	≥ 19	≥ 32	≤ 12

【注意事项】

(1) 用无菌棉签蘸取细菌肉汤培养物时不宜过多，如果蘸浸较多时，可在试管壁上挤压棉签，以使多余的菌液流回试管内。

(2) 用后的带菌棉签，应放到指定消毒灭菌的容器中。

三、肠道致病菌的分离鉴定

【实验材料】

1. 标本 粪便标本或肛拭子。

2. 培养基 SS 琼脂平板、伊红亚甲蓝琼脂平板，副溶血弧菌选择平板、普通营养琼脂平板，双糖铁培养基、微量生化反应管。

3. 试剂 柯氏试剂，志贺菌属诊断血清，沙门菌属诊断血清，EIEC 和 EPEC 诊断血清，药物滤纸片。

4. 其他 生理盐水、玻片、显微镜。

【实验方法】

1. 标本的采集与运送 在未用抗生素之前，采集可疑粪便，如疑为痢疾患者的脓血黏液便，疑为霍乱患者的“米泔样大便”等。对不易获得粪便的或排便困难者，可采取肛拭子送检。如不能及时送检，可将粪便标本或肛拭子插入卡 - 布运送培养基。

2. 检验程序与方法 见图 3-15-3。

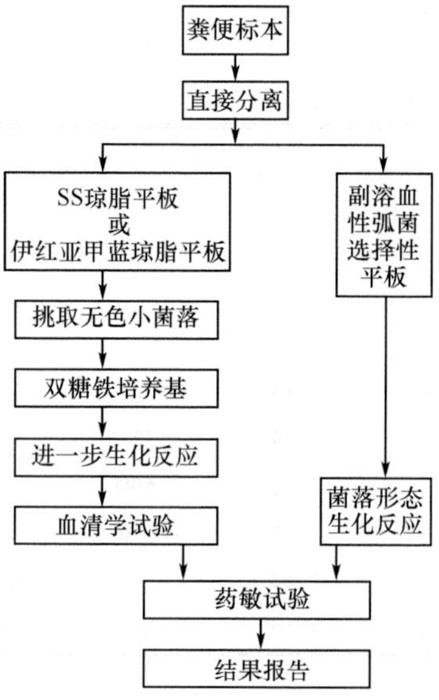

图 3-15-3 粪便标本致病菌分离鉴定的基本程序

【注意事项】

(1) 抗血清玻片凝集试验的原则是从多价到单价。

(2) 报告方式“检出 XX 菌属 XX 细菌”或“检出 XX 型细菌”。药敏实验：敏感……，中敏……，耐药……。

（杨 春）

实验十六 厌 氧 菌

【实验目的】

(1) 掌握常见厌氧菌的形态结构特征。

(2) 熟悉常用的厌氧菌培养方法和厌氧培养基。

一、厌氧培养方法和厌氧培养基

人工培养厌氧性细菌时，必须提供无游离氧的气体环境。通常采用的方法是在培养基中加入还原剂以还原培养基中的分子氧，降低培养基的氧化还原电势，或通过物理、化学方法除去培养环境中游离氧，以利于厌氧性细菌生长繁殖。常用的厌氧培养法有保险粉法、厌氧袋法、厌氧灌法、抽气换气法及厌氧培养基。

【实验材料】

1. 菌种 破伤风梭菌或产气荚膜梭菌庖肉培养基培养物。

2. 培养基 血琼脂平板。

3. 器材 普通孵育箱、磨口玻璃干燥器或厌氧培养箱、厌氧袋或厌氧罐、真空泵、酒精灯、接种环等。

4. 试剂 硼氢化钠，保险粉（化学名称为连二亚硫酸钠，与碳酸氢钠混合发生反应而除氧），碳酸氢钠，钯粒，亚甲蓝，1mol/L NaOH，石蜡或凡士林等。

5. 气体 N_2、CO_2、H_2。

【实验方法】

1. 保险粉（连二亚硫酸钠）**法** 将接种环烧灼灭菌并冷却后，取破伤风梭菌或产气荚膜梭菌庖肉培养基培养物，采用平行划线法接种于血琼脂平板培养基。先在平皿盖表面放置一块双层消毒小纱布，再将 0.2g 连二亚硫酸钠、0.2g 碳酸氢钠放置于小纱布的中央，加水 2 滴。然后将已接种细菌的血琼脂平板扣盖于平皿盖上，用棉签蘸取已融化的石蜡迅速将四周缝隙封闭。置 37℃培养 48h 后观察培养结果。

2. 厌氧袋法 厌氧袋是采用无毒、透明而不透气的复合塑料膜制成的厌氧菌培养袋，内装气体发生管、亚甲蓝指示剂管。气体发生管内装有 $NaBH_4$（硼氢化钠）、$NaHCO_3$、一支装有 5% 柠檬酸溶液的安瓿，亚甲蓝指示剂管是一只装有还原亚甲蓝溶液的安瓿，此外还有钯催化剂、干燥剂（用以吸收袋中过多的水分）。厌氧培养时，将已接种细菌的血琼脂平板放置于袋内，将袋口折起再用夹子夹紧，然后折断气体发生管中的柠檬酸安瓿，其中 $NaBH_4$ 与水反应生成氢气，氢气在金属钯的催化下与袋中氧气反应生成水，使袋中形成无氧环境；$NaHCO_3$ 与柠檬酸反应生成二氧化碳，为厌氧菌生长提供所需的二氧化碳环境。数分钟后再折断亚甲蓝安瓿，若亚甲蓝溶液无色即表示袋内已处于无氧状态，即可将产气袋置于 37℃孵育箱内孵育（图 3-16-1）。

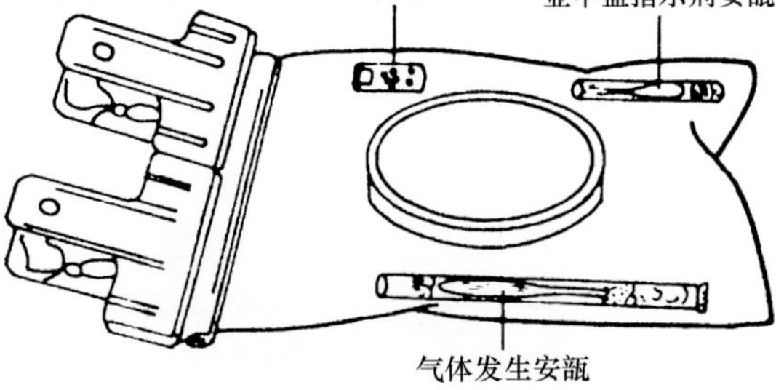

图 3-16-1 简易厌氧袋

3. 抽气换气法 将真空干燥缸或厌氧罐作为放置培养基的容器，通过用真空泵抽出容器中的氧气，再注入 N_2、CO_2、H_2，以达到厌氧的气体环境的培养方法。具体操作是将已接种细菌的血琼脂平板培养基、催化剂（钯）和指示剂（亚甲蓝）放入真空干燥缸或厌氧罐中，用真空泵将真空干燥缸或厌氧罐抽成负压 99.99kPa/cm^2（750mmHg），再充入无氧氮气，反复 3 次，最后充入 80% N_2、10% H_2 和 10% CO_2 的混合气体（图 3-16-2）。如果指示剂亚甲蓝液为无色，表明真空干燥缸或厌氧罐内已达无氧状态，即可将真空干燥缸或厌氧罐送 37℃培养。

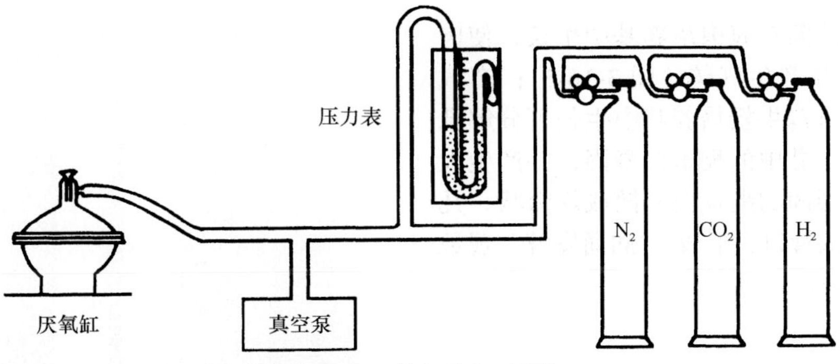

图 3-16-2 抽气换气法图解

4. 厌氧罐法 是用塑料、有机玻璃或金属制成的圆柱形容器。罐口与盖子通过有旋钮的金属夹子紧紧封闭，有的在盖子上安装有压力表和通气阀门，以便抽换气体。原理和方法同产气袋法和抽气换气法。

5. 厌氧培养基 利用组织氧化耗氧的原理制备的厌氧培养基，如庖肉培养基、石蕊牛奶培养基，破伤风梭菌、产气荚膜梭菌等厌氧菌可在庖肉培养基中生长。

【实验结果】

在血琼脂平板上可观察到破伤风梭菌或产气荚膜梭菌生长的菌落，注意观察菌落特征。破伤风梭菌为薄膜状爬行生长，伴β溶血（图 3-16-3）。产气荚膜梭菌伴双层溶血环，内环为不完全溶血，外环为完全溶血（图 3-16-4）。

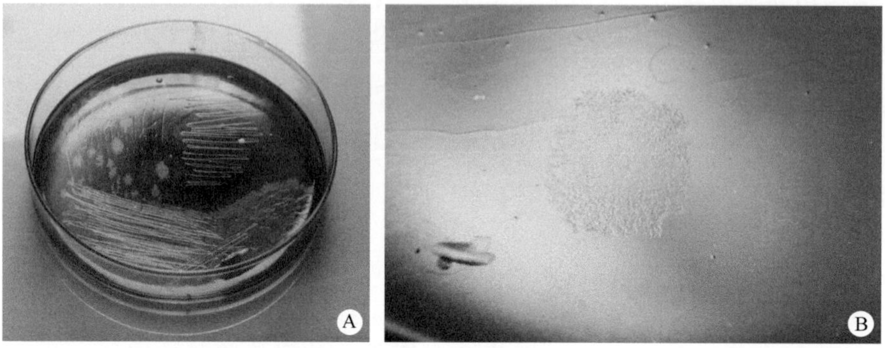

图 3-16-3 破伤风梭菌菌落

A. 菌落；B. 溶血

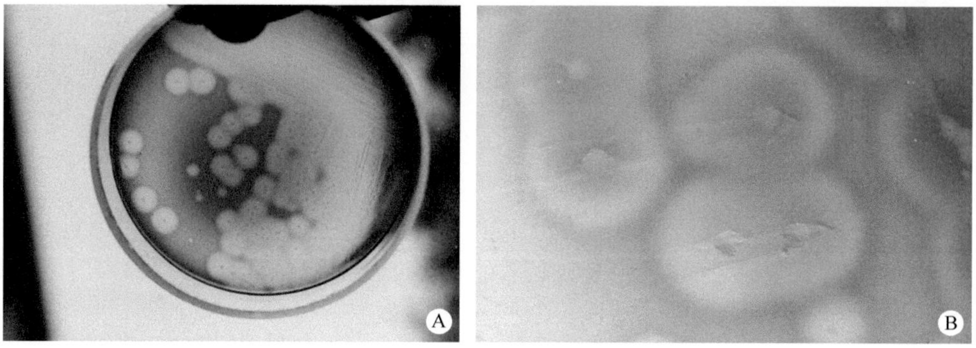

图 3-16-4 产气荚膜梭菌菌落

A. 菌落；B. 双层溶血环

破伤风梭菌在庖肉培养基中生长，使肉汤变混浊，并产生气体（图 3-16-5）；产气荚膜梭菌在石蕊牛奶培养基中生长可分解乳糖产酸，使牛乳中的酪蛋白凝固；并产生大量气体，将凝固的酪蛋白冲散成蜂窝状，凡士林被推向试管口，形成“汹涌发酵”现象图（图 3-16-6）。

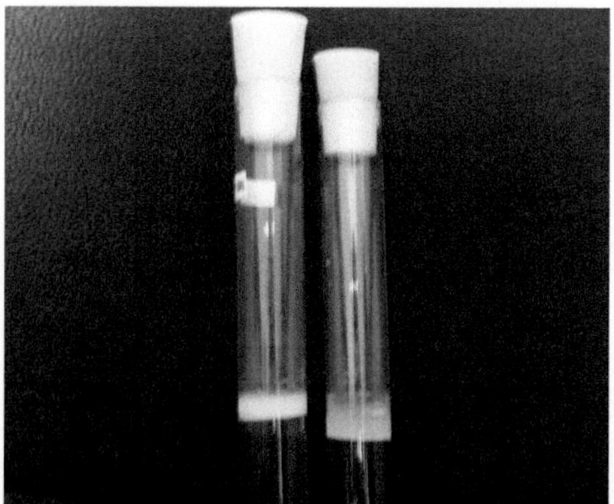

图 3-16-5 破伤风梭菌在庖肉培养基中生长现象

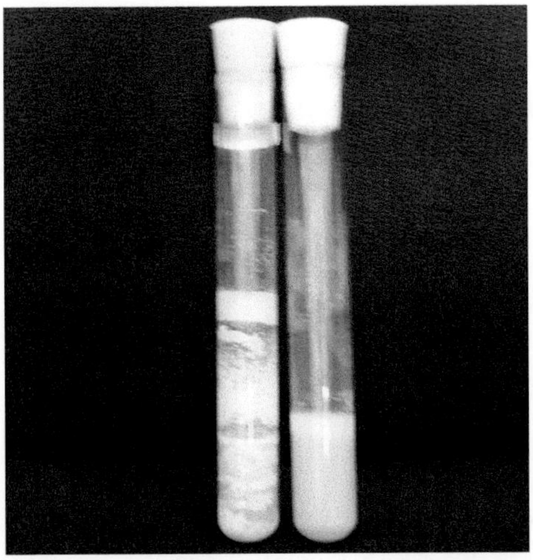

图 3-16-6　产气荚膜梭菌在石蕊牛奶培养基中“汹涌发酵”

【注意事项】

用过的催化剂钯粒需干烤 160℃ 2h 可恢复活力而重复使用。

二、常见厌氧菌的形态结构观察

【实验材料】

示教标本片：芽孢（破伤风梭菌）、荚膜（产气荚膜杆菌）、双歧杆菌。

【实验方法】

在油镜下观察，注意观察破伤风梭菌的芽孢、产气荚膜杆菌的荚膜和双歧杆菌的形态特征，将观察到的结果绘于记录本上，并加以适当的叙述。

【实验结果】

1. 破伤风梭菌　菌体（浅蓝色）细长呈杆状，芽孢（红色）正圆形，位于菌体顶端，比菌体宽（图 3-16-7）。

2. 产气荚膜杆菌　菌体（红色）呈粗大杆状，周围未着色的空泡即为荚膜（图 3-16-8）。

3. 双歧杆菌　革兰染色阳性杆菌，一端或两端分枝，不规则排列（图 3-16-9）。

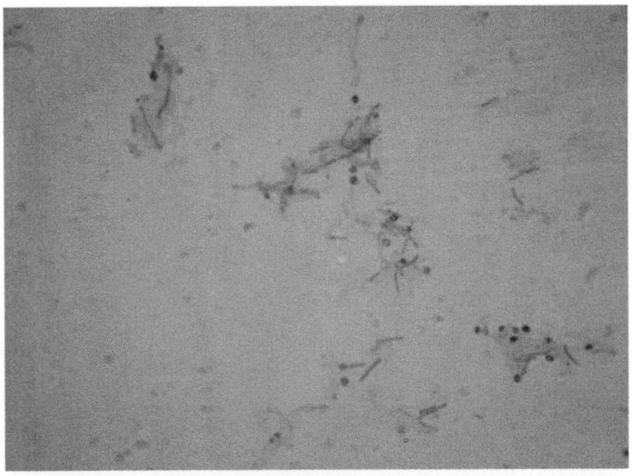

图 3-16-7　破伤风梭菌芽孢（芽孢染色 ×1000）

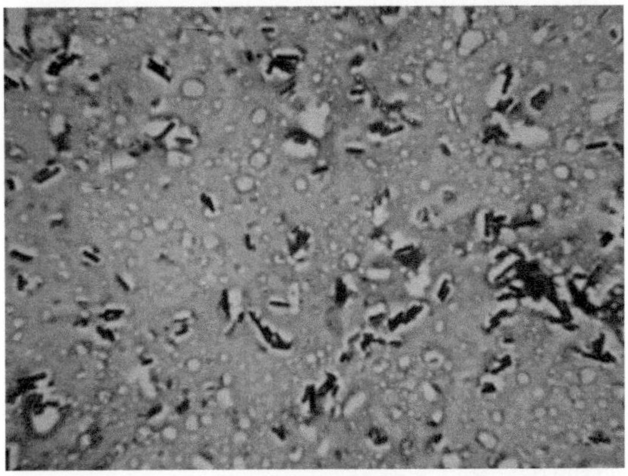

图 3-16-8　产气荚膜杆菌荚膜（荚膜负染色 ×1000）

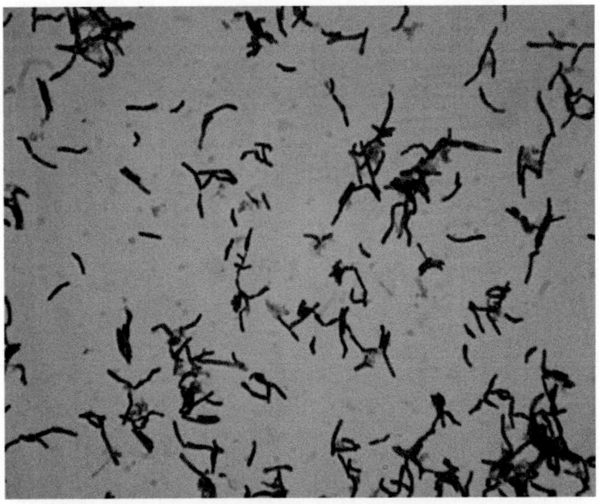

图 3-16-9　双歧杆菌（革兰染色 ×1000）

（杨　春）

实验十七　分枝杆菌抗酸染色法

【实验目的】

掌握齐 - 尼抗酸染色（Ziehl-Neelsen）的原理、方法及结果观察。

【实验原理】

分枝杆菌菌体中所含有的分枝菌酸具有很强的抗酸性，被石炭酸复红着色后，在一定时间内不被盐酸乙醇脱色，故菌体被染成红色。而非抗酸菌被石炭酸复红着色后，易被盐酸乙醇脱色，被亚甲蓝液染成蓝色。抗酸染色法在临床上是鉴别分枝杆菌的重要方法之一。

【实验材料】

1. 标本　收集临床肺结核患者的痰液，结核性胸膜炎患者的胸水，结核性腹膜炎患者的腹水，结核性脑膜炎患者的脑脊液等标本。为避免实验室相关感染，标本可置水浴 62 ～ 63℃中加热 15min 消毒，杀死分枝杆菌后再用于学生实验。

2. 染色液　碱性石炭酸复红乙醇染色液，3% 盐酸乙醇脱色液，碱性亚甲蓝复染色液。

3. 其他　酒精灯、接种环、载玻片、香柏油、二甲苯、光学显微镜、镜头纸等。

【实验方法】

1. 制作涂片　以肺结核患者痰标本为例，用无菌棉签蘸取痰液，直接涂成直径约 1cm 大小的涂片，自然干燥或酒精灯火焰上微微加热干燥后火焰固定。

2. 染色

（1）初染：用吸管吸取石炭酸复红乙醇染色液滴加于涂片标本面上，以盖满涂片标本面为宜。然后将涂片置于酒精灯火焰上方微微加热，至染液出现蒸气后将涂片脱离火焰，保持染色 3 ～ 5min。用流水轻轻洗净染色液。

（2）脱色：用吸管滴加 3% 盐酸乙醇脱色液，轻轻摇动涂片保持 30 ～ 60s，直至涂片无红色为止。用流水轻轻洗净脱色液。

（3）复染：用吸管滴加碱性亚甲蓝复染液染色 30 ～ 60s，用流水轻轻洗净复色液。

3. 镜检　待染片自然干燥或在酒精灯火焰上微微加热干燥后油浸镜观察。

【实验结果】

在油镜下，可见结核分枝杆菌呈红色，菌体细长略带弯曲。非抗酸细菌和涂片中的其他成分均被染成蓝色（图 3-17-1，图 3-17-2）。

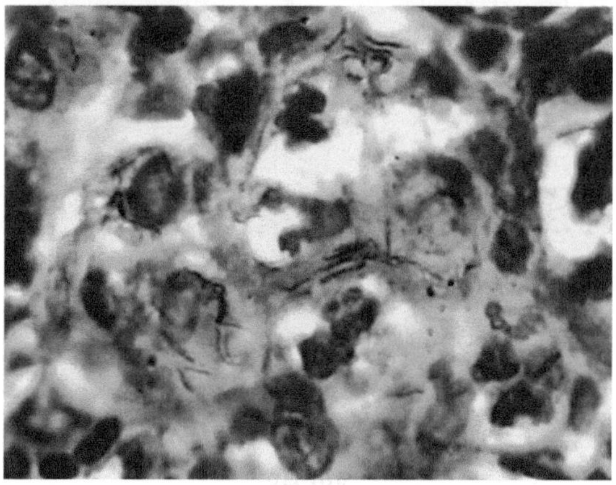

图 3-17-1　肺组织中结核分枝杆菌（Ziehl-Neelsen 抗酸染色 ×1000）

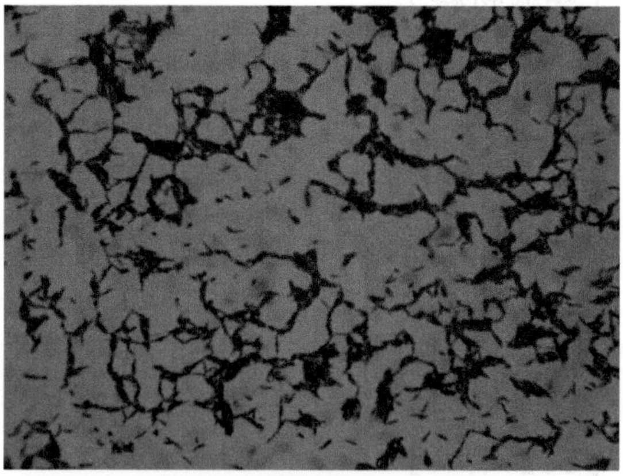

图 3-17-2　耻垢分枝杆菌纯培养物（Ziehl-Neelsen 抗酸染色 ×1000）

【注意事项】

（1）肺结核患者痰标本有潜在的感染性，使用时，应先将细菌灭菌处理。

(2) 石炭酸复红乙醇染色液进行加温染色时，切勿将染色液加温至沸腾，并注意始终保持染色液盖满涂片标本面，染色途中可添加染色液。

（杨　春）

实验十八　病毒形态结构及生长现象的观察

【实验目的】

(1) 掌握病毒的形态及结构特征。

(2) 熟悉病毒细胞病变的特点；狂犬病病毒包涵体的特点。

(3) 了解病毒细胞病变的意义；了解病毒包涵体的意义。

一、病毒形态结构观察

【实验材料】

病毒录像片，电镜照片。

【实验结果】

观察各种病毒形态、结构特征。

二、病毒的 CPE 观察

【实验材料】

(1) 正常兔肾细胞培养物和感染腺病毒的兔肾细胞培养物。

(2) 光学显微镜。

【实验方法】

光镜下观察正常兔肾细胞培养物和感染腺病毒的兔肾细胞培养物涂片。

【实验结果】

某些病毒在体外培养细胞内增殖后可使细胞发生一系列形态学的改变，用显

微镜可观察到细胞变圆、坏死、脱落等现象，称为细胞病变效应。各种细胞病变情况随病毒种类和所在细胞不同而有差异，因此有鉴别病毒的作用，并可作为某些病毒增殖的指标。

光镜下可见正常兔肾细胞为多角形上皮细胞，单层排列，整齐致密，而感染腺病毒的兔肾细胞即病变细胞则变圆、肿胀，聚集呈葡萄状，以后缩小并从组织中脱落（图 3-18-1，图 3-18-2）。

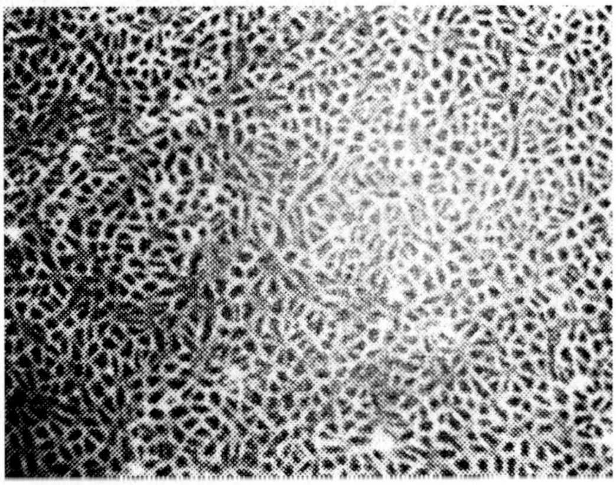

图 3-18-1　正常细胞

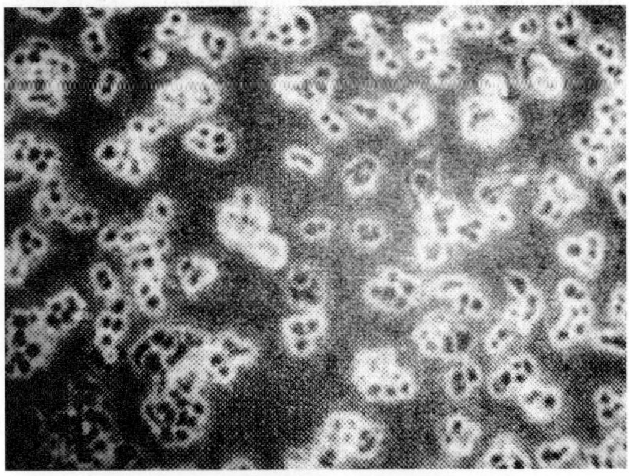

图 3-18-2　病变细胞

三、病毒包涵体的观察

某些病毒感染后，在宿主细胞内可形成圆形或椭圆形的斑块状结构，经染色后，用普通光学显微镜可观察到，称为病毒包

涵体（inclusion body）。有些病毒包涵体是病毒颗粒聚集而成，有些是病毒增殖的痕迹，或是病毒增殖留下的细胞反应产物。不同病毒的包涵体特点各不相同，有的位于胞质内（狂犬病病毒），有的在胞核内（疱疹病毒），或胞浆、胞核同时存在（麻疹病毒）；有嗜酸性或嗜碱性包涵体。包涵体有鉴别意义，而且可作为病毒增殖的指标。

【实验材料】

狂犬病病毒包涵体玻片标本，光学显微镜。

【实验方法】

取尸检或病犬脑组织海马回部切片，HE染色，在光学显微镜油镜下观察结果。

【实验结果】

狂犬病病毒主要侵犯中枢神经系统，在神经细胞中大量增殖，取尸检或病犬脑组织切片，染色后即可观察到神经细胞胞浆内的狂犬病病毒包涵体。光镜下观察可见狂犬病病毒包涵体位于神经细胞胞浆中，染成鲜红色，为嗜酸性，呈圆形或椭圆形，一个或多个，而神经细胞呈三角形，细胞核为蓝色，胞浆呈淡红色，狂犬病病毒包涵体又称内基小体（Negri body），有诊断价值（图 3-18-3，图 3-18-4）。

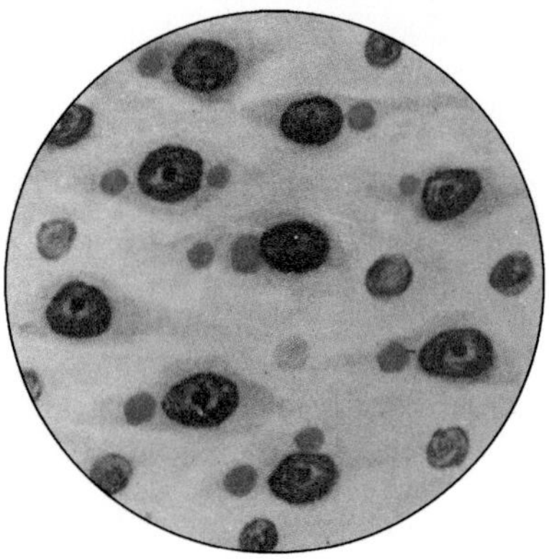

图 3-18-3　狂犬病病毒包涵体

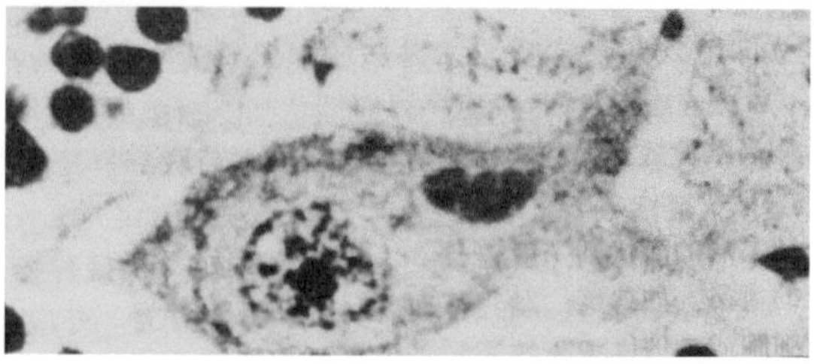

图 3-18-4　狂犬病病毒包涵体

（田一玲）

实验十九　流感病毒血凝试验和血凝抑制试验

【实验目的】

(1) 熟悉病毒血凝试验的方法和结果分析及意义；病毒血凝抑制试验的原理、方法。

(2) 了解病毒血凝试验的原理；病毒血凝抑制试验的结果分析及意义。

一、流感病毒的血凝试验

【实验材料】

流感病毒（已灭活）鸡胚尿囊培养液、0.5% 鸡红细胞悬液、生理盐水、微量血凝板、微量移液器。

【实验方法】

(1) 取 20 孔微量血凝板，按顺序编号。

(2) 第一孔加入生理盐水 45μl，第二孔到第十孔加入生理盐水 25μl。

(3) 在第一孔中再加入流感病毒鸡胚尿囊培养液 5μl，混匀。

(4) 从第一孔中吸取 25μl 盐水病毒混合液加入第二孔，混匀，然后按上法进行倍比稀释至第九孔，最后从第九孔中取出 25μl 混合液弃去。第十孔不加病毒鸡胚尿囊培养液作为对照。

(5) 于每孔中加入 0.5% 鸡红细胞悬液

25μl，混匀。置室温 45 分钟后观察结果。

【实验结果】

观察鸡红细胞是否发生凝集，凝集用“+”表示，不凝集用“-”表示，根据

病毒稀释度不同，各孔中红细胞凝集程度也不相同，分别用 +、++、+++、++++ 表示。具体如下：

“-”：无红细胞凝集，红细胞在孔底形成一个小团，边缘光滑整齐。

“+”：红细胞在孔底形成一个小团，但边缘不光滑，四周有小凝集块。

“++”：红细胞在孔底形成一个环状，四周有小凝集块。

“+++”：红细胞呈薄层，均匀铺在孔底，边缘不整齐，有下沉趋向。

“++++”：一层红细胞均匀铺于孔底，无红细胞沉积。

以出现“++”的最高病毒液稀释度作为血凝效价，即一个血凝单位。

二、流感病毒的血凝抑制试验

【实验材料】

含流感病毒 4U 的抗原、流感病人血清、待检血清、0.5% 鸡红细胞悬液、生理盐水、微量血凝板、微量移液器。

【实验方法】

(1) 含流感病毒 4U 抗原的制备：流感病毒抗原单位以血凝试验中的凝集情况确定，如血凝试验的血凝效价为 1 ∶ 320，称一个血凝单位，25μl 中含 4 个单位即 1 ∶ 80。

(2) 取 20 孔微量血凝板，按顺序编号。

(3) 第一到第九孔各加入生理盐水 25μl，第十孔加入生理盐水 50μl。

(4) 在第一孔中再加入 1 ∶ 5 稀释的待检血清 25μl，混匀。

(5) 从第一孔中吸取 25μl 盐水血清混合液加入第二孔，混匀，然后按上法进行倍比稀释至第七孔，从第七孔中取出 25μl 混合液弃去。第八孔加 1 ∶ 5 稀释的流感病人血清作为血清对照。

(6) 第一到第七孔以及第九孔各加入 4 单位流感病毒抗原 25μl，混匀，第九孔为抗原对照。

(7) 于每孔中加入 0.5% 鸡红细胞悬液 25μl，混匀，第十孔为红细胞对照。置室温 45min 后观察结果。

【实验结果】

流感病毒血凝素可使红细胞凝集，但相应的抗体可结合病毒的血凝素，使其失去凝集红细胞的作用，因此可用已知抗体鉴定未知病毒，或用已知的病毒抗原来测定病人血清中的相应抗体。

先观察三个对照孔，血清对照和红细胞对照不发生凝集，而抗原对照孔出现完全凝集，再观察试验孔，判定效价。通常以能阻止病毒抗原发生血凝的血清最高稀释度作为该血清的血凝抑制效价。一般以恢复期血清效价高于急性期 4 倍以上有诊断意义。

（田一玲）

实验二十　肝炎病毒抗原及抗体的检测

【实验目的】

(1) 掌握甲肝病毒 IgM 检测的意义；乙肝病毒抗原、抗体检测的意义。

(2) 熟悉 ELISA 法检测甲肝病毒 IgM 的方法及结果判断；ELISA 法检测乙肝病毒表面抗原的方法及结果判断。

一、ELISA 检测甲肝病毒 IgM

【实验材料】

(1) 待检血清、酶标二抗、稀释液、洗涤液、

底物溶液、终止液。

(2) 包被有甲肝病毒抗原的聚苯乙烯板、微量移液器、酶标仪、恒温箱。

【实验方法】

(1) 取八支 Eppendorf 管，按顺序编号。

(2) 用微量移液器在八支 Eppendorf 管中分别加稀释液 0.1ml。

(3) 取待检血清 0.1ml 加入第一支管中，混匀（吸吹三次），此时第一管血

清稀释度为 1 ∶ 2。

(4) 分别从第一管中吸取 0.1ml 1 ∶ 2 稀释的血清加入第二管，混匀，然后按上法进行倍比稀释至第八管。

(5) 取包被有甲肝病毒抗原的聚苯乙烯微量反应板一块，加上述倍比稀释的待检血清，每孔 0.1ml，同时设标准阳性对照血清和阴性对照血清及空白对照各一孔。

(6) 将反应板置湿瓷盘中放 37℃作用，1h 后取出甩尽孔内液体，用洗涤液洗 3 次，每次 3min。

(7) 用稀释液将酶标二抗按说明书进行稀释，然后以每孔 0.1ml 加入孔中，再置 37℃作用 1h，取出按上法洗涤。

(8) 加新配制的磷苯二胺底物溶液 0.1ml，放 37℃作用 30min 后加终止液终止其颜色反应，每孔 0.1ml。

【实验结果】

1. 肉眼观察 以标准阳性对照孔和阴性对照孔为依据来判断待检标本呈色深浅及阳性或阴性。

2. 酶标仪测定 以底物溶液加在空白对照孔内的结果作为校正酶标仪的零点，然后测定 OD 值。

P/N 值≥ 2.1 为阳性；1.5 ≤ P/N 值≤ 2.1 为可疑；P/N 值＜ 1.5 为阴性。

P/N 值 = 标本 OD 值 − 空白对照 OD 值 / 阴性对照 OD 值 − 空白对照 OD 值

二、ELISA 检测乙肝病毒表面抗原

【实验材料】

(1) 待检血清。

(2) ELISA 检测 HBsAg 诊断试剂盒：包括包被抗 -HBs 的反应板；酶结合物；

HBsAg 阳性对照；HBsAg 阴性对照；20 倍浓缩洗涤液，使用前作 1 ∶ 20 稀释；显色剂 A（底物缓冲液）、显色剂 B（底物液）；终止液。

(3) 酶标仪，恒温箱等。

【实验方法】

(1) 同上稀释待检血清。

(2) 加样 取包被抗 -HBs 的反应板，加入不同稀释度的待检血清，每孔 50μl，并设阳性对照、阴性对照和空白对照各一孔，分别加入 HBsAg 阳性对照和阴性对照血清各 50μl，空白对照不加样品。

(3) 加酶结合物：除空白对照孔外，其余各孔分别加入酶结合物 50μl，充分振荡混匀后，置 37℃孵育 30min。

(4) 洗板：弃去反应板孔内液体，用洗涤液注满每孔，然后弃去孔内洗涤液，反复洗涤 6 次后拍干。

(5) 加显色剂：先加显色剂 A 每孔 50μl，再加显色剂 B 每孔 50μl，混匀后置 37℃避光孵育 15min。

(6) 终止反应：每孔加入终止液 50μl，终止其颜色反应，然后观察结果。

【实验结果】

1. 目测法 直接观察各孔显色情况及呈色深浅，并与对照孔显色进行比较。

2. 酶标仪测定 波长 450nm。先用空白孔校零点，然后读取各孔 OD 值。

【注意事项】

(1) 试剂盒应置 2 ～ 8℃保存，全部试剂

及反应板使用前应置室温平衡 30min 后再行测试。

(2) 试剂使用前应先摇匀，并弃去 1 ～ 2 滴后垂直滴加。

(3) 不同批号试剂请勿混用。

(4) 结果判读应在 15min 内完成。

(5) 试剂盒及所有样品应视为传染性材料，须按相应实验室规程操作，避免实验室污染。

（田一玲）

实验二十一　人类免疫缺陷病毒的检测

【实验目的】

(1) 掌握 ELISA 法检测 HIV 抗体及蛋白印迹法检测 HIV 抗体的意义。

(2) 熟悉 ELISA 法检测血清 HIV 抗体的方法及结果判断；蛋白印迹法检测血清 HIV 抗体的方法及结果分析。

一、ELISA 检测 HIV 抗体

【实验材料】

(1) 待检血清。

(2) ELISA 检测 HIV 抗体诊断试剂盒：包括预包被 HIV 抗原的反应板；酶结合物；抗 HIV 阳性对照和阴性对照血清；20 倍浓缩洗涤液，使用前作 1 ∶ 20 稀释；显色剂 A（底物缓冲液）、显色剂 B（底物液）；终止液。

(3) 酶标仪，恒温箱等。

【实验方法】

1. 加样　取预包被 HIV 抗原的反应板，设阳性对照、阴性对照各 2 孔，分别加入抗 HIV 阳性对照和阴性对照血清各 100μl；设空白对照 1 孔，不加样品；其余各孔分别加入待检血清 100μl。置 37℃孵育 30min。

2. 洗涤　弃去反应板孔内液体，用洗涤液注满每孔，然后弃去孔内洗涤液，反复洗涤 6 次后拍干。

3. 加酶结合物　除空白对照孔外，其余各孔分别加入酶结合物 100μl，置 37℃孵育 30min。

4. 洗涤　弃去反应板孔内酶结合物，同上第 2 步骤反复洗涤 6 次后拍干。

5. 显色　每孔分别加入显色剂 A、B 液各 50μl，混匀后置 37℃避光孵育 15min。

6. 终止反应　每孔加入终止液 50μl，终止其颜色反应，然后观察结果。

【实验结果】

用酶标仪（波长 450nm）以空白对照校零，测定各孔 OD 值。严格按试剂盒说明书判断、分析结果。

【注意事项】

(1) HIV 感染的初筛应在经国家或省级卫生主管部门审查批准的“艾滋病检测筛查实验室”进行。

(2) ELISA 是 HIV 抗体初筛试验。对初筛试验结果呈阳性者，需进一步做复检试验和确证试验。

(3) 试剂盒应置 2 ～ 8℃保存，全部试剂及反应板使用前应置室温平衡 30min 后再行测试。

(4) 试剂使用前应先摇匀，并弃去 1 ～ 2 滴后垂直滴加。

(5) 不同批号试剂请勿混用。

(6) 结果判读应在 15min 内完成。

(7) 试剂盒及所有样品、洗涤液等应按传染性物品处理，避免实验室污染。

二、蛋白质印迹技术检测 HIV 抗体

蛋白印迹技术又称免疫印迹法，是将凝

胶电泳与固相免疫结合的检测方法，可用于多种病毒抗原、抗体的检测。

【实验原理】

先经过聚丙烯酰胺凝胶电泳（PAGE）分离纯化的 HIV 蛋白样品，使不同分子量的蛋白抗原分开成不同的条带，再转移到固相载体硝酸纤维素膜上。以固相载体上的 HIV 蛋白作为抗原，与待检血清中相应的抗体发生免疫反应，形成抗原 - 抗体复合物，再与酶或核素标记的第二抗体反应，经底物显色或放射自显影观察结果。该法特异性及敏感性均高于 ELISA 法，常用于 HIV 抗体检测的确认试验，亦可用于 HIV 分型。

【实验材料】

（1）待检血清。

（2）Western blot 检测 HIV 抗体诊断试剂盒：包括结合有 HIV 蛋白抗原的硝酸纤维素膜条；抗 HIV-1 型和 HIV-2 型阳性、阴性对照血清；酶标记的抗人 IgG 抗体酶结合物；10 倍浓缩样品稀释缓冲液；20 倍浓缩缓冲液（洗膜）：使用前作 1 ∶ 20 稀释；底物液；封闭粉。

（3）恒温摇床等。

【实验方法】

（1）配制封闭缓冲液：每次使用前配制。将 10 倍浓缩样品稀释缓冲液用蒸馏水作 1 ∶ 10 稀释；于每 20ml 样品稀释缓冲液中加入 1g 封闭粉，充分混匀、溶解，备用。

（2）用镊子小心取出需要的硝酸纤维素膜条，每份标本 1 条。将膜条有号码的一端向上，分别放入孵育板槽内。每次检测须同时包括一条阳性对照和一条阴性对照。

（3）于每个反应槽内加入稀释后的洗膜缓冲液 2ml。将孵育板置摇床上室温振荡孵育至少 5min，吸出缓冲液。

（4）于每个反应槽内加入封闭缓冲液 2ml，随后再分别加入待检血清、阳性及阴性对照血清各 20μl。盖好孵育板，置摇床上室温振荡孵育 1h。

（5）小心掀开孵育板盖，吸出反应液。

（6）于每个反应槽内加入洗膜缓冲液 2ml，室温下置摇床上振荡 5min，弃洗液，再重复两次。

（7）于每个反应槽内加入酶结合物工作溶液 2ml，盖好孵育板，在摇床上室温振荡孵育 1h。

（8）打开孵育板盖，吸出酶结合物工作溶液。

（9）于每个反应槽内加入洗膜缓冲液 2ml，室温下置摇床上振荡 5min，弃洗液，再重复两次。

（10）于每个反应槽中加入底物液 2ml，盖好孵育板，在摇床上室温振荡孵育 15min。

（11）打开孵育板盖，吸出底物液，用蒸馏水洗涤膜条数次，以终止反应。

（12）小心取出膜条，置于滤纸上，并用滤纸将膜条上的水吸干。

（13）把膜条贴在工作表格纸上，观察并记录结果。

【实验结果】

根据《全国艾滋病检测技术规范》的判定标准，并参照所用试剂盒说明书综合进行结果判断。

【注意事项】

HIV 感染的确证应在经国家或省级卫生主管部门审查批准的“艾滋病检测确证实验室”进行。检验人员及设备应具备相应资质和条件。

（蒋仁举　田一玲）

实验二十二　螺旋体和衣原体的检查

【实验目的】

（1）掌握奋森疏螺旋体的形态特征。

(2) 熟悉沙眼衣原体包涵体形态染色特征。

一、奋森疏螺旋体形态观察

【实验材料】

(1) 牙签、载玻片、接种环、生理盐水、革兰染色液。

(2) 显微镜、香柏油、擦镜纸等。

【实验方法】

先用接种环在载玻片上加生理盐水一环，再用牙签挑取口腔牙垢少许置于加有生理盐水的载玻片上，用牙签将牙垢磨碎与生理盐水混匀，标本干燥后，火焰固定。革兰染色后在油镜下观察结果。

【实验结果】

油镜下可见奋森疏螺旋体菌体纤细、有3～10个不规则的螺旋，革兰阴性。同时可见大量革兰阴性梭杆菌及其他不同形态、不同染色性的细菌（图3-22-1）。

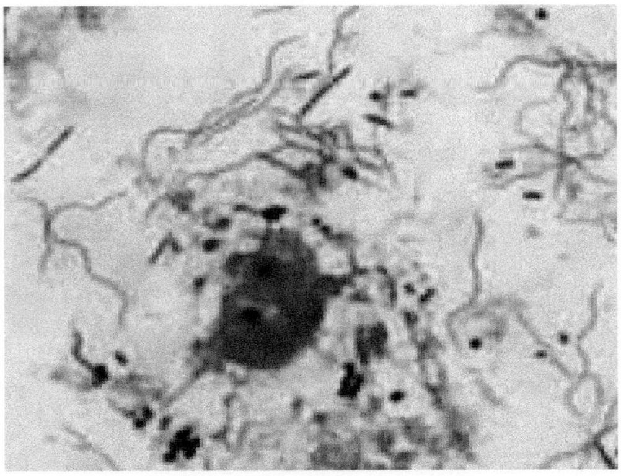

图3-22-1　奋森疏螺旋体（革兰染色 ×1000）

【注意事项】

挑取牙垢时一定要注意取材部位，最好取磨牙牙缝或接近牙龈处的牙垢，比较容易找到螺旋体；一定要将牙垢分散与生理盐水混匀，否则不利于观察。

二、沙眼衣原体包涵体形态观察

【实验材料】

(1) 沙眼病人眼结膜刮片标本或沙眼衣原体感染 McCoy 细胞培养物。

(2) PBS 液，姬姆萨染液。姬姆萨染液的配制：姬姆萨染液粉 1.0g，甘油 66ml，甲醇 66ml。

(3) 显微镜、香柏油、擦镜纸、载玻片、巴氏吸管等。

【实验方法】

将沙眼病人眼结膜刮片标本或沙眼衣原体感染 McCoy 细胞培养物涂片标本，用丙酮固定30分钟，PBS 液冲洗标本片，晾干；用姬姆萨染液染色30分钟，PBS 液冲洗，干燥后油镜检查。

【实验结果】

油镜下可见存在于细胞质中的沙眼衣原体包涵体，大小不等，形态各样，呈帽状、桑葚状或散在，紫色（图3-22-2）。

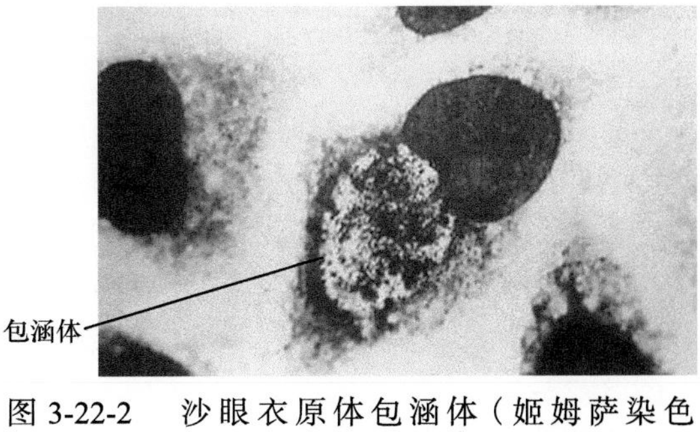

图3-22-2　沙眼衣原体包涵体（姬姆萨染色 ×1000）

（蒋仁举　田一玲）

实验二十三　真菌形态结构及生长现象的观察

【实验目的】

(1) 掌握常见真菌的形态、结构特征；多细胞真菌菌丝、孢子的形态结构，白假丝酵母菌和新生隐球菌形态结构；常见真菌的菌落特征。

(2) 熟悉真菌的接种及培养方法。

一、真菌形态、结构的观察

【实验材料】

(1) 青霉菌、石膏样小孢子菌小培养示教片。

(2) 白假丝酵母菌小培养示教片，新生隐球菌墨汁负染示教片。

【实验方法】

于示教片标本处滴加香柏油，用高倍镜或油镜依次观察。

【实验结果】

1. 青霉菌　可见有隔的竹节样菌丝，菌丝侧枝末端为圆形或卵圆形成堆排列的小分生孢子（图 3-23-1）。

2. 石膏样小孢菌　可见有隔的菌丝，其端为大的椭圆形或梭形大分生孢子（图 3-23-2）。

3. 白假丝酵母菌　可见圆形或卵圆形的菌体、芽生孢子及假菌丝，在假菌丝顶端、侧缘或中间可见厚壁的厚膜孢子（图 3-23-3）。

4. 新生隐球菌　在黑色背景中可见单个圆形或卵圆形的透亮菌体，外周有一圈透明的肥厚荚膜，也可见芽生孢子（图 3-23-4）。

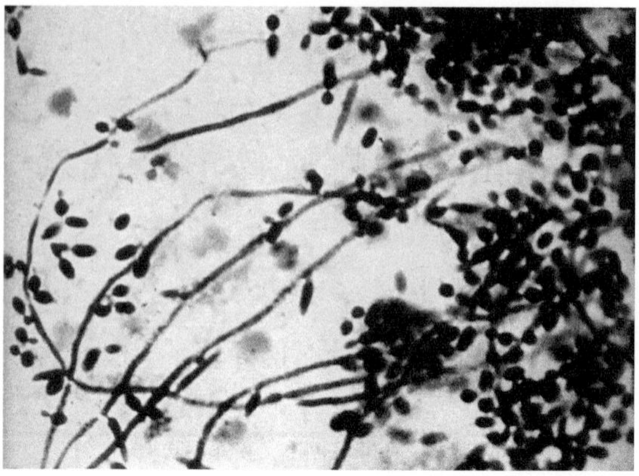

图 3-23-1　小分生孢子（棉蓝染色 ×400）

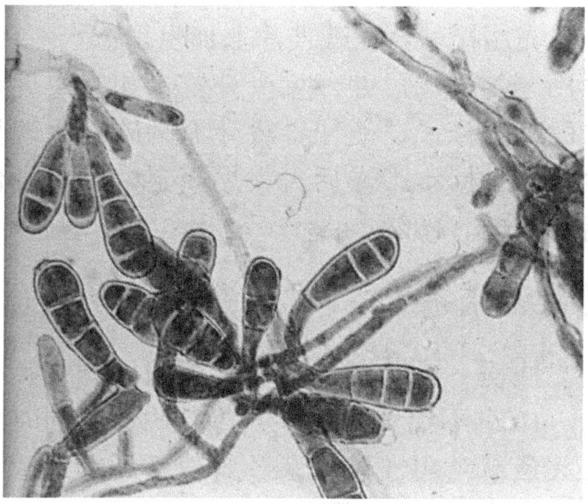

图 3-23-2　大分生孢子（棉蓝染色 ×400）

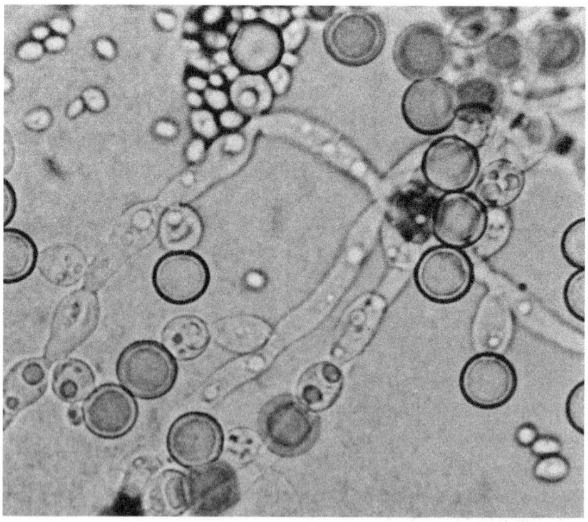

图 3-23-3　厚膜孢子、芽生孢子、假菌丝（×400）

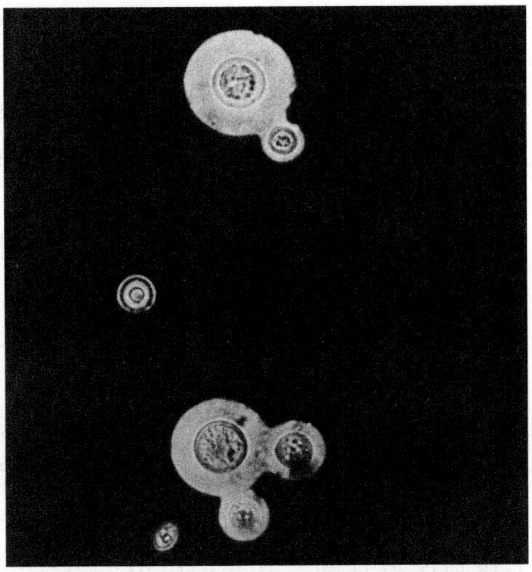

图 3-23-4　新生隐球菌（墨汁负染 ×1000）

二、真菌生长现象的观察

【实验原理】

真菌有单细胞及多细胞两种。单细胞真菌呈圆形或卵圆形，有酵母菌和类酵母菌，在固体培养基上形成酵母型、类酵母型菌落；多细胞真菌由菌丝和孢子组成，并交织成团，称为丝状菌或霉菌，在固体培养基上，形成丝状菌落，如皮肤癣菌、曲霉菌等。不同真菌菌丝、孢子的形态各不相同，菌落特征也有明显差异，是鉴别真菌的重要依据。

【实验材料】

1. 菌种　白假丝酵母菌、新生隐球菌和皮肤丝状菌。

2. 培养基　沙保（sabouraud）培养基。

【实验方法】

1. 接种真菌　将新生隐球菌和白假丝酵母菌以划线法接种接种于沙保培养基上，置37℃培养箱培养；皮肤丝状菌以接种钩取材，点种于沙保培养基上，置22～28 ℃培养。一周后观察真菌生长情况。

2. 观察菌落特征　待真菌生长后，从真菌的生长速度、菌落大小、菌落性质、菌落颜色、菌落底部等方面观察真菌的菌落特征。

【实验结果】

1. 新生隐球菌　为酵母型菌落（yeast type colony）。菌落外观光滑、湿润，柔软而致密、呈乳酪样，一般为乳白色，与细菌菌落相似。

2. 白假丝酵母菌　为类酵母型菌落（yeast-like type colony）。菌落外观与酵母型菌落相似，但菌落底部有假菌丝伸入培养基内生长。

3. 皮肤丝状菌　为丝状菌落（filamentous type colony）。菌落比细菌菌落大，质地疏松，呈棉絮状、绒毛状或粉末状等，菌落与培养基连接紧密，不易挑起，根据真菌种类不同，可形成不同颜色。

【注意事项】

由于多细胞真菌的孢子容易在环境中播散，因此在观察菌落时，不要随意打开平板及试管，以免造成实验室污染。

（田一玲）

实验二十四　粪便检查方法与粪便内虫卵及易混淆常见物观察

【实验目的】

(1) 掌握从粪便中检获寄生虫的常用方法。

(2) 掌握寄生虫虫卵的基本形态特点。

(3) 熟悉粪便内常见的非寄生虫性易混淆物。

【实验材料】

人粪便，盛便容器，市售各种花粉，土豆淀粉，10% 甲醛溶液，竹签，滴管，载玻片，显微镜等。

【实验内容】

（一）常用粪便检查方法

1. 直接涂片法（direct smear method）

(1) 生理盐水直接涂片法：吸 1 滴生理盐水于洁净载玻片，用竹签挑取绿豆大小的粪便，在生理盐水中涂抹均匀；涂片的厚度以透过涂膜隐约可辨认书上的字迹为宜。一般在低倍镜下检查，如用高倍镜观察，需加盖片。该法用以检查蠕虫卵、原虫的包囊和滋养体。此法操作简便，连续作 3 次涂片，可提高检出率。

(2) 碘液染色涂片法：以碘液代替生理盐水直接涂片。此法用于检查原虫包囊，染色后包囊呈黄色或浅棕黄色，糖原泡为棕红色，囊壁、核仁和拟染色体均不着色。

(3) 铁苏木素粪膜染色法：用竹签挑取少许粪便，按一个方向在洁净载玻片（或盖玻片）上涂成薄粪膜，立即置入 60℃肖丁固定液 2min。依次将玻片放入碘酒精、70% 酒精、50% 酒精中各 2min，用自来水和蒸馏水各系 1 次，放入 40℃ 2% 铁明矾溶液 2min，流水冲洗 2min，放入 40℃ 0.5% 苏木精溶液染色 5 ～ 10min，流水冲洗 2min，放入冷 2% 铁明矾溶液退色 2min，然后将湿玻片在显微镜下观察退色效果，退色应直到核膜、核仁清晰为止，然后流水冲洗 15 ～ 20min，直至标本呈现蓝色，再用蒸馏水洗 1 次，依次在 50%、70%、80%、90%(2 次）酒精中逐级脱水各 2min，二甲苯透明 3 ～ 5min，最后用中性树胶封片。该法主要用于阿米巴和蓝氏贾第鞭毛虫的滋养体和包囊染色鉴定。染色后，原虫细胞质呈灰褐色，胞核、包囊内的拟染色体呈黑色，糖原泡则被溶解而呈空泡状。

2. 厚涂片透明法（thick smear method）

(1) 加藤厚涂片透明法：取约 50mg 约绿豆大小粪便（预先已用 100 目不锈钢筛除去粪渣），置于载玻片上，覆以浸透甘油－孔雀绿溶液的玻璃纸片，轻压，使粪便铺开（约 20 mm × 25mm），置 30 ～ 36℃温箱中约 30 min 或 25℃约 60 min，待粪膜透明，即可镜检。操作此法需掌握粪膜的合适厚度和透明的时间和温度。如粪膜厚，透明时间短，虫卵难以发现；如粪膜薄，透明时间过长，则虫卵变形，不易辨认。

(2) 改良加藤厚涂片透明法：操作时将大小约 5cm × 5cm 的 80 ～ 100 目（网孔直径约 150 μm）尼龙网覆盖在粪便上，以刮片通过筛网刮取粪便，将刮取的粪便置于载玻片上的定量板模孔内，手指压住定量板，将粪便填满模孔，刮去多余粪便。掀起定量板，载玻片上留下一定量长圆形粪块，在粪条上覆盖浸透甘油－孔雀绿溶液的大小约为 5.0 ～ 2.6cm 的亲水玻璃纸条，加压展开，使玻璃纸下的粪便铺成长椭圆形。置 30 ～ 36℃温箱中约 30 min 或 25℃约 60 min，待粪膜透明后置显微镜下计数。该法适用于各种粪便内蠕虫卵的检查及计数。既可定性也可定量计算每克粪便虫卵数（eggs per gram，EPG），估计患者感染蠕虫数量。

3. 沉淀法（sedimentation method）

(1) 自然沉淀法：取粪便 20 ～ 30 g，加水搅成混悬液，经金属筛（40 ～ 60 目）或 2 ～ 3 层纱布过滤于 500ml 量杯，加清水冲洗残渣，再加清水至杯口 3 ～ 5 处；过滤粪液在容器中静置 20 ～ 30 min，缓慢倒去上部粪液，重新加满清水，以后每隔 15 ～ 20 min 缓慢倒去上液并换水一次（3 ～ 4 次），直至上液清晰为止。最后小心倒去上部粪液，用长吸管取沉渣作涂片镜检。该法的优点是经水洗后粪渣沉淀清晰、易于镜检，缺点是操作繁琐且费时。注意采集粪便量不少于 30g。粪液沉淀时间要因被检寄生虫而异，如检查原虫包囊，换水间隔时间应延长至约 6h 换一次；由于在室温高于 15℃时血吸虫卵内毛蚴易孵化，故在用该法检查血吸虫卵时注意沉淀时间不宜太长。

(2) 离心沉淀法：将上述自然沉淀法中滤去粗渣的粪液装入 10ml 离心管，离心（1500 ～ 2000r/min）1 ～ 2min，倒去上液，加入清水，再离心，如此反复离心沉淀 3 ～ 4 次，直至上液澄清为止，最后倒去上液，取沉渣镜检。该法省时、省力，适于临床检查。

(3) 醛醚沉淀法　取 1 ～ 2g 粪便于小容器内，加 10 ～ 20ml 水调匀，将粪便混悬液经 2 层纱布或 100 目金属筛网过滤，将粪液装入内，离心（2000r/min）2min；倒去上层粪液，保留沉渣，加水 10ml 混匀，离心（2000r/min）2min；倒去上液，加 10% 甲醛 7ml，5min 后加乙醚 3ml，塞紧管口并充分摇匀，取下管口塞，离心（2000r/min）2min。此时可见管内自下而上分为 4 层：微细粪渣层、甲醛层、黄绿色粪渣层、乙醚层。用竹签将黄绿色粪渣层与管壁分离，倒去上 3 层，取管底沉渣涂片镜检。如检查原虫包囊，可加卢戈液染色，加盖片镜检。该法较适于含脂肪较多的粪便，浓集效果好，且不损伤原虫包囊和蠕虫卵的形态，易于观察鉴别。但对于布氏嗜碘阿米巴、贾第虫包囊及微小膜壳绦虫卵等的检查效果较差。

(4) 汞碘醛沉淀法：取粪便 1 g，加适量（约 10ml）汞碘醛液，充分调匀，用 2 层脱脂纱布过滤入离心管，再加入乙醚 4ml，混摇 2 min，离心（2000r/min）1 ～ 2 min，离心管内粪液即分成乙醚、粪渣、汞碘醛及沉淀物 4 层。吸弃上 3 层，取沉渣镜检。该法具有浓集、固定及染色的效果，适于检查原虫包囊、滋养体及蠕虫卵、幼虫。若准确称量粪便 1 g，可定量检查蠕虫卵。

(5) 尼龙袋集卵法：取粪便约 30 g 放入玻璃杯，加适量水搅匀成混悬液，经金属筛（60 目）过滤入双层尼龙袋的内层，将套在一起的尼龙袋在清水中缓慢上下提动，洗滤袋内粪液，或用自来水缓缓冲洗，至袋内流出清水为止。将内层尼龙袋提出，取下外层尼龙袋下端的金属夹，将外袋内的全部粪渣洗入量杯内，静置 15 min，弃上清液，取沉渣镜检。或将沉渣转移至三角烧瓶内，加适量清水，作血吸虫毛蚴孵化。该法主要用于日本血吸虫卵的浓集，优点是虫卵丢失少，并可避免在自然沉淀过程中孵出的毛蚴在换水时被倒掉。

4. 浮聚法（floatation method）

(1) 饱和盐水浮聚法：用竹签取黄豆粒大的粪便置于浮聚瓶中，加入少量饱和盐水调匀，用稍大的容器加饱和盐水距浮聚瓶口约 1cm 处，再用吸管慢慢加入饱和盐水到液面略高于瓶口，但不溢出为止，在瓶口覆盖一载玻片，注意载玻片下须无气泡，静置 15 ～ 20 min，将载玻片向上提起并迅速翻转，镜检。该法用以检查比重较小的虫卵，尤其检查钩虫卵效果最好，也可检查带绦虫卵。

(2) 硫酸锌液离心浮聚法：取粪便约 1g，加 10ml 清水，充分搅碎，按离心沉淀法过滤，反复离心 3 ～ 4 次，至水清为止，最后倒弃上液，在沉渣中加入 33% 硫酸锌液（溶液比重为 1.18），调匀后再加硫酸锌溶液至距管口约 1cm 处，离心 1min，用金属环取表面的粪液置于载玻片上，加碘液 1 滴（查原虫包囊），镜检。此法可用于检查原虫包囊，球虫卵囊和蠕虫卵。

5. 幼虫孵化法

(1) 钩蚴培养法：加蒸馏水 1 ～ 2ml 于洁净试管内，将滤纸剪成与试管等宽但较试管稍长的 T 字型纸条，书写受检者信息于横条部分。取粪便约 0.2 ～ 0.4g，均匀地涂抹在纸条的上部 2 / 3 处，再将纸条插入试管，下端浸泡在水中，以粪便不接触水面为度。在 20 ～ 30℃条件下培养。培养期间每天沿试管壁补充蒸馏水，以保持液面位置。3 天后肉眼或放大镜检查试管底部。钩蚴在水中常作蛇形游动，虫体透明。如未发现钩蚴，应继续培养观察至第 5 天。该法是根据钩虫卵在适宜条件下可在短时间内孵出幼虫的原理设计的，亦可用于分离人体肠道内各种阿米巴滋养体及人毛滴虫滋养体，且能提高检出率。

(2) 毛蚴孵化法：取粪便约 30g，先经自然沉淀法浓集处理，将粪便沉渣倒入三角烧瓶，加清水至瓶口，在 20 ～ 30℃条件下经 4 ～ 6h 孵化后，肉眼或放大镜观察，可见白色点状毛蚴在水面下作直线来往游动，必要时也可用吸管将毛蚴吸出镜检。该法是据血吸虫卵内的毛蚴在适宜温度的清水中短时间内可孵出的特性而设计的，适用于早期血吸虫病患者的粪便检查。

6. 肛门拭子法

(1) 棉签拭子法：预先将棉签浸泡在生理盐水中，使用时取出棉签挤去过多的盐水，用棉签在肛门周围擦拭，随后将棉签放入盛有饱和盐水的试管中，用力搅动后迅速提起棉签在试管内壁挤干盐水后弃去，再加饱和盐水至管口处，覆盖载玻片，务必使其接触液面，5min 后取载玻片镜检。该法主要用于检查蛲虫卵和牛带绦虫卵。

(2) 透明胶纸法：剪取长约 6cm 的透明胶纸，将其在粘擦肛门周围皱襞皮肤数次，取下胶纸，将有胶面平贴于玻片上镜检。

7. 淘虫检查与孕节检查法

(1) 淘虫检查：取患者服药后 24 ～ 72h 的全部粪便，加水搅拌，用 40 目金属或尼龙筛或 2 层纱布滤出粪渣，经水反复冲洗后，倒在盛有清水的大型玻皿内肉眼检查。该法常用于为考核驱虫疗效，检查时要采集患者服药后 24 ～ 72h 的全部粪便。

(2) 带绦虫孕节检查：将绦虫孕节片用清水洗净，置于两载玻片之间，轻轻压平，对光观察内部结构，并根据子宫分支情况鉴定虫种。也可用注射器从孕节后端正中部插入子宫内徐徐注射炭素墨汁或卡红，待子宫分支显现后计数子宫分支。

（二）配制易与寄生虫病原体混淆的粪便混合物

用水洗沉淀法淘洗粪便 1 ～ 2 次，获取沉渣约 100ml，加入市售各种花粉，淀粉适量，并适当加入各种虫卵少量，然后以 1 ∶ 3 的比例保存于 10% 甲醛溶液中即可。

（三）观察粪便标本

摇匀并用滴管吸取粪便混合物悬液 1 滴于洁净载玻片，用竹签或滴管头涂抹成椭圆形状的均匀的粪膜（涂片的厚度以透过粪膜涂片隐约可辨认书上的字迹为宜），即获得用于显微镜下检查的粪便标本。先在显微镜低倍镜下观察粪便标本，观察时按一定的顺序浏览检查整片粪膜寻找目标物，如有需要转换至高倍镜进一步观察。通过粪便检查发现虫卵，是肠道线虫感染诊断最常用的方法，此方法也可用于其他肠道寄生蠕虫或原虫的诊断。寄生虫虫卵通常有以下特点：

1. 形状　多数虫卵外形规则对称，圆形或者椭圆形。也有少数虫卵因为各种原因形状不规则，但是每种寄生虫卵都有相对一致的形状和大小，而且一份标本应该可以发现多个虫卵。

2. 大小　每一种寄生虫卵都有一定的大小范围，可用测微尺进行测量。例如蛔虫受精卵长 45 ～ 75μm，宽 35 ～ 50μm。可将蛔虫受精卵作为一个大小比较标准，与所观察到的虫卵疑似物进行比较。如姜片吸虫比蛔虫卵大，而肝吸虫卵明显比蛔虫卵小。

3. 颜色　各种虫卵的颜色也不尽相同。有金黄，淡黄，棕褐等深浅不一的胆汁染色，也有透明或半透明无色的。

4. 卵壳特点　各种寄生虫卵的卵壳有厚有薄，有的还有一些附属结构。如有的卵壳上有棘，有的有盖，有的外被蛋白质外膜，有的卵壳有折光现象。卵壳的形态结构是虫卵的一个重要鉴别特征。

5. 卵内容物　根据虫卵种类和发育程度不同，其内容物特征在显微镜检查时也有所不同。吸虫卵的卵细胞位于虫卵的中央或偏向一端，其周围包绕着卵黄细胞。不少吸虫卵随宿主粪便排出时，卵细胞已经发育形成毛蚴。线虫卵内没有卵黄细胞，只有卵细胞，卵细胞可能处于不同分裂状态，甚至已发育为幼虫。

显微镜检粪便时视野内容极其丰富多样，肠道寄生的原虫、蠕虫以及部分非肠道寄生的蠕虫均可从粪便排出病原体，而宿主粪便中也存在一些与其形态结构相似的可能被误认的易混淆物，因此在进行粪便检查时应认识熟悉这些常见的易混淆类似物（图 3-24-1），同时依据虫卵的形状、大小、颜色、卵壳及内含物 5 方面的特征进行综合分析和判断，从而准确地鉴定寄生虫病原体（表 3-24-1）。

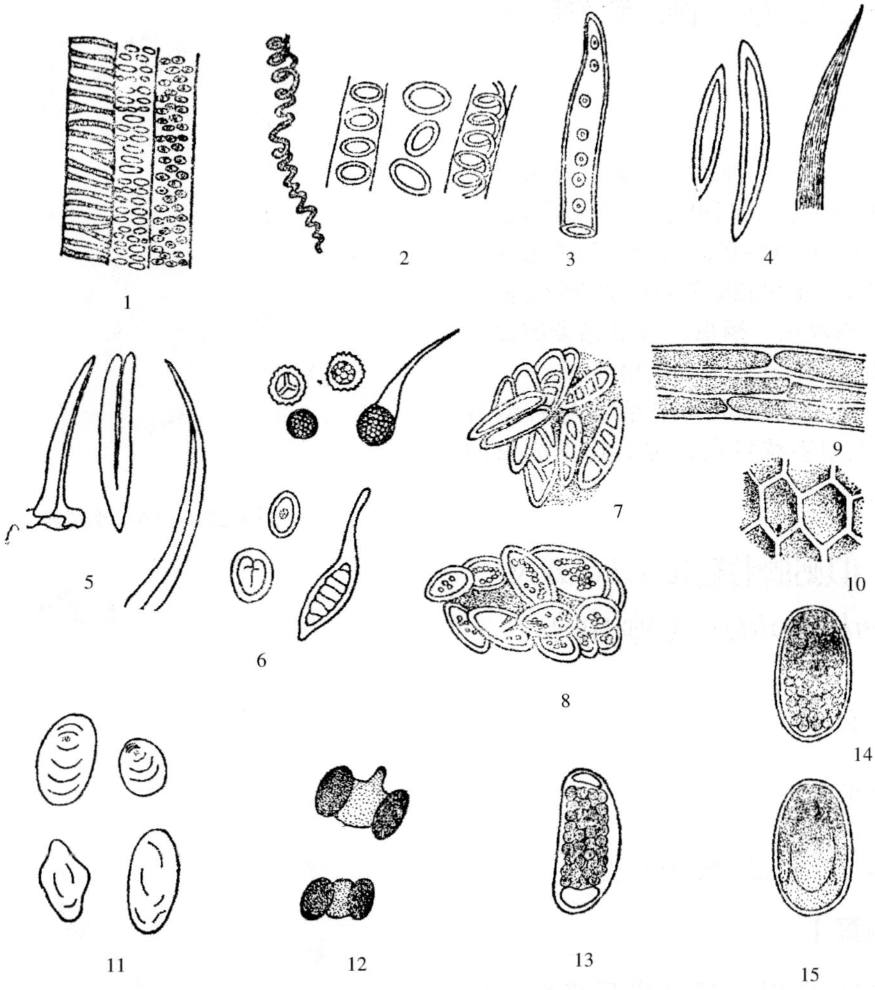

图 3-24-1　粪便中常见的非寄生虫性易混淆物

1. 植物导管：梯纹、网纹、孔纹；2. 螺纹和环纹；3. 管胞；4. 植物纤维；5. 小麦的颖毛；6. 真菌的孢子；7. 谷壳的一些部分；8. 稻米胚乳；9. 植物的薄皮细胞；10. 植物的薄皮细胞；11. 淀粉粒；12. 花粉粒；13. 植物线虫的一些虫卵；14. 螨的卵（未发育）；15. 螨的卵（已发育）

表 3-24-1　蠕虫卵与粪便中非虫卵物质的区别

	虫卵	非虫卵
外形	形状多规则固定	形状不固定
大小	有一定的大小范围	大小不定
颜色	少数无色透明，大多有固定颜色	无固定颜色
卵壳	表面光滑，同种虫卵卵壳厚度基本一致	无卵壳构造，边缘不整齐
内容物	有固定的结构（如卵细胞、幼虫等）和特征	无固定的结构和特征

（邹晓毅　叶　彬）

实验二十五　医学线虫

【实验目的】

(1) 掌握蛔虫、鞭虫、钩虫及蛲虫成虫与虫卵的形态特点；蛲虫感染的诊断方法；丝虫成虫与微丝蚴的形态特点；旋毛虫囊包的形态特点，旋毛虫感染的病原学诊断方法。

(2) 熟悉丝虫、蛔虫、钩虫感染的诊断方法：饱和盐水浮聚法和钩蚴培养法。

(3) 了解线虫蛔虫体壁结构与肌型特点；蛔虫生殖系统特点；常见钩虫成虫的鉴别方法。

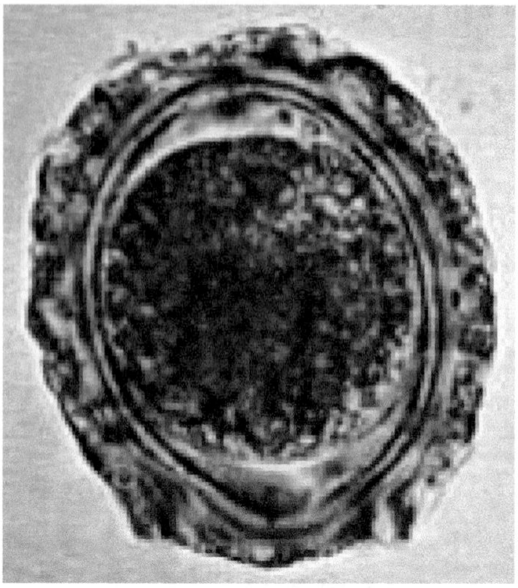

图 3-25-1　蛔虫受精卵

一、似蚓蛔线虫（*Ascaris lumbricoides*）（蛔虫）

【实验材料】

(1) 蛔虫成虫。

(2) 蛔虫唇瓣。

(3) 蛔虫虫卵混悬液或待检粪便。

【标本观察】

1. 蛔虫受精卵　遵循先低倍镜、后高倍镜的观察次序。显微镜观察到虫卵呈椭圆形，棕黄色，长 45 ～ 75μm，宽 35 ～ 50μm。壳质层厚而透明，外面有一层凹凸不平的蛋白质外膜（蛔虫子宫分泌物，被胆汁染成黄色）。新鲜虫卵内可见一个大而圆的卵细胞，其两端与卵壳之间有一新月形空隙（图 3-25-1）。

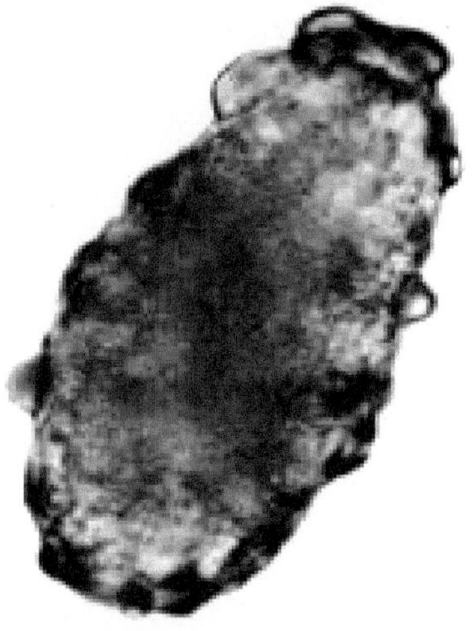

图 3-25-2　蛔虫未受精卵

2. 蛔虫未受精卵　显微镜观察到虫卵呈长椭圆形或不规则，棕黄色，长 88 ～ 94μm，宽 39 ～ 44μm。壳质层和蛋白质外膜均较薄，虫卵内没有卵细胞，仅可见较多折光颗粒。（图 3-25-2）

3. 脱蛋白膜蛔虫卵　显微镜观察到虫卵表面的蛋白质外膜脱掉，虫卵无色，仍保留蛔虫卵的其他基本结构特征，应注意与钩虫卵区别（图 3-25-3）。

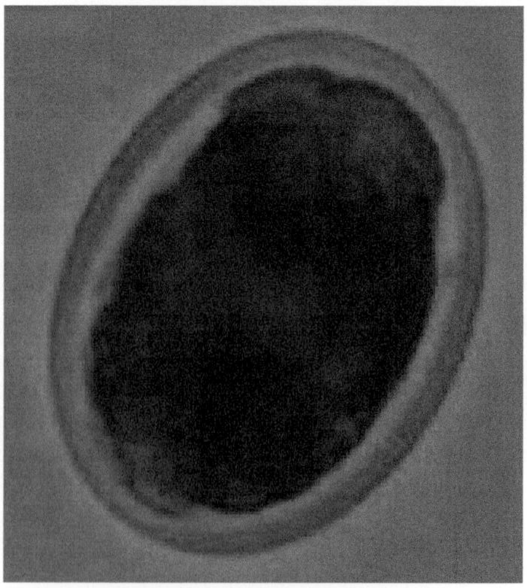

图 3-25-3　脱蛋白膜蛔虫卵

4. 蛔虫成虫 肉眼观察，成虫长 15 ～ 40cm，新鲜标本乳白色或淡黄色，经 10% 福尔马林固定后的虫体呈黄白色，体表光滑有横纹，虫体两侧各有一条纵行的乳白色侧线。雄虫较细小，尾部向腹面弯曲，末端可见伸出的交合刺。雌虫较雄虫粗大，尾部尖直。有时蛔虫随病人粪便排出时虫体已经腐烂不易辨认，可根据其头端的唇瓣、子宫内虫卵形态、角皮层体表横纹等特征进行鉴别（图 3-25-4）。

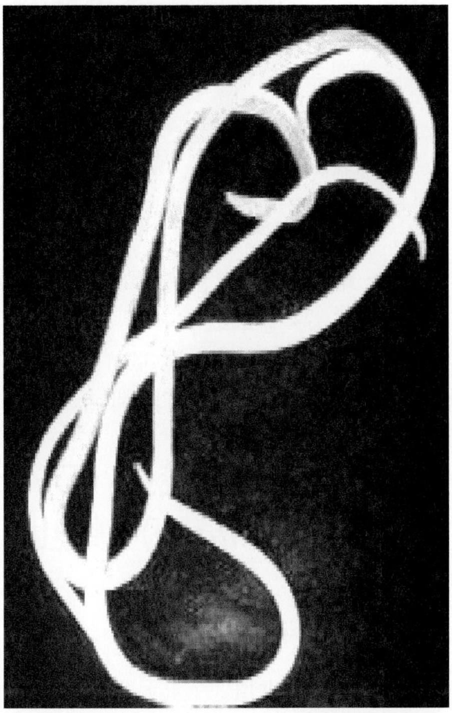

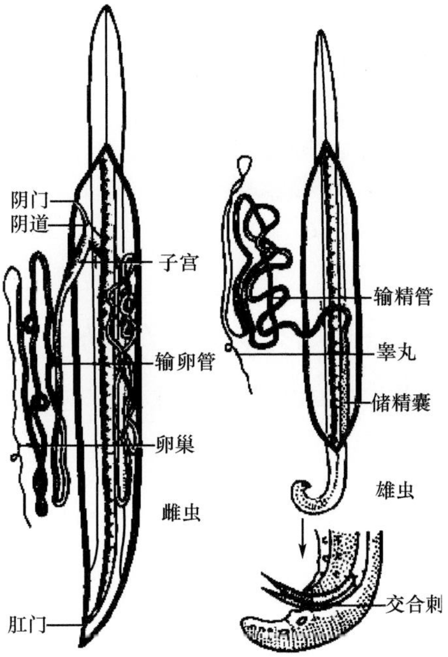

图 3-25-4 蛔虫虫体浸制标本（左）与雌雄虫解剖浸制标本（右）

5. 雌雄蛔虫（解剖标本） 肉眼观察，解剖标本中可见一条扁圆形肠管沿虫体纵轴走行，延伸至虫体尾部。雌虫生殖系统发达，为双管型。阴门开口于虫体前 1/3 与中 1/3 交界处腹面，并依次与阴道、排卵管、子宫、输卵管、卵巢相连。卵巢末端纤细呈游离状，子宫为最粗大部分。雄虫生殖系统为单管型，末端呈游离状部分为睾丸，向上依次连接逐渐增粗的输精管和储精囊（图 3-25-4）。

6. 蛔虫唇瓣（切片） 显微镜低倍镜观察，唇瓣呈“品”字形排列，有背唇瓣一个，腹唇瓣两个。唇瓣内侧缘有细齿，外侧缘各有一对乳突，为虫体感觉器官（图 3-25-5）。

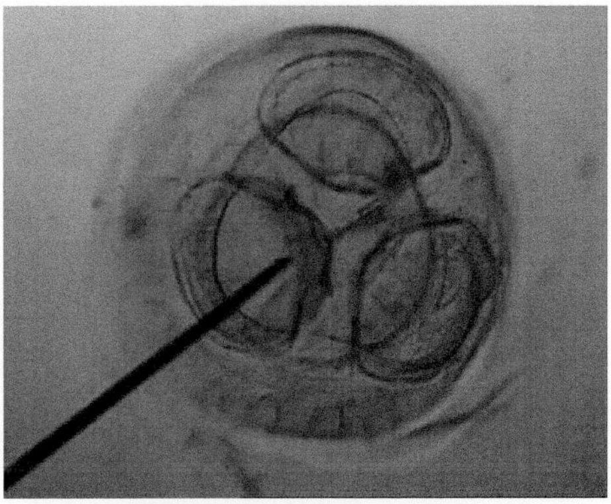

图 3-25-5 唇瓣切片标本

7. 感染期蛔虫卵 显微镜下见蛔虫受精卵发育，卵细胞不断分裂，经桑葚期、胚胎期后的阶段，虫卵内可见一条卷曲的幼虫（图3-25-6）。

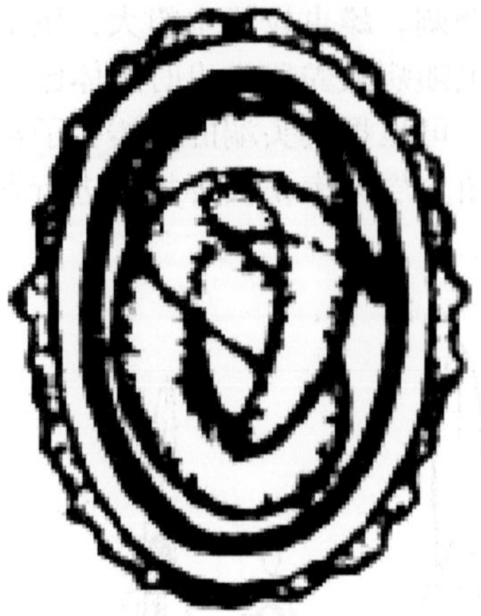

图 3-25-6　感染期蛔虫卵

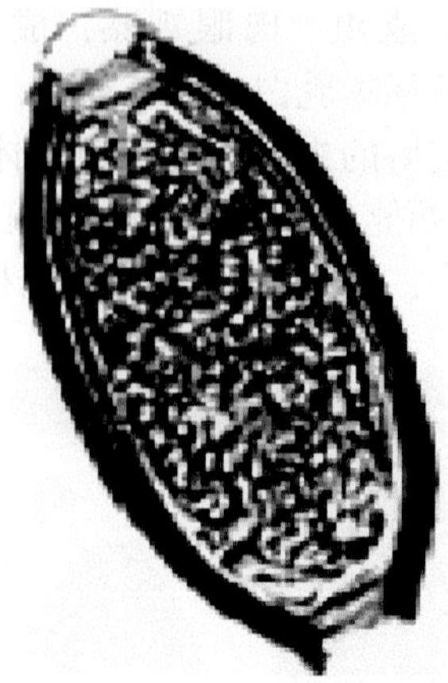

图 3-25-7　鞭虫卵

二、毛首鞭形线虫（*Trichuris trichura*）（鞭虫）

【实验材料】

（1）鞭虫成虫。

（2）鞭虫虫卵混悬液或待检粪便。

【标本观察】

1. 鞭虫卵　低倍镜与高倍镜观察，虫卵呈长椭圆形，腰鼓状，棕褐色，长 50 ～ 54μm，宽 22 ～ 23μm。卵壳较厚，两端各有一个透明塞状突起，卵内有一个卵细胞（图 3-25-7）。

2. 鞭虫成虫　肉眼观察，鞭虫成虫形似马鞭，前 2/3 呈细线状，后 1/3 较为粗大。雄虫长约 30 ～ 45mm，尾部向腹面弯曲；雌虫约 30 ～ 50mm，尾部直而圆钝。

三、蠕形住肠线虫（*Enterobius vermicularis*）（蛲虫）

【实验材料】

（1）蛲虫成虫。

（2）蛲虫虫卵。

【标本观察】

1. 蛲虫卵（封片标本）　低倍镜与高倍镜观察，虫卵无色透明，似英文字母“D”字形，长 50 ～ 60μm，宽 20 ～ 30μm。卵壳较厚，卵内含有一虫体胚胎（图 3-25-8）。

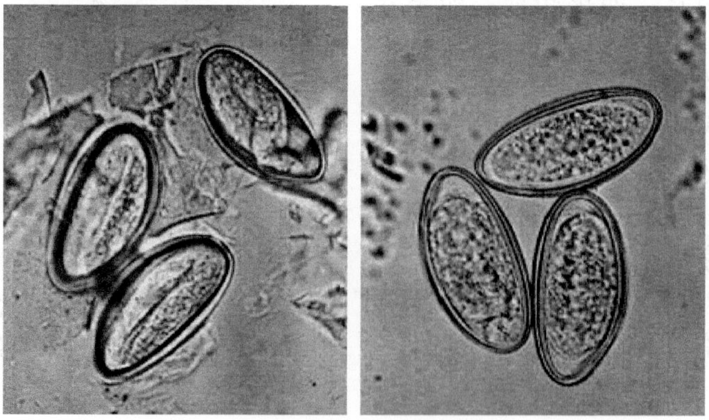

图 3-25-8　蛲虫卵

2. 蛲虫成虫　肉眼观察，成虫细小，乳白色。雄虫长 2 ～ 5mm，尾部向腹面卷曲；雌虫长 8 ～ 13mm，尾部长而尖细，呈半透明状。解剖镜下可见膨大的，透明角质状头翼（图 3-25-9）。

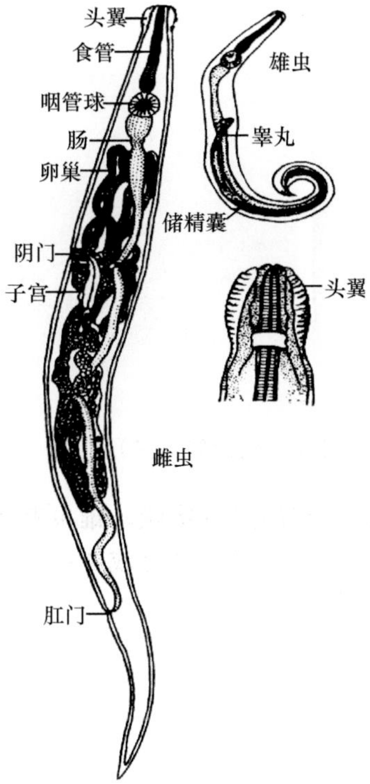

图 3-25-9　蛲虫成虫

3. 蛲虫成虫（染色封片标本）　低倍镜下观察隐约可见虫体头端有三个唇片，前端体壁角皮层向两侧扩展成翼状，形成透明角质状的头翼（Cephalic alae）。食道末端膨大为圆形的食道球，其下端与肠管相连。生殖系统为双管型，子宫内有大量虫卵。尾部尖细而透明，其长度约为体长的 1/3（图 3-25-10）。

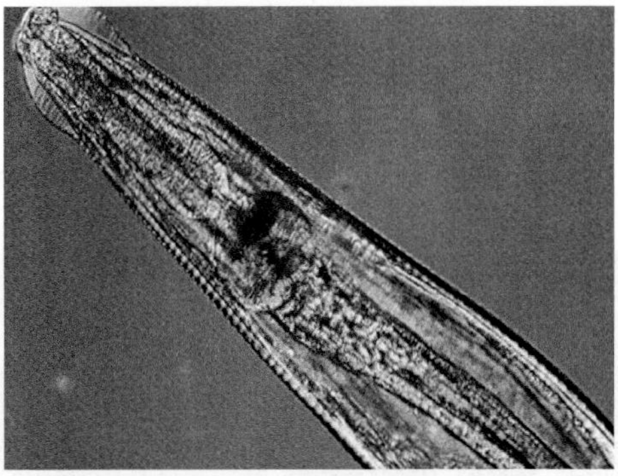

图 3-25-10　蛲虫成虫染色标本

四、钩虫（Hookworm）

【实验材料】

（1）十二指肠钩虫与美洲钩虫成虫。

（2）十二指肠钩虫与美洲钩虫口囊及交合伞。

（3）钩虫虫卵混悬液或待检粪便。

【标本观察】

1. 钩虫卵　低倍镜与高倍镜观察，虫卵呈椭圆形，无色透明，卵壳较薄，内有 4 ～ 8 个卵细胞；卵细胞与卵壳之间有明显的空隙。虫卵长 57 ～ 76μm，宽 36 ～ 40μm（图 3-25-11）。

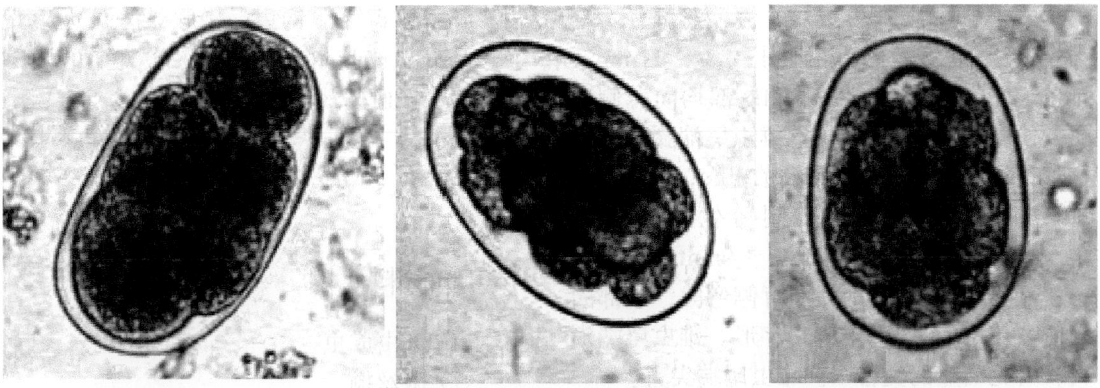

图 3-25-11　不同发育时期的钩虫卵

2. 十二指肠钩虫成虫（封片标本） 低倍镜观察，口囊内可见钩齿两对，透明角质状。咽管长 1.04 ～ 1.35mm，为虫体长度的 1/6，前与口囊相连接，管壁肌肉发达，利于吸血。

雄虫生殖系统为单管型，尾端膨大，角皮层向后延伸形成较短而宽的膜质交合伞，内有起支撑作用的肌性辐肋。雄虫背辐肋在远端分成 2 支，每支又分成 3 小支，其形态特征是虫种鉴定的重要依据。虫体后部伸出两根细长的交合刺，末端呈分开状。雌虫较雄虫稍大，生殖系统为双管型，尾端尖（图 3-25-12）。

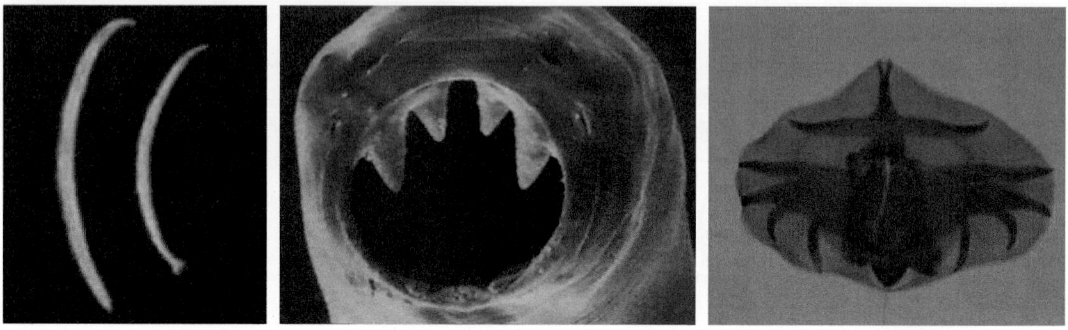

图 3-25-12　十二指肠钩虫成虫（左）、口囊（中）、交合伞（右）

3. 美洲钩虫成虫（封片标本） 低倍镜观察，口囊内有一对半月形板齿，咽管较短，长 0.6 ～ 0.8mm。雄虫尾端膨大形成较狭长而圆的交合伞，伸出的两根交合刺在远端合成一支，末端形成倒钩状。雄虫背辐肋在基部即分成 2 支，每支又分成 2 小支。雌虫尾端尖直（图 3-25-13）。

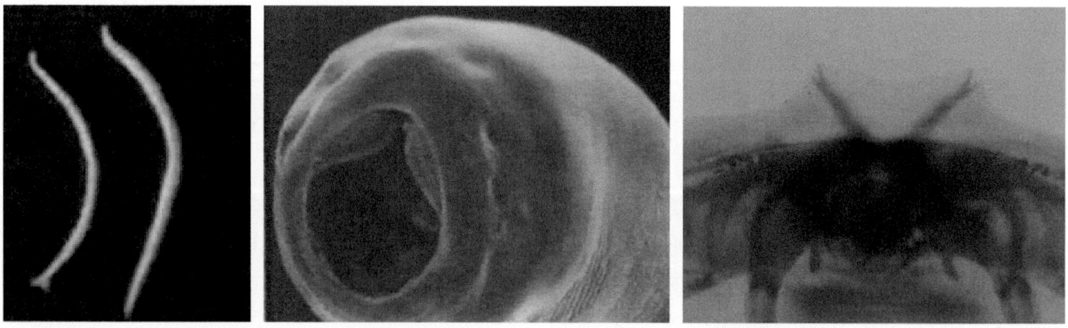

图 3-25-13　美洲钩虫成虫（左）、口囊（中）、交合伞（右）

4. 十二指肠钩虫成虫（浸制标本） 肉眼观察，成虫乳白色，雄虫长 6.8 ～ 11mm，雌虫长 10 ～ 13mm。头端和尾部均向背侧弯曲，使虫体呈“C”字形。雄虫尾端膨大，交合伞明显可见。雌虫较雄虫稍粗大，尾端尖。

5. 美洲钩虫成虫（浸制标本） 肉眼观察，成虫乳白色，雄虫长 7 ～ 9mm，雌虫长 9 ～ 11mm。头部最前端向背侧弯曲，尾部向腹侧弯曲，使虫体呈“S”字形。雄虫尾端膨大，可见明显的交合伞。雌虫尾端尖直。

6. 肠壁寄生犬钩虫 肉眼结合放大镜观察，可见虫体咬附在肠膜上，被寄生的肠壁可见多处出血病灶。

五、丝虫（Filaria）

【实验材料】

(1) 丝虫成虫。

(2) 微丝蚴。

【标本观察】

1. 班氏微丝蚴（模式图）　低倍镜与高倍镜观察，班氏微丝蚴长 244 ～ 296 μm，宽 5.3 ～ 7.0μm；体态自然弯曲柔和，头间隙长宽比例约为 1 ∶ 1，体核圆形或椭圆形，排列整齐清晰可数，没有尾核（图 3-25-14）。

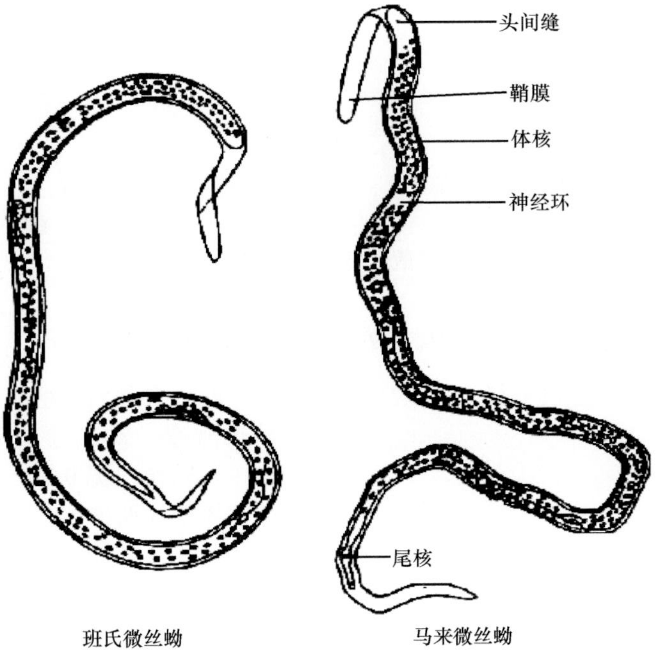

图 3-25-14　班氏微丝蚴、马来微丝蚴

2. 马来微丝蚴（模式图）　低倍镜与高倍镜观察，马来微丝蚴长 177 ～ 230μm，宽 5 ～ 6μm；体态僵直，虫体大弯中有小弯。头间隙长宽比例约为 2 ∶ 1，体核椭圆形，大小不等，排列密集，常相互重叠，不易数清。末端有尾核 2 个，前后排列，是虫种鉴别的重要特征（图 3-25-14）。

3. 丝虫成虫（浸制标本）　解剖镜观察，两种丝虫成虫形态相似，虫体乳白色，细长如丝线状。体长不到 10cm，雌虫较雄虫大。体表光滑，头端略膨大。虫体前端中央为口孔，周围有两圈乳突。雄虫尾端蜷曲成圈状，泄殖腔周围有乳突数对，其中可见长短交合刺各一根。雌虫尾端钝圆，略弯曲于腹面。生殖系统为双管型，阴门靠近头端的腹面，卵巢位于虫体的后部。子宫粗大几乎充满虫体，近卵巢段含有大量卵细胞，向前逐渐成为不同发育阶段的虫卵。成熟虫卵壳薄而透明，内含一卷曲的幼虫。在向阴门移动的过程中，幼虫伸直，卵壳演化形成鞘膜，被覆在幼虫体表成为微丝蚴。

4. 班氏微丝蚴与马来微丝蚴（血液涂片封片标本）　低倍镜与高倍镜观察，班氏微丝蚴体态自然弯曲柔和，头间隙长宽比例大致相等，体核圆形，排列整齐清晰可数。马来微丝蚴体态较僵直，虫体大弯中有小弯。头间隙比例长＞宽，体核椭圆形，大小不等，排列密集，相互重叠，不易数清。末端有尾核 2 个，前后排列（图 3-25-15）。

5. 微丝蚴（活体标本）　取已接种马来微丝蚴的长爪沙鼠腹腔液 1ml 加入抗凝血液中混匀，用小吸管吸一滴血液作直接涂片显微镜检查。可见微丝蚴无色透明，不断做蛇行运动。

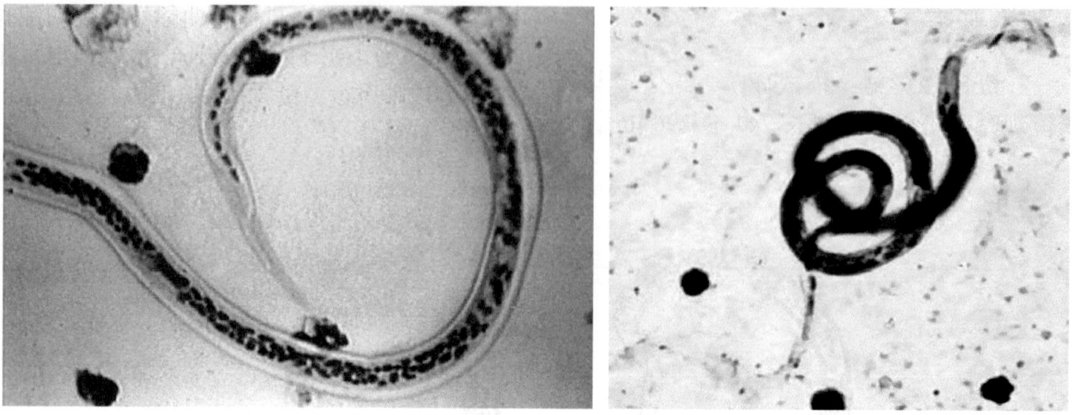

图 3-25-15　班氏微丝蚴（左）与马来微丝蚴（右）

六、旋毛形线虫（*Trichinella spiralis*）（旋毛虫）

【实验材料】

旋毛虫囊包。

【标本观察】

1. 旋毛虫囊包（组织压片）　低倍镜与高倍镜观察，幼虫卷曲形成梭形囊包，长 0.25 ～ 0.5mm，宽 0.21 ～ 0.42mm，其纵轴与被寄生横纹肌的肌纤维平行。一个囊包内一般为 1 ～ 2 条幼虫，也有的可多达 6 ～ 7 条（图 3-25-16）。

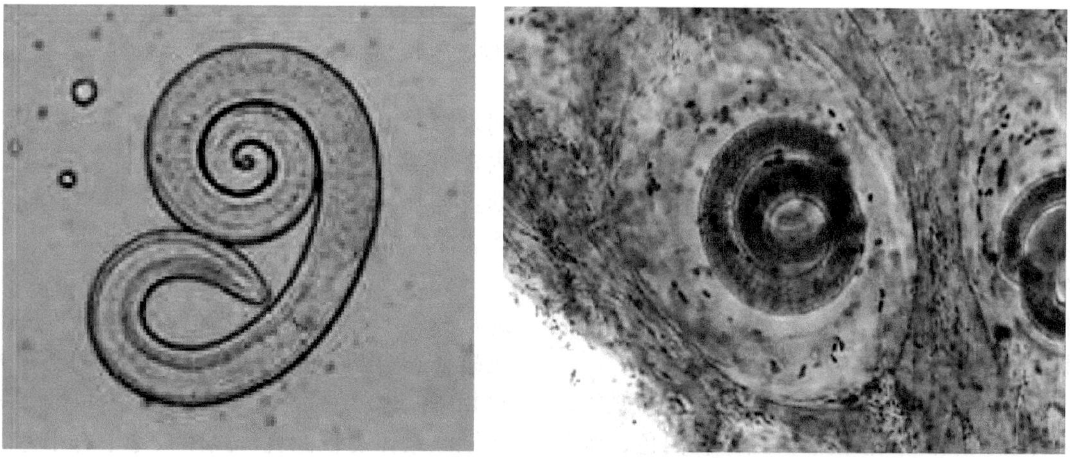

图 3-25-16　旋毛虫幼虫与囊包压片

2. 旋毛虫囊包（组织切片）　低倍镜与高倍镜观察，囊包为圆形或椭圆形，囊包壁由内外两层构成。外层较薄内层较厚，是成肌细胞退变与结缔组织增生所形成。囊包内可见被切断的，横径大小相似的，圆形或腊肠形幼虫断面（图 3-25-17）。

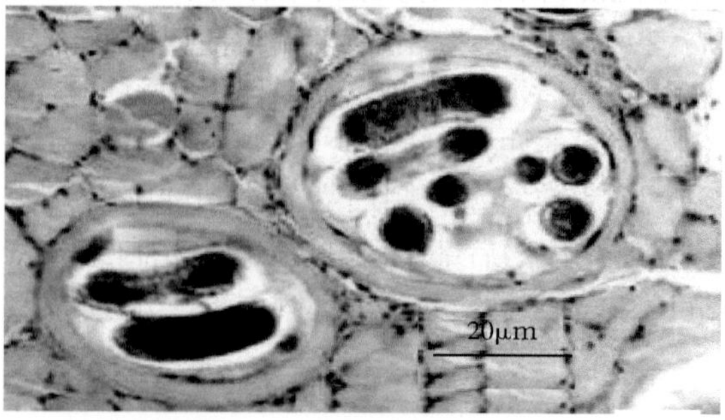

图 3-25-17　旋毛虫囊包病理切片

3. 旋毛虫成虫（染色封片标本） 低倍镜观察，虫体细小，阴门位于虫体前端1/5处，成虫食道结构与幼虫相似。雄虫长1.4～1.6mm，宽0.04～0.05mm；雌虫长3～4mm，宽0.06mm；子宫内可见胚胎期幼虫（图3-25-18）。

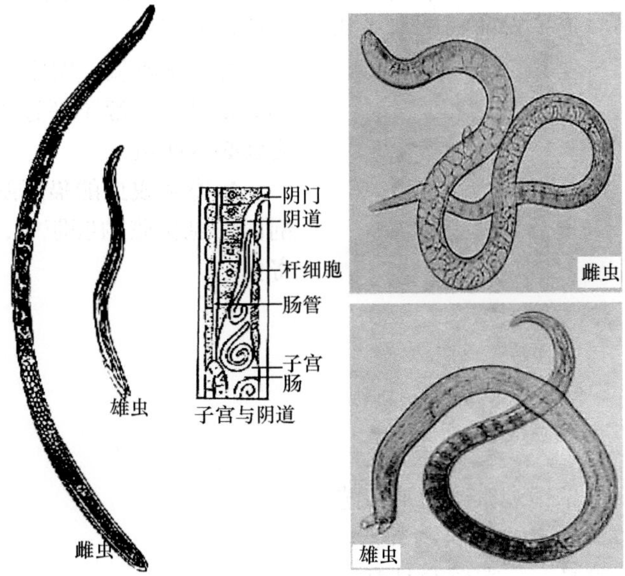

图3-25-18 旋毛虫成虫

（张 静 武卫华 周潜涛）

实验二十六 医学吸虫

【实验目的】

(1) 掌握肝吸虫、肺吸虫、姜片虫、日本血吸虫虫卵虫卵特征；日本血吸虫尾蚴及中间宿主钉螺的特点。

(2) 熟悉肝吸虫成虫特征；肝吸虫尾蚴；肝吸虫的中间宿主；肺吸虫成虫特征；肺吸虫囊蚴；肺吸虫的中间宿主；姜片虫成虫形态特征；日本血吸虫成虫形态特征。

(3) 了解姜片虫的中间宿主及带虫植物。

一、华支睾吸虫（*Clonorchis sinensis*）（肝吸虫）

【实验材料】

(1) 肝吸虫尾蚴、成虫及虫卵保存液。

(2) 肝吸虫的中间宿主。

(3) 寄生有肝吸虫成虫的猫肝脏。

【标本观察】

1. 肝吸虫成虫

(1) 肉眼观察浸制标本：肝吸虫体形狭长，背腹扁平，前端尖细，后端略钝，形似葵瓜子仁状，体表无棘。

(2) 显微镜观察封片标本：低倍镜下观察，虫体顶端为口吸盘，腹吸盘约在虫体前/端1/5处，口吸盘略大于腹吸盘；口位于口吸盘中，后接肌性球状的咽及短的食管，然后分为两肠支较直地延伸至虫体后端，无开口。睾丸前后排列于虫体后1/3处，呈树枝状分支，从睾丸各发出一支输出管，约在虫体的中部汇合为输精管，向前逐渐膨大形成储精囊，储精囊接射精管开口于腹吸盘前的生殖腔，但因被子宫遮挡多不能见到；卵巢边缘分叶，位于睾丸之前；受精囊位于睾丸和卵巢之间，呈椭圆形，劳氏管细长、弯曲，开口于虫体背面，卵黄腺滤泡状，分布于虫体两侧，从腹吸盘水平向下延伸至受精囊水平，输卵管的远端为卵模，周围为梅氏腺，子宫从卵模后开始盘绕而上，开口于腹吸盘前缘的生殖腔，虫卵在近子宫前端已渐成熟（图 3-26-1）。

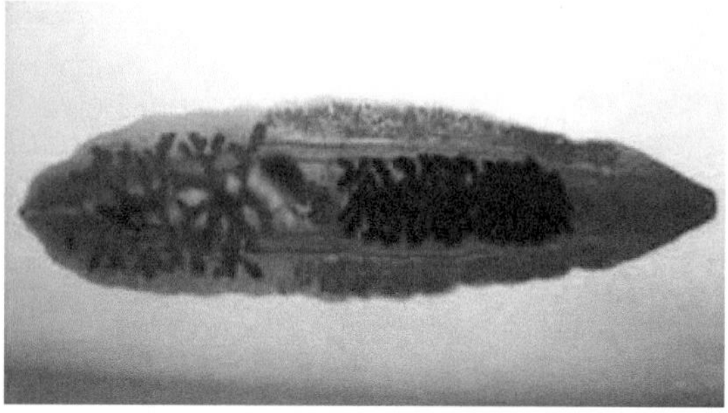

图 3-26-1　肝吸虫成虫

2. 肝吸虫虫卵　低倍镜观察虫卵形似芝麻，呈黄褐色，平均大小为 29μm × 17μm。高倍镜观察可见卵壳较厚，一端较窄且有一卵盖，盖周围的卵壳增厚、形成肩峰，另一端或可见小疣状突起；卵内有一个成熟的球形毛蚴。肝吸虫虫卵较小易漏检（图 3-26-2）。

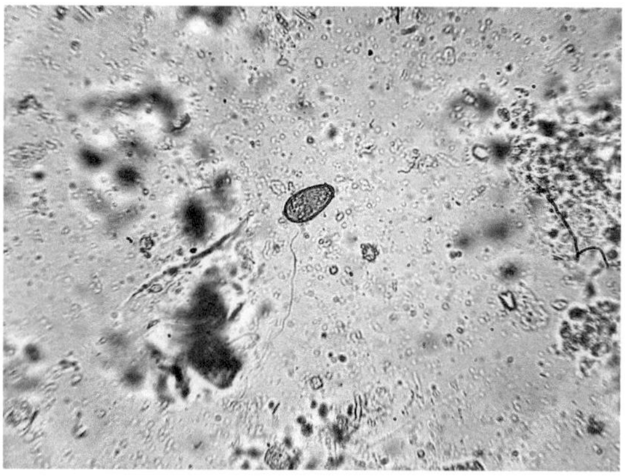

图 3-26-2　肝吸虫虫卵

3. 肝吸虫尾蚴（染色封片标本）　低倍镜观察，尾蚴自然状态下形似烟斗，分体部和尾部，尾长约为体部长度的 2 ～ 3 倍（图 3-26-3）。

4. 中间宿主——纹沼螺（Parafossarulus striatulus）**及麦穗鱼**

（1）纹沼螺 肉眼观察，纹沼螺中等大小，成体壳高 9 mm 左右。宽 6 mm 左右。壳质厚而坚固，外形呈宽卵圆形。有 5 ～ 6 个螺层。壳顶尖，螺旋部呈宽圆锥形，壳面呈灰黄色、淡褐色、褐色或淡灰色，具有细的生长纹及螺旋纹或螺棱。

（2）麦穗鱼：肉眼观察，麦穗鱼体形大小如麦穗（一般不超过 10 cm），凡有麦生长之处必有此鱼。

5. 寄生成虫的猫肝脏　肉眼观察，肝脏剖面可见扩张的肝胆管，其内有肝吸虫成虫寄生。

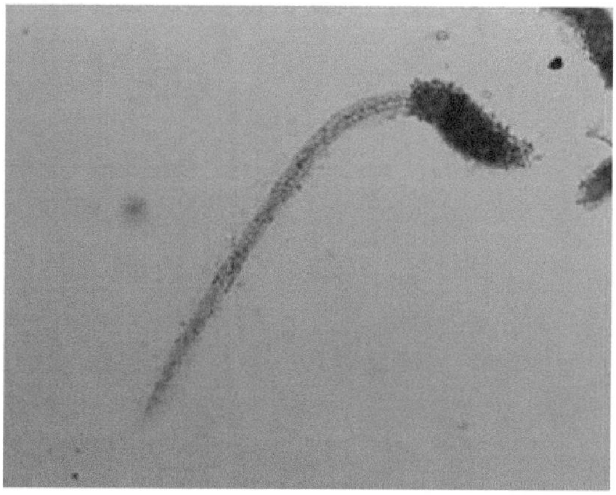

图 3-26-3　肝吸虫尾蚴

二、并殖吸虫（*Paragonimus*）（肺吸虫）

【实验材料】

（1）肺吸虫虫卵保存液、肺吸虫囊蚴、斯氏及卫氏并殖吸虫成虫。

（2）肺吸虫的中间宿主。

【标本观察】

1. 斯氏并殖吸虫成虫

（1）肉眼观察浸制标本：虫体窄长，前宽后窄，似梭形。大小为（3.5 ～ 6.0）mm ×（11.0 ～ 18.5）mm，长宽比例为（2.4 ～ 3.2）：1，最宽处在腹吸盘稍下（图 3-26-4）。

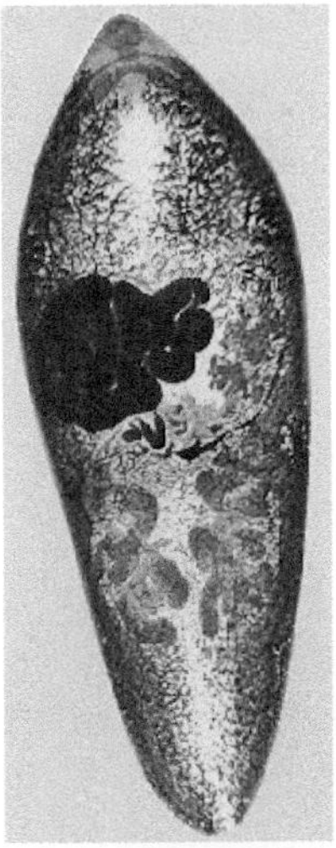

图 3-26-4 斯氏肺吸虫成虫

(2) 显微镜观察封片标本：低倍镜下观察，腹吸盘位于虫体前约 1/3 处，比口吸盘略大。卵巢在腹吸盘后侧方，分支多。睾丸 2 个，左右并列于体中、后 2/3 间部，细长，可分多叶。

在低倍镜下观察时，可依一定顺序（如由外及里）、分系统（消化系统、生殖系统及排泄系统）进行有序观察。

2. 肺吸虫虫卵 显微镜下，斯氏、卫氏肺吸虫虫卵相似。金黄色，大小为 (80 ～ 118) μm × (48 ～ 60) μm，虫卵外形变化较大，多为椭圆形，最宽处接近卵盖端，卵盖大而平坦，略倾斜，也可见缺卵盖的虫卵；卵壳厚薄不均，远离卵盖端卵壳最厚，内含物为一个圆形卵细胞和 10 余个卵黄细胞。从虫体排出时，卵细胞尚未分裂（图 3-26-5）。

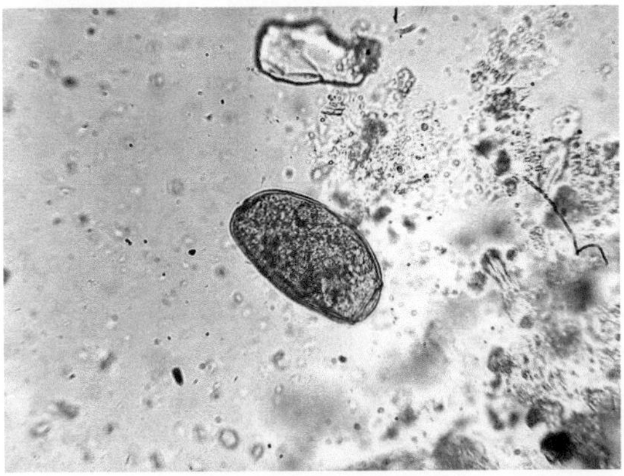

图 3-26-5 肺吸虫虫卵

3. 卫氏并殖吸虫成虫

(1) 肉眼观察浸制标本：虫体肥厚，半透明，腹面扁平，背侧略隆起，体表有皮棘。经固定后呈椭圆形，大小为 (7 ～ 12) mm × (4 ～ 6) mm，厚 3.5 ～ 5.0mm，长宽之比为 2 ∶ 1 左右。

(2) 显微镜观察封片标本：口、腹吸盘大小略等；消化道有口、咽、短的食道，两肠支呈波浪状弯曲延伸至虫体末端；卵巢一个，指状分叶，子宫盘曲成团，与子宫并列在虫体中部。睾丸两个，左右并列在虫体后端 1 / 3 处。卵黄腺分布于虫体两侧。排泄囊明显（图 3-26-6）。

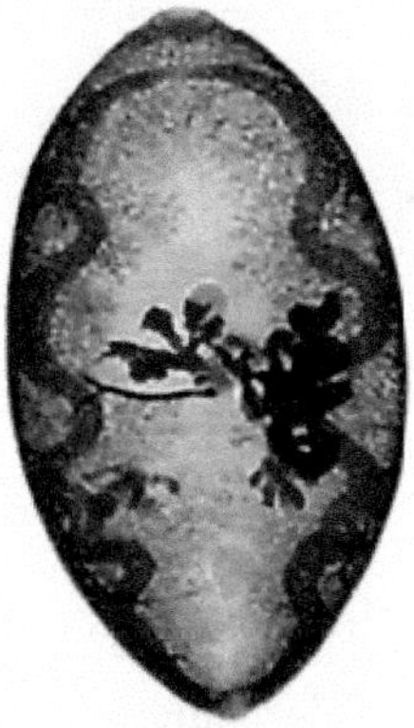

图 3-26-6 卫氏肺吸虫成虫

4. 肺吸虫囊蚴（封片标本） 低倍镜观察，囊蚴外形椭圆形，直径约 0.5mm，有两层透明囊壁，外壁厚，内壁薄；囊内有一幼虫，呈椭圆形，新鲜标本可见幼虫在囊内转动；虫体两侧有显著的呈折叠状的肠盲管，两肠支之间几乎为排泄囊，里面充满黑色折光性颗粒（图 3-26-7）。

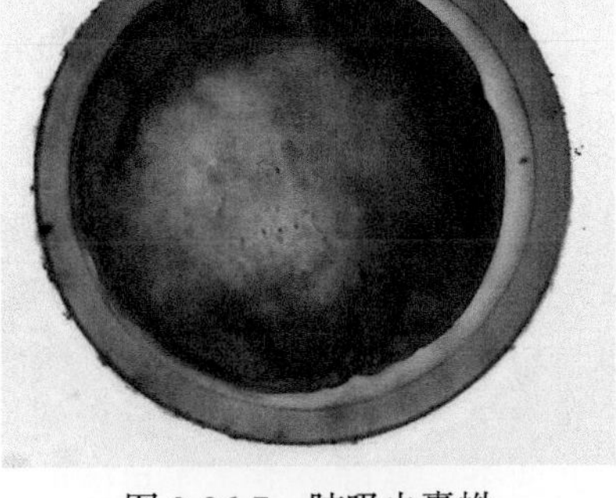

图 3-26-7 肺吸虫囊蚴

5. 肺吸虫中间宿主泥泞拟钉螺、川卷螺、石蟹、蝲蛄等

（1）泥泞拟钉螺：肉眼观察，拟钉螺属小型螺类，成体壳高 4.5 mm 左右，壳宽 1.5 mm 左右。壳质薄、透朗、易碎、外形呈长圆锥形·与钉螺相似，但比钉螺个体小得多；约有 6 ～ 7 1/2 个螺层。脐孔明显呈沟裂状，位于轴缘后方。

（2）川卷螺：肉眼观察，川卷螺个体较大，成体壳高 15 mm 左右。

（3）石蟹：肉眼观察，石蟹为甲壳纲类节肢动物，尾部卷曲于胸部下方，背甲通常宽阔，第一对胸足特化为螯足。通常以步行或爬行的方式移动。

（4）蝲蛄：肉眼观察，蝲蛄为甲壳纲类节肢动物，外形像海里的龙虾，但尾巴很长，头尾比例相当，头前部有一对大大的钳子，雄性蝲蛄的螯足粗壮非常威武，雌性稍小。活体蝲蛄呈青色，外表光滑。

三、姜片吸虫（*Fasciolopsis buski*）（肠吸虫）

【实验材料】

（1）姜片虫虫卵保存液、姜片虫成虫。

（2）姜片虫的中间宿主及带虫植物。

【标本观察】

1. 姜片吸虫成虫

（1）肉眼观察浸制标本：新鲜虫体呈肉红色，长椭圆形、较肥厚，背腹扁平，前窄后宽。长 20 ～ 75mm，宽 8 ～ 20mm，厚 0.5 ～ 3 mm 。

（2）显微镜观察封片标本：体表有体棘，为人体中最大的吸虫。口吸盘近体前端，直径约 0.5 mm，漏斗状的腹吸盘在口吸盘后方，肌肉发达，较口吸盘大 4 ～ 5 倍。咽和食管很短，肠支呈波浪状弯曲，向后延伸虫体末端；睾丸两个，高度分支，于虫体的后半部前后排列。卵巢在睾丸前方，呈指状分支。子宫盘曲在卵巢和腹吸盘之间。缺受精囊，有劳氏管。卵黄腺颇发达，布满虫体的两侧。生殖孔位于腹吸盘的前缘（图 3-26-8）。

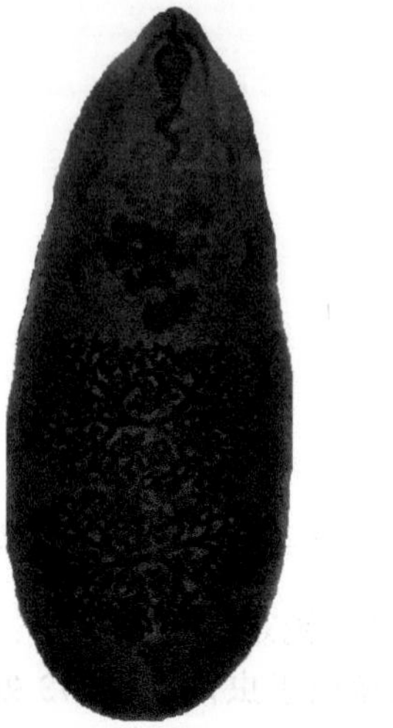

图 3-26-8　姜片虫成虫

2. 姜片吸虫虫卵　显微镜下，虫卵呈椭圆形，大小为 (130 ～ 140) μm × (80 ～ 85) μm，淡黄色．卵壳薄。一端有不明显的卵盖。卵内含卵细胞一个，卵黄细胞 20 ～ 40 个（图 3-26-9）。

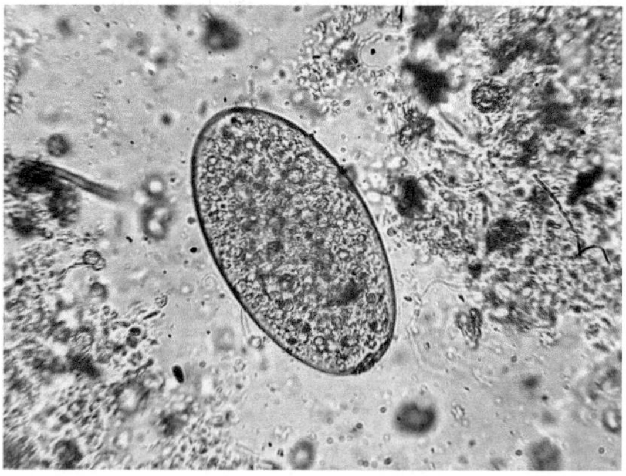

图 3-26-9　姜片虫虫卵

3. 姜片虫中间宿主扁卷螺及带虫植物荸荠

（1）扁卷螺：肉眼观察，扁卷螺属小型螺类，它的贝壳跟别的螺类有些不同。它的螺旋是在一个平面上旋转的，所以整个呈盘状，上下扁，扁卷螺因此而得名。扁卷螺的

贝壳多半为红褐色，很薄。头部很大，两个触角细长，眼睛在触角基部的内侧。

(2) 荸荠：肉眼观察，荸荠扁圆形，上面尖，表面光滑有光泽，紫红色或者黑褐色，生长在池沼中，地上的深绿色茎丛生，地下的球茎可供食用。因它形如马蹄，人们也称它马蹄。

四、日本血吸虫（*Schistosoma japonicum*）

【实验材料】

(1) 日本血吸虫成虫（雌、雄虫）、尾蚴。

(2) 日本血吸虫虫卵保存液。

(3) 寄生有日本血吸虫的肝脏及肠系膜。

(4) 日本血吸虫的中间宿主。

【标本观察】

1. 日本血吸虫成虫

(1) 肉眼观察浸制标本：血吸虫为雌雄异体，形似线虫，雌虫细长，大小为 (20 ～ 25) mm × 0.3mm；雄虫较粗短，长约 12 ～ 20mm。

(2) 显微镜观察染色封片标本：低倍镜下观察，雄虫口、腹吸盘发达，尤腹吸盘呈杯状突出于虫体，虫体在腹吸盘之前为圆柱状，在腹吸盘以下虫体扁平，并略向腹面卷曲，形成抱雌沟 (gynecophoral canal)，肠管在腹吸盘背侧分为两支，向后延伸到虫体后端 1/3 处汇合为一支，终止于尾部，无开口；睾丸 6 ～ 9 个，呈串珠状排列于腹吸盘背侧，生殖孔开口于腹吸盘下方。雌虫口腹吸盘不发达，消化道在腹吸盘前方分为两个肠支，向后在虫体中部卵巢之后又汇合成一根肠管，在尾部以盲端终止，因肠管充满消化或半消化的血液，雌虫呈黑褐色。卵巢椭圆形，位于虫体中部，输卵管自卵巢后端，绕过卵巢而向前；卵黄腺分布在虫体中后部肠支周围，卵黄管向前延长，与输卵管汇合成卵模，接直管状的子宫，子宫开口于腹吸盘的下方，内含虫卵 50 ～ 300 个（图 3-26-10）。

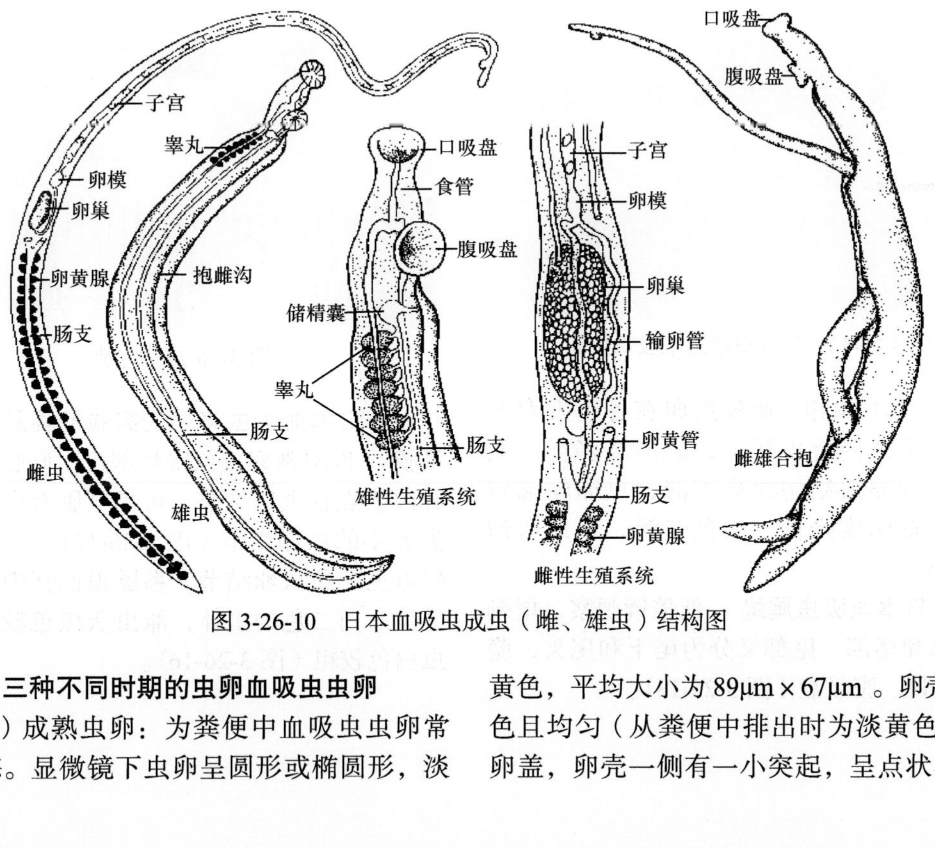

图 3-26-10 日本血吸虫成虫（雌、雄虫）结构图

2. 三种不同时期的虫卵血吸虫虫卵

(1) 成熟虫卵：为粪便中血吸虫虫卵常见形态。显微镜下虫卵呈圆形或椭圆形，淡黄色，平均大小为 89μm × 67μm 。卵壳薄 无色且均匀（从粪便中排出时为淡黄色），无卵盖，卵壳一侧有一小突起，呈点状、刺状

或指状（如箭头所示），有时由于虫卵位置关系或有附着物遮盖不易观察到；虫卵内含有一毛蚴，毛蚴与卵壳之间常有大小不等的油滴状物质（图 3-26-11）。

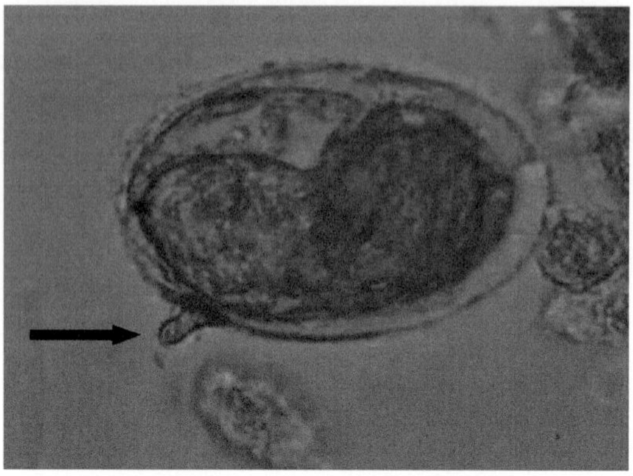

图 3-26-11　日本血吸虫成熟虫卵

(2) 未成熟虫卵：较小，平均大小为 90μm × 50μm，椭圆形，卵壳薄而均匀，可见侧棘；内含物为卵细胞、卵黄细胞或胚团（图 3-26-12）。

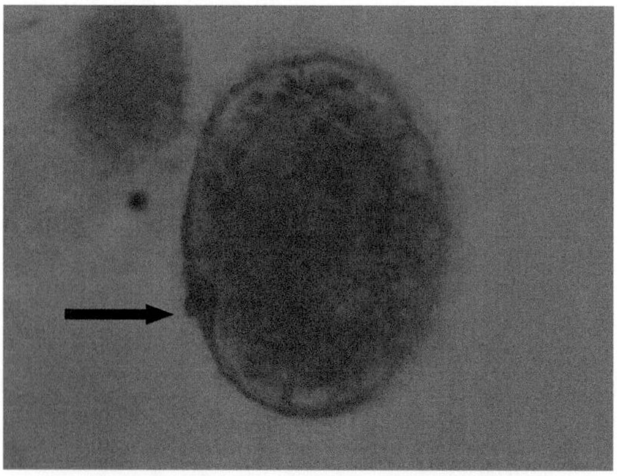

图 3-26-12　日本血吸虫未成熟虫卵

(3) 死亡虫卵：血吸虫卵在各个发育时期在宿主体内皆可死亡，故形态多样。共同特点为卵内结构模糊不清，虫卵轮廓较模糊，透明度降低，颜色变深，形成所谓“黑卵”。

3. 日本血吸虫尾蚴　低倍镜观察，尾蚴分体部和尾部，尾部又分为尾干和尾叉，隐约可见口、腹吸盘（图 3-26-13）。

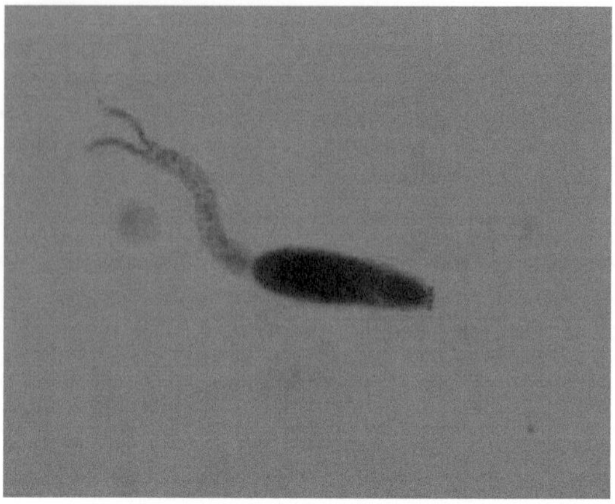

图 3-26-13　日本血吸虫尾蚴

4. 日本血吸虫的中间宿主钉螺　肉眼观察，钉螺由螺壳和软体两部分组成，软体部分的前部为头、颈、足和外套膜，后部是内脏。表面有纵肋者称“肋壳钉螺”，壳长约 10 mm，宽约 4 mm，生存于湖沼或水网地区（图 3-26-14）；壳面光滑者为“光壳钉螺”，比肋壳钉螺稍小，长、宽分别为 6 mm 和 3 mm，多见于山丘地区。

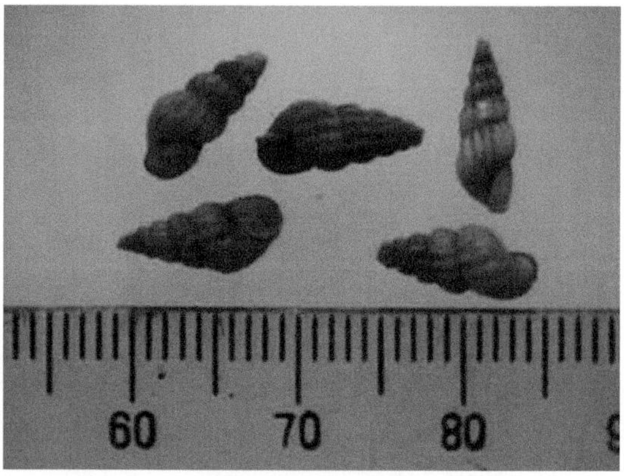

图 3-26-14　钉螺

5. 日本血吸虫寄生的实验动物肝脏及肠系膜　肉眼观察成虫寄生部位，肝脏及肠壁有白色点状虫卵结节，可见肝脏有白色、针尖大小的虫卵结节（图 3-26-15）。肠壁浆膜层可见白色虫卵结节，系肠膜血管中可见到呈黑、白二色的虫体，雌虫灰黑色较细，雄虫白色较粗（图 3-26-16）。

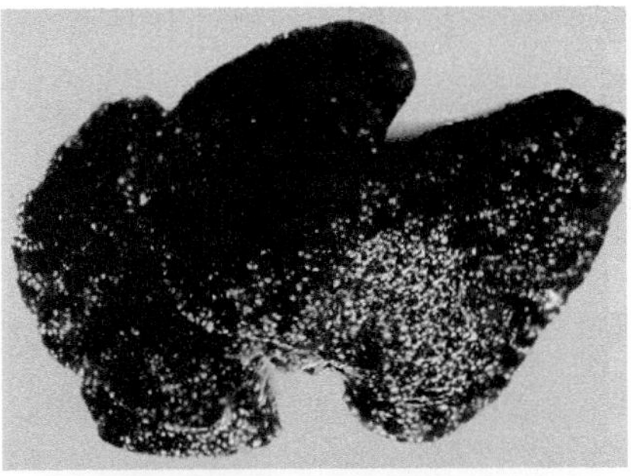

图 3-26-15　血吸虫病兔肝脏上虫卵结节

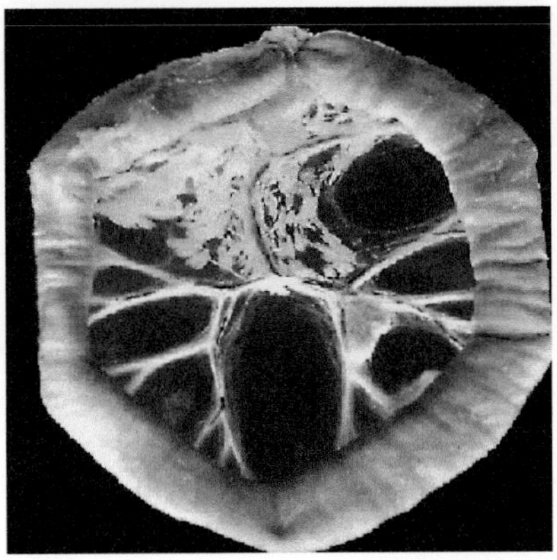

图 3-26-16　血吸虫病兔肠系膜上

（张　静　周潜涛）

实验二十七　医学绦虫

【实验目的】

(1) 掌握链状带绦虫和肥胖带绦虫成虫不同部位的形态区别。

(2) 熟悉曼氏迭宫绦虫裂头蚴的形态；棘球蚴囊壁的结构特点；带绦虫卵形态；多房棘球绦虫泡状棘球蚴的形态。

(3) 了解曼氏迭宫绦虫虫卵、成虫的形态；细粒棘球绦虫成虫的形态；多房棘球绦虫成虫的基本形态。

一、曼氏迭宫绦虫（*Spirometra mansoni*）（孟氏裂头绦虫）

【实验材料】

(1) 甲醛液保存曼氏迭宫绦虫卵。

(2) 曼氏迭宫绦虫头节。

(3) 曼氏迭宫绦虫成虫。

(4) 寄生于蛙体的曼氏迭宫绦虫裂头蚴。

【标本观察】

1. 曼氏迭宫绦虫卵　显微镜下虫卵呈近椭圆形或橄榄形，两端稍尖，大小为 (52 ～ 76) μm × (31 ～ 44) μm，呈浅灰黄褐色，卵壳较薄，一端有卵盖，内含 1 个卵细胞和若干卵黄细胞。（图 3-27-1）

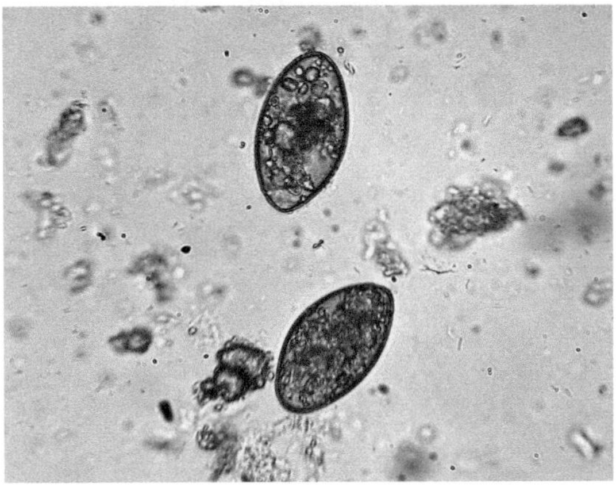

图 3-27-1　曼氏迭宫绦虫卵

2. 曼氏迭宫绦虫头节（染色封片标本）　显微镜低倍镜观察，头节细小呈指状，可见其背腹各有一条向内凹陷的纵行的吸槽。（图 3-27-2）

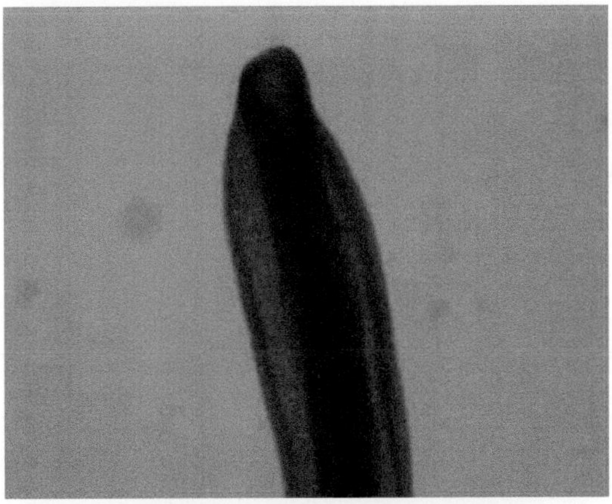

图 3-27-2　曼氏迭宫绦虫头节

3. 曼氏迭宫绦虫成虫（浸制标本）　肉眼观察，虫体为乳白色分节扁平带状，大小为 (60 ～ 100) cm × (0.5 ～ 0.6) cm，颈部细长。

链体有节片约 1000 个，节片一般宽大于长，但远端的节片长宽几近相等。成节与孕节结构基本相似，可见到每个节片中部凸起的子宫。

4. 寄生于青蛙的曼氏迭宫绦虫裂头蚴（浸制标本） 肉眼观察，青蛙后腿肌肉束间见裂头蚴。虫体细长带状，乳白色，约 300mm × 0.7mm，头端膨大，中央有一明显凹陷，体前端无吸槽，末端多呈钝圆形，体不分节但具横皱褶。

二、带 绦 虫

链状带绦虫（*Taenia solium*）（猪带绦虫）和肥胖带绦虫（*Taenia saginata*）（牛带绦虫）

【实验材料】

(1) 甲醛液保存的带绦虫卵。
(2) 链状带绦虫和肥胖带绦虫头节。
(3) 链状带绦虫和肥胖带绦虫孕节。
(4) 链状带绦虫和肥胖带绦虫成节。
(5) 链状带绦虫和肥胖带绦虫成虫。
(6) 带绦虫囊尾蚴。

【标本观察】

1. 链状带绦虫头节（染色封片标本） 显微镜低倍镜观察，链状带绦虫头节近似球形，头节上有 4 个杯状吸盘，头节顶部是能够伸缩的顶突，其上有 25 ～ 50 个小钩，分内外两圈相间排列，内圈小钩较大，外圈小钩较小（图 3-27-3）。

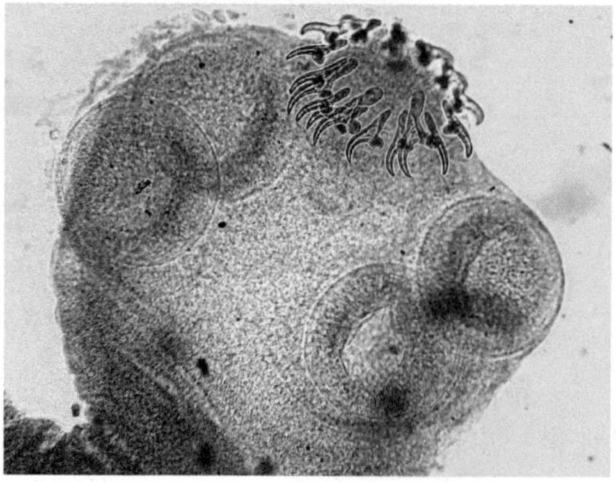

图 3-27-3 链状带绦虫头节

2. 肥胖带绦虫头节（染色封片标本） 显微镜低倍镜观察，肥胖带绦虫头节略呈方形，头节上有 4 个杯状吸盘，头节顶部稍微凹入，无顶突和小钩。注意 2 种带绦虫头节的区别。（图 3-27-4）

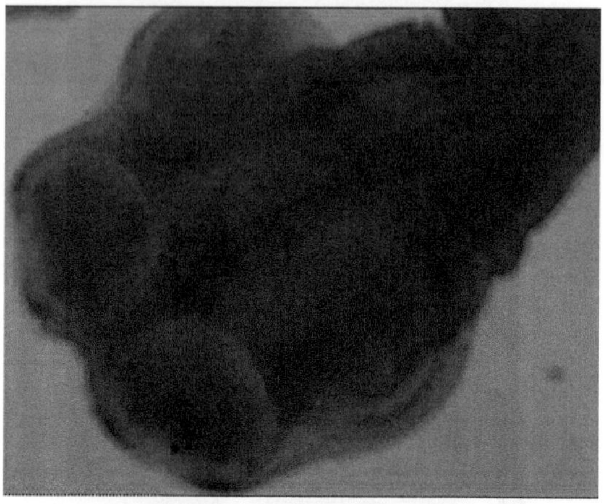

图 3-27-4 肥胖带绦虫头节

3. 链状带绦虫孕节（染色封片标本） 放大镜或低倍镜观察，孕节节片长方形，其内其他器官均已退化，仅余树状分支的子宫，子宫主干纵贯于节片中央，主干向两侧分出侧支。链状带绦虫孕节子宫分支数为每侧 7 ～ 13 支，每一分支又分多支，呈不规则的树枝状，子宫内充满虫卵。注意计数孕节子宫的分支数目时，应从主干处分支的基部开始计（图 3-27-5）。

4. 肥胖带绦虫孕节（染色封片标本） 放大镜或低倍镜观察，孕节节片呈长方形，其内其他器官均已退化，仅余树状分支的子宫。肥胖带绦虫孕节子宫分支数每侧为 15 ～ 30 支，每一分支末端又多有分叉。肥胖带绦虫孕节两侧子宫分支基本呈对称分布，排列较整齐规则。注意其与链状带绦虫孕节的区别（图 3-27-6）。

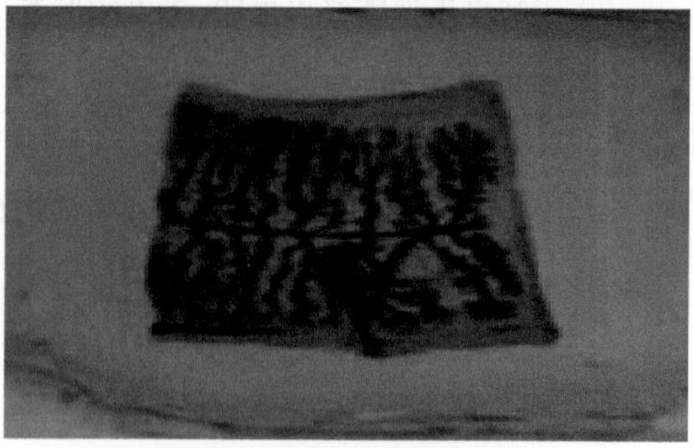

图 3-27-5 链状带绦虫孕节

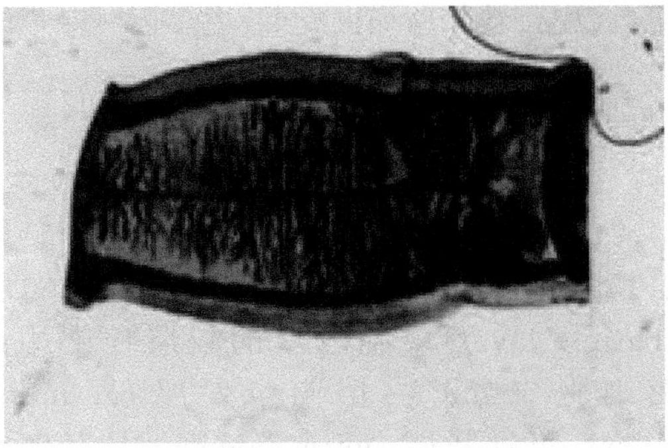

图 3-27-6　肥胖带绦虫孕节

5. 带绦虫卵　猪带绦虫卵与牛带绦虫卵相似，二者难以区别，称带绦虫卵。虫卵卵壳薄脆而易破，所以镜检时所见到的通常是卵壳已破碎脱落的不完整虫卵。

显微镜下不完整带绦虫卵（图 3-27-7）呈卵圆形或圆形，直径 30 ～ 40μm，外层为较厚的胚膜，棕褐色，可见放射状条纹，内含球形六钩蚴 1 个，新鲜虫卵可见到六钩蚴的 3 对小钩，而较长时间固定保存的虫卵则不一定看得到。偶尔可查见完整虫卵（图 3-27-8），胚膜外尚有一层薄而无色的卵壳，在卵壳和胚膜之间有无色透明的液体和卵黄颗粒。

6. 链状带绦虫成虫（浸制标本）　肉眼观察，虫体乳白色，扁平呈带状，长 2 ～ 4m，分节，节片较薄，半透明。头节微小，近球形，直径 0.6 ～ 1.0mm。颈部纤细，直径约为头节之半。链体由 700 ～ 1000 个节片组成。幼节宽而短，成节近正方形，孕节窄而长，子宫分支隐约可见。

7. 肥胖带绦虫成虫（浸制标本）　肉眼观察，虫体乳白色，扁平呈带状，长 4 ～ 8m，

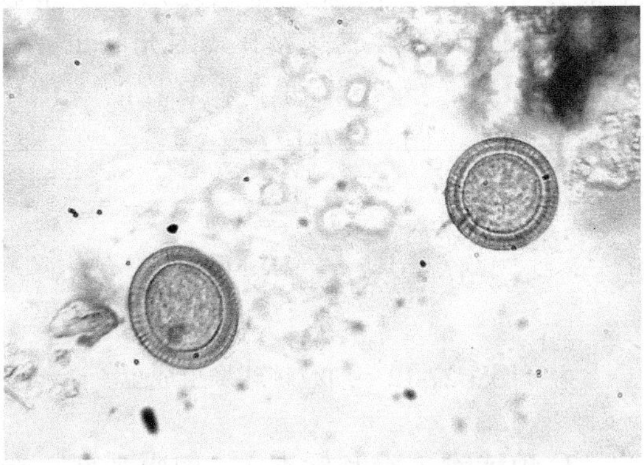

图 3-27-7　不完整带绦虫卵

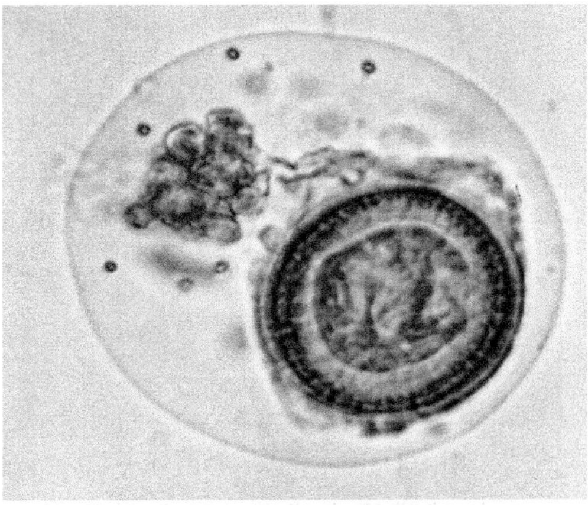

图 3-27-8　完整带绦虫卵

分节，节片肥厚，较不透明。头节小，略呈方形，直径 1.5 ～ 2.0mm。其后为短而细的颈部。颈部后接链体（strobila），由 1000 ～ 2000 个节片（proglottid）组成。幼节（immature proglottid）宽而短，成节（mature proglottid）近正方形，孕节（gravid proglottid）窄而长，子宫分支隐约可见。

8. 寄生于中间宿主肌肉的带绦虫囊尾蚴　肉眼观察，可见寄生于中间宿主肌肉内的囊尾蚴为椭圆形，边缘光滑，乳白色。每个囊内可见一个小白点，为凹陷缩入的幼虫头节。牛囊尾蚴与猪囊尾蚴外形相似但略小，肉眼难以区分。（图 3-27-9）

9. 剥离的猪囊尾蚴（浸制标本）　肉眼观察，从所寄生组织剥离的囊尾蚴为圆形或椭圆形，黄豆大小的囊状物［(7 ～ 10) mm × 5mm］，乳白色，半透明，囊内充满液体。囊尾蚴头节凹陷缩入囊内呈一小米粒大小的白点（图 3-27-10）。

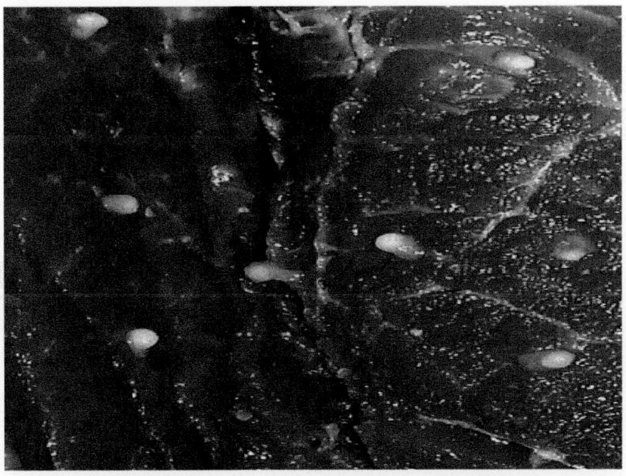

图 3-27-9　寄生于肌肉中的囊尾蚴

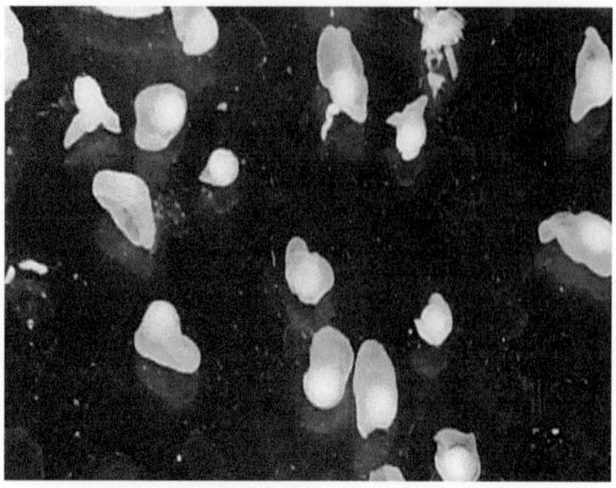

图 3-27-10　囊尾蚴剥离标本

10. 链状带绦虫成节（染色封片标本）　显微镜低倍镜观察，成节内有雌、雄性生殖器官各一套。雄性生殖器官中可见睾丸150～200个，呈滤泡状，分布于节片的两侧；输精管向一侧横行，开口于节片侧缘之生殖腔。雌性生殖器官可见细长盲管状的子宫位于节片中央；卵巢位于节片后部中央，分3叶，两侧为2大叶，中间有1小叶；节片后部、卵巢之后可见一堆染成红色的卵黄腺；阴道和输精管平行，一端与卵膜相通，另一端开口于节片侧缘的生殖孔，生殖孔有时位于节片左侧缘，有时位于节片右侧缘。

11. 肥胖带绦虫成节（染色封片标本）　显微镜低倍镜观察，每片成节内有雌、雄性生殖器官各一套。雄性生殖器官中可见滤泡状的睾丸散在于间质内，以两侧为多，睾丸数目多于链状带绦虫。每一睾丸均有一输出管通出，至节片中央汇合成为输精管，弯曲横行至节片侧缘，经阴茎袋开口于生殖孔。雌性生殖器官可见子宫为一棒槌状的盲管，其末端可有细而短的分支，纵列于节片中央；卵巢位于节片后部中央，分为左右两叶；其余卵黄腺，阴道等与链状带绦虫成节相似。注意与链状带绦虫成节的区别。

三、细粒棘球绦虫(*Echinococcus granulosus*)（包生绦虫）

【实验材料】

(1) 棘球蚴囊壁。

(2) 细粒棘球绦虫成虫。

(3) 棘球蚴。

【标本观察】

1. 棘球蚴囊壁（组织切片）　显微镜低倍镜观察，囊壁分2层，外层为角皮层(cuticle layer)，是较厚的板层样结构，无细胞成分；内层为生发层(germinal layer，也称胚层(germ layer)，是以生发细胞为主要成分的薄层结构。生发层向囊内长出原头蚴和生发囊，囊腔内亦可见从生发层上掉落的生发囊、子囊以及原头蚴等棘球蚴砂（图 3-27-11）。

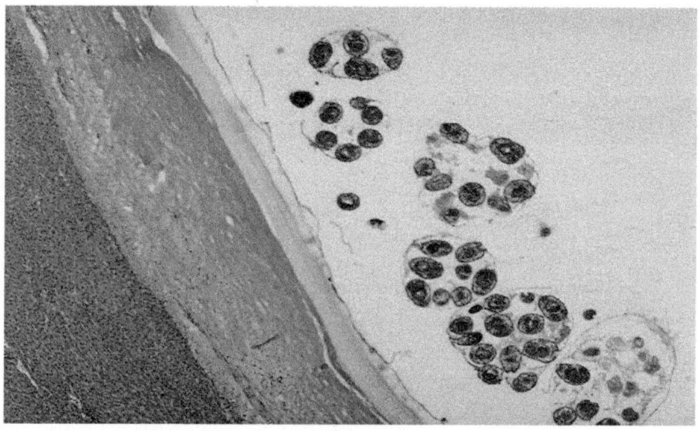

图 3-27-11　棘球蚴囊壁组织结构

2. 细粒棘球绦虫成虫（染色封片标本）　显微镜低倍镜观察，成虫大多头节、幼节、成节和孕节各1节。头节呈梨形，约0.3mm，有4个吸盘和1个顶突，顶突上有28～48个小钩，呈放射状排成两圈。成节为长方形，雌雄同体，睾丸圆球形，均匀分布于节片中部的前后，子宫棒状，卵巢分叶状，卵黄腺在卵巢之后。孕节较长，子宫向两侧形成侧囊，其内充满虫卵。生殖孔通常位于成节和孕节节片的一侧中部或近中部（图 3-27-12）。

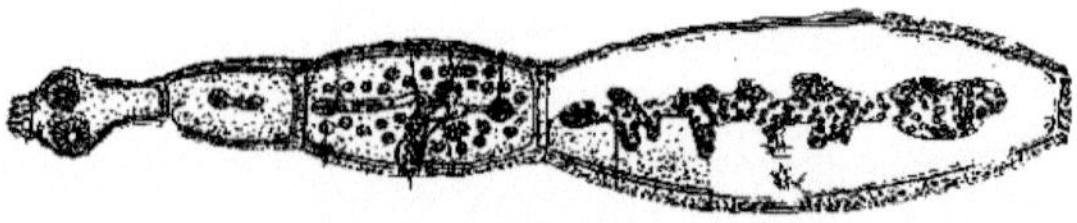

图 3-27-12　细粒棘球绦虫成虫

3. 棘球蚴（浸制标本）　肉眼观察，寄生于牛或羊肝脏内的棘球蚴为圆形囊状物，大小不定，切开后囊壁为 3 层，最外层是宿主纤维增生形成的被膜，中间为角皮层，厚约 1 ～ 2mm，乳白色粉皮状，内衬极薄半透明的生发层（胚层），生发层上有大小不等的颗粒物为生发囊（育囊）。

四、多房棘球绦虫 (*Echinococcus multilocularis*)（泡状棘球绦虫）

【实验材料】

(1) 泡状棘球蚴。

(2) 多房棘球绦虫。

【标本观察】

1. 多房棘球绦虫的泡状棘球蚴（染色封片标本）　显微镜低倍镜观察，泡状棘球蚴是由许多囊泡聚集而成的淡黄色或灰白色团块，囊泡为圆形或椭圆形，囊泡切开后，见内含胶状物和原头蚴（人体感染无原头蚴）；囊泡壁由外层的角皮层和内层的胚层，角皮层很薄，常不完整，囊泡壁外无宿主形成的纤维被膜。

2. 多房棘球绦虫成虫（染色封片标本）　显微镜低倍镜观察，虫体纤细，体长 1.2 ～ 3.7mm，头节、顶突、小钩和吸盘等都相应偏小，常有 4 ～ 5 个节片，头节有 4 个吸盘，顶突上有 13 ～ 34 个小钩。成节生殖孔位于节片中线偏前，睾丸数较少，为 26 ～ 36 个，大都分布在生殖孔后方。子宫在成节中呈袋形或球形，孕节子宫为简单的囊状，内含虫卵。与细粒棘球蚴绦虫成虫很相似。

（邹晓毅　武卫华　周潜涛）

实验二十八　医学原虫

【实验目的】

(1) 掌握溶组织内阿米巴滋养体及包囊的形态结构；杜氏利什曼原虫无鞭毛体和前鞭毛体的形态特征；蓝氏贾第鞭毛虫包囊、滋养体的形态特征；阴道毛滴虫滋养体形态特征；疟原虫红细胞期的形态特征；弓形虫滋养体的形态。

(2) 熟悉阴道分泌物生理盐水直接涂片法、肠道原虫包囊碘液染色方法；溶组织内阿米巴包囊和滋养体检查的注意事项。

(3) 了解弓形虫的卵囊的形态。

一、溶组织内阿米巴 (*Entamoeba histolytica*)

【实验材料】

(1) 溶组织内阿米巴包囊。

(2) 溶组织内阿米巴滋养体。

(3) 溶组织内阿米巴滋养体活体培养。

(4) 溶组织内阿米巴结肠溃疡。

(5) 溶组织内阿米巴肝脓肿。

【标本观察】

1. 溶组织内阿米巴包囊（包囊携带者粪便涂片染色）　铁苏木素染色封片标本 先在显微镜低倍镜下找到清晰均匀的图像，换高倍镜见到蓝黑色、边界透亮的圆形或椭圆形虫体，将其移至视野中心，滴加人造香柏油于载玻片上，用油镜仔细观察。观察时应注意包囊为一个立体结构，细胞核、拟染色体、糖原泡可能不在同一个焦距时出现。显微镜下包囊呈圆球形，经染色后包囊呈蓝灰色，囊壁不着色，直径约 10 ～ 20μm。核呈圆泡状，1 ～ 4 个核不等。核膜内缘有一层排列整齐、颗粒均匀的染色质粒，称核周染粒；核仁圆而细小，多位于中央，少数略偏位。囊中可见到空泡状的糖原泡及染成黑色呈杆状或圆形的拟染色体。成熟四核包囊中，拟染色体和糖原泡一般消失。（图 3-28-1）

碘液染色标本 显微镜高倍镜观察，碘染包囊呈黄色，圆球状，囊壁较厚、透明。细胞核结构：核 1 ～ 2 ～ 4 个，呈小亮圈。核内有一亮点状核仁。囊内糖原泡被染成棕色，拟染色体呈透明的点状或棒状。（图 3-28-2）

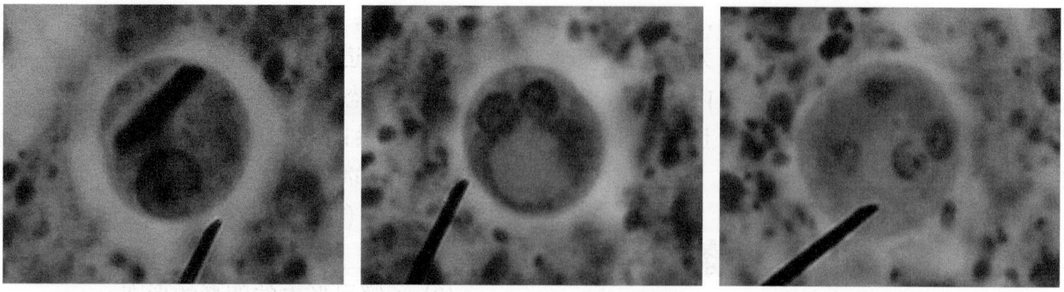

图 3-28-1　溶组织阿米巴单核包囊（左）、双核包囊（中）、四核包囊（右）

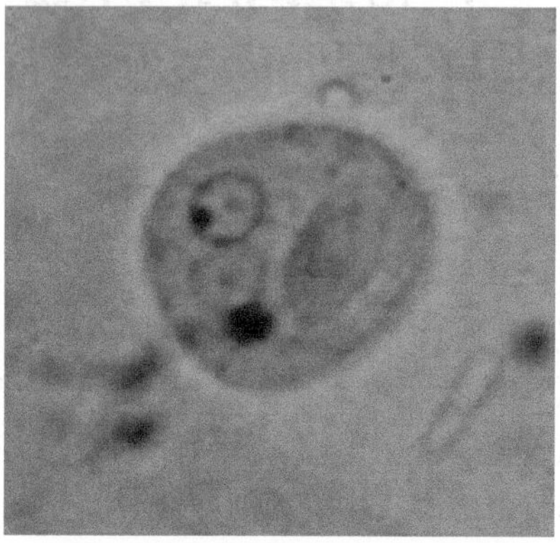

图 3-28-2　溶组织阿米巴包囊（碘液染色）

2. 溶组织内阿米巴滋养体（铁苏木素染色封片标本）　与包囊观察方法相同。显微镜下，经固定后虫体外形呈圆形或椭圆形，直径一般为 20 ～ 30μm。内、外质界限分明，外质透明，但极少见到伪足；内质呈颗粒状，颗粒小而均匀，并可含有染成蓝黑色的大小不等的圆形红细胞。衰老的滋养体内质可出现空泡。细胞核的结构与包囊相同（图 3-28-3）。

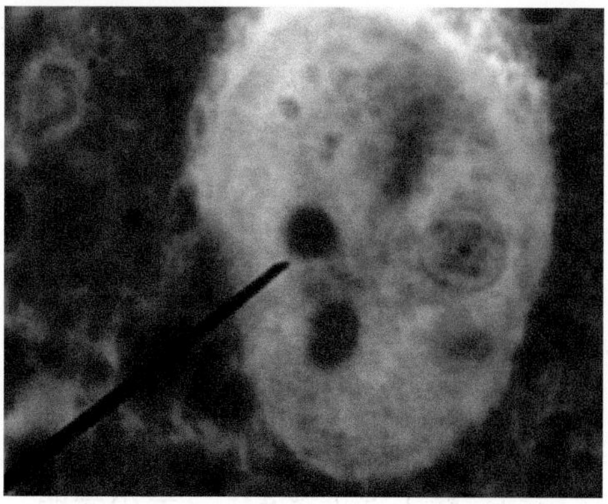

图 3-28-3　溶组织阿米巴滋养体

溶组织内阿米巴滋养体活体：体外培养的标本虫体无色透明，观察时显微镜光线宜适度调暗，观察要及时认真、并注意保温（可把标本放在保温台上观察）。仔细观察溶组织内阿米巴滋养体的结构及运动形式。显微镜下，① 结构特点：阿米巴滋养体为无色透明。虫体外质常伸出舌状或叶状伪足，而后内质流入伪足，形态随之而变，此即为阿米巴运动。内质中常见被吞噬的培养基中物质（此易误认为红细胞和细胞核）。活体中细胞核较难看到。② 运动特点：虫体运动活泼，呈定向运动（与伪足伸出的方向一致）。

3. 溶组织内阿米巴结肠溃疡　（浸制标本）滋养体侵入肠膜，在肠黏膜下层繁殖并破坏肠黏膜。形成口小底大的烧瓶状溃疡。肉眼可见肠黏膜上有多个小开口的溃疡。如溃疡底部向四周扩展，则可连通相邻溃疡底部形成隧道。表面黏膜偶见大片坏死，呈破絮状。

4. 溶组织内阿米巴肝脓肿　（浸制标本）滋养体可随门静脉血流进入肝脏。肉眼观察，肝组织坏死、液化。阿米巴肝脓肿常为单个。

二、杜氏利什曼原虫（*Leishmania donovani*）

【实验材料】

(1) 杜氏利什曼原虫无鞭毛体。
(2) 杜氏利什曼原虫前鞭毛体。
(3) 杜氏利什曼原虫前鞭毛体活体培养。
(4) 白蛉。

【标本观察】

1. 杜氏利什曼原虫无鞭毛体（黑热病患者骨髓涂片，姬姆萨染色封片标本） 显微镜低倍镜下找到清晰涂层，转换高倍镜再找到被感染的巨噬细胞，并将其移至视野中央，转油镜观察。观察时要注意因标本制片过程中巨噬细胞常被破坏，无鞭毛体可游离于巨噬细胞外。骨髓涂片中的无鞭毛体胞质有时染色过浅不易看清，应注意和血小板鉴别。无鞭毛体或椭圆形圆形，(2.9 ～ 5.7) μm × (1.8 ～ 4.0) μm。细胞膜极薄，一般不易看清。细胞质呈深蓝色或淡蓝色，虫体一侧可见 1 个红色或紫色人圆形团块状细胞核。细小杆状紫红色的动基体位于核旁。动基体前还可见一红色粒状的基体和丝状的根丝体。因距离较近，光镜下较难区分动基体、基体及根丝体（图 3-28-4）。

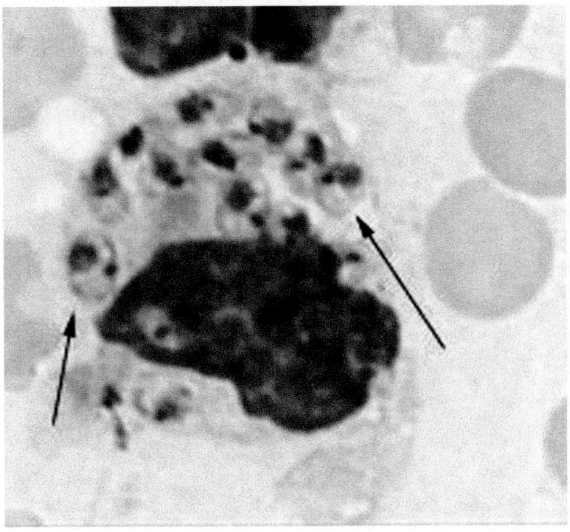

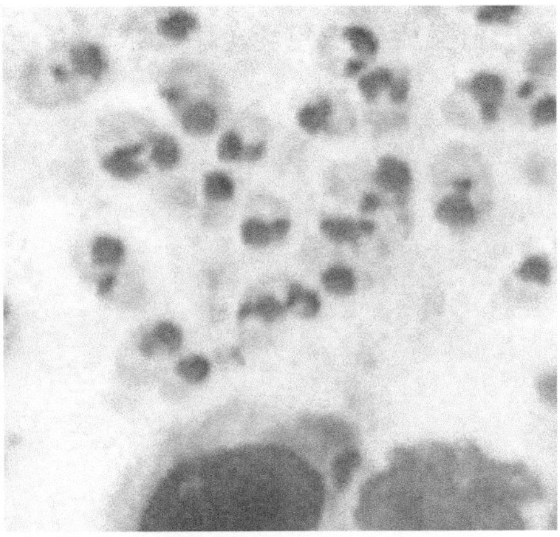

图 3-28-4 杜氏利什曼原虫无鞭毛体（左：在巨噬细胞内。右：在巨噬细胞外）

2. 杜氏利什曼原虫前鞭毛体 体外培养的前鞭毛体涂片，姬姆萨染色封片标本 显微镜油镜观察，体外培养的前鞭毛体可因发育程度不同而变化较大。成熟的前鞭毛体呈纺锤形或梭形，前端稍钝圆，后端尖，大小为 (14 ～ 20) μm × (1.5 ～ 1.8) μm。由基体向前发出 1 根游离于虫体外的鞭毛，此鞭毛几乎与虫体等长。虫体细胞质呈淡蓝色，虫体中部有 1 个红色的细胞核。核前可见紫红色的动基体，动基体之前有一基体。体外培养时前鞭毛体常相互缠绕排列成菊花状（图 3-28-5）。

前鞭毛体活体标本 显微镜高倍镜观察，可见体外人工培养前鞭毛体聚集成菊花状，鞭毛多自由摆动。

3. 白蛉（封片标本） 白蛉我利什曼原虫传播媒介。显微镜低倍镜观察，白蛉是一种较小的外形似蚊的昆虫。全身多细毛，头部有 1 对复眼。胸部向背面隆凸，有翅 1 对。注意白蛉与蚊的形态区别。

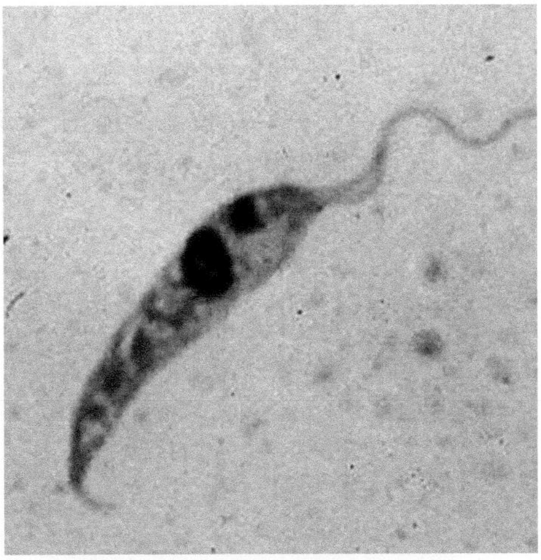

图 3-28-5 杜氏利什曼原虫前鞭毛体

三、蓝氏贾第鞭毛虫（*Giardia lamblia*）

【实验材料】

（1）蓝氏贾第鞭毛虫包囊。

（2）蓝氏贾第鞭毛虫滋养体。

【标本观察】

1. 蓝氏贾第鞭毛虫包囊（患者成形粪便涂片，铁苏木素染色封片标本） 先在低倍镜下找到清晰的粪便涂层，转换高倍镜找到蓝黑色、边界清楚的椭圆形虫体，并将其移至视野中央。滴加香柏油后转油镜观察。观察时应注意包囊内细胞核、轴柱的层次性，其可能不在同一焦距下出现。染色后包囊呈蓝黑色，椭圆形，大小约（12 ～ 8）μm×（7 ～ 10）μm。囊壁较厚，一般不着色。包囊内有2～4个细胞核，聚集在包囊一端，每个核内有1个明显的核仁，成熟包囊内有4个细胞核。包囊内还可见到轴柱、弯曲的中体和残存的鞭毛（图 3-28-6）。

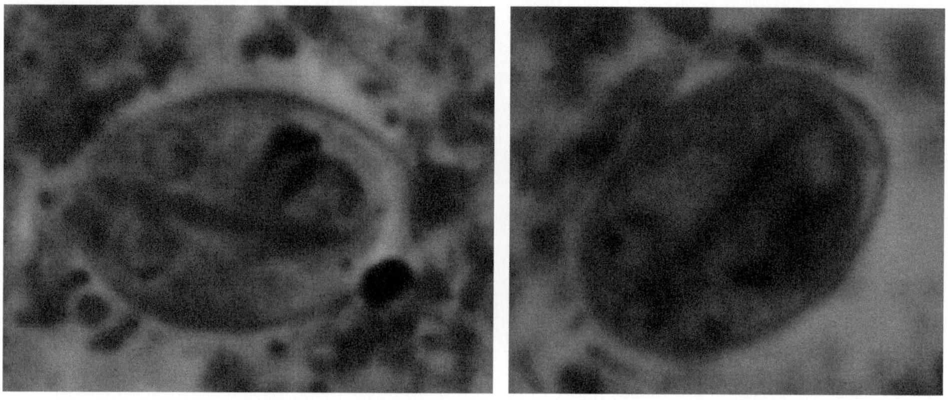

图 3-28-6 蓝氏贾第鞭毛虫双核包囊（左）、四核包囊（右）（铁苏木素染色）

2. 蓝氏贾第鞭毛虫滋养体（慢性腹泻患者稀便涂片，铁苏木素或姬姆萨染色封片标本） 显微镜油镜观察，滋养体前端钝圆，后端尖细呈梨形，两侧对称。大小为（9 ～ 21）μm×（5 ～ 15）μm。虫体前半部向内凹陷形成两个吸盘（sucking disk）。2个圆形泡状核并列于吸盘底部，每个核内各具1个大核仁。1对轴柱位于两核之间并纵贯虫体，轴柱中部另有1对半月形的中体。基体复合器位于轴柱前端，由此发出4对，分别为前侧鞭毛、后侧鞭毛、腹侧鞭毛和尾鞭毛（图 3-28-7）。

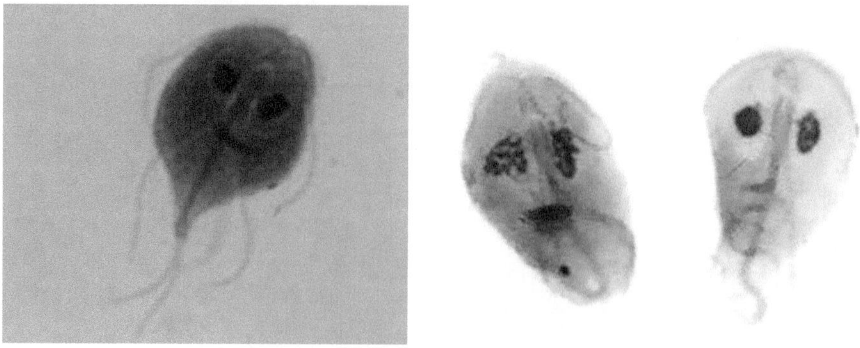

图 3-28-7 蓝氏贾第鞭毛虫滋养体（左：铁苏木精染色；右：姬姆萨染色）

四、阴道毛滴虫（*Trichomonas vaginalis*）

【实验材料】

（1）阴道毛滴虫。
（2）活体阴道毛滴虫。

【标本观察】

1. 阴道毛滴虫滋养体（感染者阴道分泌物涂片，姬姆萨染色封片标本）　显微镜低倍镜下滋养体呈淡蓝色的梨形或椭圆形小体，大小为（10～30）μm×（5～15）μm。高倍镜下可见虫体内前端有一紫染的核。油镜下可见胞浆呈蓝色，鞭毛粉红色。有1个紫色的椭圆形细胞核位于虫体前1/3处。核前缘有基体，5根鞭毛由此发出。4根前鞭毛各自分开或粘结成簇。1根后鞭毛与虫体侧面的波动膜外缘相连，且与波动膜等长。波动膜长度不超过虫体的一半。1粉红色根较粗的轴柱纵贯虫体并伸出体外（图3-28-8）。

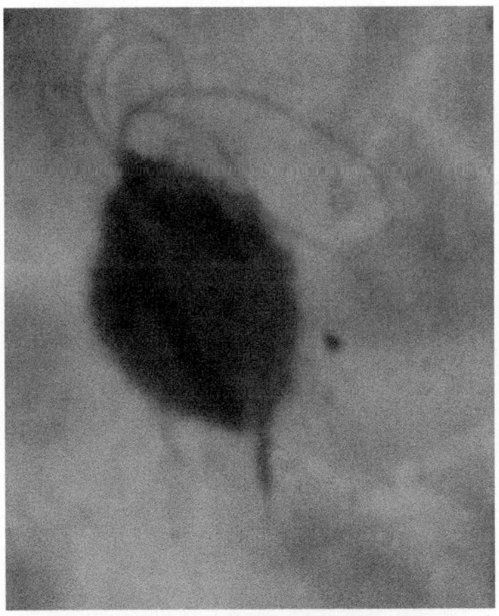

图3-28-8　阴道毛滴虫滋养体

2. 阴道毛滴虫滋养体活体标本　显微镜观察，阴道毛滴虫呈水滴状，具折光性的透明体。看不到细胞核，但可见到活动前鞭毛、伸出体外的轴柱末端和波动膜。前鞭毛聚集成1～2束，摆动迅速，波动膜波浪运动，使虫体呈旋转运动。

五、疟原虫（*Plasmodium spp.*）

【实验材料】

（1）间日疟原虫。
（2）恶性疟原虫。
（3）三日疟原虫。
（4）蚊唾液腺内子孢子。
（5）蚊胃壁上的疟原虫子孢子和卵囊。

【标本观察】

1. 间日疟原虫（*Plasmodium vivax*）（薄血膜涂片，姬姆萨染色封片标本）　先在低倍镜下确定血膜涂层，再转油镜观察。在红细胞内寻找疟原虫。经吉氏染色后，疟原虫的细胞质染成蓝色，细胞核染成红色。注意与血片中的其他细胞、染料渣等区别。（图3-28-9）

（1）环状体：也称小滋养体或早期滋养体。大小约为红细胞直径的三分之一，细胞质呈蓝色，环状，中间有空泡。红色的细胞核位于细胞质一侧。一个红细胞内可寄生两个以上环状体，被寄生的红细胞无变化。

（2）滋养体：也称阿米巴样滋养体或晚期滋养体。由环状体逐渐发育而来，核略增大。细胞质开始增多，常伸出形状不规则的伪足，其间有空泡。细胞质中可见棕褐色小杆状的疟色素。被寄生的红细胞胀大，颜色变浅，细胞膜上开始出现细小红色的薛氏小点。

（3）裂殖体：大滋养体继续发育进入裂体增殖阶段。细胞核开始分裂（2个以上），虫体空泡消失，逐渐变圆，疟色素分散在虫体细胞质中，称未成熟殖体或早期裂殖体。当细胞核继续分裂到12～24个时，细胞质随之分裂，并包绕每1个核，形成12～24个裂殖子，称成熟裂殖体或晚期裂殖体，疟色素聚集成堆。

（4）配子体：呈圆形或卵圆形。细胞质蓝色，几乎占满胀大的红细胞，疟色素均匀分布于其中。雄配子体核大疏松，多位于虫体中央。雌配子体核小致密，深红色，多位于虫体边缘。

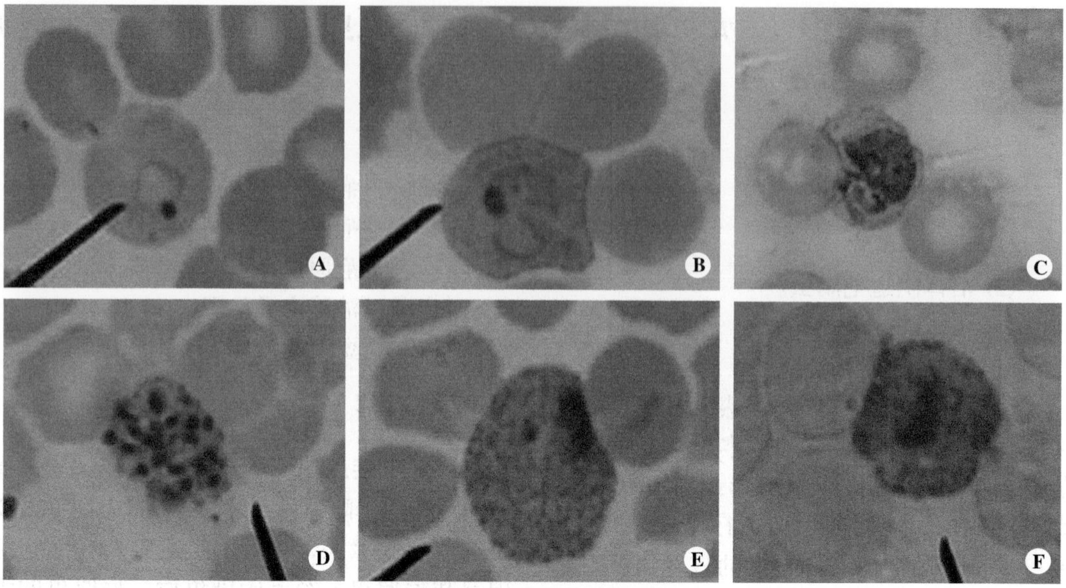

图 3-28-9　间日疟原虫红内期形态

A. 环状体；B. 大滋养体；C. 未成熟裂殖体；D. 成熟裂殖体；E. 雌配子体；F. 雄配子体

2. 间日疟原虫（*Plasmodium vivax*）（厚血膜涂片，姬姆萨染色封片标本）　先在低倍镜下确定血膜涂层，再转油镜观察。由于红细胞在制片时被溶解，故虫体形态（皱缩变形）与薄血片所见不同。检查时最好在一张玻片上同时做厚、薄血膜，以便比较观察。

（1）环状体：可呈环状，细胞质蓝色，一个细胞核呈红色。但大部分虫体因细胞质缩成团，可呈“？”、“!”、“飞鸟”或“间断的环”等多种形状。

（2）大滋养体：形状不规则，体积较大。大多细胞质断裂成块状，核较大，疟色素颗粒较明显。

（3）未成熟裂殖体：可见 2 个以上的核，细胞质形状规则或不规则，疟色素颗粒较多。

（4）成熟裂殖体：裂殖子 12 ～ 24 个，疟色素聚集成块。

（5）配子体：卵圆形或圆形，细胞质断裂成块或呈腐蚀状，有一个结实或疏松的核，疟色素多分散。

3. 恶性疟原虫（*Plasmodium falciparum*）（薄血膜涂片，姬姆萨染色封片标本）　与间日疟薄血膜观察方法相同，重点观察环状体与配子体。

（1）环状体：环纤细，约为寄生红细胞直径的 1/5 或 1/6。环状体可位于红细胞边缘，呈飞鸟状。一个环上可有两个细胞核。一个红细胞内常寄生两个以上环状体（图 3-28-10）。

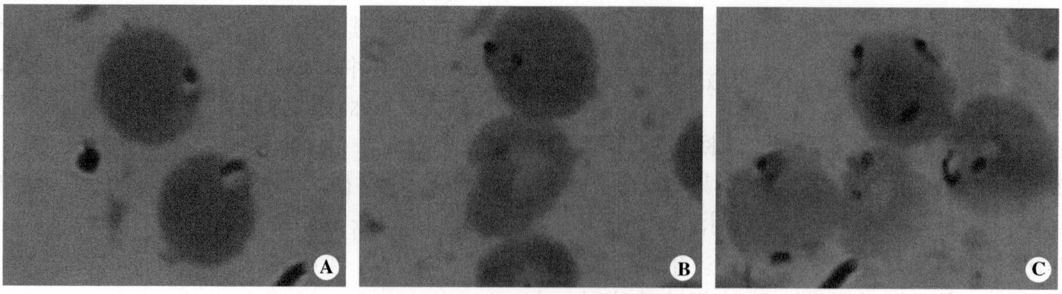

图 3-28-10　恶性疟原虫环状体

A. 单环状体；B. 双核环状体；C. 多个环状体在一个红细胞内，且在边缘

(2) 配子体：雄配子体呈腊肠形或香蕉形，核较疏松，位于中央。雌配子体呈新月形，核较致密，位于中央。疟色素集中在核的周围。被寄生的红细胞因破裂而不见或仅见一部分。（图 3-28-11）

4. 三日疟原虫（*Plasmodium malariae*）（薄血膜涂片，姬姆萨染色封片标本）　与间日疟薄血膜观察方法相同（图 3-28-12）。

(1) 滋养体：虫体除圆形外，有时可贯穿整个红细胞呈带状，此时可称带状体。疟色素分布于虫体边缘，被寄生的红细胞不胀大。

(2) 裂殖体：裂殖子 6 ～ 12 个排成环状，疟色素聚集在虫体中央。

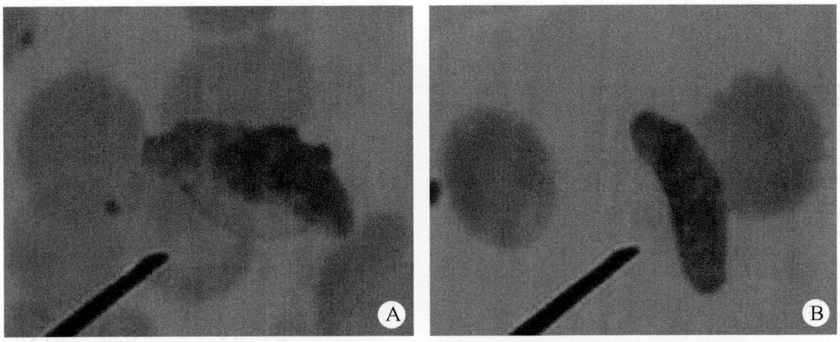

图 3-28-11　恶性疟原虫配子体

A. 雌配子体；B. 雄配子体

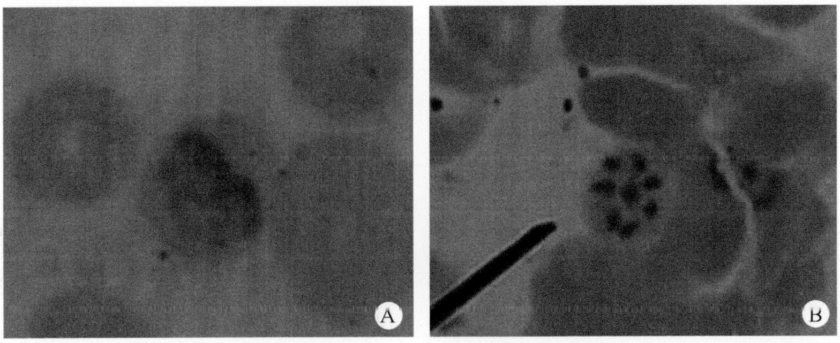

图 3-28-12　三日疟原虫配子体

A. 滋养体；B. 裂殖体

5. 疟原虫感染蚊唾液腺内子孢子（封片标本）　低倍镜下，子孢子呈长梭形，长 10 ～ 15μm。吉氏染色后细胞质呈蓝色，细胞核呈紫色位于虫体中央。（图 3-28-13 A）

6. 疟原虫子孢子卵囊（铁苏木素染色封片标本）　低倍镜下可见蚊胃壁上有许多圆形的小囊状物，高倍镜下在成熟的囊内还可看见很多梭形子孢子。（图 3-28-13 B）

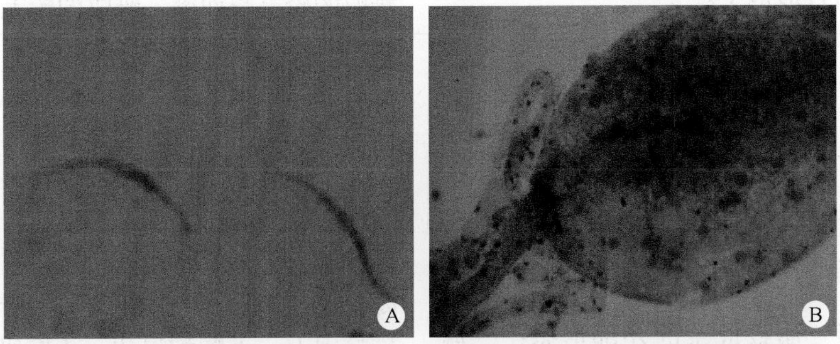

图 3-28-13　疟原虫子孢子（A）与蚊胃上的疟原虫子孢子卵囊（B）

六、刚地弓形虫（*Toxoplasma gondii*）

【实验材料】

(1) 弓形虫滋养体。
(2) 弓形虫卵囊。

【标本观察】

1. 弓形虫滋养体（感染鼠腹腔液涂片，姬姆萨染色封片标本） 显微镜油镜观察，弓形虫滋养体又称速殖子，长 4 ～ 7μm，弯曲呈半月形或香蕉形，一端较尖，一端较圆。细胞质呈蓝色，紫红色的细胞核位于虫体中央。(图 3-28-14)

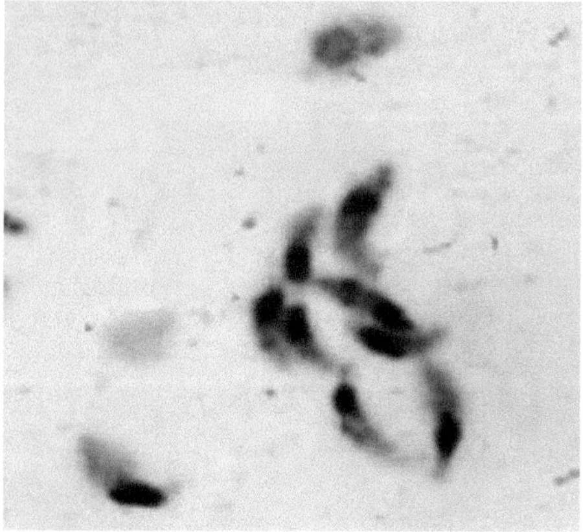

图 3-28-14 弓形虫滋养体

2. 弓形虫卵囊（感染鼠腹腔液涂片，姬姆萨封片标本） 显微镜高倍镜观察，弓形虫卵囊存在于感染猫的粪便内。弓形虫卵囊大小为 9μm × 12μm，椭圆形或圆形，具有两层透明的囊壁。内含 2 个孢子囊，每个孢子囊内含 4 个新月形孢子。

（武卫华 张 静 周潜涛）

实验二十九 医学节肢动物

【实验目的】

(1) 掌握三属蚊成虫的外部形态；三属蚊生活史各期的主要鉴别特征；成蝇的形态特征及与疾病传播有关的结构形态；蚤成虫的基本形态特征；虱成虫的外部形态特征；蛛形纲虫体的主要形态特征；疥螨和蠕形螨成虫形态特征。

(2) 熟悉常见重要的蝇种；区别人虱和耻阴虱，硬蜱和软蜱。

(3) 了解几种媒介蚊种；蚊卵、幼虫、蛹的一般形态；蚤生活史各期的形态；虱生活史各期的形态。

一、蚊（Mosquito）

【实验材料】

(1) 按蚊、库蚊、伊蚊成虫。
(2) 按蚊、库蚊、伊蚊幼虫。
(3) 按蚊、库蚊、伊蚊蛹及卵。
(4) 其他重要传病蚊种成虫。

【标本观察】

1. 按蚊、库蚊、伊蚊成虫（针插标本） 肉眼或放大镜观察，成蚊体长 1.6 ～ 12.6mm，体色因种而异。成蚊分头、胸、腹三部分。三属成蚊的形态鉴别特征见表 3-29-1。(图 3-29-1)

(1) 头部：略呈球形，有复眼 1 对，触角 1 对，触须 1 对，喙 1 支。①复眼，位于头两侧，大而明显，由许多单眼构成。②触角，位于复眼前方凹陷处，雄蚊触角有 16 节，雌蚊 15 节。第 1 节窄环状，十分短小，又称柄节。第 2 节球形，称梗节。其余 13 ～ 14 节均很细长，形似竹鞭，故称鞭节。各鞭节均轮生长毛，雄蚊的轮毛长而密，雌蚊的轮毛短而稀。③触须，分为 5 节，位于喙的两旁，仅能见 3、4 节，形状可因种类和性别而异。④喙，从头面部前下方伸出。为典型的刺吸式口器，由上内唇 1 个，舌 1 个，上颚、下颚各 1 对组成。上颚和下颚呈锯齿状且末端尖细，能刺入皮肤。舌位于上唇之下，和上腭共同把开放的底面封闭起来，构成食物管。舌的中央有一条唾液管。雄蚊因上、下颚均退化，不能吸血。

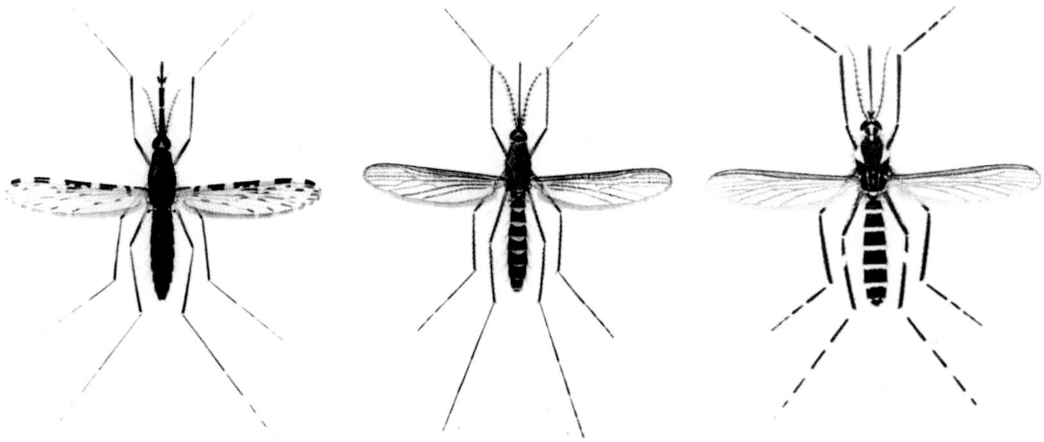

图 3-29-1　按蚊（左）、库蚊（中）、伊蚊（右）成蚊

表 3-29-1　三属成蚊的形态鉴别特征

	按蚊	库蚊	伊蚊
体色	大多灰褐色	大多棕褐色	黑色
触须	雌、雄蚊均与喙等长，雄蚊末端膨大呈棒状	雌蚊甚短，短于喙之半，雄蚊则比喙长	雌蚊同库蚊雄蚊，与喙等长
翅	多具黑白斑	多无黑白斑	无黑白斑
小盾片	后缘呈弧状，缘毛分布均匀	呈三叶状缘毛在凸叶上	同库蚊
足	有无白环不定	多无白环	有白环

(2) 胸部：由前胸、中胸、后胸融合而成。前后胸均退化缩小，中胸发达。每胸有足 1 对。中胸有翅和气门各 1 对，后胸有平衡棒 1 和气门各 1 对。①足，分为前、中及后三足。每足分基节、转节、股节、胫节及跗节。足上常有鳞片形成的黑白斑点和环纹，为蚊种分类特征之一。②翅，窄而长，由中胸生出。翅脉和后缘部均有鳞片。翅脉由前缘脉、亚前缘脉和 6 条纵脉组成。其中 2、4、5 纵脉分叉，为蚊类的特征。

(3) 腹部：细长，由 10 节组成，仅见 8 节，最末两节变为外生殖器。雌蚊腹部末端有 1 对尾须。雄蚊则为钳状的抱器，抱器是鉴定蚊种的依据之一。

2. 按蚊、库蚊、伊蚊幼虫　低倍镜观察，幼虫体分头、胸、腹三部分。三属蚊幼虫的形态鉴别特征见表 3-29-2。

(1) 头部：似梨状而略扁。有复眼、单眼、触角各 1 对。腹面有咀嚼式口器，两侧有口刷。头部还有若干成对的毛，这些毛的形状和位置可作蚊幼虫分类依据。

(2) 胸部：比头略宽，前、中、后胸融合为 1 节。

(3) 腹部　细长，分节明显，共 10 节。后 3 节末端有气门或呼吸管。

表 3-29-2　三属蚊幼虫的形态鉴别特征

	按蚊幼虫	库蚊幼虫	伊蚊幼虫
掌状毛	1 ～ 7 节背面两则各有掌状毛 1 对	无	无
呼吸管	第 8 节背面有呼吸孔 1 对，无呼吸管	形状细长	形状短粗
呼吸管毛束		多对	1 对

3. 按蚊、库蚊、伊蚊蛹 肉眼观察呈逗点状，虫体分为头胸部和腹部。头胸部背面有1对呼吸管，腹部细长。

(1) 按蚊蛹：呼吸管粗而短，开口似漏斗状，前方有裂缝。

(2) 库蚊蛹：呼吸管细长，开口较小，前方无裂缝。

(3) 伊蚊蛹：呼吸管宽而短，开口呈三角形，前方无裂隙。

4. 按蚊、库蚊、伊蚊卵 肉眼或低倍镜观察，蚊卵大小为0.5～1mm，外有卵壳。

(1) 按蚊卵：浅棕色，舟形，两侧有透明浮囊。

(2) 库蚊卵：浅褐色，圆锥形，无浮囊。前端较宽，顶部有1个小突起，后端较窄。

(3) 伊蚊卵：深褐色，橄榄形，无浮囊，前端较粗圆，后端较尖细，卵壳上有多角形的纹饰。

5. 其他重要传病蚊种成虫（针插标本）

(1) 中华按蚊：肉眼或放大镜观察，成虫为灰褐色，体型中型或大型。雌蚊触须有4个白环，顶端有2个约等宽的宽白环和2个约等宽的窄白环。翅前缘具有2个白斑，尖端白斑大。后足1～4节具狭的端白环。

(2) 嗜人按蚊：肉眼或放大镜观察，与中华按蚊类似。其触须较细，顶白环较宽，第4白环很窄或缺。翅鳞黑白分明，尖端白斑小。

(3) 微小按蚊：肉眼或放大镜观察，棕褐色，体型小。雌蚊触须有3个白环，其顶端的2个白环较宽，另1个白环较狭小。翅前缘有4个白斑，各足跗节均暗，无白环。

(4) 大劣按蚊：肉眼或放大镜观察，灰褐色，体型中等。雌蚊触须有4个白环，顶端白环较宽。翅前缘脉有6个白斑。

(5) 淡色库蚊（Culex pipiens pallens）：肉眼或放大镜观察，淡褐色，体型中等。喙无白环，各足跗节全部暗色。腹部背面有基白带，白带下缘平整，与侧白点连接。

(6) 三带喙库蚊小：肉眼或放大镜观察型蚊种，棕褐色。喙中段有一较宽白环，触须尖端为白色；各足跗节基部有一细窄白环；腹节背面基部均有中间稍向下突出的淡黄色狭带。

(7) 白纹伊蚊：肉眼或放大镜观察，黑色，体型小。在中胸盾片上的前2/3正中有一条直的银白色纵纹。

二、蝇（Fly）

【实验材料】

(1) 我国常见蝇种成虫：舍蝇、大头金蝇、巨尾阿丽蝇、丝光绿蝇、棕尾别麻蝇、厩螫蝇。

(2) 蝇头，蝇足，蝇幼虫。

(3) 舍蝇幼虫后气门，厩螫蝇的刺吸式口器。

【标本观察】

1. 蝇成虫（针插标本） 肉眼或放大镜观察，体长一般为5～10mm，颜色因种而异，全身有鬃毛。虫体分头、胸、腹三部分。（图3-29-2）

(1) 头部：近似半球形，有1对复眼，雌蝇两眼间距离较宽，雄蝇较窄。头的前方有触角1对，下方有舐吸式口器1套。

(2) 胸部：前、后胸退化。中胸发达，其背板和侧板上的鬃毛、斑纹等特征为分类的根据。前、中、后胸各生有足1对，足分基节、转节、股节、胫节和跗节，跗节又分为5节。中胸背板的两侧有翅1对。后胸有平衡棒1对。

(3) 腹部：由10节组成，前5节可见，后5节形成外生殖器。

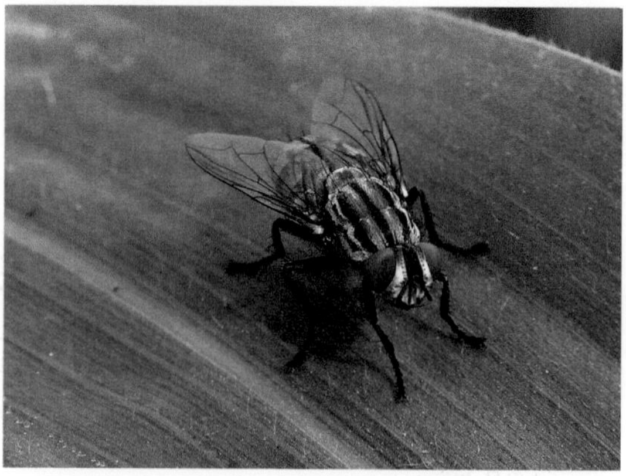

图3-29-2 蝇成虫（麻蝇）

2. 蝇头（封片标本）　肉眼或放大镜观察，头两侧有1对大而明显的复眼，由许多单眼组成。头顶中央有排列成倒三角形的3个单眼。1对棒状触角位于两复眼之间，分3节，末节上各有触角芒1根。舐吸式口器位于头下方，由基喙、中喙和唇瓣组成。基喙上有1对触须。中喙由上唇、舌及下唇组成。下唇末端膨大为唇瓣。唇瓣的腹面有对称排列的假气管，是食物流入口中的通道，两唇瓣合并后中央形成口。（图3-29-3）

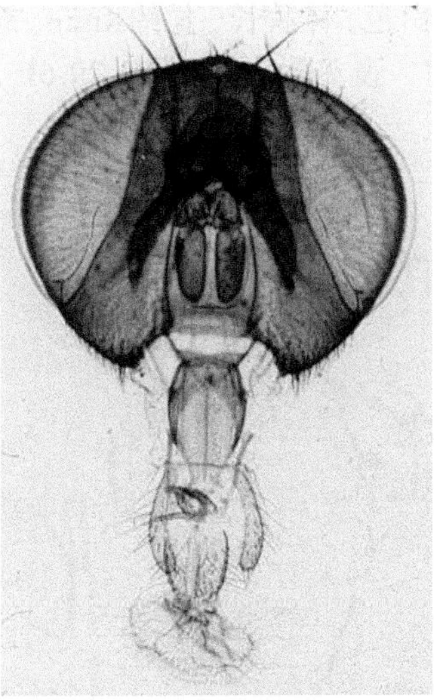

图3-29-3　蝇头

3. 蝇足（封片标本）　显微镜低倍镜观察，足末端有爪和爪垫各1对，爪间突1个，爪垫发达且密布粘毛。（图3-29-4）

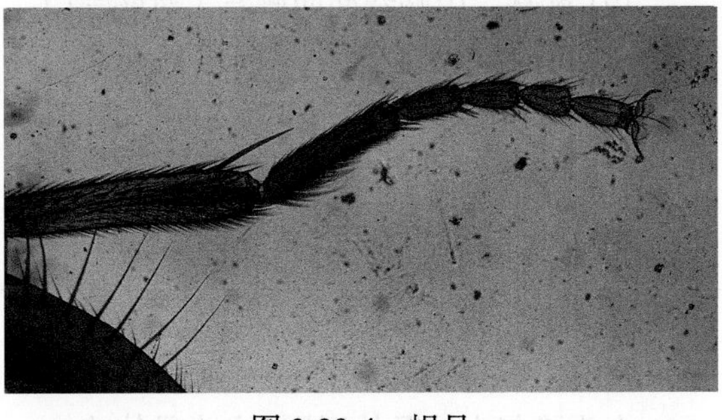

图3-29-4　蝇足

4. 蝇幼虫（封片标本）　显微镜低倍镜观察，宜用较暗光线。虫体在标本制作中，内部组织被消化后仅剩一层皮。虫体头端可见黑色的口钩。尾端可见1对后气门，后气门由气门环、气门裂和钮孔组成，为分类的重要依据。

5. 蝇幼虫后气门（封片标本）　显微镜低倍镜观察，后气门呈D字形，有3个气门裂，3个气门裂多次弯曲，末端都均为向心性。3个气门裂的开口于肾形的气门板上。气门板的外围为一完整的气门环，气门环的凹入处有一气门钮。

6. 厩螫蝇的刺吸式口器（玻片标本）　显微镜低倍镜观察，口器中喙细长而坚硬。唇瓣较小，其上有齿，假气管退化。

7. 我国常见蝇种（针插标本）

(1) 舍蝇：肉眼或放大镜观察，中型蝇种，灰褐色。胸背有4条明显的黑色纵纹，腹部橙黄色。

(2) 大头金蝇：肉眼或放大镜观察。大型蝇种，带蓝绿色金属光泽。头宽于胸，有1对暗红色复眼，颊部黄色。

(3) 巨尾阿丽蝇：肉眼或放大镜观察，大型蝇种，暗青灰色，颊黑色，中胸背板前部中央有3条黑色纵纹，腹部背面有蓝色金属光泽。

(4) 丝光绿蝇：肉眼或放大镜观察，中型蝇种，铜绿色带金属光泽，颊部银白色。

(5) 棕尾别麻蝇：肉眼或放大镜观察，大型蝇种，暗灰色，胸背有3条纵行黑纹，腹部背面有黑白相间的棋盘状斑。

(6) 厩螫蝇：肉眼或放大镜观察，中型蝇种，长5～8mm，暗灰色，形似舍蝇。刺吸式口器，胸部背面有4条不清晰的黑色纵纹，腹背2～3节各有3个黑斑，第4纵脉末端呈弧形弯曲。

三、蚤（Flea）

【实验材料】

(1) 蚤（印鼠客蚤）成虫。

(2) 蚤卵、蚤幼虫、蚤蛹。

【标本观察】

1. 印鼠客蚤成虫（封片标本）　先肉眼

后显微镜低倍镜观察，虫体长约3mm，黄褐色。两侧扁平，无翅。虫体分头、胸、腹3部分。（图3-29-5）

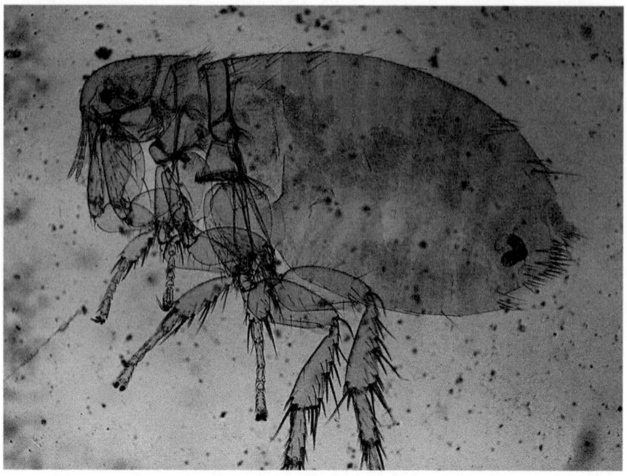

图3-29-5　蚤

(1) 头部：侧面观略呈三角形。有1对触角位于头部两侧的触角窝，分3节。有的蚤触角窝前有1对单眼，眼的前方有1根鬃毛。颊的前下方有刺吸式口器。

(2) 胸部：分前、中、后胸3节。有足3对，每足分为基节、转节、股节、胫节和跗节。基节大而扁，特别发达。跗节又分为5小节，末端有爪1对。

(3) 腹部：共10节。前7节称正常腹节，有1对气门位于每节背板两侧。雄蚤8、9腹节、雌蚤7～9腹节变形为外生殖器，第10节为肛节。雄蚤腹部末端较尖，外生殖器结构复杂，称抱器（clasper）；雌蚤尾部钝圆，在7～8腹板的位置上可见“C”形受精囊。

2. 蚤卵（封片标本）　显微镜低倍镜观察，蚤卵乳白色，椭圆形，大小约0.4～1.0mm，外表光滑。

3. 蚤幼虫（封片标本）　显微镜低倍镜观察，成熟（三龄）幼虫长圆柱形，灰白色，长约4～6mm。体分13节，每节都有鬃毛。头部有咀嚼式口器和1对触角。

4. 蚤蛹（封片标本）　肉眼观察，茧由黄白色的丝组成，外面常粘附有尘土，色较暗。蛹在茧内，乳白色，已具头、胸、腹等雏形。

四、虱（Louse）

【实验材料】

(1) 人虱，耻阴虱。

(2) 虱卵。

(3) 虱若虫。

【标本观察】

1. 人虱（封片标本）　肉眼或低倍镜观察，虱灰白色，体狭长，长约4mm。腹背扁平，分头、胸、腹3部分。（图3-29-6）

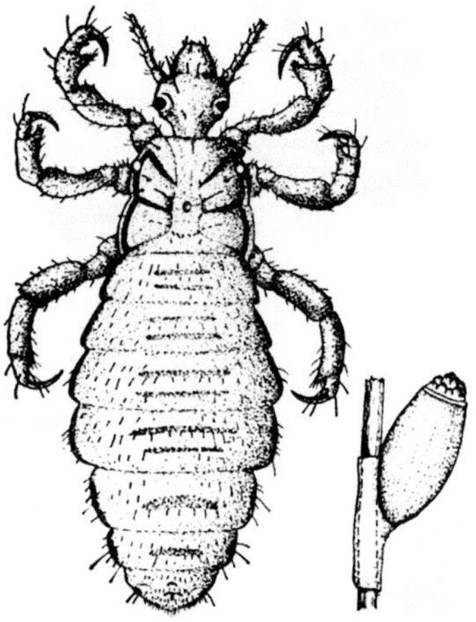

图3-29-6　人体虱（雄虫）

(1) 头部：菱形，有1对触角，触角后有单眼1对。头顶端有可伸缩的刺吸式口器。

(2) 胸部：中胸背面两侧有1对胸气门。有3对粗壮足。足胫节末端内侧具指状的胫突，跗节仅1节，其末端有1个大而弯曲的爪，爪与胫突可形成抓握器，能抓附在宿主毛发或衣服纤维上而不致脱落。

(3) 腹部：共9节，前7节明显。第1～6节各有1对气门。雌虱腹部末端呈“W”形，雄虱腹部末端呈“V”形。

人头虱与人体虱的区别：人头虱体略小，体色较深，触角较粗短。

2. 耻阴虱（封片标本）　显微镜低倍镜观察，虫体宽短似蟹状，灰白色。雌虱长为1.5～2.0mm，雄虱稍小。头短，有触角5节；

胸部短而宽，前足细小，中、后足明显粗大；腹部较小，前部较宽，后部渐窄。第 5 ～ 8 节侧缘有锥形突起，上有刚毛。(图 3-29-7)。

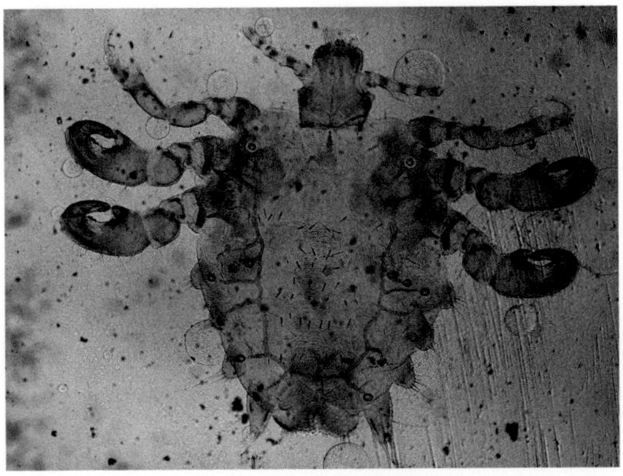

图 3-29-7　耻阴虱

3. 虱卵（封片标本）　显微镜低倍镜观察，白色，长椭圆形，长约 1mm，稍宽的一端有卵盖。

4. 虱若虫（封片标本）　显微镜低倍镜观察，外形似成虫，色淡较小。腹部较短，生殖器官尚未发育成熟。

五、蜱 (Tick)

【实验材料】

(1) 全沟硬蜱。

(2) 亚东璃眼蜱。

【标本观察】

1. 全沟硬蜱（封片标本）　肉眼或显微镜低倍镜观察，虫体棕红色，椭圆形，分为颚体和躯体两部分（图 3-29-8)。

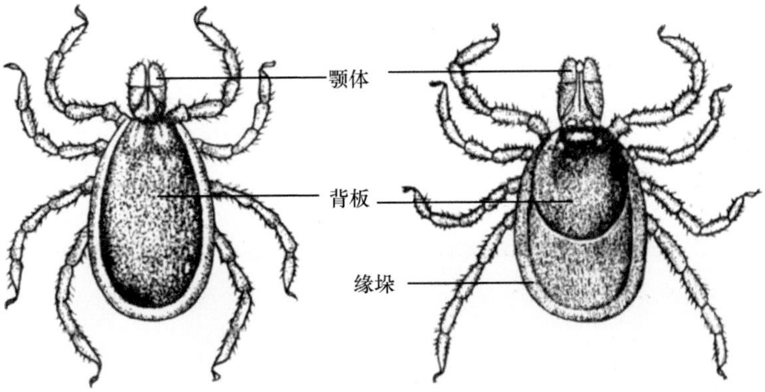

图 3-29-8　硬蜱（左：雄虫；右：雌虫）

(1) 颚体：又称假头，位于躯体的前端，由颚基、螯肢、须肢和口下板组成。颚基与躯体的前端相连，杆状螯肢由颚基背面向前伸出，分为螯杆和螯趾。螯杆包在螯鞘内，螯趾分为内趾和外趾，趾上具齿，是重要的切割器。螯肢的两侧为须肢，左右各一，分 4 节。须肢在蜱吸血时起支持和固定作用。口下板位于螯肢腹面，与螯肢合拢形成口腔，其腹面有呈纵列的倒齿，为吸血时穿刺与附着的重要器官。

(2) 躯体：呈袋状，长圆形，红褐或暗褐色。雄蜱背面盾板大，几乎遮盖整个背面；雌蜱背面盾板小，仅占背面前部的一部分。足 4 对，每足分基节、转节、股节、胫节、后跗节和跗节，共 6 节。足末端有 1 对爪和 1 个垫状的爪间突。足Ⅰ跗节接近端部的背缘有哈氏器，具嗅觉功能。足Ⅳ基节的后外侧有气门 1 对。

2. 软蜱（封片标本）　软蜱的形态类似硬蜱（图 3-29-9)，二者区别见表 3-29-3。

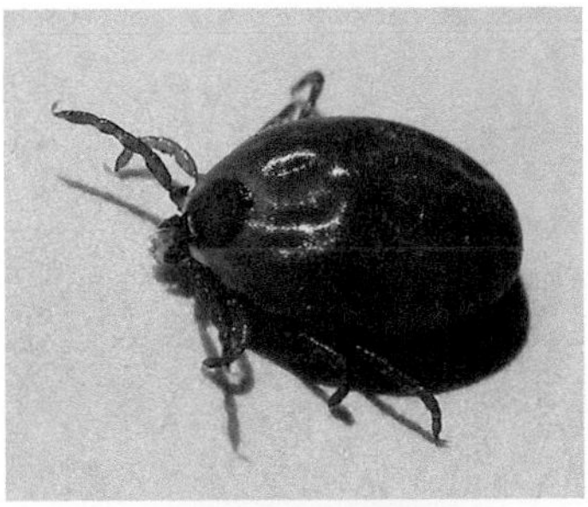

图 3-29-9　软蜱

表 3-29-3 硬蜱与软蜱形态特征的比较

	硬蜱	软蜱
颚体	位于躯体前端，背面可见	位于躯体前端，背面不可见
躯体背面	有盾板，雄虫盾板大，雌虫盾小	无盾板，体表有许多小疣，或具皱纹、盘状凹陷
雌雄差异	雄蜱体小盾板大，遮盖整个虫体背面；雌蜱体大盾板小，仅遮盖背部前面	区别不明显

六、螨（Mite）

【实验材料】

（1）人疥螨。

（2）蠕形螨。

【标本观察】

1. 人疥螨（封片标本） 显微镜低倍镜或高倍镜观察，虫体卵圆形，淡黄色，腹面扁平，背面隆起。虫体大小约为 0.5mm，分为颚体和躯体两部分，无眼和气门。（图 3-29-10）

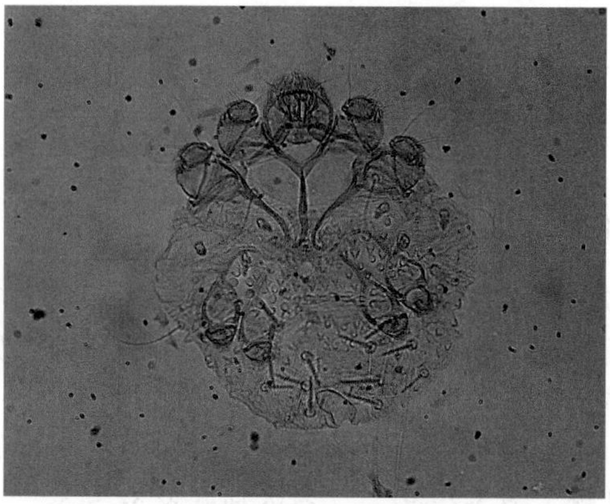

图 3-29-10 人疥螨

（1）颚体：短小，位于体前端，由 1 对具齿的螯肢和 1 对须肢组成。

（2）躯体：背面有许多皮刺、波状横纹和刚毛。4 对短粗足，呈圆锥形；2 对向前，2 对向后。前 2 对足的末端均有带柄的吸盘，后 2 对足的末端因雌、雄螨而不同。雌螨均具长刚毛，雄螨仅第三对足的末端是长刚毛，第四对足的末端仍为吸垫。

2. 蠕形螨 显微镜低倍镜或高倍镜观察，成虫体狭长，半透明，乳白色，长 0.1～0.4mm。虫体分为颚体和躯体两部分。（图 3-29-11）

（1）颚体：位于虫体前端，宽短。1 对针状螯肢；1 对须肢分为 3 节。

（2）躯体：由足体和末体组成。有 4 对短粗的足位于足体的腹面。末体细长，末端钝圆，其上具环纹。

毛囊蠕形螨和皮脂蠕形螨的主要鉴别点：毛囊蠕形螨虫体略长，末体约占躯体长的 2/3，末端较钝圆；皮脂蠕形螨虫体略短，末体约占躯体长的 1/2，末端呈圆锥形。

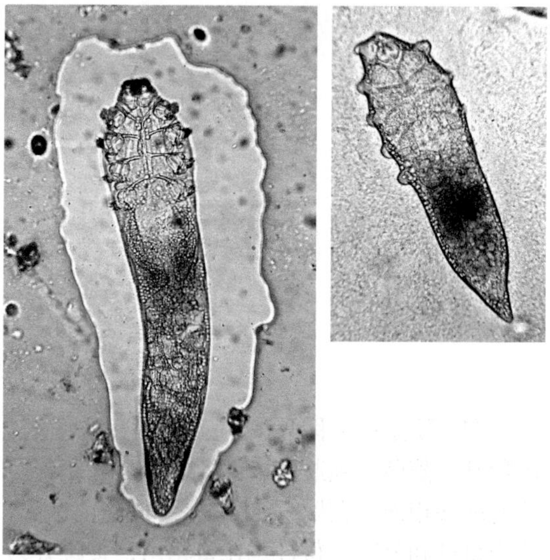

图 3-29-11 毛囊蠕形螨（左）与皮脂蠕形螨（右）

（武卫华 周潜涛 邹晓毅）

附 录

一、常用实验动物一般生理生化正常参考值

附表1 常用实验动物血细胞数目，血红蛋白和血细胞比容正常值

动物种类	红细胞（$\times 10^{12}$/L）	白细胞数（$\times 10^{9}$/L）	血小板（$\times 10^{9}$/L）	血红蛋白（g/L）	血细胞比容（%）
大鼠	7.3	9.8	200	152	45
小鼠	8.6	9.2	230	142	45
家兔	6.2	8.1	650	134	39
犬	6.7	11.5	297	165	47
猫	7.5	13.2	300	125	36
绵羊	12.0	7.4	—	120	31
山羊	16.0	9.6	350	105	33
豚鼠	5.4	9.9	116	34	43
猴	5.4	11.3	450	130	40
马	10.1	7.3	235	150	44

附表2 常用实验动物动脉血压、心率正常参考值

动物种类	平均动脉压（mmHg）	测量条件	心率（次/分）	测量条件
大鼠	88	乙醚麻醉	373 ± 7.7	戊巴比妥钠麻醉
小鼠	99	氨基甲酸乙酯或乙醚麻醉	376 ± 4.9	戊巴比妥钠麻醉
家兔	90	不麻醉	246 ± 15	戊巴比妥钠麻醉
犬	133	戊巴比妥钠麻醉	121 ± 19	不麻醉
猫	133	戊巴比妥钠麻醉	213 ± 14	戊巴比妥钠麻醉
绵羊	114	局部麻醉	75 ± 5	不麻醉
豚鼠	57	乙醚麻醉	252 ± 12	不麻醉、安静状态
猴	110	乙醚麻醉	227 ± 4	氯丙嗪镇静状态

附表3 常用实验动物心输出量、血容量正常参考值

动物种类	心输出量（L/min）	血容量（占体重%）
大鼠	0.047	7.4
小鼠	—	8.3
家兔	0.28	6.4
犬	2.3	6.9
猫	0.33	6.2
羊	3.1	8.3
豚鼠	—	6.4
猪	3.1	5.0

附表 4　常用实验动物血 pH 、体温正常参考值

动物种类	血液 pH	血液温度（℃）	直肠平均温度（℃）
大鼠	7.35(7.26 ～ 7.44)	38.2	36.7
小鼠	—	37.2	36.5
金地鼠	7.39(7.37 ～ 7.44)	38.0	38.0
家兔	7.35(7.21 ～ 7.57)	39.4	39.6
犬	7.36(7.31 ～ 7.42)	38.9	38.2
猫	7.35(7.24 ～ 7.40)	38.6	38.7
绵羊	7.44(7.32 ～ 7.54)	39.1	39.0
豚鼠	7.35(7.17 ～ 7.55)	38.6	38.6
猪	7.57(7.36 ～ 7.79)	39.2	39.0
猴	7.36(7.31 ～ 7.42)	39.4	39.0

附表 5　常用实验动物正常心电图参考值

	大鼠	小鼠	家兔	豚鼠	猫	犬	猴
P(s)	0.011 ～ 0.019	0.017 ～ 0.027	0.053	0.015 ～ 0.029	0.011 ～ 0.019	0.054 ～ 0.070	0.030 ～ 0.050
P (mV)	—	0.039 ～ 0.085	—	—	—	0.200 ～ 0.320	0.120
QRS(s)	0.013 ～ 0.017	0.009 ～ 0.012	0.042	0.033 ～ 0.048	0.021 ～ 0.039	0.032 ～ 0.036	0.030 ～ 0.080
QRS(mV)	—	—	—	—	—	—	0.210 ～ 0.910
T (s)	0.050 ～ 0.076	—	0.065	0.035 ～ 0.060	—	0.108 ～ 0.148	0.023 ～ 0.051
T (mV)	—	—	—	—	—	0.280 ～ 0.920	—
R (mV)	—	0.379 ～ 0.675	—	—	—	3.000 ～ 4.320	—
S(mV)	—	—	—	—	—	0.720 ～ 1.880	—
R—R(s)	—	—	—	0.048 ～ 0.060	0.310 ～ 0.450	0.370 ～ 0.570	—
P—Q(s)	—	0.036 ～ 0.046	—	0.044 ～ 0.068	—	0.090 ～ 0.110	0.060 ～ 0.080
Q—T (s)	0.065 ～ 0.092	0.042 ～ 0.048	0.14	0.106 ～ 0.144	0.140 ～ 0.200	0.170 ～ 0.210	0.130 ～ 0.0150
P—R (s)	0.042 ～ 0.056	—	0.063	0.044 ～ 0.680	0.070 ～ 0.090	0.080 ～ 0.120	0.062 ～ 0.1060

附表 6　常用实验动物安静状态呼吸频率、通气量、耗氧量和代谢率正常参考值

动物种类	呼吸频率（次 / 分）	通气量 (L/min)	耗氧量 (mm^3/g 活体重)	代谢率 [Cal/(m^2·h)]
大鼠	85.5	0.073	2000	28.29
小鼠	94	0.024	1530	26.6
家兔	51	1.07	745	26.0
犬	28	5.21	580	28.0
猫	26	0.322	710	—
羊	16	5.70	220	—
豚鼠	90	0.16	816	24.7
猪	15	37	220	—
猴	40	0.86	432	24.91

附表 7 常用成年实验动物饮水、排尿、排便量正常参考值

动物种类	饮水量（ml/24h）	排尿量（ml/24h）	排便量（g 或 kg/24h）
大鼠	20 ～ 45	10 ～ 15	7.1 ～ 14.2g
小鼠	4 ～ 7	1 ～ 3	1.4 ～ 2.8g
家兔	60 ～ 140	40 ～ 100ml/kg	14.2 ～ 56.7g
犬	25 ～ 35	65 ～ 400	113 ～ 340g
猫	100 ～ 200	20 ～ 30ml/kg	56 ～ 227g
山羊	1 ～ 4L	0.7 ～ 2.0L	1.4 ～ 2.7kg
绵羊	0.5 ～ 1.4L	0.9 ～ 1.9L	1.4 ～ 2.7kg
豚鼠	85 ～ 150	15 ～ 75	21 ～ 85g
猪	3.8 ～ 5.7L	1.9 ～ 3.8L	2.7 ～ 3.2kg
猴	200 ～ 450	110 ～ 550	110 ～ 300g

附表 8 常用实验动物安全采血量及致死采血量参考值

动物种类	最大安全采血量（ml）	最小致死采血量（ml）
大鼠	1.0	2.0
小鼠	0.1	0.3
家兔	10	40
犬	50	300
豚鼠	5.0	10
猴	15	60

（余华荣）

二、常用生理溶液成分与配制

常用的生理溶液有生理盐水、任氏液、台氏液和乐氏液等（附表 9）。

附表 9 常用生理溶液配制 （单位：g）

药品名称	生理盐水		任氏液	乐氏液	台氏液
	两栖类	哺乳类	两栖类动物	哺乳类动物	哺乳类动物（小肠）
氯化钠（NaCl）	32.5	45	32.5	45	40
氯化钾（KCl）	—	—	0.7	2.1	1
磷酸二氢钠（NaH_2PO_4）	—	—	0.05	0.25	0.25
氯化镁（$MgCl_2$）	—	—	—	—	0.5
碳酸氢钠（$NaHCO_3$）	—	—	1	0.5 ～ 1.5	5
氯化钙（$CaCl_2$）	—	—	0.6	0.24	1
葡萄糖（GS）	—	—	—	1.2	1
蒸馏水（H_2O）	加至 5000ml	加至 5000ml	加至 5000ml	加至 5000ml	加至 5000ml

注：每加一种药品都需待所加药品彻底溶解后，方可加第二种药品

配制时，为了减少生理溶液的配制误差，也可先将各成分分别配制成一定浓度的基础溶液，然后再按附表 10 所列分量混合而成。

附表 10　用基础溶液配制生理常用盐溶液配制方法　　（单位：ml）

药品名称	基础溶液浓度（%）	任氏液	乐氏液	台氏液
氯化钠（NaCl）	20	162.5	225	200
氯化钾（KCl）	10	7	21	10
磷酸二氢钠（NaH_2PO_4）	2	2.5	—	12.5
氯化镁（$MgCl_2$）	5	—	10	10
碳酸氢钠（$NaHCO_3$）	5	20	—	40
氯化钙（$CaCl_2$）	10	6	12	10
葡萄糖（GS）				用时加 1g
蒸馏水（H_2O）		加至 5000	加至 5000	加至 5000

注：每加一种溶液都需将所加溶液充分混匀后，方可加第二种溶液

（陆　杰　余华荣）